U0274067

精编外科
疾病临床诊治

JINGBIAN WAIKE JIBING LINCHUANG ZHENZHI

亓立升　孙守亮　王　波　孙文娟　司红军　潘朝晖　于玮洁　主编

黑龙江科学技术出版社
HEILONGJIANG SCIENCE AND TECHNOLOGY PRESS

图书在版编目（CIP）数据

精编外科疾病临床诊治 / 亓立升等主编. -- 哈尔滨：
黑龙江科学技术出版社，2023.4
ISBN 978-7-5719-1885-9

Ⅰ. ①精… Ⅱ. ①亓… Ⅲ. ①外科－疾病－诊疗
Ⅳ. ①R6

中国国家版本图书馆CIP数据核字（2023）第065579号

精编外科疾病临床诊治

JINGBIAN WAIKE JIBING LINCHUANG ZHENZHI

主　　编	亓立升　孙守亮　王　波　孙文娟　司红军　潘朝晖　于玮洁	
责任编辑	陈兆红	
封面设计	宗　宁	
出　　版	黑龙江科学技术出版社	
	地址：哈尔滨市南岗区公安街70-2号　邮编：150007	
	电话：（0451）53642106　传真：（0451）53642143	
	网址：www.lkcbs.cn	
发　　行	全国新华书店	
印　　刷	黑龙江龙江传媒有限责任公司	
开　　本	787 mm×1092 mm　1/16	
印　　张	28.75	
字　　数	726千字	
版　　次	2023年4月第1版	
印　　次	2023年4月第1次印刷	
书　　号	ISBN 978-7-5719-1885-9	
定　　价	198.00元	

前　言

　　外科学是一门通过研究外科手术方法帮助患者解除病痛、获得健康的学科。随着科学技术和现代医学的快速发展,外科学也得到了日新月异的发展,关于外科学的新理论、新设备和新技术不断涌现。临床医师只有紧跟医学发展的步伐,不断地学习本学科的前沿知识,才能与时俱进,为患者提供更高质量的服务。鉴于此,我们特组织多位具有丰富经验的专家,参阅国内外最新的资料文献,编写了《精编外科疾病临床诊治》一书,希望本书可以为外科医师提供具有参考价值的信息和实用的诊疗方法。

　　本书以科学性、指导性和实用性为原则,首先简要介绍了外科学的基础知识,包括外科手术基础和外科手术基本操作技术;然后重点阐述了神经外科、两腺外科、胸外科、胃肠外科、肝胆各科等各科常见疾病的的诊断方法和手术治疗方案等内容;最后汇总列举了外科常见疾病的护理。本书在编写过程中不仅参阅了大量资料文献以介绍近年来外科学领域的新知识和新技术,还总结了专家们丰富的临床经验以紧贴临床需要。本书内容丰富、条理清晰、资料新颖,对提高外科医师的专业知识储存量具有重要参考价值。本书既可作为临床外科医师的参考工具书,也可作为医学院校师生的辅助学习资料。

　　尽管在编撰本书的过程中,专家们对稿件进行了多次认真的修改,但由于编写经验不足、编写时间有限,书中不足之处在所难免,希望广大读者提出宝贵的修改建议,以便本书不断完善!

《精编外科疾病临床诊治》编委会

2023 年 2 月

目　录

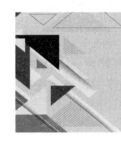

第一章 外科手术基础

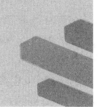

第一节 外科手术麻醉选择

普通外科手术在临床最常见,麻醉数量也最大。麻醉原则与其他手术一样,最重要的是保证患者安全、无痛和舒适,此外,还要提供良好的肌肉松弛,避免腹腔神经反射,保证最佳手术操作条件。

一、麻醉前评估

普通外科疾病种类多样、病情轻重不一,患者合并症也大相径庭。麻醉前需掌握所患外科疾病和并存内科疾病情况,对患者的全身状况和手术耐受能力作出准确评估,制定完善的麻醉方案。同时应根据病理生理改变及伴随疾病积极调整治疗,可增强麻醉、手术耐受能力,避免或减少围术期并发症,改善预后。

(一)病史

病史包括饮酒、吸烟、喘息、过敏、家族史、手术史等。需了解并存疾病的用药方案及剂量。麻醉前是否继续用药根据病情、与麻醉药相互作用、药物半衰期而定。心血管系统常规用药应用至术前,但对凝血功能有影响的药物多需在术前减量或停药。较好的体能(能完成平均水平的运动,4~5个代谢当量,相当于步行4个街区或上2层楼)会增加心肺储备,降低围术期不良事件的发病率。既往围麻醉期特殊情况对于本次手术的麻醉处理具有重要参考意义,需详细了解。包括对麻醉药物的特殊反应、面罩通气困难及气管插管困难、围术期呼吸循环不稳定、进入ICU治疗及术后苏醒拔管延迟等情况。家族中其他人员的异常麻醉史也有参考意义,某些解剖异常、代谢异常及对药物异常反应等往往存在家族聚集的情况。

(二)体格检查

体格检查应全面而有重点,特别注意意识状态、气道、心肺、生命体征、氧饱和度、身高和体重。认知能力与围麻醉期认知功能异常有一定关联。张口度,甲颏距离,有无缺齿、义齿及松动牙齿,颈部活动程度,气管是否有偏移,对围术期气道处理具有指导意义。心脏听诊心率和心律情况,是否有杂音,肺部听诊是否有哮鸣音、啰音、呼吸音减弱或异常。发绀、杵状指(趾)、下肢凹陷性水肿,可提示患者的心肺功能状况。心肺功能较差的患者麻醉风险性大大增加。注意脊柱有无畸形、压痛,皮肤有无感染,周围神经感觉及运动功能是否正常,如存在异常,则行椎管内麻醉有一定顾虑。

(三)辅助检查

常规实验室检查包括:血常规检查,凝血功能检查,电解质检查,肝、肾功能检查等。物理检查包括心电图和胸部 X 线检查。对年龄较大或合并慢性疾病的患者应加做心脏超声、肺功能检查及血气分析等。对于异常结果应仔细分析,对其严重程度作出正确评价。必要时请相关科室协助诊治,以提高麻醉耐受力。

(四)影响麻醉处理的重要因素

1.冠状动脉疾病

严重程度不同,包括对围术期预后影响较小的轻度、稳定性疾病至可能引起致死并发症的严重疾病。评估基础为病史和既往检查(尤其是运动试验和造影检查),必要时需请相关科室协助诊治。

2.心力衰竭

增加围术期不良事件的发生。由收缩功能障碍、舒张功能障碍或二者共同障碍引起。体重增加、气短、乏力、端坐呼吸、夜间阵发性呼吸困难、夜间咳嗽、下肢水肿等是病情加重的表现,需引起重视。

3.起搏器和置入式心脏复律除颤器(ICD)

可受电磁干扰。带起搏器的患者术中使用电刀受到限制,单极电凝禁止使用,双极电凝可以使用。带 ICD 的患者需与制造商或心内科联系,必要时需对 ICD 装置进行重置。另外,此类患者术中使用某些带有磁性的仪器也需谨慎。

4.高血压

高血压的严重程度和持续时间与终末器官损害、发病率和病死率相关。高血压患者常伴有缺血性心脏病、心力衰竭、肾功能不全和脑血管病。目前推荐的标准是:如果患者有严重高血压[＞24.0/14.7 kPa(180/110 mmHg)]择期手术应推迟,调整直至血压＜24.0/14.7 kPa(180/110 mmHg)。

5.肺部疾病

可增加肺部围术期并发症(PPC)的发生率。PPC 的预测因子有老年、心力衰竭、慢性阻塞性肺疾病(COPD)、吸烟和阻塞性睡眠呼吸暂停(OSA)等。改善阻塞性疾病的通气状况,治疗感染和心力衰竭,积极的肺扩张策略(咳嗽、深呼吸、呼气末正压通气、持续正压通气等)可降低 PPC 的发病率。

6.阻塞性睡眠呼吸暂停(OSA)

OSA 患者患糖尿病、高血压、心房颤动、心动过速、心律失常、肺动脉高压、扩张型心肌病和冠状动脉疾病的概率更高。气道阻塞的发生率也更高,术前需仔细评估。

7.糖尿病

患者可能合并多器官功能障碍、肾功能不全、卒中和外周神经病变等,罹患心血管疾病也很常见。长期血糖控制不佳可增加合并症的发病率,增加手术风险。

8.过度肥胖

定义为身高体重指数(BMI)≥40。可伴有 OSA、糖尿病、高血压、肺动脉高压、气道阻塞、动脉血氧和降低等情况。可能需要特殊设备,如特制血压计袖带等。

9.贫血

是围术期不良事件发病率增加的标志。贫血原因不明时,应推迟择期手术。

10.高龄

年龄过大可增加手术和麻醉的风险,增加 PPC 的风险。

二、麻醉前准备

麻醉前准备包括患者准备和麻醉医师准备两个方面。

成人择期手术患者应在麻醉前 12 小时内禁食,4 小时内禁水。小儿代谢旺盛,体液丧失较快,禁食、饮时间应做相应调整。3 岁以上小儿禁食 8 小时(牛奶看作固体食物),禁水 3 小时;6 个月到 3 岁的小儿禁食 6 小时,禁水 3 小时;小于 6 个月的小儿禁食 4 小时,禁水 2 小时,如果手术延迟,应补充饮水或静脉输液。

实施任何麻醉方式前均应对麻醉器械、监测仪器和药品进行仔细检查,核对麻醉器具并确认即时可用。麻醉药品和急救药品必须标示清晰准确。

对于病情危重的患者,应请示上级医师,必要时报危重报告备案。麻醉开始前应制定应急预案,并积极联系术后支持治疗。麻醉诱导期和苏醒期,患者情况变化较大,很多危急情况常出现在此期,对于危重患者,此期应保证有 2 名以上医师在场,以备抢救工作。

三、麻醉前用药

麻醉实施第一步是麻醉前用药,可以稳定患者情绪,缓解焦虑;减少气道分泌物,利于保持呼吸道通畅;提高痛阈,减少麻醉药用量及不良反应;还可避免不良神经反射,提高麻醉质量。

常用麻醉前用药有以下几类。

(一)镇静安定药

该类药物使患者情绪稳定、记忆消失(顺行性遗忘),并可预防和治疗局麻药中毒。常用药物有地西泮 5～10 mg 口服;咪达唑仑 0.04～0.08 mg/kg 肌内注射。

(二)催眠药

该类药物使患者的紧张心理得到缓解。常用药物有苯巴比妥 0.1～0.2 g 肌内注射。

(三)镇痛药

该类药物能增强麻醉效果,减少麻醉药用量。常用药物有吗啡 5～10 mg 皮下注射;哌替啶 1 mg/kg 肌内注射。老人、小儿慎用;心、肺功能不全的患者酌情减量或不用;新生儿及预计 6 小时内分娩的孕妇禁用。

(四)抗胆碱药

减少分泌,保持呼吸道通畅,并能防止迷走神经反射亢进。常用药物:阿托品 0.01～0.02 mg/kg肌内注射。心动过速、甲亢及发热的患者不适用,必需使用时可改用东莨菪碱 0.2～0.6 mg/kg 肌内注射。盐酸戊乙喹醚是新型抗胆碱药,最大特点是对 M 型胆碱受体具有高度选择,有效抑制腺体分泌同时对循环系统没有明显影响,可广泛用于各种患者的麻醉前用药。用法为 0.5 mg 麻醉前静脉注射。

(五)H_2-组胺受体拮抗药

减少胃液分泌,降低胃液酸度,降低返流和误吸的发生率,一旦发生可减轻损害。同时,也降低应激性溃疡的发生率和严重程度。

麻醉前用药应根据病情及拟行麻醉方法确定用药的种类、剂量、给药时间及方式。全麻患者以镇静药和抗胆碱药为主,有剧痛者可加用镇痛药以缓解疼痛,并可增强全麻药的作用。椎管内麻醉以镇静药为主。合并高血压及冠状动脉疾病的患者镇静药剂量可适当增加,但心功能差及病情严重者应酌减,抗胆碱药以东莨菪碱或长托宁为宜。一般状况差、年老体弱、恶病质及甲状腺功能低下者,对催眠镇静药及镇痛药都较敏感,用量应减少;年轻体壮或甲亢患者,用量应酌情增加。休克患者麻醉前用药尽量采用静脉注射,剂量也相应减少,甚至不用。

麻醉前用药一般在麻醉前30~60分钟肌内注射或口服。紧张焦虑情绪较重者,可于术前晚口服催眠药或安定镇静药。随着新型强效麻醉药的问世,麻醉前用药的方式也进行了调整,很多单位采取了进入手术室后静脉使用麻醉前用药的给药方式。

四、麻醉中监测

随着医疗条件改善和技术进步,老年和危重患者逐渐增多,各类手术的范围也不断扩大,对麻醉处理提出了新的要求。麻醉期间监测技术的完善,可以及时发现病情变化,进行抢救和治疗,提高了麻醉和手术的安全性。

美国麻醉医师协会(ASA)规定的基本监测项目包括:心电图(ECG)、血压(BP),脉搏氧饱和度(SPO_2),呼气末二氧化碳($P_{ET}CO_2$)和体温(T)。我国以心电图、无创血压(NIBP)和SPO_2作为基本监测项目,全身麻醉和气管插管患者还需监测($P_{ET}CO_2$)。小儿、老年、危重患者及体外循环心内直视和肝移植手术还应监测体温。合并高血压、冠心病、休克、预计出血量较大等循环功能不稳定的情况,应同时监测有创动脉血压(IBP)、中心静脉压(CVP)和尿量。此外,特殊情况下还需使用Swan-Ganz漂浮导管监测肺毛细血管楔压(PCWP)及心排血量(CO),以便全面了解心血管系统功能,指导危重患者的治疗。

麻醉中监测可分为以下几个方面。

(一)心血管系统监测

1.心率或脉搏

心率或脉搏是最简单的心血管功能监测。脉搏的强弱在一定程度上与血压的高低成正比,可观察波形幅度或直接触诊脉搏强弱分析血压变化趋势。

2.动脉压

动脉压为必需的生命监测指标。常用无创监测方法,目前比较普及的是电子血压计监测。在可能出现循环剧烈变化的阶段(如麻醉诱导期和苏醒期)应缩短测量间隔,甚至短期内采用连续监测模式。袖带宽度不合适,手术操作者的体位干扰,高频电刀信号干扰和患者体动等因素可能影响到测量准确性。因此,在预计术中心血管功能不稳定者(如心血管手术、严重创伤)、有心血管系统合并症、预计术中需反复动脉采血(如存在呼吸系统合并症、严重电解质紊乱)的患者建议进行有创连续动脉压监测,以提高手术的安全性。常用监测部位有桡动脉、足背动脉、肱动脉、股动脉等。使用前应先进行艾伦(Allen)试验,并遵循先外周动脉后中心动脉,先非主力侧肢体,后主力侧肢体的原则选择监测部位。穿刺操作严格遵循无菌原则,减少操作损伤,尽量缩短留置导管的时间,同时肝素持续冲洗,以减少并发症发生。

3.心电图

术中心电图监测包括监测心律失常、心肌缺血的发生和变化趋势等。术中常采用改良的双极肢体导联,有3导联系统和5导联系统,其中标准Ⅱ导联是最常采用的导联。5导联系统可同时监测Ⅱ导联和V_5导联,心肌缺血监测阳性率达到80%,常用于合并心脏疾病患者监测。手术室中使用的各种仪器(如高频电刀)等干扰,是术中心电图监测误差的主要原因,可使用接地线等方法减少干扰。

4.中心静脉压(CVP)监测

CVP 主要反映右心室前负荷,与血容量、静脉张力和右心功能有关。在大手术可能有大量体液丢失;潜在的低血容量;严重创伤、失血、需大量输液输血;脏器移植手术;合并严重心肺功能不全的患者,需进行此项监测。此外,中心静脉可为胃肠外营养提供途径,进行消化系统手术需行胃肠外营养的患者,也进行此项操作。常用部位有右颈内静脉、右锁骨下静脉等。

5.某些特殊患者需进行血流动力学监测

包括漂浮导管进行肺动脉压、肺毛细血管楔压、心排血量、混合静脉血氧饱和度等参数测定。对心排血量的监测除标准的 Swan-Gans 导管测定外,近年出现的经外周动脉心排血量测定(APCO,如通过传感器连接桡动脉),经食管超声心动图(TEE)测定等微创监测技术,与标准心排量测定相关性高,可行性好,有广泛的临床应用前景。

(二)呼吸系统监测

(1)呼吸功能监测:包括潮气量、分钟通气量、气道压力及峰值压、呼吸频率、吸呼比值、呼气末正压通气(PEEP)、氧浓度等项目。

(2)脉搏血氧饱和度(SpO_2)监测:所有麻醉患者均应监测脉搏血氧饱和度。成人 SpO_2 正常值≥95%,<90%为低氧血症。根据 SpO_2 可粗略估计氧分压的对应值,如 SpO_2 是 95%,对应氧分压约为 10.7 kPa(80 mmHg),SpO_2 是 90%,对应氧分压约为 8.0 kPa(60 mmHg)。指甲油,肢体运动,末梢循环不良等可能造成干扰,使 SpO_2 监测出现误差。

(3)呼气末二氧化碳分压($P_{ET}CO_2$)监测:正常值为 4.7~6.0 kPa(35~45 mmHg),是肺通气,呼吸回路情况,全身循环情况及代谢状况的综合表现。目前是判定气管插管成功与否的金指标。包括波形监测和数值监测两个方面。呼吸环路中水蒸气是测量误差的主要来源。

(4)术中血气分析可评价肺功能、电解质及酸碱平衡状况,及动态监测血细胞比容(Hct)变化,利于保持患者内环境稳定,改善预后。

(三)麻醉深度监测

麻醉深度是指全麻药的控制作用与手术刺激反作用之间相平衡时所表现的中枢神经系统功能状态。理想的麻醉深度应保证患者术中无痛觉和意识活动,血流动力学稳定,术后苏醒完善且无回忆。目前临床使用较多的是脑电双频指数(BIS)和应用于吸入麻醉的肺泡最低有效浓度(MAC)。近年将物理概念熵引入临床,出现了熵指数这一新指标。

1.脑电双频谱指数(BIS)

建立在脑电图基础上,是目前临床主要应用的麻醉深度监测指标。BIS 是一个统计数值,范围从 0(等电位脑电图)~100(完全清醒)。一般全身麻醉中比较适宜的数值是 40~60,BIS>80 认为患者很可能处于清醒状态;BIS<40 则认为麻醉较深。

2.肺泡最低有效浓度(MAC)

在吸入麻醉中应用,不同吸入麻醉药 MAC 是不同的,临床用以指导用药。

3.熵指数

采集脑电图及额肌肌电图信号进行熵计算,表达信息的不规则性。分为状态熵(SE)和反应熵(RE)。SE 主要反映大脑皮层状态,RE 还包括了肌电活动变化,反应快于 SE。SE 范围是(0~91),RE 范围是(0~100)。一般认为 RE、SE 值 40~60 浅麻醉状态,40 以下深麻醉状态,60 以上需使用麻醉药物才能进行手术。在全麻期间,如麻醉深度适中,RE 和 SE 是相等的,如不相等,可能是由于面肌肉活动过频,如浅麻醉状态。

(四)体温监测

体温分为中心体温及外周体温。中心体温恒定在 36.3～37.2 ℃,低于 36 ℃称围术期低体温。有效中心体温监测部位包括食管、肺动脉、鼻咽部和鼓膜。鼻咽温度和鼓膜温度可反映脑组织情况。直肠温度和膀胱温度与中心体温相关性良好,但反应滞后于中心体温。外周体温以皮肤温度为代表,因干扰因素较多,术中监测很少采用。体温监测的适应证有小儿、老人、发热、休克、长时间大手术等。以上患者极易出现围术期低体温,进而出现寒战,在老年及合并循环系统疾病的患者将导致氧供氧耗严重失衡,使围术期心血管意外的发生率大为增加。因此进行体温监测并采取积极措施保持患者体温恒定具有重要临床意义。此外,体温监测对于恶性高热也很有意义。

(五)其他监测

其他监测包括凝血功能监测,肌松监测,尿量监测等。其中尿量监测可以反映肾脏功能。在无肾功能障碍时可根据尿量推测体内器官灌注、水平衡及血容量等情况。正常每小时尿量不少于 30 mL(0.5 mL/kg),24 小时尿量不少于 400 mL。

五、常用麻醉方法

麻醉方法与麻醉药物的选择需根据患者全身状况、重要脏器损害程度、手术部位和时间长短、麻醉设备条件以及麻醉医师技术的熟练程度做出综合考虑。可选择麻醉方法包括局部浸润麻醉,神经阻滞麻醉,椎管内麻醉、全身麻醉及联合应用两种或两种以上麻醉方法的联合麻醉方法。

(一)局部浸润麻醉

局部浸润麻醉适用于腹壁、疝、阑尾炎等简单手术。

(二)神经阻滞麻醉

神经阻滞麻醉包括颈丛神经阻滞麻醉、臂丛神经阻滞、下肢周围神经阻滞、肋间神经阻滞麻醉和椎旁神经阻滞等。颈丛神经阻滞麻醉可用于颈部包块、甲状腺、甲状旁腺等部位的手术,但当病变复杂或并存其他疾病时,常为全身麻醉所代替。肋间神经阻滞、椎旁神经阻滞等麻醉方法在现代临床麻醉中使用较少,一般可用于胸壁、乳腺等部位较小的手术。

(三)椎管内麻醉

椎管内麻醉包括蛛网膜下腔阻滞麻醉、硬膜外麻醉和脊硬联合阻滞麻醉。蛛网膜下腔阻滞麻醉适用于 2～3 小时内的下腹部、盆腔等手术。硬膜外麻醉有单次硬膜外麻醉和连续硬膜外麻醉两种,其中连续硬膜外麻醉是临床上较普遍应用的麻醉方法之一。连续硬膜外麻醉可选择不同穿刺点以阻滞相应节段,满足手术操作要求,可留置硬膜外导管满足手术时间要求,与蛛网膜下腔阻滞麻醉相比有很大优势,但有时会出现阻滞不全现象给手术造成困扰。脊硬联合阻滞麻醉,同样适用于下腹部、盆腔等手术,综合了蛛网膜下腔阻滞麻醉和连续硬膜外麻醉的优点,起效快、麻醉效果确实,肌肉松弛良好,且不受手术时间限制,目前应用比较广泛。对上腹部手术,高平面蛛网膜下腔阻滞对患者生理干扰较大,高位硬膜外阻滞则难以完全阻断自主神经的脊髓上行通路,内脏牵拉反射不能完全被抑制,且常限制呼吸肌运动,不利于通气,尤其一旦出现低血压,易使冠状动脉灌注不足,诱发心绞痛。因此,上腹部手术多采用全身麻醉。此外,当存在患者不配合,穿刺部位感染、病变、凝血功能障碍和颅内高压等椎管内麻醉禁忌情况时,全身麻醉则是最适宜和安全的麻醉方法。

(四)全身麻醉

在技术和设备条件充分满足的情况下,麻醉效果满意率和可控性都优于硬膜外麻醉。全身麻醉可充分供氧,保证通气,改善冠脉血氧状况及维持呼吸功能,有利于术中呼吸、循环管理,既保证患者安全,又使手术操作顺利。在病情复杂、侵袭范围大或长时间手术时安全性很高,是目前普通外科手术,尤其是中上腹部手术最常采用的麻醉方式。

(孙守亮)

第二节　外科手术切口愈合

外科手术切口或创伤愈合是指手术切口或外伤过程造成组织缺损后,局部组织通过增生或再生方式来进行修补的一系列病理生理过程。本质上它是生物在长期进化过程中所获得的一种保护与更新方式的具体表现。从内容上来讲,愈合强调组织修复(愈合)发生时自身的病理生理过程,而修复的含义则更广些,还包括许多在处理创面过程中的人工技巧等,如对缺损创面采用手术方式修补的方式方法等。尽管不同组织接受手术或遭受分作后都有各自的修复特征与规律,但皮肤组织切开或创伤后的修复过程与规律则最具代表性,是目前人们研究最多的一类组织修复形式。

一、对切口创伤修复现代认识

手术切口或创伤后组织修复过程从凝血开始,由许多细胞相互协作共同参与完成。最初,血小板、中性粒细胞和巨噬细胞大量进入切口和创伤区,以清除受损组织和污染的微生物,其中血小板和巨噬细胞还分泌一些与成纤维细胞和内皮细胞有关的生长因子,接着成纤维细胞和内皮细胞逐渐取代受损基质。同时,上皮细胞也从创缘向内生长,直至覆着伤口。因此,切口和创伤修复的快慢取决于上述细胞进入伤口并在此增生的速度,而细胞的进入和增生又依赖于趋化因子和生长因子的参与。

趋化因子通常是肽类、蛋白质和蛋白质片段。它可引起细胞向一定方向移动,如从低浓度向高浓度方向移动。细胞对趋化因子的反应取决于其拥有的相应生长因子的受体数目。不同细胞对不同的趋化因子有不同的反应。

生长因子也是蛋白质和肽类,它们单独或几种生长因子协同作用,诱导细胞 DNA 的合成和分裂。目前已有许多生长因子被人们所认识。如血小板源性生长因子(PDGF)、酸性或碱性成纤维细胞生长因子(FGFs)、表皮细胞生长因子、转化生长因子、TGF-α、TGF-β、胰岛素样生长因子等。在低尝试条件下,细胞对生长因子的反应也取决于细胞上是否存在相应受体,如 PDGF 只对成纤维细胞起作用,而 FGFs 对成纤维细胞和内皮细胞均有作用。需要指出的是,某些生长因子也有趋化作用,这种双重作用对创伤愈合具有特别的意义。因此,有时也将它们称为分裂趋化因子。在切口和愈合早期的细胞间作用就需要这种双重作用的因子,而在后期,如 DNA 合成时,就不再需要趋化作用的存在了。

趋化因子产生于凝血过程,聚集的血小板是其主要来源。因此,有些能减少循环血小板数量的细胞毒性药物,同时也会影响到切口和创伤愈合,如抗巨噬细胞抗体。另外,巨噬细胞、成纤维细胞和内皮细胞本身也会产生一些趋化因子和分裂因子。

在手术切口或创伤部位加入某些组织内提取的物质来促进其愈合已有相当长的历史。特别是近几年来,随着人们对生长因子研究的深入,已有许多利用生长因子促进创面愈合的报道。由于局部加入生长因子后其有效浓度难以维持,往往需要给予大剂量的生长因子。为了解决这一难题,目前可以采用转基因方法解决这一问题。至今未见大剂量应用生长因子后产生全身毒副反应和某些局部不良反应的报道。虽然生长因子水平的升高是增生性瘢痕形成的原因之一,但未见有注射了生长因子后形成增生性瘢痕的报告。

手术切口或创伤后,瘢痕张力大小取决于胶原的合成和沉积。而后者与成纤维细胞数量有关,还与切口氧张力、维生素水平和营养状况有关。而生长因子通过增强细胞分裂来促进胶原的合成。大多数生长因子同时还促进胶原酶的产生,从而使胶原降解加强。相反,TGF-β 虽然也促进胶原合成,但它同时又抵制胶原降解。因此,人们认为 TGF-β 虽然也促进胶原合成,但它同时又抑制胶原降解。因此,人们认为 TGF-β 可能与某些纤维化疾病的发生有关。

二、切口或创伤愈合病理生理过程

现代高新生物技术的发展已从细胞、分子甚至基因水平揭示了创伤修复的许多奥秘,但传统上人们在描述组织修复的病理生理过程时仍局限在病理学领域。尽管在切口和创面愈合的分期上不同学者有不同的区分方法,但一般来讲比较公认的分期法仍习惯将切口和创伤愈合的基本病理生理过程大致分成创伤后早期炎症反应、肉芽组织增生和瘢痕形成 3 个阶段,当然它们之间并无截然的分界线,既相互联系,又各具特征。

(一)炎症反应期

手术切口或创伤后的炎症反应期从时间上来讲主要发生于伤后即刻至 48 小时。在此期间,组织变化的特征是炎症反应,受创组织出现水肿、变性、坏死、溶解以及清除等。最新的研究表明,炎症反应期的本质与核心是生长因子的调控及其结果。组织受伤后,出血与凝血等过程可释放出包括 PDGF、FGF 以及 TGF 等在内的多种生长因子,这些生长因子在炎症反应期可以发挥如下作用:①聚集的白细胞能吞噬和清除异物与细胞碎片;②局部渗出物能稀释存在于局部的毒素与刺激物;③血浆中的抗体能特异性中和毒素;④渗出的纤维蛋白凝固后形成局部屏障;⑤激活的巨噬细胞等不仅释放多种生长因子,能进一步调控炎症反应,同时也影响后期肉芽组织中胶原的形成。这一阶段的变化是为后期的修复打下基础。

(二)肉芽组织增生期

肉芽组织增生期约在手术切开或伤后第 3 天,随着炎症反应的消退和组织修复细胞的逐渐增生,创面出现以肉芽组织增生和表皮细胞增生移行为主的病理生理过程。此时组织形态学的特征为毛细血管胚芽形成和成纤维细胞增生,并产生大量的细胞外基质。通常,增生的成纤维细胞可以来自受创部位,即“就地”增生,也可以通过炎症反应的趋化,来自创面邻近组织。而新生的毛细血管则主要以“发芽”方式形成。首先,多种生长因子作用于创面底部或邻近处于“休眠”状态的血管内皮细胞(特别是静脉的血管内皮细胞),使其“活化”并生成毛细血管胚芽,在形成毛细血管胚芽后呈襻状长入创区,最后相互联接形成毛细血管网。细胞外基质主要由透明质酸、硫酸软骨素、胶原以及酸性黏多糖等组成,其主要成分来自成纤维细胞。肉芽组织形成的意义在于填充切口创面缺损,保护创面防止细菌感染,减少出血,机化血块坏死组织和其他异物,为新生上皮提供养料,为再上皮化创造进一步的条件。

(三)瘢痕形成期

切口和瘢痕的形成是软组织创伤修复的最终结局之一。对创面缺损少、对合整齐、无感染的创面(清洁的手术切口),伤后 2～3 周即可完成修复(愈合),此时的瘢痕如划线样,不明显,对功能无影响。而对缺损大、对合不整齐或伴有感染的创面,常需要 4～5 周时间才能形成瘢痕,且瘢痕形成较广,有碍观瞻,甚至对功能产生影响。瘢痕的形态学特征为大量的成纤维细胞与胶原纤维的沉积,其生化与分子生物学特征为成纤维细胞产生胶原代谢异常所致。有研究表明,异常瘢痕成纤维细胞中的 Ⅰ、Ⅲ 型胶原前体 mRNA 之比高达 22∶1,而正常皮肤仅为 5∶1,表明 Ⅰ 型胶原前体 mRNA 转录选择性增强,而这种基因学的改变又与局部创面生长因子(TGF、TNF)、局部免疫(IgG、IgA、IgM)改变有关。瘢痕的形成与消退常取决于胶原纤维合成与分解代谢之间的平衡。在切口和创面愈合初期或纤维增生期,由于合成作用占优势,局部的胶原纤维会不断增加。当合成与分解代谢平衡时,则瘢痕大小无变化。当胶原酶对胶原的分解与吸收占优势时,瘢痕会逐渐变软、缩小,其时间视瘢痕的大小而异,通常需数月之久。

三、切口和创伤愈合基本类型

切口和创伤愈合的基本类型取决于创伤本身以及治疗方法等多种因素。过去 Galen(129－199 B.C)。主要将其分成一期愈合与二期愈合两类。但现代医学的发展,又出现了一些更细的分类法。以皮肤切开和创伤愈合为例,其修复的基本类型有一期愈合、二期愈合以及痂下愈合 3 类。

(一)一期愈合

一期愈合是最简单的伤口愈合类型,也是组织的直接结合所致。这类愈合主要发生于组织缺损少、创缘整齐、无感染,经过缝合或黏合的手术切口。其基本过程是,在组织损伤后,血液在创面形成血凝块,使断端两侧连接,并有保护创面作用。伤后早期(24 小时以内),创面的变化主要是炎症反应,渗出以及血凝块的溶解等。之后,创面浸润的巨噬细胞能清除创面残留的纤维蛋白、红细胞和细胞碎片。从伤后第 3 天开始,可见毛细血管以 2 mm/d 的速度从伤口边缘和底部长入,形成新的血循环。同时,邻近的成纤维细胞增生并移行进入伤口,产生基质和胶原。伤后 1 周,胶原纤维可跨过伤口,将伤口连接。之后伤口内的胶原继续增加并进行改造,使伤口张力增加。过去曾长期认为此类愈合是两侧新生的表皮细胞、毛细血管内皮细胞和结缔组织在短时间内越过(长过)伤口所致,无肉芽组织形成。近来的研究表明,这一过程同样也有肉芽组织参与,其过程与其他软组织损伤修复类似,只是由于创缘损伤轻,炎症反应弱,所产生的肉芽组织量少,在修复后仅留一条线状瘢痕而已。

(二)二期愈合

二期愈合又称间接愈合,它指切口边缘分离、创面未能严密对合的开放性伤口所经历的愈合过程。人们一般认为,由于创面缺损较大,且常伴有感染,因而愈合过程通常先由肉芽组织填充创面,继而再由新生的表皮将创面覆盖,从而完成修复过程。这种理论把创面肉芽填充与再上皮化过程看成是同步进行的。但也有学者的观点认为此类创面的修复首先为表皮细胞的再生,继之再刺激肉芽组织的形成,最终使创面得以修复,这种理论即所谓的"两步"法。尽管目前人们对二期愈合中创面再上皮化与肉芽组织生成的先后顺序存在争议,但对肉芽组织中新生血管的形成却有相对一致的看法。这一过程首先来自多种生长因子(TGF\FGF)刺激创面底部或创缘

"休眠"的血管内皮细胞,使之激活,再通过"发芽"方式产生的新毛细血管胚芽,经相互沟通而形成新生肉芽组织中的毛细血管网。与一期愈合相比,二期愈合的特点是:由于创面缺损较大,且坏死组织较多,通常伴有感染,因而上皮开始再生的时间推迟;由于创面大,肉芽组织多,因而形成的瘢痕较大,常给外观带来一定影响;由于伤口大、感染等因素的影响,常导致愈合时间较长,通常需要4～5周。

(三)痂下愈合

痂下愈合是一种在特殊条件下的伤口修复愈合方式。主要指伤口表面由渗出液、血液及坏死脱落的物质干燥后形成一层黑褐色硬痂下所进行的二期愈合方式。如小面积深二度烧伤创面的愈合过程便属此类。其愈合过程首先也是创缘的表皮基底细胞增生,在痂下生长的同时向创面中心移行,同时创面肉芽组织也发生增生。痂下愈合的速度较无痂皮创面愈合慢,时间长。硬痂的形成一方面有保护创面的作用,同时也阻碍创面渗出液的流出,易诱发感染,延迟愈合。因而临床上常需采用"切痂"或"削痂"手术,以暴露创面,利于修复。

四、影响切口或创伤愈合因素

影响切口或创伤愈合的因素众多,主要有全身与局部因素两方面。

(一)全身因素

患者营养缺乏,严重贫血,年老或患有全身性疾病,如糖尿病、动脉粥样硬化等,不仅延缓愈合过程,而且某些疾病还会成为局部慢性难愈合创面形成的真正谢罪,如糖尿病诱发的溃疡。过去有关药物对修复抑制效应的研究以类固醇类为主,这类药物主要通过抑制炎症反应和促进蛋白质分解来抑制修复过程。近来,随肿瘤治疗的进展,高剂量射线照射和一些抗肿瘤药物如阿霉素类应用后对修复的影响也已引起人们高度的重视。据研究,阿霉素类药物抑制修复是通过影响组织修复细胞周期来实现的。从预防角度来讲,人们推荐以手术后2周放射治疗(简称放疗)为佳。而对于由放疗或化学治疗(简称化疗)造成的溃疡,有报告外源性应用生长因子类制剂有很好的促修复作用。此外,创伤后神经内分泌失调和免疫功能紊乱对修复的不利影响也是人们关注的重点。

1.年龄因素

衰老是影响创伤愈合的主要全身因素。老年人由于各种组织细胞本身的再生能力减弱,加之血管老化导致血供减少,因而创伤后修复显著延迟。儿童和青年人代谢旺盛,组织再生力强,伤口愈合上皮再生时间均比老年人短。

2.低血容量休克或严重贫血

严重创伤后低血容量休克或容量复苏不完全的伤员,为保证心脑等生命器官功能,机体首先代偿性减少皮肤和软组织的血液供应。严重贫血的伤员,氧供不能满足组织代谢旺盛的要求,这些因素都影响创伤愈合。容量复苏充分与否,可通过皮温、皮肤颜色、血压、脉率和尿量加以判定。贫血患者可以补充新鲜血液和吸氧。低血容量和贫血患者全身抵抗力较低,术后易于发生局部或全身感染,应予警惕。水、钠补充要适量,过量则容易造成血液稀释,影响创伤愈合。

3.全身疾病

糖尿病:糖尿病患者易发生创伤感染。当血糖＞200 mg/dL时,白细胞吞噬细菌的功能受到抑制,在创伤愈合过程中必须控制糖尿病患者的血糖水平。

动脉粥样硬化:动脉粥样硬化影响创面的供血不全和对局部感染的抵抗能力。

细胞毒性药物和放疗：多数细胞毒性药物能抑制纤维母细胞生长、分化和胶原合成，从理论上讲有延迟伤口愈合的作用，但在临床实践上未能得到充分证实。放疗亦干扰成纤维细胞的生长和分化。任何种类的照射（包括 γ 射线、X 线、α 及 β 线、电子束等）一方面能直接造成难愈合的皮肤溃疡，另一方面也能妨碍其他原因引起创面的愈合过程。其机制在于射线损伤小血管，抑制成纤维细胞增生和胶原蛋白的合成与分泌等。由于高剂量照射能显著延迟愈合伤口抗张力强度的增加，因此人们推荐以术后 2 周放疗比较安全。

非甾体抗炎药物：炎症是创伤愈合的先导，没有炎症就不会有纤维组织增生和血管生成。抗炎药物是临床应用得最普遍的一种抗炎药物，有明显的抑制创伤愈合的作用。其主要机制是抑制炎症过程和促进蛋白质分解。临床证明，术前或术中使用类固醇的病例，其并发症明显增高，全身使用维生素 A 可拮抗非甾体抗炎药对炎症的抑制效应。近来也有研究表明，掌握好创伤后非甾体抗炎药的应用时间与用量，对创伤修复有时也有促进作用。其他抗炎药物对创伤愈合影响较小，但超过药理剂量的阿司匹林有延缓创伤愈合的作用。

神经内分泌和免疫反应：任何致伤因子作用于机体只要达到足够的时间和强度均可激起全身非特异性反应，产生一系列神经内分泌和免疫功能的改变，如糖皮质激素的增加，导致那些依赖胰岛素的组织（骨骼肌）糖利用障碍，蛋白质分解增强；交感神经兴奋能明显抑制全身免疫反应。非致伤因子如社会因素，职业的不稳定和精神情绪焦虑，通过对神经内分泌免疫功能的影响而间接影响正常的创伤愈合过程。

（二）局部因素

1.切口内异物

在影响创伤愈合的局部因素中，首当其冲的是切口创面或伤道内异物存留对修复的影响。通常较大的异物肉眼可以看见或通过 X 线透视可以发现，但毫米级以下的异物刚肉眼很难发现。异物对创面愈合的影响主要来自以下方面：①异物本身带有大量细菌，容易引起局部创面感染；②有些异物，如火药微粒、磷粒、铅粒等，本身具有一定的组织毒性，可对周围组织造成直接损伤；③异物刺激周围组织，加重急性炎症期的反应过程。因此，对外伤造成的创面，清创时应将异物尽量摘除。深部组织内的异物，如果不影响生理功能，也不必勉强摘取，以免造成较大的组织损伤。紧邻神经、血管外侧的锐性异物一般均应及时摘除。游离的较大骨碎片亦应摘除。手术时，结扎线和缝合线也都是异物，保留得越短、越少则越好，以减轻局部炎症反应。

2.切口内坏死、失活组织和凝血块

高速投射物伤或大面积组织挫伤的切口内都积存有大量凝血块、坏死组织碎片，切口周围也有较大范围的组织挫伤区。特别在高速投射物致伤时，大量能量传递给组织，故伤道周围的组织在反复脉动和震荡后更易造成小血管堵塞，微循环障碍。在人体的防御功能达不到的地方，坏死组织也无法被清除掉。外科处理时可通过组织的颜色、紧张度、收缩性和毛细血管出血来判定是否为失活组织，凡是失活组织在清创时均应尽可能切除。同时，清除切口内的失活组织、凝血块也是预防伤口感染等的必要措施。

3.局部感染

对切口修复过程不会产生重大的影响。当切口发生感染时，切口内微生物在生命活动过程中和在破坏时分泌出来的外毒素，如金黄色葡萄球菌 α 毒素不仅引起红细胞及血小板的破坏，而且还促使小血管平滑肌收缩、痉挛，导致毛细血管血汉阻滞和局部组织缺血坏死。葡萄球菌的杀白细胞素通过作用于靶细胞膜上的溶细胞效应，使之溶解死亡并丧失吞噬细菌的能力。同时巨噬细胞破坏后,处理抗原及传递抗原信息的能力受到极大限制,故在葡萄球菌感染中,常不能建立有效的特异性免疫。同时能产生杀白细胞素的菌株具有抗吞噬能力,并在吞噬细胞中增殖,以致造成易感部位的反复感染。

近年来发现从人体内分离出来的大肠埃希菌的部分纯化制品,能溶解红细胞,导致细胞内铁离子的释放。铁离子一方面能助长大肠埃希菌的生长而加重感染程度,另一方面在体外对人类白细胞及成纤维细胞也具有细胞毒作用,进一步使组织修复延缓。

绿脓杆菌对组织修复的影响与菌体外分泌的代谢产物有关。绿脓杆菌外毒素 A 不仅对巨噬细胞吞噬功能有明显的抑制作用(细胞毒作用),也使易感细胞蛋白质合成受阻。绿脓杆菌分泌的溶解弹性蛋白层发生溶解而导致坏死性血管炎。临床分离的菌株,约85％出现弹性蛋白酶和蛋白酶阳性,动物肌内注射后可引起皮肤溶解和出血性坏死,滴入角膜可引起角膜溃疡和穿孔。

切口感染后大量细菌外毒素、内毒素和蛋白水解酶的综合作用,并通过它们的细胞毒作用引起细胞因子的生物学效应及自由基损伤,造成组织消肿、出血、脓性分泌物数量增多,蛋白质由创面大量丧失和电解质急剧增加,化脓性伤口的肉芽组织中蛋白质大量水解,细菌大量侵入周围组织,使肉芽组织生长缓慢或因肉芽的过度增生严重影响上皮形成,影响了切口修复的速度。

4.血肿和无效腔

血肿和无效腔都有增加感染的趋势,将直接或间接影响切伤愈合。无污染的手术切口,在关闭切口时应彻底止血,分层缝合不留无效腔。对有污染的伤口,清创时应尽可能少用结扎的方法止血,电灼或压迫止血应列为首选。关闭切口时应放置引流条,视情况在伤后48～72小时取出。

5.局部血液供应障碍

切口周围局部缺血既有全身性原因也有局部因素。局部因素中既有血管本身因素的影响,也有血管外组织出血消肿压迫血管壁造成的缺血。在致伤因子作用上,局部出现不同程度的细胞和组织损伤,启动了炎症过程,微动脉出现一过性的挛缩,时间约数秒至数分钟不等,紧接着出现血流动力学和流变学改变的 3 个时相:高流动相→低流动相→血流淤滞相。如果损伤因子过于强烈或持久,则低流动相延长,血浆外渗增多,血液黏度增加,血流淤滞。另外,白细胞自血管游出,在损伤区大量聚集,吞噬坏死组织和异物,氧耗量显著增加,代谢活动增强,这样,在损伤区可导致血液供应的相对不足。切口周围组织内出血、水肿、张力增加,压迫血管,也是伤口周围组织缺血的另一主要原因。创伤修复必须要有充分的血流,一方面是向创伤区提供充足的氧和必要的营养物质,另一方面要将局部产生的毒性产物、代谢废物、细菌和异物运出损伤区。

另外,切口缝合(特别是连续缝合)时张力要适度,缝合时张力过大,加之术后切口出血、水肿势必压迫血管,造成供血不全,影响切口愈合。

6.局部固定不良

邻近关节的切口,伤后早期应该制动。过早活动容易加重炎症过程中的渗出反应,加重局部肿胀,影响供血。新生的肉芽组织非常脆弱,牵扯易于损伤出血,影响成纤维细胞的分化和瘢痕组织的形成。骨折部分过早活动也容易出现骨不连接和假关节形成。

7.局部用药

在清创过程中,有些医师为了减少创面出血,在局麻药中加进了缩血管类药物和肾上腺素,这一举措的弊端在于加重了局部组织缺血和继发性伤口内出血。

8.创面局部外环境

相对于保持创面干燥而言,采用保温敷料使局部创面保持潮湿将有利于形成一个局部低氧环境,从而刺激成纤维细胞生长与毛细血管胚芽形成。在这种潮湿、低氧与微酸环境中,坏死组织的溶解增强,与组织修复密切相关的多种生长因子释放增多,且不增加感染率并能明显减轻创面疼痛。大量临床研究表明,采用保湿敷料对许多慢性难愈合的切口创面,如糖尿病溃疡、下肢动静脉疾病所致溃疡以及褥疮等已取得明显效果。

（孙守亮）

第二章　外科手术基本操作技术

第一节　显　露

良好的手术野显露是保证手术顺利进行，防止手术副损伤的重要前提，深部手术野的显露更为重要。要做到良好的显露，必须注意以下几点。

一、手术途径

手术途径即切口，根据病变和术式来设计施行。理想的手术切口应符合下述要求：①充分的手术野显露，以利于手术操作。原则上，切口应尽量接近病变部位，切口的位置和方向应便于延长扩大。②尽量减少组织的创伤，一则可以减少出血，缩短切开和缝合的时间；二则可以减少术后的炎症反应和瘢痕形成。③适应局部解剖和生理特点，有利于伤口愈合并能最大限度地恢复功能。

特殊的手术部位还有特殊的要求，如关节手术的切口，要考虑术后瘢痕形成对关节活动的影响，切开至关节平面时应尽量与关节轴相平行。在肢体重力支点上，如足跟、截肢残端等处，不应遗留切口瘢痕。颜面部、颈部切口应与皮纹一致。腹部纵切口如正中线（白线）、旁正中线、经腹直肌等切口，不必切断肌肉，出血较少，切开和缝合的时间较短。腹前壁的外斜肌、内斜肌和横肌的合力为水平方向，腹直肌有腱划，横（斜）切口所受的牵张力小于纵切口，切口疝的机会较少。所以腹内压较高的患者如有慢性支气管炎、习惯性便秘、肥胖等，腹腔需要多处引流或有低蛋白血症、年老体衰等伤口愈合能力低的患者，均宜选横（斜）切口。

切口的设计还要符合美学原则。特别是整复外科手术的切口设计极为重要，既要达到治疗目的，又要关注手术的外观。切口过小可能遗漏内部的病变或导致副损伤。

二、切开和分离

（一）切开

皮肤和组织的切开常用带有不同类型的手术刀，根据不同目的选择不同形状及大小的刀片（图2-1）。切开皮肤一般用圆刀片，而引流戳孔或动脉切开常用尖刀片。切开除用手术刀外，还可用高频电流（电刀）和激光（光刀），既通过热力作用使组织炭化、气化，同时又有凝固止血的效果，故比较适用于较大的切口、较厚的肌层和微血管丰富组织的切开。电刀和激光刀在切开深部组织时可减少出血及节省手术时间,已逐渐代替传统刀片。并且,它们还能减少术后疼痛。但应用电刀或氩气刀切开深层组织时,控制要得当,做到既要能使切开的组织充分止血,又要防止组织过度"焦化",影响伤口的愈合。

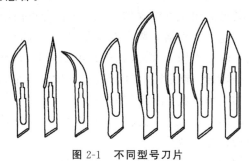

图 2-1　不同型号刀片

操作要点:①设计好切口的部位、形态和长度;②切开前固定皮肤;③切开时手术刀刃面应与皮肤垂直(某些整复手术的切皮例外);④从皮肤、皮下组织到切口深层组织的切开应在同一平面,使伤口边缘整齐,失活组织较少(图 2-2);⑤到达深层组织时必须防止对血管、神经、内脏的副损伤。

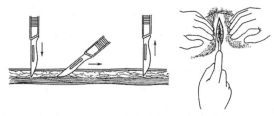

图 2-2　正确的皮肤切开方法

正确执刀方式有以下 4 种:①执弓式是常用的执刀法,拇指在刀柄下,示指和中指在刀柄上,腕部用力。用于较长的皮肤切口及腹直肌前鞘的切开等;②执笔式,动作的主要力在指部,为短距离精细操作,用于解剖血管、神经、腹膜切开和短小切口等;③握持式,握持刀比较稳定,切割范围较广,用于使力较大的切开,如截肢、肌腱切开,较长的皮肤切口等;④反挑式,全靠在指端用力挑开,多用于脓肿切开,以防损伤深层组织(图 2-3)。

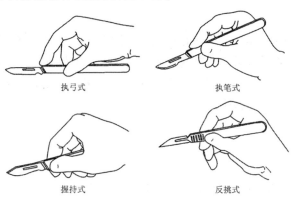

执弓式　　　　执笔式

握持式　　　　反挑式

图 2-3　执刀方式

(二)分离

分离方法有锐性分离和钝性分离两类,要根据局部解剖和病理改变来选择,实际手术中两类方法常常结合使用,达到显露、游离、切除等目的。锐性分离利用刀刃和剪刀刃的切割作用,能将致密的组织切开,切缘整齐,其边缘组织细胞损伤甚少。钝性分离使用血管钳、刀柄、组织剪外侧缘、手指、剥离子及各种特殊用途的剥离器如膜衣剥离器、脑膜剥离器等进行推离作用,以分开比较疏松的组织。此方法常用于疏松组织的解剖,如正常解剖间隙、较疏松的粘连、良性肿瘤或囊性包膜外间隙等。遇到较大的血管、神经等,钝性分离容易发觉从而避免损伤。但如操作粗暴,钝性分离往往残留许多失活的组织细胞,也可能损伤血管、神经等。因此,辨别各种解剖结构甚为重要。了解这两类分离方法的特点,加上熟悉局部解剖和认清病理性质,就能正确使用刀、剪、血管钳、手指等进行分离,取得良好的效果。

良性肿瘤与周围正常组织一般有清楚的分界。摘除时可先沿此分界分离,直至结扎其血管后取下瘤体。恶性肿瘤的根治术应尽量采取锐性分离,这是因为恶性肿瘤为浸润性生长并容易发生转移,需要成块切除包括部分周围正常组织,同时应防止手术野内肿瘤细胞播种。掌握一些新手术器械的使用(如超声刀、水刀等),借助先进器械达到更快、更安全的分离。

操作要点:①熟悉局部解剖及辨认病变性质,根据术中情况结合使用锐性与钝性分离,辨清毗邻关系,避免重要组织和器官的损伤;②操作要轻柔、细致、准确。循某些疏松的粘连自然分离,显出解剖间隙。对于炎症等原因造成解剖界限不清楚的病例,更需细致和耐心。

(三)牵开器的应用

为了充分显露手术野,常需应用各种牵开器(拉钩)展开切口。牵开器的种类较多,使用时应注意避免其副损伤,如压迫神经干、撕裂静脉或组织等。可用纱布类衬垫于拉钩与组织之间起到保护作用。对于腹腔、盆腔等深处的手术,还常需用纱布垫帮助显露局部病变和器官,并可起到隔离沾染的作用。

(司红军)

第二节 止 血

手术中迅速有效的止血,能减少失血量,保持手术野清晰,且可避免手术后出血。除了手术前已发生的血管损伤、实质器官破裂或某种凝血功能障碍,手术中还可能遇见各种出血情况,如广泛切开和分离后的渗血、意外的血管损伤等。所以手术医师应当熟悉各种止血的方法,术前有充分的器械用品准备,以免术中措手不及。

一、一般止血法

(一)压迫止血

压迫止血是手术中最常用的止血法。其原理是以一定的压力使血管破口缩小或闭合,此时血小板、纤维蛋白、红细胞可迅速形成血栓,使出血停止。较广泛的渗血可用温热盐水纱布压迫止血,加热可以促进凝血。盐水温度50~60℃,压迫3分钟以上,轻轻取出纱布,需要时重复2~3次。

纱布填塞法止血仅限于其他各种止血法不能奏效的情况。干纱布填塞处勿留空腔,保持相当的压力。填塞时纱布数及连接一定要绝对准确可靠,纱布需有序折叠。填塞物一般于术后3～5天逐步松动后取出,过早取出可能再度出血,但过晚取出可引起较重的感染。

(二)结扎止血

有单纯结扎和缝合结扎两种方法。缝合结扎主要是为了避免结扎线脱落,或因为单纯结扎有困难。比较理想的是在出血之前结扎血管,然后切断血管。方法是先游离出血管或者分离看清血管行径,以血管钳钳夹、缝线贯穿或血管钳引线,将血管结扎,再切断血管。器官切除常用这种方法处理其主要血管。

处理一般的小血管出血,除用纱布压迫止血以外,可配合准确地钳夹出血点,以细丝线结扎。但钳夹结扎不应包含过多的血管外组织,造成这些组织的坏死,增加继发感染的机会。

对于意外的较大的出血,应先用干纱布或手指暂时制止出血,用吸引器清除局部的血液,在看清出血的部位和性质,酌情用普通血管钳或无损伤血管钳夹住结扎或缝合结扎。遇到这种意外的出血,切勿惊慌失措,未看清出血部位即用钳夹,可导致损伤更大的血管和引起更多的出血。

二、选择性止血法

(一)血管阻断和修复

利用止血带的原理,在手术中临时制止大出血或者预防出血。可用手指或血管阻断带(或无损伤血管钳)阻断主要的供血血管,如在肝十二指肠韧带处阻断肝动脉和门静脉,以控制肝脏的出血。这种控制局部灌流的方法可导致组织细胞缺氧,故须限制阻断时间。若需较长时间阻断大血管,为防止组织长时间失去血液灌流和缺氧,可用导管在阻断的血管两端搭桥。

较大的血管损伤需行血管修复,以维持其分布区域的血循环。血管的线形裂伤可予以缝合。血管的完全断裂、挫伤、贯通伤等,应游离其远近两端,修整受伤的血管壁。如果对合无明显张力,可直接吻合其两端,如果缺损较长一段血管,则需移植血管(自体静脉或人造血管)。

(二)局部药物止血

止血剂局部止血法是指用局部止血剂覆盖一般方法难于止血的创面如肝脏、骨质等的渗血,起到局部止血的作用。常用促凝物质如吸收性明胶治疗、纤维蛋白泡沫体、氧化纤维素、胶原丝等均为局部止血剂的基本成分。其作用原理是为促进血液凝固和提供凝血块支架。这些物质能逐渐分解吸收,损伤的血管还可能恢复通畅。但使用时这些促凝剂容易吸附渗血或被渗血推离伤口。为此,要用干纱布压迫数分钟或缝合固定,使之贴附于伤口组织而起止血作用。骨髓腔出血,可用骨蜡封闭出血处止血。

手术部位注射肾上腺素,可促使血管收缩,减少切开后的出血。但此法可增加伤口感染机会,有时也会影响心脏功能。3%过氧化氢注入渗血创面,再用干纱布压迫,因局部氧化生热产生泡沫,可有促使局部血液凝固的作用。

(三)电凝止血

电凝止血法是指高频电流可以凝结小血管而止血。实际上是电热作用使血流凝结,这种方法可以使小块组织炭化。常用于浅表部位较广泛的小出血点,有时亦可用于深部止血。其优点是缩短手术时间和减少伤口内线结。但患者有凝血功能障碍时止血效果差。有伤口污染者用电凝易发生感染,故不宜采用此法。在大面积瘢痕切除时,如能熟练地掌握这一方法,往往可取得较好的效果。

电凝止血时,血管钳应准确地夹住出血点或血管口处,也可用单极或双极电凝镊直接夹住出血点,然后通电止血。电灼器或导电的血管钳、镊子不可接触其他组织。激光刀、氩气刀、微波刀、超声刀等先进的止血设备的应用可大大提高止血效果和效率。

(司红军)

第三节 缝 合

缝合是手术中最常用的操作技术之一。缝合技术是否正确、熟练不仅体现了手术医师的基本素质,而且直接关系到手术的效果及患者的安危。虽然不同部位、组织、器官的缝合各有特点,但又具有共同的基本概念和基本要求。缝合的目的是使切开或离断的组织创缘相互对合,消灭无效腔,促进伤口早期愈合。另外,缝合还可以起到止血、重建器官结构或整形的作用。

吻合和钉合也属于缝合的范畴,前者是指将空腔脏器或管道结构作对合性缝合,维持其连续性;后者则是指不用缝线而是借助于特殊器械即钉合器来完成缝合或吻合的操作方法,同样可恢复器官组织结构的连续性。尽管钉合器的使用简化了手术操作,节省了手术时间,钉合后的伤口对合整齐,组织反应轻微,但是人体复杂的解剖关系不允许每个手术部位都使用钉合器。钉合器发生故障时,钉合不全可能导致严重并发症,这就使得钉合器在临床上的应用范围受到一定的限制。临床手术过程中较常用的仍是手工缝合,可见手工缝合是外科必要的一种基本功。

一、缝合材料

有记载早在公元前 3 000 年古埃及人就用针和刺来缝合伤口,他们也用带有黏性的亚麻带,就像我们现在所用的角膜接触片来缝合。在公元前 1 000 年印度的外科医师用马鬃、棉线、皮革甚至树皮来缝合。而在罗马,亚麻、丝绸和金属夹组合在一块被称为 fibulae(扣针)经常用来对斗士进行缝合伤口。到了 19 世纪后期,纺织业的发展促进了新型缝合材料的出现——丝线和肠线。Lister 认为肠线在铬酸中浸泡后能够延缓其在体液中的溶解。Moynihan 认为铬肠线是一种较为理想的缝线,因为它不仅可以进行消毒处理,而且对组织无刺激,直到切口愈合后才慢慢被吸收。

(一)缝线

因合成材料组织炎症反应很低,又可以达到所需要的张力,并且能以恰当的速度被吸收,像丝线、棉线、亚麻线及肠线等这样的天然缝合材料都已由合成材料所替代。这些材料可以是单丝纤维或多丝纤维,表面经蜡、硅树脂或多聚丁酸涂层处理以使其顺畅地通过组织并且用其打结比较安全。

外科医师应根据具体情况选择最合适的缝线,避免缝线被拉断或将组织撕裂。缝合伤口时应尽可能少的使用缝线,因为缝线不仅容易导致感染,而且过多的线结可能导致机体的炎症反应。

理想的缝合材料应具有以下条件:①能保持适当的张力强度,直至组织愈合或初步愈合;②进入组织后无毒性、变态反应、电离及致癌作用,异物反应轻;③容易消毒,且消毒后不变质;

④缝合和结扎时操作便利,结扎后不易松脱;⑤价格较廉。迄今所用的缝线虽有多种,但尚无完全具备上列条件者,因此尚在继续研制中。

1.丝线和棉线

丝线和棉线为天然纤维纺成,表面常涂有蜡或树脂。丝线为目前最常用的缝合、结扎材料。其优点为组织反应较小和维持张力强度较久;其缺点为较长期在组织内存在,可促使沾染发展为感染。

丝线和棉线对组织有较大的切入作用。因此,在张力大的伤口或较脆弱的组织,不得已要用较粗的丝线。然而残留的线头也就增大,形成较大的异物结节。

2.肠线

肠线成分为胶原纤维,取自羊或牛的小肠。有普通肠线和铬制肠线两种。普通肠线在组织内约72小时即失去作用,1周左右被吸收。铬制肠线的胶原纤维黏合较紧密,在组织内能保持作用5天以上,2~3周被吸收。其存在时间长短与环境相关,接触消化液或细菌感染可使之较快失去作用。肠线(多用铬制肠线)主要适用于预期较快吸收和可能发生感染的缝合、结扎。使用肠线时应用温水浸泡使之柔韧适中,否则结扎往往欠紧或者容易断线。

3.金属线

金属线为合金制成,其张力强度超过其他各种缝线,组织反应轻微。适用于骨的接合和张力很大的伤口缝合。如在心外科手术中用于固定胸骨及其在整形外科中的应用。但合金线有操作困难、切割组织、缝线断裂或扭结,操作时可能刺伤术者而传播疾病等缺点。

4.合成纤维

有不吸收性和吸收性两类。

(1)不吸收性合成纤维:如尼龙、锦纶、涤纶、普罗伦等均有较大的张力强度,组织反应轻微,能在组织内长时间保持其性能。表面光滑,对组织损伤小,组织反应小,对沾染伤口影响小等优点。其缺点是质地稍硬,打结后较易自行松解,故结扎时需增加打扣数(3~5扣)。

(2)可吸收性合成纤维:如 Dexon(PGA、聚羟基乙酸)、保护薇乔 Vicryl(polyglactin 910,聚乳酸羟基乙酸)、PDS(polydioxanone、聚二氧杂环己酮)和 PVA(聚乙酸维尼纶)等。合成缝线具有穿过组织流畅,打结定位准确,结扎平稳,抗张强度大,组织反应小等特点。可以制成10-0的精细缝线,被吸收的性能良好,能维系伤口长达3~6周,56~70天基本被吸收,有取代天然缝线和丝线的趋势。其缺点是价格较昂贵。使用可吸收缝线结扎时,需用三叠结,剪线时所留的线头应较长,以免线结松脱。在胰腺手术时,不可用肠线结扎与缝合,因肠线易被胰酶消化吸收,可发生继发性出血和吻合口破裂;而合成可吸收缝线则是通过水解作用,引起聚合物链的分解而被吸收,故其使用的限制较少。

(二)缝针

选择外科缝针就像选择缝线一样也是很重要的(图 2-4)。同时,也需要选择适合缝针的持针器。过大的持针器将会损坏缝针,而过小的持针器不能充分夹持缝针。皮肤缝合可用短柄持针器,而深部组织缝合时则需选用长柄持针器。因持针器用坚硬的牙槽来夹持缝针,如果不加注意牙槽很容易损伤缝针。缝针应固定于持针器的末端,并且固定缝针中末 2/3 的区域,因为此位置一般较扁平容易夹持而不易打转。缝针经过组织时应顺其弧度,这样可最小限度的损伤组织。某些特殊形状的缝针可更易对组织缝合,如在股疝修补中所用的 J 形针及在眼科中所用的复合曲度针。

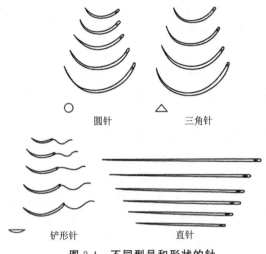

圆针　　　三角针

铲形针　　　直针

图 2-4　不同型号和形状的针

(三)钉合

钉合即器械性缝合或吻合,其原理与钉书器相同。用此法代替手法缝合,可以节省时间,对合比较整齐,且金属钉的组织反应轻微。但由于术区的解剖关系和各种器官的钉合器不能通用,所以钉合只能在一定的范围内使用。用不锈钢线制成的缝线已占有举足轻重的作用。最明显的例子就是其在心外科手术中用于固定胸骨及其在整形外科中的应用,但在开腹手术中它却无非吸收合成缝线优越。

二、缝合方法

缝合有多种方式,基本上可分单纯缝合、内翻缝合和外翻缝合 3 类,各类又有间断的和连续的两种。要根据治疗目的和组织结构特点来选择各种缝合方式(图 2-5)。

良好的缝合应达到:①使组织对合,而且能保持足够的张力强度;②组织能顺利修复,直至伤口愈合;③缝合处愈合后不影响功能(如肠管吻合后无狭窄)。但任何方式的缝合,被缝线结扎的组织都会发生缺血,加以缝线的刺激,局部有炎症反应。所以,原则上缝合线骑跨的组织应尽量少,残留在组织内的线头应尽量短。

(一)一般伤口的缝合

主要用间断单纯缝合法。缝合的层次是深筋膜、肌膜、腱膜、浅筋膜和皮肤。骨骼肌和皮下脂肪组织的张力强度很小,缝合后易撕脱。间断单纯缝合的方式有普通穿线(穿透)缝合、8 形缝合、U 形缝合等。显然,普通缝合的张力强度不如其他方式,但残留线头最小,故经常使用。

间断缝合的优点是当局部存在出血或感染时可单独拆除线结;缺点是缝合速度较连续缝合慢。褥式缝合能够使切缘对合整齐,并且避免皮下存在无效腔,其缝合速度虽较单纯缝合更慢,却省去皮下脂肪层缝合。缝合时应以最小的张力缝合,而且刀口边缘应留有微小空隙以容许愈合所引起的组织肿胀。如果切缘过紧,组织肿胀就容易引起切口缺血坏死。缝针应垂直进入皮肤,并用手腕旋前/后的力量出针。针的出入点距伤口的距离及切口两端缝合深度应保持一致(切口两创缘缝合边距及深度应保持一致)。当缝合稍紧时,刀口边缘可轻微外翻而更利愈合。打紧缝线时,应将线结拉向一侧。拆除缝线时,应在线结下方剪断后,提线结拉出缝线。这样可使皮肤表面污染的缝线不必经过伤口内部。线结末端要留一定长度,以方便拆除。

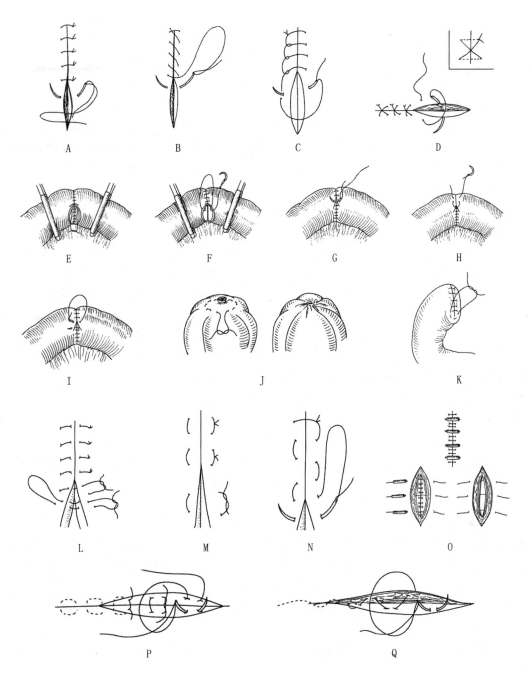

图 2-5　各种缝合方式

A.单纯间断缝合；B.单纯连续缝合；C.连续锁边缝合；D.字缝合；E.单纯间断全层内翻缝合；F.连续全层水平褥式内翻缝合；G.间断垂直褥式内翻缝合；H.间断水平褥式内翻缝合；I.连续水平褥式浆肌层内翻缝合；J.外荷包缝合；K.半荷包缝合；L.间断垂直褥式外翻缝合；M.间断水平褥式外翻缝合；N.连续水平褥式外翻缝合；O.减张缝合；P.皮内间断缝合；Q.皮内连续缝合

　　如果伤口张力很大，超过筋膜、腱膜用 8 形或 U 形缝合的强度，则需用减张缝合，即用粗丝线或金属丝等将多层组织一并缝合。为了避免缝线切入皮肤，应加弹性材料（如橡胶）于皮肤与缝线之间,以缓冲切入作用。这种成块缝合影响组织层次的对合,故不宜常规使用。

牢固的切口缝合是很重要的。缝合失败主要因为线结的滑脱、组织的撕裂及缝线的断裂。如果关腹时缝合失败,腹部将会裂开。因此,要选择合适的缝线,而且需要结实的线结及良好的组织对合。

(二)吻合术

吻合是空腔脏器(肠道)或血管(大多为动脉)在部分切除或分流后将两断端重新连接起来,而非体外造口或断端结扎。直到 19 世纪肠吻合术才成功实施,在此之前仅能行肠外置术或闭合简单的切口。Lembert 在 1826 年提出了浆肌层缝合方法,并成为后半世纪胃肠外科手术的支柱。Senn 提出双层缝合方法,而 Halsted 则认为仅行单层吻合即可,而不必缝合黏膜层。Conel 行单层肠道全层间断缝合,Kocher 则首次提出双层吻合方法,即先用肠线行肠壁连续全层缝合,然后用丝线行浆肌层连续或间断外翻缝合,后来这成为标准的肠吻合方法。

双层缝合虽有闭合肠壁完全和增加张力强度的优点,但有以下缺点:①组织反应大,有明显水肿;②缝合的内层血循环不良,容易坏死;③缝合处突向肠腔,术后形成较大的瘢痕,容易引起肠管狭窄;④操作时间较长。单层缝合的缺点可能是闭合肠壁不够严密,但注意操作能弥补这点缺陷。目前,肠管吻合趋向于单层缝合。因为它很少引起组织缺血坏死和管腔狭窄。

血管吻合术是由 Carel 开创的。他认为将血管两端对合后行外翻缝合可保持内膜的完整性,从而防止血小板沉积及血栓形成。此方法通过用 3 个支点来形成一个等边三角形。这些支点可转动血管,从而可较容易地行连续缝合。

1.肠管的吻合

充分的肠道准备可以在行吻合时不必合用肠钳,从而避免其损伤组织。如果行肠吻合时存在肠内容物溢出的危险,则需应用无损伤肠钳。尤其在肠道存在梗阻时,在近端使用肠钳显得尤为重要。无论何时应用肠钳防止肠内容物溢出时,都不能损伤肠系膜以免导致肠缺血坏死。

吻合要求吻合处肠壁内翻和浆膜对合,主要是防止外翻后黏膜对黏膜,愈合不良而发生肠内容物漏出。肠管的黏膜较脆弱,浆膜很薄,实际可供缝合的是肌黏膜和肌层。肠管各种缝合方式的区别,在于缝合的层次不同。

匈牙利的 Humer Hultl 医师首次用吻合器来闭合胃残端。而现在已有直线形、侧-侧及端-端吻合器供选择,从而可达到理想的缝合(图 2-6)。利用适当的吻合器可以进行难度较大的缝合。例如,用吻合器就可以不开胸缝合食管胃角处,达到减少损伤的目的。在直肠前切除术中,用吻合器可以在较低位行肠吻合术而不必行结肠造口术。因大多吻合器不可重复利用,这就导致了其价格昂贵。目前有三种常用的胃肠吻合器。

(1)直线形吻合器:直线形末端外翻吻合器用来闭合脏器残端(如在胃切除行毕Ⅱ式吻合时用于闭合十二指肠残端)。

(2)侧-侧吻合器,带或不带有刀片:主要用于脏器切断后吻合。直线形外翻切割吻合器用来行肠道侧-侧吻合(如胃肠吻合术);直线形闭合器用来行肠造袋术(如回肠袋);直线形切割闭合器用来行内脏闭合(如小肠切除后闭合残端)。

(3)端-端吻合器:圆形外翻吻合,它含有一环形刀片,用来行胃肠道端-端吻合。

近几年,腹腔镜外科手术的发展很大部分应归功于用于腔镜手术的结扎夹及吻合器械的改进。

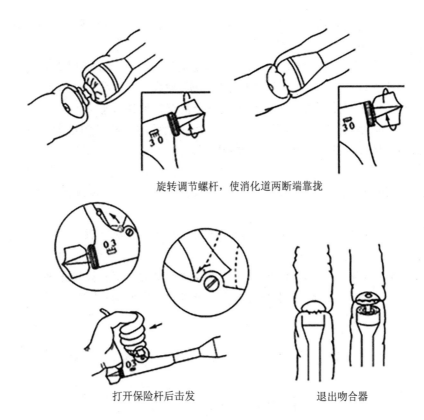

旋转调节螺杆，使消化道两断端靠拢

打开保险杆后击发　　　　　　退出吻合器

图 2-6　管型消化道吻合器使用示意

2.血管的吻合

血管吻合较肠道吻合更加精细,因必须防止吻合口渗漏而且需保持其长久完整性。要求吻合处血管内膜外翻,为了防止血管腔狭窄和血栓形成,缝合前常需将血管纤维被膜除去,以避免缝合时将被膜纤维带入血管腔内,且可减少血管痉挛的机会。缝合时又应避免血管平滑肌裸露于血管内面,否则也较易形成血栓。用无损伤性针线可减少缝合后血液漏出机会。大血管吻合可用连续外翻缝合法或加间断外翻缝合。小血管吻合可用间断外翻缝合法。缝合时应从血管内向外引出针线,以免带入血管周围组织。

缝合需用单丝缝线和无创伤圆针缝合。大多血管外科医师都打5~6个线结,以求其牢固性,这对血管吻合是至关重要的。内膜缝合时应尽可能保持其光滑性,以减少血栓形成,而且又能避免吻合口漏。缝线的粗细取决于血管的管径,主动脉吻合时可用2-0缝线,股动脉可用4-0,腘动脉可用6-0。微血管吻合则需借助放大镜用10-0缝线行间断吻合。

血管的钉合是利用一对带尖刺的吻合圈互相抱合,达到血管外翻的端对端吻合,使用血管吻合器时,先将修整的血管断端挂到吻合夹上的一对吻合圈上,然后用抱合钳使吻合圈压紧,圈上的尖刺互相勾连,即可完成血管吻合。

三、缝合的基本规范和要求

虽然缝合方法种类很多,但它们有着共同的基本规范和要求。

(1)根据不同的组织器官类型、患者的具体情况,选择适当的缝针、缝线和缝合方法;无菌切口或污染很轻的切口在清创和消毒处理后可选用丝线;已感染或污染严重的伤口可选用肠线;血管的吻合应选用相应型号的无损伤针线。

(2)按层次由深到浅进行组织分层缝合,将相同类型的组织予以正确对齐缝合。严密对合,是保证伤口愈合的前提,不同的组织对合如表皮对筋膜、黏膜对浆膜将致伤口不愈或延迟愈合。

(3)勿留无效腔,以免积血、积液,否则会延迟愈合甚至招致伤口感染。

(4)适当的针距、边距,针距边距应均匀一致,过密和过稀均不利于伤口愈合,既美观又能使受力和分担的张力一致并且缝合严密,不至于发生泄漏。

(5)适当的结扎松紧度,结扎过松,达不到组织对合的要求,结扎过紧,则出现重叠、卷曲,甚至影响血运,不利于组织愈合;伤口有张力时应行减张缝合,伤口如缺损过大可考虑转移皮片修复或行皮片移植。

(6)注重美观与功能,缝合颜面部和身体裸露部的皮肤切口更应注意,针线太粗或对合不齐,均可影响美观。

手术医师要正确、熟练掌握手术缝合技术,必须经过严格的训练及反复正确的练习。掌握手术缝合技术强调以下 3 点:①正确、规范是手术缝合操作的首要要求;②手术台下多训练;③手术当中多实践。

(司红军)

第四节　打　　结

打结是外科手术操作中十分重要的技术,是最基本的操作之一,它贯穿在外科基本操作的全程。结扎是否牢固可靠,与打结的方法正确与否有关,牢固可靠的结扎有赖于熟练、正确打结技术。打结的速度与质量不仅与手术时间的长短有关,也会影响整个手术质量及患者的预后,甚至危急患者的生命安全。质量不高的结或不正确的结,可粗暴地牵拉组织,尤其是精细手术及涉及血管外科时,可导致结扎不稳妥不可靠,术后线结滑脱和松结引起出血、继发感染及消化液外漏等。因此必须正确,熟练地掌握外科打结技术。

现代外科技术的发展,许多操作已有不少的演变和更新,如消化管的钉合,皮肤钉合、创可贴合、血管出血的钛夹止血等,省去了不少打结操作,但仍无法完全取代打结。尽管在特殊情况下采取一些局限性的固定技术,其间仍还要采用打结的办法。

一、结的种类

临床上一般根据结的形态将结分为以下几类(图 2-7)。

(一)单结

单结为各种结的基本结,只绕一圈,不牢固,偶尔在皮下非主要出血结扎时使用,其他很少使用。

(二)方结

方结也叫平结,由方向相反的两个单结组成(第二单结与第一单结方向相反),是外科手术中主要的结扎方式。其特点是结扎线来回交错,着力均匀,打成后越拉越紧,不会松开或脱落,因而牢固可靠,多用于结扎较小血管和各种缝合时的结扎。

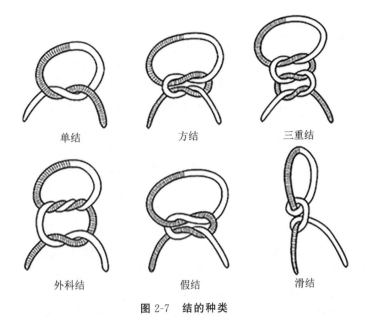

图 2-7 结的种类

(三)外科结

第一个线扣重绕两次,使线间的摩擦面及摩擦系数增大,从而也增加了安全系数。然后打第二个线扣时不易滑脱和松动,比较牢固。用于较大血管和组织张力较大部位的结扎。但因麻烦及费时,手术中极少采用。

(四)三重结或多重结

三重结或多重结就是在方结的基础上再重复第一个结,且第三个结与第二个结的方向相反,以加强结扎线间的摩擦力,防止线松散滑脱,因而牢固可靠,常用于较大血管和较多组织的结扎,也用于张力较大组织缝合。尼龙线、肠线的打结也常用此结。缺点为组织内的结扎线头较大,使较大异物遗留在组织中。

(五)滑结

在作方结时,由于不熟练,双手用力不均,致使结线彼此垂直重叠无法结牢而形成滑结,而不是方结,应注意避免,改变拉线力量分布及方向即可避免。手术中不宜采用此结,特别是在结扎大血管时应力求避免使用。

(六)假结

假结又名顺结、十字结。结扎后易自行滑脱和松解。构成两单结的方向完全相同,手术中不宜使用,尤其是在重要部位的结扎时忌用。

二、常用的打结方法

打结方法分为单手打结法、双手打结法和器械打结法。每种打结方法均可用来打方结、外科结、三重结及多重结。不同情况下使用特定的打结方法,有利于更快更好地打出牢固可靠的手术结。

(一)单手打结法

单手打结法是最常用的一种打结法,主要由一只手牵线,另一只手来完成两种不同的打单结的动作(简称"示指结"和"中指结"),有方便、快捷的优点,但如不注意容易打成滑结。单手打结

25

根据用来完成打结动作的手来分为左手打结和右手打结两种方法。在临床实际工作中,国内以右手打结较为普遍,西方国家又常常采用左手打结方法。

(二)双手打结法

两只手同时运动来完成两种不同的打单结的动作,此法动作较多,不够快捷,但打结动作较稳固,不易打成滑结,故牢固可靠。此方法多用于深部打结及张力较大或重要部位的打结。

(三)器械打结法

借助持针器进行打结。器械打结法多用于结扎线(或缝合线)过短或为了节约用线或皮肤缝合等相对不重要部位的打结。另外,深部手术打结困难时(如腹腔镜手术)及显微手术时亦采用器械打结。

三、打结时注意事项及原则

(1)无论用何种方法打结,第一及第二结的方向不能相同,如果打结的方向错误,即使是很正确的方结也同样可能变成滑结,或者割线导致线折断。相同方向的单结也易形成假结。要打成一方结,两道打结方向就必须相反。

(2)打结的过程中两手用力要均匀一致,这一点对结的质量及安全性至关重要。在收紧线结时两手用力要均匀,不能成角向上提拉,则易成滑结而滑脱。

(3)结扎时两手的距离不宜离线结处太远,特别是深部打结时,最好用一手指按线结近处,徐徐拉紧,用力缓慢、均匀。用力过猛或突然用力,均易将线扯断或未扎紧而滑脱。

(4)打第二结扣时,注意第一结扣不要松弛,必要时可用一把止血钳压住第一结扣处,待收紧第二结扣时,再移去止血钳。

(5)打结应在直视下进行,以便根据具体的结扎部位及所结扎的组织,掌握结扎的松紧度,又可以使术者或其他手术人员了解打结及结扎的确切情况。即使对某些较深部位的结扎,也应尽量暴露于直视下操作。但有时深部打结看不清,就要凭手的感觉打结,但这需要相当良好的功底。

(6)利用血管钳最前端来夹血管的断裂口,最好与血管方向垂直,钳夹组织要少,切不可作大块钳夹。因大块结扎后将使组织坏死过多,术后全身和局部反应较大。埋在组织内的结扎线头,在不引起松脱的原则下剪得越短越好。丝线、棉线一般留 $1\sim2$ mm,但如果为较大血管的结扎,保留线头应稍长。肠线保留 $3\sim4$ mm,不锈钢丝保留 $5\sim6$ mm 并应将"线头"扭转埋入组织中。皮肤缝合后的结扎线的线头保留 1 cm,以便拆线。

(7)打结时,要选择质量好的粗细合适的线。结扎前将线用盐水浸湿,因线湿后能增加线间的摩擦力,增加拉力,干线易断。

(赵树萌)

第五节 引 流

引流是指将组织裂隙、体腔和空腔脏器内的液体引离原处和排出体外。广义的引流包括胃肠减压、留置导尿和胃肠之间的短路吻合等内引流。本节讨论的是手术时放置引流物或导管的引流方法。

一、外科引流的目的

引流的液体可分为感染性和非感染性两大类。感染性液体(脓液)通过引流后,可以达到减轻压力、缓解疼痛、减轻炎症、防止炎症扩散、有利于炎症消退的目的。非感染性液体包括血液、渗出液及组织分泌液等通过引流后,可以达到减轻局部压力、减少液体对周围组织的损害作用、减少合并感染的可能性,有利于伤口愈合等目的。

二、引流的作用机制

(一)被动引流

1.吸附作用

在伤口内放置纱布类引流物,伤口液体借助于纱布毛细管的吸引作用,而被引流出体外。

2.导流作用

在伤口内放置导管状引流物,伤口液体凭借其与大气之间的压力差,通过导管腔被引流出体外。

3.虹吸作用

体内位置较高的腔内液体通过引流管流入位置较低的引流瓶中。此类引流为开放式时,较易有外源性污染,故仅适宜于浅部的伤口。闭式引流需缩小体表引流口,将引流管外端通向封闭的容器,如胸腔引流时,需保持胸腔内一定的负压,故需将引流管连接于水封瓶。

(二)主动引流

将引流管连接于负压器,借负压作用吸出伤口内液体。引流可分为闭合式和半开放式两种,前者吸引力较大,可促使伤口内腔迅速缩小,但引流管内口容易吸附于邻近组织而失去引流作用。半开放式用套管引流,其套管内段有多个开口而外段(留于体表上)有一个小开口。连接减压器后管内的负压有一定的限度,可减少内口被堵塞的机会。套管内管还可注入液体供灌洗之用。半开放式引流主要用于腹腔内。

三、引流物类型

(一)纱布引流条

有干纱布引流条、盐水纱布引流条、凡士林纱布引流条和浸有抗生素引流条。凡士林纱布引流条常用于脓肿切排后堵塞伤口,其作用是压迫止血,防止因伤口壁与敷料的粘连或肉芽长入敷料导致换药时疼痛。盐水纱布引流条和浸有抗生素引流条多用于较浅的感染伤口。

(二)橡胶引流片

由橡胶手套、薄片橡胶裁剪而成。

(三)烟卷引流管

由纱布引流条和橡胶引流片组成,即在纱布引流条外层包裹一层橡胶片,形成类似香烟式的引流条。由于外周柔软、光滑不易压伤周围组织。使用时须将内置端的外周橡胶剪数个小孔,以增加吸附面积,并需先将其浸湿无菌盐水后再置入伤口内。

(四)橡胶引流管

根据制作材料不同分为乳胶管和硅胶管。橡胶引流管有粗细、软硬不同,应根据临床实际情况选择合适的橡胶引流管。橡胶引流管种类很多,除普通橡胶引流管外,还有用于不同组织和器官的特制引流管,如导尿管、气囊导尿管、胆道 T 形管、胃肠引流管、脑室引流管、胸腔引流管等。

四、引流适应证

(一)浅部引流

浅部较小的脓肿切开后,用油纱条引流。较大的脓肿(如乳腺脓肿)切开后宜用软胶管引流,需要时行对口引流。

清洁手术和轻度污染手术的伤口,原则上不留置引流物。如果组织分离创面较大,术后可能渗出较多,则需留置引流以免局部积液影响愈合。例如乳腺癌根治术,为了避免皮下积液,缝合切口前在皮下留置胶皮条或软胶管(内段剪去半边成槽形),且在体表包扎干纱布使皮瓣紧贴胸壁。又如创伤清创术,一般不留引流,如果估计创面渗出较多,则缝合前留置引流;如果处理时间较迟或污染较重,为预防术后感染,在缝合筋膜后留置盐水纱布于皮下,而皮肤与皮下组织作延期缝合。

(二)深部引流

胸腔内、腹腔内等部位手术时留置引流的目的有:①排出腔内感染性液体,以减轻炎症和全身毒血症,如脓胸、腹膜炎或腹腔脓肿等;②排出腔内非感染性液体(血液、渗出液、消化液等),以免积聚后继发感染,如重症急性胰腺炎、癌肿的广泛切除术等;③为促使器官功能恢复,如胸腔手术后的肺叶复张;④为观察手术部位术后有无出血或消化液等漏出,以便及时做必要的处理,如肝叶切除、未经准备的结肠切除吻合术等。

五、引流注意事项

(1)根据疾病的性质、手术中情况,以决定选择何种引流方法以及何种引流物。

(2)一般引流物内端应置于伤口底部或接近需要引流的部位,胃肠手术应放在吻合口附近。否则使引流不充分而残留无效腔。

(3)闭合式引流其引流物不从原切口出来,而从切口旁另戳孔引出体表,以免污染整个切口并发感染。

(4)引流物必须固定牢靠,以防引流物滑出切口或掉入体内。一般用缝线将引流物固定于皮肤上。

(5)在缝合组织时注意勿将引流物缝于深部组织中,否则拔引流物时将难以顺利取出。

(6)术后必须维持引流通畅,及时清除引流管内堵塞物。

(7)术后应详细观察引流液的数量、颜色和气味,以判断疾病的转归。

六、引流并发症

(一)出血

多发生于引流术后换药、拔管和并发感染时。常见为渗血或少量出血,但以下情况可引起大出血。施行负压吸引时,引流管与血管壁直接接触,造成血管损伤出血;引流管压迫或长期刺激血管而导致血管破裂出血。

(二)感染

管理不善的引流物可能成为感染的途径,外源性病原体可经引流物侵入体腔导致感染;经引流管局部滥用抗生素可引起体腔内混合感染;引流物固定不当而脱入体腔,可继发体腔内感染。

(三)损伤

引流物长期压迫周围组织,可损伤体腔内血管、神经与脏器。腹腔内的引流管可压迫肠管或胃肠道吻合口,引起肠梗阻、肠穿孔或胃肠道瘘。

1.慢性窦道形成

主要原因为引流管长期放置、引流不畅、反复感染、异物刺激、组织坏死或残留无效腔。

2.引流管滑脱、阻塞和拔管困难

引流管滑脱主要原因为固定不牢固,多在患者活动时脱出。血凝块、结石、稠厚的脓液或导管壁扭曲和折叠可导致引流管阻塞。拔管困难常见原因有留管时间较长、管壁与周围组织粘连或在体腔内手术时不慎将导管与组织缝合在一起。此时,强行拔除可致引流管断裂而残留于体腔。若采用一般措施引流管仍不易拔出,需查明原因后再做进一步处理。

(赵树萌)

第六节 伤 口 换 药

伤口换药(简称换药),又称敷料交换,是处理伤口和创面的必要措施。合理的换药方法、伤口用药、引流条放置、适当的敷料、恰当的换药间隔时间是保证创口愈合的重要条件,否则不仅达不到治疗目的,反而延误伤口愈合,甚至导致感染。因此,正确的换药是提高外科治疗的关键。此项操作常被临床医护人员疏忽,值得强调其重要性。换药应根据伤口创面的具体情况选择不同的方法。

一、换药前准备

(1)换药室应提早做好室内各种清洁工作,换药前半小时室内不做打扫。

(2)换药前必须初步了解创口部位、类型、大小、深度、创面情况,是否化脓,有无引流物,以便准备适当敷料和用具,避免造成浪费或临时忙乱。

(3)严格执行无菌操作。换药者应戴好口罩、帽子,操作前清洁洗手,对化脓创口换药后须重新洗手,再继续换药。

(4)患者应选择适当体位,避免患者直接观察伤口换药的操作。伤口要充分暴露,换药时,应有足够的照明光线,注意保暖,避免受凉。会阴部及大面积创口宜用屏风隔开或单独在室内换药。

(5)用物准备:换药碗2只,1只盛无菌敷料,1只盛乙醇棉球、盐水棉球、引流物。镊子2把,一把作清洁创口周围皮肤用,另一把作为创口内换药用。按创口需要加用油纱布、纱布条、引流药、外用药和纱布等。

二、操作要点

(1)一期缝合的伤口,应保持敷料的清洁干燥和固定位置。如果敷料被污染、浸湿或移位,应及时更换。如果临床表现可疑伤口并发感染,更应及时更换,检查有无局部红肿等,必要时提前拆线以利引流。伤口愈合过程正常者,则等待5~7天拆线更换敷料。

(2)薄、中层植皮的供皮区和植皮区、表皮层创伤,经清洁和制止渗血后,可用单层油纱布覆盖,外加吸水性纱布类包扎。4~5天或更迟时间更换敷料,注意避免损伤新生的上皮。

(3)化脓性伤口和创面。

1)量脓性分泌物时,需用盐水纱条、呋喃西林或氯己定等液的纱布外敷,减少局部脓液存留。此时注意有无来自深部化脓病灶的脓液。

2)脓液减少而有肉芽组织生长时,视肉芽组织性状选用不同的敷料。①肉芽色鲜、颗粒状、触之易渗血,表示其生长较好,可用等渗盐水或油纱条。②肉芽色淡、水肿,可用高渗盐水或20%~30%硫酸镁的纱布。③肉芽色暗、触之不易渗血、无生长趋势,可能由于局部血液循环不良(如压疮),创面暂用碘仿纱布等,并设法改善局部血液循环。④已生长的肉芽发生销蚀现象,多由于某种致病菌(如铜绿假单胞菌)感染所致,应用含抗菌药物的纱条。⑤肉芽生长过盛超出创缘平面,有碍新生上皮向创面中心生长,可用刮匙刮去肉芽或者以硝酸银腐蚀肉芽,敷以盐水纱条或油纱条待其重新愈合。

3)伤口或创面局部使用抗菌药物,应有针对性。例如烧伤创面脓毒症,常用磺胺嘧啶银,主要为了防治铜绿假单胞菌感染。庆大霉素等多种抗生素对铜绿假单胞菌也有效,但体表创面用抗生素时致病菌容易产生耐药性,因此尽可能少用抗生素于感染创面。伤口和创面有较多的一般性脓液时,可用Dakin液(含漂白粉、硼酸、碳酸钠)、依沙吖啶液或氯己定液冲洗,并用药液纱布外敷。若发现有真菌感染,则需用酮康唑等抗真菌药。

(4)中心静脉或深静脉置管(监测、给营养等)时,伤口必须保持清洁无感染,以防致病菌侵入血流。每天更换其敷料,局部行清洁消毒(可用碘伏)后覆盖干纱布。

(赵树萌)

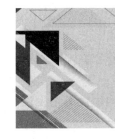

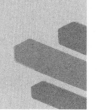

第三章 神经外科疾病

第一节 开放性颅脑损伤

开放性颅脑损伤是颅脑各层组织开放伤的总称,它包括头皮裂伤、开放性颅骨骨折及开放性脑损伤,而不是开放性脑损伤的同义词。硬脑膜是保护脑组织的一层坚韧纤维膜屏障,此层破裂与否,是区分脑损伤为闭合性或开放性的分界线。

开放性颅脑损伤的原因很多,大致划为两大类,即非火器性与火器性。

一、非火器性颅脑损伤

各种造成闭合性颅脑损伤的原因都可造成头皮、颅骨及硬脑膜的破裂,造成开放性颅脑损伤,在和平时期的颅脑损伤中,以闭合伤居多,开放性伤约占16.8％,而后者中又以非火器颅脑损伤较多。

(一)临床表现

1.创伤的局部表现

开放性颅脑伤的伤因、暴力大小不一,产生损伤的程度与范围差别极大。创伤多位于前额、额眶部,也可发生于其他部位,可为单发或多发,伤口整齐或参差不齐,有时沾有头发、泥沙及其他污物,有时骨折片外露,也有时致伤物如钉、锥、铁杆嵌顿于骨折处或颅内。头皮血运丰富,出血较多,当大量出血时,需考虑是否存在静脉窦破裂。

2.脑损伤症状

患者常有不同程度的意识障碍与脑损害表现,脑部症状取决于损伤的部位、范围与程度。其临床表现同闭合性颅脑损伤部分。

3.颅内压改变

开放性脑损伤时,因颅骨缺损,血液、脑脊液及破碎液化坏死的脑组织可经伤口流出,或为脑膨出,颅内压力在一定程度上可得到缓冲。如伴脑脊液大量流失,可出现低颅内压状态。创口小时可与闭合性脑损伤一样,出现脑受压征象。

4.全身症状

开放性颅脑损伤时出现休克的机会较多,不仅因外出血造成失血性休克,还可由于颅腔呈开放性,脑脊液与积血外溢,使颅内压增高得到缓解,颅内压引起的代偿性血压升高效应减弱。同时伴有的脊柱、四肢及胸腹伤可有相应的症状及体征。

(二)辅助检查

1.X 线片

颅骨的 X 线片检查有助于对骨折的范围、骨碎片与异物在颅内的存留情况的了解。

2.颅脑 CT 扫描

可显示颅骨、脑组织的损伤情况,能够对碎骨片及异物定位,发现颅内或脑内血肿等继发性改变。CT 较 X 线片更能清楚地显示 X 线吸收系数低的非金属异物。

(三)诊断

开放性颅脑损伤一般易于诊断,根据病史、检查伤口内有无脑脊液或脑组织,即可确定开放性损伤的情况。X 线片及 CT 扫描更有利于伤情的诊断。少数情况下,硬脑膜裂口很小,可无脑脊液漏,初诊时难以确定是否为开放性脑损伤,而往往手术探查时才能明确。

(四)救治原则与措施

1.治疗措施

首先做创口止血、包扎、纠正休克,患者入院后有外出血时,应采取临时性止血措施,同时检查患者的周身情况,有无其他部位严重合并伤,是否存在休克或处于潜在休克。当患者出现休克或处于休克前期时,最重要的是先采取恢复血压的有力措施,加快输液、输血,不必顾虑因此加重脑水肿的问题,当生命体征趋于平稳时,才适于进行脑部清创。

2.手术原则

(1)早期清创:按一般创伤处理的要求,尽早在伤后 6 小时内进行手术。在目前有力的抗生素防治感染的条件下,可延长时限至伤后 48 小时。

(2)彻底清创手术的要求:早期彻底清除术,应一期缝合脑膜,将开放性脑损伤转为闭合性,经清创手术,脑水肿仍严重者,则不宜缝合硬脑膜,而需进行减压术,避免发生脑疝。

(3)并存脏器伤时,应在输血保证下,迅速处理内脏伤,第二步行脑清创术。这时如有颅内血肿,脑受压危险,伤情特别急,需有良好的麻醉处理,输血、输液稳定血压,迅速应用简捷的方法,制止内出血,解除脑受压。

(4)颅骨缺损一般在伤口愈合后 3～4 个月进行修补为宜,感染伤口修补颅骨至少在愈合半年后进行。

3.手术方法

应注意的是,术中如发现硬脑膜颜色发蓝、颅内压增高,疑有硬膜下血肿,应切开硬脑膜探查处理。脑搏动正常时,表明脑内无严重伤情,无须切开探查,以免将感染带入脑部。开放性脑损伤的清创应在直视下进行,逐层由外及里冲净伤口,去除污物、血块,摘除碎骨片与异物,仔细止血,吸去糜烂失活的脑组织,同时要珍惜脑组织,不做过多的切除。保留一切可以保留的脑血管,避免因不必要的电凝或夹闭脑的主要供血动脉及回流静脉引起或加重脑水肿、脑坏死及颅内压增高。脑挫裂伤较严重,颅内压增高,虽经脱水仍无缓解,可容许做内减压术。清创完毕,所见脑组织已趋回缩、颅内压已降低的情况下,缝合硬脑膜及头皮。

钢钎、钉、锥等较粗大锐器刺入颅内,有时颅内伤为颅骨骨折处所嵌顿。如伤者一般情况好,无明显颅内出血症状者,不宜立即拔出,特别是位于动脉干与静脉窦所在处和鞍区的创伤。应摄头颅 X 线片了解颅内伤的大小、形态和方位,如异物靠近大血管时,应进一步行脑血管造影,查明异物与血管等邻近结构的关系,据此制定出手术方案,术前做好充分的输血准备。行开颅手术时,先切除金属异物四周的颅骨进行探查,若未伤及静脉,扩大硬脑膜破口,在直视下,徐徐将异物退出,随时观察伤道深处有无大出血,然后冲洗伤道、止血,放置引流管,缝合修补硬脑膜,闭合伤口,术后24～36小时拔除引流管。

颅面伤所致开放性脑损伤,常涉及颌面、鼻窦,眼部及脑组织。

清创术的要求:①做好脑部清创与脑脊液漏的修补处理;②清除可能引起的创伤感染因素;③兼顾功能与整容的目的。手术时要先扩大额部伤口或采用冠状切口,翻开额部皮瓣,完成脑部清创与硬膜修补术,然后对鼻窦做根治性处理。最后处理眼部及颌面伤。

脑挫裂伤、脑水肿及感染的综合治疗同闭合性颅脑外伤。

二、火器性颅脑损伤

火器性颅脑损伤是神经外科的一个重要课题。战争时期,火器性颅脑损伤是一种严重战伤,尤其是火器性颅脑穿通伤,处理复杂,死亡率高。在和平时期也仍然是棘手的问题。创伤医学及急救医学的发展,虽使火器性颅脑损伤的病理生理过程得到进一步阐明,火器性颅脑损伤的抢救速度、诊疗条件也有了很大的提高,但是其死亡率仍高。

(一)分类

目前按硬脑膜是否破裂将火器性颅脑损伤简化分为非穿通伤和穿通伤两类。

1.非穿通伤

常有局部软组织或伴颅骨损伤,但硬脑膜尚完整,创伤局部与对冲部位可能有脑挫裂伤,或形成血肿。此类多为轻、中型伤,少数可为重型。

2.穿通伤

穿通伤即开放性脑损伤。颅内多有碎骨片、弹片或枪弹存留,伤区脑组织有不同程度的破坏,并发弹道血肿的机会多,属重型伤,通常将穿通伤又分为以下几种。①非贯通伤:只有入口而无出口,在颅内入口附近常有碎骨片与异物,金属异物存留在颅内,多位于伤道的最远端,局部脑挫裂伤较严重。②贯通伤:有入口和出口,入口小,出口大。颅内入口及颅外皮下出口附近有碎骨片,脑挫裂伤严重,若伤及生命中枢,伤者多在短时间内死亡。③切线伤:头皮、颅骨和脑呈沟槽状损伤或缺损,碎骨片多在颅内或颅外。④反跳伤:弹片穿入颅内,受到入口对侧颅骨的抵抗,变换方向反弹停留在脑组织内,构成复杂伤道。

此外按投射物的种类又可分为弹片伤、枪弹伤,也可按照损伤部位来分类,以补充上述的分类法。

(二)损伤机制与病理

火器性颅脑损伤的病理改变与非火器伤有所不同,伤道脑的病理改变分为三个区域。

1.原发伤道区

原发伤道区是反映伤道的中心部位,内含毁损液化的脑组织,与出血和血块交融,杂有颅骨碎片、头发、布片、泥沙及弹片或枪弹等。伤道的近侧可由于碎骨片造成支道,间接增加脑组织损伤范围,远侧则形成贯通伤、非贯通伤或反跳伤。脑膜与脑的出血容易在伤道内聚积形成硬膜外、硬膜下、脑内或脑室内血肿。伤道内的血肿可位于近端、中端与远端。

2.挫裂伤区

在原发伤道的周围,脑组织呈点状出血和脑水肿,神经细胞、少枝胶质细胞及星形细胞肿胀或崩解。致伤机制是由于高速投射物穿入密闭颅腔后的瞬间,在脑内形成暂时性空腔,产生超压现象,冲击波向周围脑组织传递,使脑组织顿时承受高压及相继的负压作用而引起脑挫裂伤。

3.震荡区

位于脑挫裂区周围,是空腔作用之间接损害,伤后数小时逐渐出现血液循环障碍、充血、淤血、外渗及水肿等,但尚为可逆性。

另外,脑部可能伴有冲击伤,乃因爆炸引起的高压冲击波所致,脑部可发生点状出血、脑挫裂伤和脑水肿。

脑部的病理变化可随创伤类型、伤后时间、初期外科处理及后期治疗情况而有所不同。脑组织的血液循环与脑脊液循环障碍,颅内继发性出血与血肿形成急性脑水肿,并发感染等,皆可使病理改变复杂化。

(三)临床表现

1.意识障碍

伤后意识水平是判断火器性颅脑损伤轻重的最重要指标,是手术指征和预后估计的主要依据。但颅脑穿通伤有时局部有较重的脑损伤,可不出现昏迷。应强调连续观察神志变化过程,如伤者在伤后出现中间清醒期或好转期,或受伤当时无昏迷随后转入昏迷,或意识障碍呈进行性加重,都反映伤者存在急性脑受压征象。在急性期,应警惕创道或创道邻近的血肿,慢性期的变化可能为脓肿。

2.生命体征的变化

重型颅脑伤者,伤后多数立即出现呼吸、脉搏、血压的变化。伤及脑干部位重要生命中枢者,可早期发生呼吸紧迫,缓慢或间歇性呼吸,脉搏转为徐缓或细远,脉律不整与血压下降等中枢性衰竭征象。呼吸深而慢,脉搏慢而有力,血压升高的进行变化是颅内压增高、脑受压和脑疝的危象,常指示颅内血肿。开放伤引起外出血,大量脑脊液流失,可引起休克和衰竭。出现休克时应注意查明有无胸、腹伤,大的骨折等严重合并伤。

3.脑损伤症状

伤者可因脑挫裂伤、血肿、脑膨出而出现相应的症状和体征。蛛网膜下腔出血可引起脑膜刺激征。下丘脑损伤可引起中枢性高热。

4.颅内压增高

火器伤急性期并发颅内血肿的机会较多,但弥漫性脑水肿更使人担忧,主要表现为头痛、恶心、呕吐及脑膨出。慢性期常是由于颅内感染、脑水肿,表现为脑突出,意识转坏和视盘水肿,到一定阶段,反映到生命体征变化,并最终出现脑疝体征。

5.颅内感染

穿通伤的初期处理不彻底或过迟,易引起颅内感染。主要表现为高热、颈强直、脑膜刺激征。

6.颅脑创口的检查

这在颅脑火器伤是一项特别重要的检查。出入口的部位、数目、形态、出血、污染情况均很重要,出入口的连线有助于判断穿通伤是否横过重要结构。

(四)辅助检查

1.颅骨 X 线片

对颅脑火器伤应争取在清除表面污染后常规拍摄颅片。拍片不仅可以明确是非贯通伤还是贯通伤,颅内是否留有异物,并了解确切位置,对指导清创手术有重要作用。

2.脑超声波检查

观察中线波有无移位作为参考。二维及三维超声有助于颅内血肿、脓肿,脑水肿等继发性改变的判断。

3.脑血管造影

在无 CT 设备的情况下,脑血管造影有很大价值,可以提供血肿的部位和大小的信息。脑血管造影还有助于外伤性颅内动脉瘤的诊断。

4.CT 扫描

颅脑 CT 扫描对颅骨碎片、弹片、创道、颅内积气、颅内血肿、弥漫性脑水肿和脑室扩大等情况的诊断,既正确又迅速,对内科疗效的监护也有特殊价值。

(五)诊断

作战时,因伤者多,检查要求简捷扼要,迅速明确颅脑损伤性质和有无其他部位合并伤。早期强调头颅 X 线平片检查,对明确诊断及指导手术有重要意义。晚期存在的并发症、后遗症可根据具体情况选择诊断检查方法包括脑超声波、脑血管造影及 CT 扫描等。在和平时期,火器性颅脑损伤伤者如能及时被送往有条件的医院,早期进行包括 CT 扫描在内的各种检查,可使诊断确切,以利早期治疗。

(六)救治原则与措施

1.急救

(1)保持呼吸道通畅:简单的方法是把下颌向前推拉,侧卧,吸除呼吸道分泌物和呕吐物,也可插管过度换气。

(2)抢救休克:早期足量的输血、输液和保持呼吸道通畅是战争与和平时期枪伤治疗的两大原则。

(3)严重脑受压的急救:伤者在较短时间内出现单侧瞳孔散大或很快双瞳变化,呼吸变慢,估计不能转送至手术医院时,则应迅速扩大穿通伤入口,创道浅层血肿常可涌出而使部分伤者获救,然后再考虑转送。

(4)创伤包扎:现场抢救只做伤口简单包扎,以减少出血,有脑膨出时,用敷料绕其周围,保护脑组织以免污染和增加损伤。强调直接送专科处理,但已出现休克或已有中枢衰竭征象者,应就地急救,不宜转送。尽早开始大剂量抗生素治疗,应用 TAT。

2.优先手术次序

大量伤者到达时,伤者手术的顺序大致如下。

(1)有颅内血肿等脑受压征象者,或伤道有活动性出血者,优先手术。

(2)颅脑穿通伤优先于非穿通伤手术,其中脑室伤有大量脑脊液漏及颅后窝伤也应尽早处理。

(3)同类型伤,先到达者,先做处理。

(4)危及生命的胸、腹伤优先处理,然后再处理颅脑伤;如同时已有脑疝征象,伤情极重,在良好的麻醉与输血保证下,两方面手术可同时进行。

3.创伤的分期处理

(1)早期处理(伤后 72 小时以内):早期彻底清创应于 24 小时以内完成,但由于近代有效抗生素的发展,对于转送较迟,垂危或其他合并伤需要紧急处理时,脑部的清创可以推迟至 72 小时。一般认为伤后3~8小时最易形成创道血肿,故最好在此期或更早期清创。

(2)延期处理(伤后 3~6 天):伤口如尚未感染,也可以清创,术后缝合伤口,置橡皮引流,或两端部分缝合或不缝合依具体情况而定。伤口若已感染,则可扩大伤口和骨孔,使脓液引流通畅,此时不宜脑内清创,以免感染扩散,待感染局限后再进行清创。

(3)晚期处理(伤后7天以上):未经处理的晚期伤口感染较重,应先药物控制感染,若创道浅部有碎骨片,妨碍脓液引流,也可以扩大伤口,去除异物,待后择期进一步手术。

(4)二期处理(再次清创术):颅脑火器伤可由于碎骨片、金属异物的遗留、脑脊液漏及术后血肿等情况进行二次手术。

(七)清创术原则与方法

麻醉、术前准备、一般清创原则基本上与平时开放性颅脑损伤的处理相同,在战时,为了减轻术后观察和护理任务,宜多采用局麻或只有短暂的全身麻醉。开颅可用骨窗法和骨瓣法,彻底的颅脑清创术要求修整严重污染或已失活的头皮、肌肉及硬脑膜,摘尽碎骨片,确实止血。对过深难以达到的金属异物不强求在一期清创中摘除。清创术后,颅内压下降,脑组织下塌,脑搏动良好,冲净伤口,缝合修补硬脑膜,缝合头皮,硬脑膜外可置引流1～2天。

对于脑室伤,要求将脑室中的血块及异物彻底清创,充分止血,术毕用含抗生素的生理盐水冲净伤口,对预防感染有一定作用,同时可做脑室引流。摘出的碎骨片数目要与X线平片之数目核对,避免残留骨片形成颅内感染的隐患。新鲜伤道中深藏的磁性金属异物和弹片,可应用磁性导针伸入伤道吸出。颅脑贯通伤出口常较大,出口的皮肤血管也易于损伤,故清创常先从出口区进行。若入口处有脑膨出或血块涌出,则入口清创优先进行。

下列情况需行减压术,硬脑膜可不予缝合修补:①清创不彻底;②脑挫裂伤严重,清创后脑组织仍肿胀或膨出;③已化脓之创伤,清创后仍需伤道引流;④止血不彻底。

(八)术后处理

脑穿通伤清创术后,需定时观察生命体征、意识、瞳孔的变化,观察有无颅内继发出血、脑脊液漏等。加强抗脑水肿、抗感染、抗休克治疗。保持呼吸道通畅,吸氧。躁动、癫痫高热时,酌情使用镇静药,冬眠药和采用物理方法降温,昏迷瘫痪伤者,定时翻身,预防肺炎、压疮和泌尿系统感染。

(九)颅内异物存留

开放性颅脑损伤,特别是火器伤常有金属弹片及碎骨片、草木、泥沙、头发等异物进入颅内。当早期清创不彻底或因异物所处部位较深,难以取出时,异物则存留于颅内。异物存留有可能导致颅内感染,其中碎骨片易伴发脑脓肿,而且可促使局部脑组织退行性变,极少数金属异物尚可有位置的变动,从而加重脑损伤,从而需手术取出异物。摘除金属异物的手术指征为:①直径大于1cm的金属异物因易诱发颅内感染而需手术;②位于非功能区、易于取出且手术创伤及危险性小;③出现颅内感染征象或顽固性癫痫及其他较严重的临床症状者;④合并有外伤性动脉瘤者;⑤脑室穿通伤,异物进入脑室时,由于极易引起脑室内出血及感染,且异物在脑室内移动可以损伤脑室壁,常需手术清除异物。手术方法可分为骨窗或骨瓣开颅直接手术取除异物,以及采用立体定向技术用磁性导针或异物钳取除异物。前者有造成附加脑损伤而加重症状的危险,手术宜沿原伤道口进入,避开重要功能区,可应用于浅表部位及脑室内异物取除。近年来,由于立体定向技术的发展,在X线颅骨正侧位片及头部CT扫描准确定位及监控下,颅骨钻孔后,精确地将磁导针插入脑内而吸出弹片;或利用异物钳夹出颅内存留的异物。此种方法具有手术简便、易于接受、附加损伤少等优点,但当吸出或钳夹异物有困难时,需谨慎操作,以免损伤异物附近的血管而并发出血。手术前后需应用抗生素预防感染,并需重复注射TAT。

(王兰林)

第二节 颅内动脉瘤

颅内动脉瘤是颅内动脉壁瘤样异常突起,尸检发现率为 $0.2\%\sim7.9\%$,因动脉瘤破裂所致 SAH 约占 70%,年发生率为 $6\sim35.3/10$ 万。脑血管意外中,动脉瘤破裂出血仅次于脑血栓和高血压脑出血,居第 3 位。本病破裂出血的患者约 1/3 在就诊以前死亡,1/3 死于医院内,1/3 经过治疗得以生存。

本病高发年龄为 $40\sim60$ 岁,儿童动脉瘤约占 2%,最小年龄仅 5 岁,最大年龄为 70 岁,男女差别不大。

一、病因学

获得性内弹力层的破坏是囊性脑动脉瘤形成的必要条件。与颅外血管比较,脑血管中膜层和外膜缺乏弹力纤维,中层肌纤维少、外膜薄、内弹力层更加发达隆凸,在蛛网膜下腔内支撑结缔组织少,以及血流动力学改变,均可促使动脉瘤形成。动脉硬化、炎性反应和蛋白水解酶活性增加促使内弹力层退变。动脉粥样硬化是大多数囊性动脉瘤可疑病因,可能参与上述先天因素相互作用。高血压并非主要致病因素,但能促进囊性动脉瘤形成和发展。

国内研究发现,所有脑动脉瘤内弹力层处都有大量的 92-Kd Ⅵ型胶原酶存在,且与 ICAM-1 诱导的炎性细胞浸润相一致,认为脑动脉瘤的形成与炎性细胞介导的弹力蛋白酶表达增多,破坏局部血管壁结构有关。

囊性动脉瘤也称浆果样动脉瘤,通常趋向生长在 Wills 环的分叉处,为血流动力冲击最大部位。

动脉瘤病因还包括栓塞性(如心房黏液瘤),感染性(所谓"真菌性动脉瘤"),外伤性与其他因素。

大多数周围性动脉瘤趋向于合并感染(真菌性动脉瘤)或外伤。梭形动脉瘤在椎-基底动脉系统更常见。

二、病理学

囊性动脉瘤呈球形或浆果状,外观紫红色,瘤壁极薄,术中可见瘤内的血流旋涡。瘤顶部最为薄弱,98% 动脉瘤出血位于瘤顶部。巨大动脉瘤内常有血栓形成,甚至钙化,血栓分层呈"洋葱"状。直径小的动脉瘤出血机会较多。颅内多发性动脉瘤约占 20%,以两个多见,也有三个以上的动脉瘤。经光镜和电镜检查发现:①动脉瘤内皮细胞坏死剥脱或空泡变性,甚至内皮细胞完全消失,基膜裸露、瘤腔内可见大小不等的血栓;②脉瘤壁内很少见弹力板及平滑肌细胞成分,靠近瘤腔侧的内膜层部位可见大量的吞噬细胞、胞质内充满脂滴或空泡;③动脉瘤外膜较薄,主要为纤维细胞及胶原、瘤壁的全层,均可见少量炎性细胞浸润,主要为淋巴细胞。

有的动脉瘤患者合并常染色体显性遗传多囊性肾病,肌纤维肌肉发育不良(FMD),动静脉畸形、Moyamoya 病。

有的动脉瘤患者合并结缔组织病:Ehlers-Danlos Ⅳ 型,胶原蛋白 Ⅲ 型缺乏,Osler-Weber-

Rendu 综合征。

三、动脉瘤的分类

(一)按位置分类

1.颈内动脉系统动脉瘤

颈内动脉系统动脉瘤约占颅内动脉瘤 90%,分为:①颈内动脉动脉瘤;②大脑前动脉-前交通动脉动脉瘤;③大脑中动脉动脉瘤。

2.椎-基底动脉系统动脉瘤

椎-基底动脉系统动脉瘤约占 10%,分为:①椎动脉动脉瘤;②基底动脉干动脉瘤;③大脑后动脉动脉瘤;④小脑上动脉瘤;⑤小脑前下动脉动脉瘤;⑥小脑后下动脉动脉瘤;⑦基底动脉瘤分叉部动脉动脉瘤。文献报道,20%~30%动脉瘤患者有多发动脉瘤。

首都医科大学附属北京天坛医院自 1955 年至 2009 年 7 月,共收治动脉瘤 3 325 例,女性多于男性,男:女=0.874:1。3 325 例动脉瘤患者中,前循环动脉瘤明显多于后循环动脉瘤,占总数的78.75%,后循环仅占5.42%,无法确定位置患者占 3.4%。位于前三位的是颈内动脉动脉瘤 1 287 例,占全部颅内动脉瘤的38.73%,前交通动脉瘤 643 例(19.3%)。前动脉动脉瘤 157 例(4.72%),中动脉动脉瘤 382 例(11.5%),多发动脉瘤 410 例(12.34%),后动脉动脉瘤 72 例(2.17%),海绵窦动脉瘤 76 例(2.29%),椎动脉动脉瘤 53 例(1.59%),基底动脉动脉瘤 91 例(2.74%),小脑前下动脉瘤9 例(0.27%),小脑后下动脉动脉瘤 27 例(0.81%)。

(二)按大小分类

按大小分类分为小型动脉瘤(≤0.5 cm);一般动脉瘤(0.5~1.5 cm);大型动脉瘤(1.5~2.5 cm);巨型动脉瘤(≥2.5 cm)。

(三)按病因分类

按病因分类可分为、感染性动脉瘤和外伤性动脉瘤。

1.感染性动脉瘤

感染性动脉瘤因细菌或真菌感染形成,免疫低下患者如 AIDS 或吸毒者发生率高。常见于大脑中动脉分支远端,可多发。若疑为感染性动脉瘤,应行心脏超声检查确定有无心内膜炎。感染性动脉瘤通常为梭形、质地脆,手术困难且危险,急性期抗生素感染治疗 4~6 周,有些动脉瘤可萎缩,延迟夹闭可能更容易。手术指征有蛛网膜下腔出血,抗感染治疗 4~6 周后动脉瘤未见减小。

2.外伤性动脉瘤

外伤性动脉瘤占颅内动脉瘤不足 1%,大多为假性动脉瘤。闭合性脑损伤见于大脑前动脉远端动脉瘤,颅底骨折累及岩骨和海绵窦段颈内动脉形成动脉瘤,可引起海绵窦综合征,动脉瘤破裂后形成颈内动脉海绵窦瘘,伴蝶窦骨折时可造成鼻腔大出血。颅脑穿通性损伤如枪击伤或经蝶入路等颅底手术后发生动脉瘤。颅底颈内动脉动脉瘤应用球囊孤立或栓塞。外周围性动脉瘤可手术夹闭动脉瘤颈。

(四)按形态分类

按形态分类分为囊状动脉瘤、梭形动脉瘤、夹层动脉瘤。

四、临床表现

(一)出血症状

因动脉瘤增大、血栓形成或动脉瘤急性出血造成头痛,严重时呈霹雳样,有人描述为"此一生中最严重的头痛"。

大约半数为单侧,常位于眼眶后或眼眶周,可能由动脉瘤覆盖的硬脑膜受刺激所致。由巨大动脉瘤占位效应导致颅内压升高,表现为弥散性或双侧头痛。

无症状未破动脉瘤蛛网膜下腔出血的年概率为1%～2%,有症状未破裂动脉瘤出血的年概率约为6%。出血倾向与动脉瘤的直径、大小、类型有关。小而未破的动脉瘤无症状。直径4 mm以下的动脉瘤颈和瘤壁均较厚,不易出血。90%的出血发生在动脉瘤直径＞4 mm的患者。巨型动脉瘤内容易在腔内形成血栓,瘤壁增厚,出血倾向反而下降。

多数动脉瘤破口会被凝血封闭而出血停止,病情逐渐稳定。未治的破裂动脉瘤中,24小时内再出血的概率为4%,第1个月里再出血的概率为每天1%～2%;3个月后,每年再出血的概率为2%。死于再出血者约占本病的1/3,多在6周内。也可在数个月甚至数十年后,动脉瘤再出血。

蛛网膜下腔出血伴有脑内出血占20%～40%(多见于MCA动脉瘤),脑室内出血占13%～28%,硬脑膜下出血占2%～5%。

动脉瘤破裂发生脑室内出血预后更差,常见的有前交通动脉动脉瘤破裂出血通过终板进入第三脑室前部或侧脑室;基底动脉顶端动脉瘤出血进入第三脑室底;小脑后下动脉(PICA)远端动脉瘤破裂通过Luschka孔进入第四脑室。

部分患者SAH可沿视神经鞘延伸,引起玻璃体膜下和视网膜出血。出血量过大时,血液可进入玻璃体内引起视力障碍,死亡率高。出血可在6～12个月吸收。10%～20%患者还可见视盘水肿。

(二)占位效应

直径＞7 mm的动脉瘤可出现压迫症状。巨型动脉瘤有时容易与颅内肿瘤混淆,如将动脉瘤当作肿瘤手术则是非常危险的。动眼神经最常受累,其次为外展和视神经,偶尔也有滑车、三叉和面神经受累。

动眼神经麻痹常见于颈内动脉-后交通动脉瘤和大脑后动脉动脉瘤,动眼神经位于颈内动脉(C_1～C_2)的外后方,颈内-后交通动脉瘤中,30%～53%出现病侧动眼神经麻痹。动眼神经麻痹首先出现提睑无力,几小时到几天达到完全的地步,表现为单侧眼睑下垂、瞳孔散大、内收、上下视不能,直接、间接光反应消失。海绵窦段和床突上动脉瘤可出现视力、视野障碍和三叉神经痛。

颈内动脉巨型动脉瘤有时被误诊为垂体腺瘤;中动脉动脉瘤出血形成颞叶血肿;或因脑血管痉挛脑梗死,患者可出现偏瘫和语言功能障碍。前交通动脉动脉瘤一般无定位症状,但如果累及下丘脑或边缘系统,则可出现精神症状、高热、尿崩等情况。鞍内或鞍上动脉瘤压迫垂体腺和垂体柄产生内分泌紊乱。

基底动脉分叉部、小脑上动脉及大脑后动脉近端动脉瘤位于脚间窝前方,常出现第Ⅲ、第Ⅳ、第Ⅵ对脑神经麻痹及大脑脚、脑桥的压迫,如Weber综合征、两眼同向凝视麻痹和交叉性偏瘫等。基底动脉和小脑前下动脉瘤表现为不同水平的脑桥压迫症状,如Millard-Gubler综合征(一侧展神经、面神经麻痹伴对侧锥体束征)和Foville综合征(除Millard-Gubler综合征外,还有同向偏视障碍)、凝视麻痹、眼球震颤等。罕见的内听动脉瘤可同时出现面瘫、味觉及听力障碍。椎动脉瘤、小脑后下动脉瘤、脊髓前后动脉瘤可引起典型或不完全的脑桥小脑角综合征、枕骨大孔综合征及小脑体征、脑神经损害体征、延髓上颈髓压迫体征。

巨型动脉瘤压迫第三脑室后部和导水管,出现梗阻性脑积水症状。

(三)癫痫发作

因蛛网膜下腔出血相邻区域脑软化,有的患者可发生抽搐,多为大发作。

(四)迟发性脑缺血(DID)

发生率为35%,致死率为10%～15%。脑血管造影或TCD显示有脑血管痉挛者不一定有临床症状,只有伴有脑血管侧支循环不良,rCBF每分钟＜18 mL/100 g时才引起DID。DID多出现于3～6天,7～10天为高峰,表现如下。①前驱症状:蛛网膜下腔出血的症状经过治疗或休息而好转后,又出现或进行性加重,外周血白细胞持续升高、持续发热;②意识由清醒转为嗜睡或昏迷;③局灶神经体征出现。上述症状多发展缓慢,经过数小时或数天到达高峰,持续1～2周后逐渐缓解。

(五)脑积水

动脉瘤出血后,因凝血块阻塞室间孔或大脑导水管,引起急性脑积水,导致意识障碍;合并急性脑积水者占15%,如有症状应行脑室引流术。由于基底池粘连也会引起慢性脑积水,需行侧脑室-腹腔分流术,但可能仅对部分患者有效。

(六)偶尔发现

由于其他原因在做CT、MRI或血管造影被发现。

五、影像学检查

(一)蛛网膜下腔出血诊断步骤

非强化高分辨率CT扫描,如果CT阴性,对可疑患者腰椎穿刺,确诊或高度怀疑蛛网膜下腔出血患者行脑血管造影。

(二)CT

可以确定蛛网膜下腔出血、血肿部位大小、脑积水和脑梗死,多发动脉瘤中的破裂出血的动脉瘤。如纵裂出血常提示前动脉或前交通动脉瘤,侧裂出血常提示后交通或中动脉动脉瘤,第四脑室出血常提示椎或小脑后下动脉瘤。巨大动脉瘤周围水肿呈低密度,瘤内层状血栓呈高密度,瘤腔中心的流动血液呈低密度。故在CT上呈现特有的靶环征:密度不同的同心环形图像。直径＜1.0 cm动脉瘤,CT不易查出。直径＞1.0 cm动脉瘤,注射对比剂后CT扫描可检出。计算机断层扫描血管造影(CTA):可通过3D-CT从不同角度了解动脉瘤与载瘤动脉,尤其是与相邻骨性结构的关系,为手术决策提供更多资料(图3-1A、B)。

(三)MRI

颅内动脉瘤多位于颅底WIllis环。MRI优于CT,动脉瘤内可见流空影。MRA和CTA可提示不同部位动脉瘤,常用于颅内动脉瘤筛查,有助于从不同角度了解动脉瘤与载瘤动脉关系。磁共振造影(MRA):不需要注射造影剂,可显示不同部位的动脉瘤,旋转血管影像以观察动脉瘤颈、动脉瘤内血流情况,还可以显示整个脑静脉系统,发现静脉和静脉窦的病变。

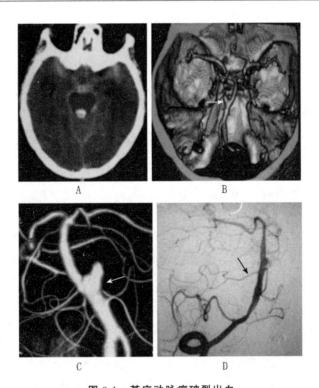

图 3-1 基底动脉瘤破裂出血

CT 可见蛛网膜下腔出血(A);CTA(B 图箭头)和 3D-DSA(C 图箭头)显示基底动脉

主干囊性基底动脉瘤;DSA 显示动脉瘤位于小脑前下动脉(D 图箭头)的上方

(四)数字减影血管造影(DSA)

确诊颅内动脉瘤金标准,对判明动脉瘤的位置、数目、形态、内径、瘤蒂宽窄、有无血管痉挛、痉挛的范围及程度和确定手术方案十分重要(图 3-1C、D)。经股动脉插管全脑血管造影,多方位投照,可避免遗漏多发动脉瘤。Ⅰ、Ⅱ级患者脑血管造影应及早进行,Ⅲ、Ⅳ级患者待病情稳定后,再行造影检查。Ⅴ级患者只行 CT 除外血肿和脑积水。首次造影阴性,合并脑动脉痉挛或高度怀疑动脉瘤者,一个月后应重复造影,如仍阴性,可能是小动脉瘤破裂后消失,或内有血栓形成。

(五)经颅多普勒超声(TCD)

在血容量一定的情况下,血流速度与血管的横截面积成反比,故用 TCD 技术测量血管的血流速度可以间接地测定血管痉挛的程度。

六、治疗

(一)外科治疗方法

1.孤立术

载瘤动脉,可通过直接手术用动脉瘤夹结扎、放置可脱性球囊或两者联合。动脉瘤孤立术是在动脉瘤的两端夹闭载瘤动脉,但在未证实脑的侧支供应良好的情况下应慎用。有些可能需要联合颈外颈内动脉(EC-IC)搭桥保持孤立节段远端血流。

2.近端结扎(Hunterian 结扎)

其多用于巨大动脉瘤,通过闭塞 CCA 而不是 ICA 可能会减少危险,可能增加形成对侧动脉瘤危险。

3.动脉瘤壁加固术

动脉瘤壁加固术疗效不肯定。

4.栓塞动脉瘤

临床不适合手术,可选弹簧圈栓塞的介入治疗。通过介入技术在动脉瘤内放置 Guglielmi 可脱性弹簧圈或球囊。

(二)手术治疗

开颅夹闭动脉瘤颈仍是首选治疗方法。目前,动脉瘤显微手术总的死亡率已降至 2% 以下。而保守治疗 70% 患者会迟早死于动脉瘤再出血。

1.手术时机

近年来趋向于对破裂动脉瘤实施早期手术,理由如下。①动脉瘤再破裂出血的高峰期在初次出血后 1 周内,早期手术可减少动脉瘤再破裂危险;②术中可清除血凝块等引起血管痉挛的有害物质。但是出血早期,脑组织肿胀,生命体征不平稳,手术难度大,手术死亡率和致残率高。

提倡晚期手术的理由:①早期手术牵拉脑组织,加重脑水肿;②术中动脉瘤破裂概率较高;③手术易造成血管损伤,加重术后的血管痉挛。

为便于判断动脉瘤病情,选择造影和手术时机,评价疗效,根据 Hunt 和 Hess 分级法,病情在 Ⅰ、Ⅱ 级的患者应尽早进行血管造影和手术治疗。Ⅲ 级以上提示出血严重,可能伴发血管痉挛和脑积水,手术危险较大,待数天病情好转后再行手术治疗。Ⅲ 级以下患者,出血后 3～4 天手术夹闭动脉瘤,可以防止动脉瘤再次出血,减少血管痉挛发生。椎-基底或巨大动脉瘤,病情 Ⅲ 级以上提示出血严重,或存在血管痉挛和脑积水,手术危险性较大,应待病情好转后手术。动脉瘤破裂出血后 48～96 小时为早期手术;出血后 10～14 天后的手术为晚期手术。

2.手术方法

手术的目的是阻断动脉瘤的血液供应、避免发生再出血,保持载瘤及供血动脉通畅,维持脑组织的正常血运。

动脉瘤瘤颈夹闭术的操作步骤。腰椎穿刺置管,剪开硬脑膜前打开留置管,引流脑脊液 30～50 mL,降低脑压,增加手术暴露的空间,便于分离操作。

翼点微骨窗入路创伤小,有利于保护面神经额支,可以夹闭前循环和基底动脉顶端动脉瘤。手术切口应尽量不影响外观,小范围剃头,做微骨窗。术中应用手术显微镜,术后缝合硬脑膜,保留骨瓣,皮内缝合,体现微创理念。前(交通)动脉瘤还可经额部纵裂入路。椎动脉、小脑后下动脉动脉瘤采用远外侧入路。椎-基底交界动脉瘤经枕下入路或经口腔入路。

分离动脉瘤时先确定载瘤动脉、暴露动脉瘤颈,分清动脉瘤与载瘤动脉的关系,并确定用何种类型动脉瘤夹。分离困难时可借助神经内镜。动脉瘤体积大、粘连紧或有破裂可以控制血压。

罂粟碱:平滑肌松弛剂,可能通过阻断钙离子通道起作用。局部应用于表面人为操作引起的血管收缩。30 mg 罂粟碱加入 9 mL 生理盐水,用棉片蘸此溶液敷在血管约 2 分钟,也可通过注射器直接冲洗血管。

3.术中血管造影

动脉瘤术后应该常规复查 DSA,了解动脉瘤夹闭情况。动脉瘤夹闭术后血管造影发现 19% 患者有动脉瘤残留或大血管闭塞等问题,所以推荐术中荧光血管造影(ICG),有助于及时发现问题予以纠正。

(三)术中动脉瘤破裂处理

文献报道,术中动脉瘤破裂发生率为18%～40%。术中发生动脉瘤破裂,患者病残率和死亡率明显增高。

1.术中动脉瘤破裂预防

术中动脉瘤破裂预防:①预防疼痛引起高血压;②装头架及切皮时保证深度麻醉;③头架钉子放置部位及皮肤切口局部麻醉(不用肾上腺素);④开硬脑膜前可将平均动脉压降至稍低水平;⑤最大限度减少分离时动脉瘤脑牵拉:利尿剂脱水;术前腰椎穿刺切开硬脑膜时放出脑脊液;过度换气;⑥减少动脉瘤顶或颈部撕裂危险:暴露动脉瘤时采取锐性分离,清除动脉瘤周围血块;夹闭动脉瘤前,完全游离动脉瘤。

2.动脉瘤手术中破裂3个阶段

(1)开始暴露(分离前):少见,处理最困难,预后很差。虽然已打开蛛网膜下腔,但是出血仍可造成脑组织膨出。①可能原因:钻骨孔时震动,剪开硬脑膜时硬脑膜内外压力差增高,疼痛反应引起儿茶酚胺增加造成血压升高。②处理:降低血压,控制出血,无效时可压迫患者颈部颈内动脉。若必要可切除部分额叶或颞叶。

(2)分离动脉瘤:是动脉瘤破裂最多见原因。①可能原因:钝性粗暴分离引起撕裂,多数在瘤颈近端损伤较大,控制困难。没有充分暴露即试图夹闭。②处理:显微吸引器放在载瘤动脉破裂孔附近,不要仓促夹闭,进一步暴露并将永久夹放置于合适位置。③锐性分离时引起撕裂常在动脉瘤顶端,一般较小,通常一个吸引器就可控制。用小棉片轻轻压迫可起效。重复用低电流双极电凝使其萎缩。

(3)放置的动脉瘤夹破裂,通常有两个原因。①动脉瘤暴露欠佳:夹子叶片穿透未看见动脉瘤壁,类似钝性分离时引起撕裂。出血会由于夹子叶片靠近加重。尽量打开并去掉夹子,尤其是开始有出血迹象时,可减小撕裂程度。用两个吸引器判断最后夹子是否可放置确实夹闭,或者更常用放置临时阻断夹。②放置夹技术差:当夹子叶片靠近时出血可能减轻;这时检查其尖端:确认其已跨越瘤颈的宽度。如果没有,通常可并行放置一个较长的夹子,会有所改善。确认夹子叶片足够靠近。如果没有足够靠近而仍出血,有必要放置两个夹子,有时需更多。

(四)术后治疗

动脉瘤术后患者应在ICU里进行监护治疗,监测生命体征、氧饱和度等,并注意观察患者的意识状态、神经功能状态、肢体活动情况。术后常规给抗癫痫药,根据术中情况适当程度脱水,可给予激素、扩血管药等。如果手术时间不很长,术中临时使用一次抗生素,术后则不需再使用抗生素。

(五)治疗后动脉瘤复发

未完全夹闭的动脉瘤可继续增大和/或出血,包括动脉瘤夹闭或弹簧圈栓塞,仍有动脉瘤充盈或动脉瘤颈残留。

七、预后

影响动脉瘤预后因素有患病年龄、动脉瘤的大小、部位、临床分级、术前有无其他疾病、就诊时间、手术时机的选择等有关,尤其是动脉瘤患者SAH后,是否伴有血管痉挛和颅内血肿对预后有重要影响。其他如手术者经验、技巧,有无脑积水等均对预后有影响。

据国外文献报道,动脉瘤破裂出血后10%～15%患者在获得医疗救治前死亡,最初几天内死亡率为 10%,30 天死亡率 46%,总死亡率平均约为 45%。首次出血未经手术治疗而存活的患者中,再出血是致死和致残的主要原因,2 周内危险性为 15%~20%。早期手术目的可降低再出血危险性。

(王兰林)

第三节 脑 膜 瘤

一、概述

脑膜瘤是起源于脑膜的中胚层肿瘤,目前普遍认为脑膜瘤主要来源于蛛网膜的帽细胞,尤其是那些形成蛛网膜绒毛的细胞,可以发生在任何含有蛛网膜成分的地方。

脑膜瘤曾有不同的命名,如蛛网膜成纤维细胞瘤、硬膜内皮瘤、脑膜成纤维细胞瘤、沙样瘤、血管内皮瘤、硬膜肉瘤、脑膜间皮瘤等。20 世纪初,Cushing 认为凡发生于蛛网膜颗粒的蛛网膜绒毛内皮细胞的肿瘤统称为脑膜瘤。

脑膜瘤切除术始于 18 世纪。1887 年美国报道首次成功地切除颅内脑膜瘤。20 世纪初,Cushing 根据病理改变不同将脑膜瘤分为不同类型。

(一)发病率

脑膜瘤的人群发生率为 2/10 万,约占颅内肿瘤总数的 20%,仅次于脑胶质瘤(占 40%~45%),居第二位。发病高峰年龄为 30~50 岁,约占全部脑膜瘤的 60%。脑膜瘤在儿童中少见。小的无症状的脑膜瘤常在老年人尸检中发现。近 20 年来随着 CT 及 MRI 技术的发展,脑膜瘤的发生率有所升高,许多无症状的脑膜瘤多为偶然发现。多发性脑膜瘤并非罕见,不少文献中报道有家族史,同时鲜有合并神经纤维瘤(病)、胶质瘤、动脉瘤等。

(二)病因

脑膜瘤的发生可能与颅脑外伤,病毒感染等因素有关,也可能与体内特别是脑内环境的改变和基因变异有关。这些因素的共同特点是使染色体突变,或使细胞加速分裂,致使通常认为细胞分裂速度很慢的蛛网膜细胞加快了细胞分裂速度。这可能是细胞变性的早期阶段。

近年来研究证实,脑膜瘤的染色体异常最常见是第 22 对染色体缺乏一个基因片段。基因片段的缺失,影响细胞的增生、分化和成熟,从而导致肿瘤的发生。

(三)病理学特点

脑膜瘤多呈不规则球形或扁平形生长。颅底部脑膜瘤多呈扁平形。有包膜表面光滑或呈分叶状,与脑组织边界清楚。瘤体剖面呈致密的灰白色或暗红色,多呈肉样,富有血管,偶有小的软化灶,有时瘤内含有钙化颗粒。其邻近的颅骨常受侵犯表现有增生,变薄或破坏甚至肿瘤组织侵蚀硬脑膜及颅骨,而突于皮下。肿瘤大小不一,瘤体多为球形、扁平形、锥形或哑铃形。

按显微镜下的组织结构和细胞形态的不同,目前将脑膜瘤分为 7 种亚型。

1.内皮型

肿瘤由蛛网膜上皮细胞组成。细胞的大小形态变异较大,有的细胞很小呈梭形,排列紧密;有的细胞很大,胞核圆形,染色质少,可有 1~2 个核仁,胞质丰富均匀,细胞向心形排列呈团状或条索状,无胶原纤维,细胞间血管很少,是临床上最常见的类型。

2.成纤维细胞型

瘤细胞呈纵排列,由成纤维细胞和胶原纤维组成,细胞间有大量粗大的胶原纤维,常见砂粒小体。

3.砂粒型

瘤组织内含有大量砂粒体,细胞排列呈漩涡状,血管内皮肿胀,呈玻璃样变性、钙化。

4.血管母细胞型

有丰富的血管及很多血窦,血管外壁的蛛网膜上皮细胞呈条索状排列,胶原纤维很少;肿瘤生长快时,血管内皮细胞较多,分化不成熟,常可导致血管管腔变小或闭塞。

5.异行型或混合型

此型脑膜瘤中含有上述四种成分,不能确定是以哪种成分为主。

6.恶性脑膜瘤

肿瘤开始可能属良性,而以后出现恶性特点,有时发生颅外转移,多向肺转移,也可以经脑脊液在颅内种植转移。脑膜瘤生长较快,向周围组织内生长,常有核分裂象,易恶变成肉瘤。

7.脑膜肉瘤

临床上少见,多见于儿童,肿瘤位于脑组织中,形状不规则,边界不清,呈浸润生长,瘤内常有坏死出血及囊变。瘤细胞有三种类型,即多形细胞、纤维细胞、梭状细胞,其中以纤维细胞恶性程度最高。

(四)发病部位

脑膜瘤是典型的脑外生长的颅内肿瘤,其好发部位与蛛网膜绒毛分布情况相一致。总的可分为颅盖(大脑凸面,矢状窦旁,大脑镰旁),颅底(嗅沟,鞍结节,蝶骨嵴,颅中窝,横窦区和小脑脑桥角)和脑室内。据统计,大约50%的颅内脑膜瘤位于矢状窦旁,位于矢状窦前2/3者占大部分,多发性脑膜瘤占0.7%～5.4%。

(五)临床表现

脑膜瘤的临床表现是病程进展缓慢,自首发症状出现到手术,可达数年。有人报道脑膜瘤出现中期症状平均约2.5年。由于初期症状不明显,容易被忽略,因此肿瘤实际存在时间可能比估计的时间更长,甚至终身无临床症状,直到尸检时意外发现肿瘤存在。说明脑膜瘤的临床过程比较良性。

脑膜瘤的临床表现可归为两大类,即颅内压增高及肿瘤局部压迫的脑部症状。

1.颅内压增高症状

如头痛、呕吐、视力和眼底改变等,是脑膜瘤最常见的症状,可分为阵发性、持续性、局限性和弥散性等不同类型。一般早期为阵发性头痛,病程进展间隔时间变短,发病时间延长,最后演变为普遍性。有时患者眼底水肿已很严重,甚至出现继发性视神经萎缩,而头痛既不剧烈,又无呕吐,尤其在高龄患者,颅内压增高症状多不明显。

2.局部症状

取决于肿瘤生长部位。颅盖部脑膜瘤经常表现为癫痫,肢体运动障碍和精神症状。颅底部脑膜瘤以相应的脑神经损害为特点,如视野缺损、单侧或双侧嗅觉丧失、视盘原发萎缩、一侧眼球活动障碍、继发性三叉神经痛等。在老年人,以癫痫发作为首发症状多见。

3.脑膜瘤对颅骨的影响

脑膜瘤极易侵犯颅骨,进而向颅外生长。可表现为局部骨板变薄、破坏或增生,若穿破颅骨板侵蚀到帽状腱膜下,局部头皮可见隆起。

(六)特殊检查

1.头颅 X 线平片

由于脑膜瘤与颅骨的密切关系,极易引起颅骨的改变,头颅 X 线平片定位出现率可达 35％,颅内压增高症可达 70％,局限性骨质以破坏和增生同时存在是脑膜瘤特征性改变,其发生率约 100％。偶尔瘤内含砂粒体或钙化可见到斑点状或团块状致密影。肿瘤压迫颅骨内板,板障及外板可显示局部变薄和膨隆,有些颅底片可见蝶鞍的凹陷,骨质边缘的侵蚀、卵圆孔和视神经管扩大。肿瘤穿破颅骨可见骨质破坏、骨质硬化和局部肿块穿过颅骨外板可产生太阳光样骨针。多数脑膜瘤通过其与硬脑膜附着处获得脑外动脉的供血,当脑膜动脉供血增多,平片上可见颅骨内板上脑膜动脉的沟纹增粗、增深、迂曲;当肿瘤由脑膜中动脉供血且血流增多时,可见单侧棘孔扩大,脑膜中动脉远端分支增粗,与主干的径线相近,失去分支逐渐变细的特征;如脑膜瘤由较多的颅骨穿支动脉供血,可见增生的小动脉在颅骨形成多个小圆形透光区;脑膜瘤引起板障静脉异常增多时,可见板障内许多扭曲、增粗的透光区。

2.脑血管造影

在 CT 临床应用以前,脑血管造影是诊断脑膜瘤的主要方法。近几年来数字减影技术和超选择血管造影,对证实脑膜瘤血管结构,肿瘤血供程度,重要脑血管移位,以及肿瘤与重要的硬脑膜窦的关系,为术前检查提供了有利的条件,也为减少术中出血提供了有力的帮助。

由于脑膜瘤为多中心肿瘤,坏死囊变者很少,脑血管造影能对多数较大的脑膜瘤做出肯定的诊断。脑膜瘤的脑血管造影表现如下。

(1)肿瘤中心血管影:脑的血供特点为动脉在肿瘤中心分支,经过丰富的毛细血管网,血液回流到包膜上的静脉。表现为动脉期瘤内出现较细的异常小血管网,可为帚状或放射状,位于瘤体中心,由硬脑膜附着处的脑膜动脉或颅外动脉的分支引入,以颈外动脉造影显示较佳;也可为半圆形网状血管影,分布于瘤体的外层,内由脑动脉分支供给。以颈内动脉造影显示较清楚。在微血管期至静脉期,肿瘤多表现为明显的染色,呈圆形或半圆形高密度肿块影,基底贴近颅骨,显示出肿瘤的位置、大小和范围。肿块的周围可见粗大迂曲的静脉环绕,此为肿瘤包膜的导出静脉,勾画出肿瘤的轮廓。

(2)来源于脑外的供血:脑膜瘤可为脑内供血,也可为脑外供血,或脑内外双重供血。脑血管造影发现脑外供血或脑内外双重供血是脑膜瘤的重要特征。脑内动脉供应肿瘤的外围,肿瘤的中心常由脑外动脉的分支,即颅内的脑膜动脉和颅外的颞浅动脉和枕动脉等供应。当疑为脑膜瘤时,应做颈总动脉造影或分别做颈内、颈外动脉造影,如肿瘤有颅外动脉供血,几乎都为脑膜瘤。

(3)肿瘤循环慢于脑循环:约有 50％的脑膜瘤表现为瘤内有大量造影剂潴留,形成较长久的肿瘤染色,即为迟发染色。瘤区脑皮质的引流静脉常晚于其他处皮质静脉显影。

(4)邻近脑血管受压移位:肿瘤所在的部位受压被推移,邻近的血管呈弧形聚拢、包绕,勾画出肿瘤的轮廓。

3.脑室造影

脑膜瘤由于本身肿块的占位及脑水肿改变,可压迫相应部位的脑室和蛛网膜下腔,使该部位受压变窄、移位变形;也可使脑脊液循环通路受阻,引起梗阻部位以上的脑室扩大,不同部位的肿瘤又有其不同的特点:①脑室受压变形。脑膜瘤越接近脑室则压迫越明显,甚至完全闭塞。若肿瘤已突入脑室,则表现为脑室内有充盈缺损。②脑室扩大:若肿瘤压迫、阻塞脑室,必然产生阻塞部位以上的脑室扩大,鞍区脑膜瘤向后上生长,可使室间孔狭窄甚至梗阻,使双侧侧脑室对称性扩大。③脑室移位:移位的程度与占位病变的大小、脑水肿的程度有相应关系。④蛛网膜下腔变形;由于脑膜瘤本身的占位效应,使脑池受压变窄、闭塞或移位,或由于脑外积水出现局部脑池的扩大。

4.CT

脑膜瘤平扫表现为一边缘清楚的肿块,圆形或卵圆形,少数为不规则形。多数为高密度,有时为等密度,偶尔为低密度。多数密度均匀,瘤体内可有大小不等的低密度区,这些低密度区多为肿瘤的囊变坏死区,少数为胶原纤维化区、陈旧出血或脂肪组织。瘤内钙化发生率大约为15%,表现为肿瘤边缘弧形或瘤内斑点状钙化,当肿瘤内含砂粒体很多且都发生钙化时可显示为整个肿瘤钙化,呈致密的钙化性肿块。注射造影剂后多数肿瘤明显强化,CT值常达60 Hu,少数轻微强化。平扫密度均匀者一般呈均匀性强化,平扫显示之低密度区无明显增强,一般平扫密度较高者强化较明显。增强后肿瘤的边界明显变清楚。少数肿瘤边缘有一环形的明显强化区,可能为肿瘤的包膜血供较丰富或肿瘤周围的静脉血管较多之故。

(1)肿瘤周围的低密度区:多数脑膜瘤周围出现环形低密度区,形成的主要原因是肿瘤周围脑组织的水肿,也可能为周围软化灶、扩大的蛛网膜下腔、包绕肿瘤的囊肿和脱髓鞘所致。通常将肿瘤周围的低密度区称为水肿区。脑膜瘤周围的水肿程度与肿瘤的部位和病理类型有关,而与肿瘤大小无关,矢状窦旁、大脑镰和大脑凸面的脑膜瘤水肿较明显,而近颅底及脑室内的脑膜瘤水肿较轻或无水肿。临床上一般将窄于2 cm的水肿称为轻度水肿,宽于2 cm的水肿为重度水肿。

(2)提示肿瘤位于脑外的征象:该征象对脑膜瘤的定性诊断有重要意义。①白质塌陷征:脑膜瘤生长在颅骨内板下方,并嵌入脑灰质,使灰质下方的白质受压而变平移位,白质与颅骨内板之间的距离加大,这一征象是病变位于脑外的可靠征象,称白质塌陷征。②广基与硬脑膜相连:脑膜瘤多以广基与硬脑膜相连,因此肿瘤外缘与硬脑膜连接处常为钝角,而脑内肿瘤邻近硬膜时,此角为锐角。③骨质增生:脑膜瘤附着部位的颅骨内板增厚、毛糙或颅骨全层均增厚,分不清内板板障及外板。颅骨改变一般发生在硬脑膜附着处,也可离肿瘤一定距离,这可能与肿瘤造成局部血管扩张和血液淤滞刺激成骨细胞有关。④邻近脑沟、脑池的改变:肿瘤所在的脑沟脑池闭塞,而邻近的脑沟脑池扩大。⑤静脉窦阻塞:脑膜瘤可压迫、侵及邻近静脉窦,或形成血栓,致静脉窦不强化或出现充盈缺损。

(3)脑膜瘤的组织学类型与CT表现:如能根据其CT表现做出肿瘤亚型的判断,对肿瘤治疗方法的选择和预后的估计有着重要意义。但是目前尚不能肯定CT表现与组织学类型有特定的关系,部分学者认为CT表现与肿瘤类型有某种程度的联系,另一些学者认为两者联系不大。

(4)常见部位脑膜瘤的CT表现:脑膜瘤属脑外生长的肿瘤,多为单发,少数可多发。各部位结构和解剖不同,邻近结构不同,故除具备脑膜瘤一般特点外,有其各自特征性表现:如大脑凸面脑膜瘤,肿瘤基底与颅骨相连,局部骨质常有明显增生,可伴有骨质破坏。最常见于额、顶及颞枕区,周围常有轻中度水肿,占位效应明显,可引起脑室及中线移位。冠状位扫描有助于显示肿瘤与颅骨及邻近结构的关系。

5.磁共振头颅扫描

磁共振扫描(MRI)对脑膜瘤的定位定性诊断明显优于 CT。MRI 可显示脑膜瘤邻近结构的受压、变形与移位,位于颅底的肿瘤冠状位可清晰显示。通常,脑膜瘤在 T_1 加权像呈稍低或等信号;在 T_2 加权像呈稍高信号或等信号,约 20%的脑膜瘤在 T_2 加权像呈低信号。肿瘤的 MRI 信号均匀性与肿瘤大小及组织学类型有关,若肿瘤较小,尤其是纤维型、上皮型脑膜瘤,其信号往往是均匀的。若肿瘤较大,属于砂粒型、血管母细胞型,尤其是肿瘤内发生囊变、坏死时,其信号强度不均匀。肿瘤内的囊变、坏死部分产生长 T_1 长 T_2 信号;纤维化、钙化部分出现低信号;富血管部分呈典型的流空现象。与脑血管造影所见相吻合,脑膜瘤引起的周围水肿在 MRI 呈长 T_1 长 T_2 信号以 T_2 加权像最明显。有 30%～40%的脑膜瘤被低信号环所包绕,其介于肿瘤与灶周水肿之间,被称为肿瘤包膜,在 CT 上显示为低密度晕,在 MRI 的 T_1 加权像呈低信号环,包绕瘤周围的小血管、薄层脑脊液、胶质增生等均是肿瘤包膜形成的原因。这是脑外肿瘤的特征性表现。对于小的无症状脑膜瘤水肿不明显,尤其是在靠近颅顶部者;多发性脑膜瘤的小肿瘤;有时增强 MRI 扫描也难以发现。但脑膜瘤极易增强,经注射(Gd-DTPA)造影剂,就可以充分显示。同时增强扫描不仅可区分肿瘤与水肿,而且可进一步识别肿瘤内部结构包括瘤体的灌注、血供及有无囊变、坏死。MRI 被列为首选检查方法。

(七)诊断

(1)根据病史长、病情进行缓慢的特点及查体出现的定位体征,进行 CT 或 MRI 检查。

(2)肿瘤在 CT 上的密度及 MRI 的信号强度,以及其增强后的表现,是脑膜瘤的诊断依据。

(3)典型的脑膜瘤 CT 表现为等密度或稍高密度,有占位效应。MRI T_1 像上约 2/3 的肿瘤与大脑灰质信号相同,约 1/3 为低于灰质的信号。在 T_2 加权像上,约一半为等信号或高信号,余者为中度高信号,或混杂信号。肿瘤内坏死、出血或钙化等可出现异常信号。脑膜瘤边界清楚,呈圆形、类圆形或不规则分叶形,多数瘤周存在一环形或弧形的低信号区,强化或增强后呈均匀明显强化。

(八)治疗

1.手术治疗

脑膜瘤绝大部分位于脑外,有完整包膜,如能完全切除是最有效的治疗手段。随着显微手术技术的发展,手术器械如双极电凝、超声吸引器,以及颅内导航定位及 X 刀、γ 刀的应用和普及,脑膜瘤的手术效果不断提高,绝大多数患者得以治愈。

(1)术前准备:①由于脑膜瘤血运丰富,体积往往较大,有时黏附于邻近的重要结构、功能区及大血管,手术难度较大。因此术前影像检查是必不可少的。除 CT 扫描外,特殊部位的脑膜瘤进行 MRI 检查是必需的,术前对肿瘤与周围脑组织的毗邻关系做到充分了解,对术后可能发生的神经系统功能损害有所估计。对血供丰富的脑膜瘤,脑血管造影也是不可缺少的。②术前对患者的一般状态及主要脏器功能充分了解,若有异常术前应予尽快纠正,对于个别一时难以恢复正常者,可延缓手术。③肿瘤接近或位于重要功能区,或有癫痫发作,要在术前服用抗癫痫药物,有效地控制癫痫发作。④肿瘤较大伴有明显的脑组织水肿,术前适当应用脱水及激素类药物,对减轻术后反应是非常重要的。

(2)麻醉:采用气管内插管全身麻醉,控制呼吸,控制性低血压,对于血供丰富的脑膜瘤,可采用过度换气的办法,降低静脉压,使术中出血减少。

(3)手术原则。①体位:根据脑膜瘤的部位,侧卧位、仰卧位、俯卧位都是目前国内常采用的手术体位。头部应略抬高,以减少术中出血。许多医院采用坐位,特别是切除颅后窝的脑膜瘤,但易发生空气栓塞。②切口:切口设计,应使肿瘤恰好位于骨窗的中心,周边包绕肿瘤即可,过多的暴露肿瘤四周的脑组织是不必要的。③骨瓣:颅钻钻孔后以线锯或铣刀锯开颅骨,骨瓣翻向连接肌肉侧,翻转时需将内板与硬脑膜及肿瘤的粘连剥离。对于顶枕部凸面的脑膜瘤骨瓣翻转时可取下,手术结束关颅前再复位固定,可减少出血。④硬脑膜切口:可采用 U 形、十字形或放射状切口。若硬脑膜已被肿瘤侵蚀,应以受侵蚀的硬脑膜为中心至正常边缘略向外 2~3 mm,将侵蚀及瘤化的硬脑膜切除,四周硬脑膜放射状切开,待肿瘤切除后,用人工脑膜或帽状腱膜修补硬脑膜。⑤对于浅表肿瘤,周围无重要血管或静脉窦,可沿肿瘤周边仔细分离,将肿瘤切除。对于体积较大的肿瘤,单纯沿肿瘤四周分离,有时比较困难,应先在瘤内反复分块切除,使瘤体缩小后再向四周分离。此时应用显微镜及超声吸引器是十分有益的,可减少不必要的牵拉,术中应用激光(CO_2 和 Nd:YAG 激光)使脑膜瘤的全切或根除深部脑膜瘤得以实现。

(4)术后处理:①在一些有条件的医院,术后患者最好放在重症监护病房(ICU)。ICU 是医院内的特殊病房,配心电、呼吸及颅内压各种监护装置,有人工呼吸机、除颤及各种插管抢救设备。在这样的环境下,脑膜瘤术后的患者会平稳地度过危险期,对患者的治疗及抢救是高质量的,病情稳定后,再转入普通病房。②合理选用抗生素,预防感染。③应用降低颅内压药物。脑膜瘤切除术后会出现不同程度的脑水肿。术后给予甘露醇、呋塞米、高渗葡萄糖和激素等对于减轻和消除脑水肿是十分必要的。④给予脑细胞代谢剂及能量合剂。⑤抗癫痫治疗。对于脑膜瘤患者,位于或靠近大脑中央前后区的患者,特别是对术前有癫痫发作的患者,术后应给予抗癫痫治疗,在术后麻醉清醒前给予肌内注射苯巴比妥钠,直至患者能口服抗癫痫药物为止。

2.放疗

良性脑膜瘤全切除效果最好,由于位置不同仍有一些脑膜瘤不能全切除。这种情况就需要手术后加放疗。1982 年 Carella 等对 43 例未分化的脑膜瘤患者进行放疗并随访 3 年未见肿瘤发展。Wara 等对未全切除脑膜瘤的患者进行放疗,5 年后的复发率为 29%,未经放疗者复发率为 74%。以上资料表明,手术未能全切除的脑膜瘤患者术后辅以放疗,对延长肿瘤的复发时间及提高患者的生存质量是有效的。放疗特别适合于恶性脑膜瘤术后和未行全切除的脑膜瘤。

伽马刀(γ刀)治疗:适用于直径小于 3 cm 的脑膜瘤。γ刀与放疗一样,能够抑制肿瘤生长。γ刀治疗后 3~6 个月开始出现脑水肿,6 个月至 2 年才能出现治疗结果。X刀(等中心直线加速器)适用于位置深在的脑膜瘤,但直径一般也不宜大于 3 cm。

(九)脑膜瘤的复发

脑膜瘤复发的问题,迄今为止尚未得到解决。首次手术后,若在原发部位有肿瘤组织残留,有可能发生肿瘤复发。肿瘤残存原因有两方面:一是肿瘤局部浸润生长,肿瘤内或肿瘤的周围有重要的神经、血管,难以全部切除;二是靠近原发灶处或多或少残存一些肿瘤细胞。有人报道脑膜瘤复发需 5~10 年,恶性脑膜瘤可在术后几个月至 1 年内复发。Jaskelained 等随访 657 例脑膜瘤患者,20 年总复发率为 19.5%。处理复发性脑膜瘤目前首选方法仍然是手术治疗,要根据患者的身体素质、症状和体征及肿瘤的部位,决定是否进行二次手术。术后仍不能根治,应辅以放疗等措施,延长肿瘤复发时间。

(十)预后

脑膜瘤预后总体上比较好,因为脑膜瘤绝大多数属于良性,即使肿瘤不能全切除,只要起到局部减压或降低颅内压的作用,患者仍可维持较长的生存时间,从而使之有再次或多次手术切除的可能。有人报道脑膜瘤患者术后 10 年生存率为 43%～78%。脑膜瘤的根治率取决于手术是否彻底,后者主要与肿瘤发生部位有关。如矢状窦和大脑镰旁脑膜瘤向窦腔内侵犯时,除非位于矢状窦前三分之一或肿瘤已完全阻塞窦腔,否则不易完全切除肿瘤。颅底部扁平生长的脑膜瘤,也会给肿瘤全切除带来实际困难。恶性脑膜瘤同其他系统恶性肿瘤一样易复发,虽然术后辅以放疗或 γ 刀及 X 刀治疗,其预后仍较差。总之影响脑膜瘤预后的因素是多方面的,如肿瘤大小、部位、肿瘤组织学、手术切除程度等。手术后死亡原因主要与术前患者全身状况差,未能全切除肿瘤,术中过分牵拉脑组织,结扎或损伤重要血管等均有关系。

二、矢状窦旁脑膜瘤

矢状窦旁脑膜瘤是指基底位于上矢状窦壁的脑膜瘤,其瘤体常突向一侧大脑半球,肿瘤以一侧多见,也可以向两侧发展。临床上常见的肿瘤生长方式有以下几种:①肿瘤基底位于一侧矢状窦壁,向大脑凸面生长,肿瘤主体嵌入大脑半球内侧;②肿瘤同时累及大脑镰,基底沿大脑镰延伸,肿瘤主体位于一侧纵裂池内;③肿瘤由矢状窦旁向两侧生长,跨过上矢状窦并包绕之。矢状窦旁脑膜瘤常能部分或全阻塞上矢状窦腔,肿瘤常侵蚀相邻部位的硬脑膜及颅骨,使颅骨显著增生,向外隆起。

(一)发病率

矢状窦旁脑膜瘤是临床上最常见的脑膜瘤类型之一,占颅内脑膜瘤的 17%～20%。国内外不同研究机构报道的矢状窦旁脑膜瘤的发生率相差较多,原因是有些学者将靠近上矢状窦的一部分大脑镰旁和大脑凸面脑膜瘤也归于矢状窦旁脑膜瘤。矢状窦旁脑膜瘤在窦的不同部位发生率也不尽相同,以矢状窦的前 1/3 和中 1/3 最为多见。国内的报道中,位于上矢状窦前 1/3 的肿瘤占 46.6%,中 1/3 占 35.4%,后 1/3 占 18.0%。发病高峰年龄在 31～50 岁,男性患者略多于女性。

(二)临床表现

矢状窦旁脑膜瘤生长缓慢,早期肿瘤体积很小时常不表现出任何症状或体征,只是偶然影像学检查时发现,或仅在尸检中发现。随着肿瘤体积增大,占位效应明显增强,并逐渐压迫邻近脑组织或上矢状窦,影响静脉回流,逐渐出现颅内压增高、癫痫和某些定位症状或体征。

癫痫是本病的最常见症状,临床上有半数以上的患者以此为首发症状。肿瘤的位置不同,癫痫发作的方式也略有不同。位于矢状窦前 1/3 的肿瘤患者常表现为癫痫大发作,中 1/3 的肿瘤患者常表现为局灶性发作,或先局灶性发作后全身性发作;后 1/3 的肿瘤患者癫痫发生率较低,可有视觉先兆后发作。

颅内压增高症状也很常见,多因肿瘤的占位效应及阻塞上矢状窦和回流静脉引发静脉血回流障碍造成的,尤其是肿瘤发生囊变或伴有瘤周脑组织水肿时。表现为头痛、恶心、呕吐、精神不振,甚至出现视力下降,临床检查可见视盘水肿。

患者的局部症状虽然比较少见,但有一定的定位意义。位于矢状窦前 1/3 的肿瘤患者,常可表现为精神症状,如不拘礼节,淡漠不语,痴呆,性格改变等。矢状窦中 1/3 的肿瘤患者可出现对侧肢体无力,感觉障碍等,多以足部及下肢为重,上肢及面部较轻。若肿瘤呈双侧生长,可出现典型的双下肢痉挛性瘫痪,肢体内收呈剪状,应与脊髓病变引发的双下肢痉挛性瘫痪相鉴别。后 1/3 的肿瘤患者常因累及枕叶距状裂,造成视野缺损或对侧同向偏盲。双侧发展后期可致失明。

有些患者还可见肿瘤部位颅骨突起。

（三）诊断

头颅 X 线片在本病的诊断上有一定意义，在 CT/MRI 应用以前，颅骨平片可确定约 60% 的上矢状窦旁脑膜瘤。表现有局部骨质增生或内板变薄腐蚀，甚至虫蚀样破坏；血管变化可见患侧脑膜中动脉沟增深迂曲，板障静脉扩张，一些肿瘤可见钙化斑。

CT 或 MRI 扫描是本病诊断的主要手段。CT 扫描可显示出上矢状窦旁圆形、等密度或高密度影，增强扫描时可见密度均匀增高，基底与矢状窦相连。有些患者可见瘤周弧形低密度水肿带。另外，CT 扫描骨窗像可显示颅骨改变情况。MRI 与 CT 相比，在肿瘤定位和定性方面均有提高。肿瘤在 T_1 加权像上多为等信号，少数为低信号；在 T_2 加权像上则呈高信号、等信号或低信号；肿瘤内部信号可不均一；注射 Gd-DTPA 后，可见肿瘤明显强化。MRI 扫描还可清楚地反映肿瘤与矢状窦的关系。

脑血管造影可见特征性肿瘤染色和抱球状供血动脉影像。在 CT/MRI 广泛应用的今天，脑血管造影则更多地被用来显示肿瘤的供血情况。在造影的动脉期可见肿瘤的供血动脉，位于矢状窦前 1/3 和中 1/3 的肿瘤主要由大脑前动脉供血，后 1/3 肿瘤主要由大脑后动脉供血，还可见脑膜中动脉及颅外血管供血。在造影的静脉期和窦期，可见相关静脉移位，有时可见上矢状窦受阻塞变细或中断，这对于术前准备及术中如何处理矢状窦有很大帮助。

（四）手术治疗

矢状窦旁脑膜瘤的生长情况比较复杂，因此术前准备需要更加充分。术前行脑血管造影，了解肿瘤的供血情况及上矢状窦、回流静脉的通畅与否对手术有一定的指导作用。有些患者需同时行肿瘤主要供血动脉栓塞术，再手术切除肿瘤，以减少术中出血。另外，术前需详细了解肿瘤所在部位的解剖关系，了解肿瘤与上矢状窦，大脑镰和颅骨的关系。

一侧生长的矢状窦旁脑膜瘤可采用一侧开颅，切口及骨窗内缘均抵达中线。为避免锯开骨瓣或掀起骨瓣时矢状窦及周围血管撕裂引起大出血，尤其是肿瘤侵透硬脑膜和侵蚀颅骨并与之粘连紧密时，可在矢状窦一侧多钻数孔，用咬骨钳咬开骨槽的办法代替线锯锯开，并轻轻分离与颅骨的粘连，可以减少血管及矢状窦撕裂的机会。矢状窦旁脑膜瘤血供丰富，术中止血和补充血容量是手术成功的关键因素之一。除了术前可行供血动脉栓塞外，术中还可采取控制性低血压的方法。矢状窦表面出血可用吸收性明胶海绵压迫止血，硬脑膜上的出血可以用电凝或压迫的方法，也可开颅后先缝扎脑膜中动脉通向肿瘤的分支。双侧生长的肿瘤可采用以肿瘤较大一侧为主开颅，切口及骨瓣均过中线。肿瘤与硬脑膜无粘连或粘连比较疏松时，可将硬脑膜剪开翻向中线，如粘连紧密则要沿肿瘤周边剪开硬脑膜。对于体积较小的肿瘤，可仔细分离肿瘤与周围脑组织的粘连，在显微镜下沿肿瘤包膜和蛛网膜层面分离瘤体，由浅入深，逐一电凝渗入肿瘤供血的血管，并向内向上牵拉瘤体，找到肿瘤基底，予以分离切断，常可将肿瘤较完整地取出。

对于体积较大的肿瘤，尤其是将中央沟静脉包绕在内的肿瘤，为避免损伤中央沟静脉及邻近的大脑皮质功能区，可沿中央沟静脉两侧切开肿瘤并将之游离后，再分块切除肿瘤。术中应尽量保护中央沟静脉及其他回流静脉，只有在确实完全闭塞时方可切除。

对残存于矢状窦侧壁上的肿瘤组织有效而又简单易行的方法就是电灼，电灼可以破坏残留的肿瘤细胞，防止复发，但要注意电灼时不断用生理盐水冲洗，防止矢状窦内血栓形成。若肿瘤已浸透或包绕矢状窦，前 1/3 的上矢状窦一般可以结扎并切除，中、后 1/3 矢状窦则要根据其通畅与否决定如何处理。只有在术前造影证实矢状窦确已闭塞，或术中夹闭矢状窦 15 分钟不出现静脉淤血，才可考虑切除矢状窦，否则不能结扎或切除。也可以将受累及的窦壁切除后用大隐静脉或人工血管修补。也有学者认为窦旁脑膜瘤次全切除术后肿瘤复发率较低,尤其在老年患者中,肿瘤生长缓慢,即使复发后,肿瘤会将矢状窦慢慢闭塞,建立起有效的侧支循环,再行二次手术全切肿瘤的危险性要比第一次手术小得多。

肿瘤受累及的硬脑膜切除后需做修补,颅骨缺损可根据情况行一期或延期手术修补。

(五)预后

矢状窦旁脑膜瘤手术效果较好。术中大出血和术后严重的脑水肿是死亡的主要原因。只要术中避免大出血,保护重要脑皮质功能区及附近皮质静脉,就能降低手术死亡率和致残率。肿瘤全切后复发者很少,但累及上矢状窦又未能全切肿瘤的患者仍可能复发,复发率随时间延长而升高,术后辅以放疗可以减少肿瘤复发的机会。

近年来,采用显微外科技术,有效地防止了上矢状窦、中央沟静脉及其他重要脑结构的损伤,减少了手术死亡率和致残率,提高了肿瘤全切率。

三、大脑凸面脑膜瘤

大脑凸面脑膜瘤是指大脑半球外侧面上的脑膜瘤,主要包括大脑半球额、顶、枕、颞各叶的脑膜瘤和外侧裂部位脑膜瘤,在肿瘤和矢状窦之间有正常脑组织。肿瘤多呈球形,与硬脑膜有广泛的粘连,并可向外发展侵犯颅骨,使骨质发生增生、吸收和破坏等改变。

(一)发病率

大脑凸面脑膜瘤在各部位脑膜瘤中发病率最高,占全部脑膜瘤的 25.8%～38.4%。大脑前半部的发病率比后半部高。

(二)临床表现

因肿瘤所在的部位不同而异,主要包括以下几个方面。

1.颅内压增高症状

颅内压增高症状见于 80% 的患者,由于肿瘤生长缓慢,颅内高压症状一般出现较晚。肿瘤若位于大脑非功能区,如额极,较长时间内患者可只有间歇性头痛,头痛多位于额部和眶部,呈进行性加重,随之出现恶心、呕吐和视盘水肿,也可继发视神经萎缩。

2.癫痫发作

额顶叶及中央沟区的凸面脑膜瘤可致局限性癫痫,或由局限性转为癫痫大发作。癫痫的发作多发生于病程的早期和中期,以癫痫为首发症状者较多。

3.运动和感觉障碍

运动和感觉障碍多见于病程中晚期,随着肿瘤的不断生长,患者常出现对侧肢体麻木和无力,上肢常较下肢重,中枢性面瘫较为明显。颞叶的凸面脑膜瘤可出现以上肢为主的中枢性瘫痪。肿瘤位于优势半球者尚有运动性和感觉性失语。肿瘤位于枕叶可有同向偏盲。

4.头部骨性包块

因肿瘤位置浅表,易侵犯颅骨,患者头部常出现骨性包块,同时伴有头皮血管扩张。

(三)诊断

颅骨 X 线片常显示颅骨局限性骨质增生或破坏,脑膜中动脉沟增宽,颅底片可见棘孔也扩大。

1.脑血管造影

脑血管造影可显示肿瘤由颈内、颈外动脉双重供血,动脉期可见颅内肿瘤区病理性血管,由于肿瘤血运丰富,静脉期肿瘤染色清楚,呈较浓的片状影,具有定位及定性诊断的意义。

2.CT 和 MRI 检查

CT 可见肿瘤区高密度影,因肿瘤血运丰富,强化后影像更加清楚,可做定位及定性诊断。MRI 图像上,肿瘤信号与脑灰质相似。T_1 加权像为低到等信号,T_2 加权像为等或高信号,肿瘤边界清楚,常可见到包膜和引流静脉,也可见到颅骨改变。

(四)鉴别诊断

大脑凸面各不同部位的胶质瘤,一般生长速度较脑膜瘤为快。根据其所处大脑凸面部位的不同,症状各异,但其相应症状的出现,都早于而且严重于同部位的脑膜瘤。额极部的胶质瘤在早期很难与同部位的脑膜瘤相区别,但是一旦其临床症状出现,则进展速度快。颅骨平片检查颅骨一般无增生破坏情况,也无血管沟纹增多或变宽。脑血管造影显示相应部位的血管位移。

(五)治疗与预后

大脑凸面脑膜瘤一般都能手术完全切除,且效果较好。与肿瘤附着的硬脑膜及受侵犯的颅骨也应切除,以防复发。但位于功能区的脑膜瘤,术后可能残留神经功能障碍。

(王兰林)

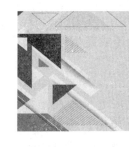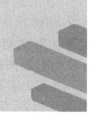

第四章　两腺外科疾病

第一节　单纯性甲状腺肿

单纯性甲状腺肿是指非炎症和非肿瘤原因所致的、不伴有临床甲状腺功能异常的甲状腺肿。单纯性甲状腺肿患病率约占人群的 5％，可由多种因素所致。常见的外源性因素包括机体缺碘、存在致甲状腺肿物质、某些药物所致；常见的内源性因素包括儿童先天性甲状腺激素合成障碍，以及甲状腺激素合成酶缺陷而引起的代偿性甲状腺增生肿大，一般无甲状腺功能异常。根据发病的流行情况分为 3 类。①地方性甲状腺肿：主要由缺碘所致，呈地方性分布。流行于离海较远，海拔较高的山区，是一种多见于世界各地的地方性多发病，我国西南、西北、华北等地均有分布。②散发性甲状腺肿：主要由先天性甲状腺激素合成障碍或致甲状腺肿物质所引起，散发于全国各地。③高碘性甲状腺肿：是由长期摄入超过生理需求量的高碘水或高碘食物所引起。

单纯性甲状腺肿在任何年龄均可患病，但以青少年患病率高，女性多于男性，男女发病率之比为1：（1.5～3）。

一、病因

（一）缺碘

缺碘是地方性甲状腺肿最常见的原因。国内主要见于西南、西北、华北等地区。主要由于土壤、水源、食物中含碘很低，特别在生长发育、妊娠、哺乳时，不能满足机体对碘的需要，因而影响甲状腺激素的合成。有些地区由于摄入碘过多，也可引起甲状腺肿，可能由于碘过多可抑制甲状腺有机碘形成，因而甲状腺激素合成发生障碍。

（二）致甲状腺肿物质

某些物质可阻碍甲状腺激素合成，从而引起甲状腺肿，称为致甲状腺肿物质。常见者有硫氰酸盐、保泰松、碳酸锂等。硫脲类药物用于治疗甲状腺功能亢进症（甲亢），如剂量过大，常可过分抑制甲状腺激素的合成而引起甲状腺肿大。长期服用含碘药物可阻碍甲状腺内碘的有机化，可引起甲状腺肿。木薯中含有氰基，在肠道内分解形成硫氰酸盐，抑制甲状腺摄碘。致甲状腺肿物质所引起的甲状腺肿常呈散发性，但也可呈地方性或加重地方性甲状腺肿。

（三）高碘

在自然界含碘丰富的地区也有地方性甲状腺肿流行，主要是因为摄入碘过多，从而阻碍了甲状腺内碘的有机化过程抑制 T_4 的合成,促使促甲状腺激素(TSH)分泌增加而产生甲状腺肿,称为高碘性地方性甲状腺肿。

(四)先天性甲状腺激素合成障碍

甲状腺激素生物合成的过程包括下列各步骤:将碘运输入甲状腺,碘和甲状腺球蛋白中的酪氨酸相结合,碘化酪氨酸的耦联,甲状腺球蛋白水解释放出碘化酪氨酸及甲状腺激素,甲状腺内碘化酪氨酸的脱碘作用及其碘的再利用,甲状腺激素释入血循环。在上述进程的各个步骤中可因一些特殊的酶的缺陷而引起甲状腺激素合成的障碍,迄今已知至少有五种不同的激素生成缺陷,可导致 TSH 的分泌亢进,引起甲状腺肿。有些病例由于存在的缺陷是部分性的,故可通过组织的增生肥大而使甲状腺功能得到代偿,因此临床上只有甲状腺肿大而甲状腺功能仍正常;另一些病例虽然通过甲状腺增生肥大,仍不能产生足够的甲状腺激素以适应生理需要,就同时出现甲状腺肿和甲状腺功能减退症(甲减)。

1.甲状腺摄取碘的缺陷

在这些患者,甲状腺难于从血浆中浓集碘,除甲状腺外,碘也不能运输入唾液及胃液。给正常人示踪剂量的放射性碘后 2 小时测定唾液碘浓度和血浆中碘浓度的比值为 $10\sim100$,而患者的比值为 1。这种缺陷病因不明,可能是碘进入甲状腺细胞所需能量不足,也可能是甲状腺细胞碘受体或载体异常。

2.碘的有机化缺陷

在这些患者,碘能运输入甲状腺,但不能和酪氨酸结合入甲状腺球蛋白而形成有机复合物,系缺少过氧化物酶所致。放射性碘可迅速聚集在甲状腺内,但由于甲状腺内碘未能进行有机结合而是处于游离状态,所以在给过氯酸钾或硫氰酸盐后可使碘迅速地自甲状腺释出。当血浆中碘逐渐由尿中排出,甲状腺内的碘随即回入血浆。这些患者的碘摄取率在刚给放射性碘后是高的,而在 24 小时后却是低的。甲状腺内含碘量显著减少,没有含碘有机复合物形成,血清蛋白结合碘浓度低。在给予放射性碘追踪剂量后 2 小时,给予 1 g 过氯酸钾或硫氰酸盐能使患者甲状腺内存在的游离碘释入血浆,2 小时后若 20% 以上的碘被释出,试验即为阳性。

3.碘化酪氨酸耦联缺陷

在此缺陷中,碘化酪氨酸不能缩合成具有激素活力的碘化甲腺原氨酸(主要为甲状腺素和三碘甲腺原氨酸)。甲状腺内有大量的碘化酪氨酸,但很少有碘化甲腺原氨酸,甲状腺球蛋白内有大量的一碘酪氨酸(MIT)及二碘酪氨酸(DIT),血浆中甲状腺激素含量低。此缺陷与耦联过程的酶缺乏或者甲状腺球蛋白结构异常,不利于碘化酪氨酸耦联有关。

4.碘化酪氨酸脱碘作用的缺陷

此缺陷在于碘一旦结合成一碘酪氨酸或二碘酪氨酸后,不能被再利用。正常甲状腺能对碘化酪氨酸进行脱碘作用,将碘再利用。脱碘作用的缺陷系由于缺乏脱卤素酶,因而一碘酪氨酸及二碘酪氨酸直接由甲状腺释入血循环,由尿液排出,造成内生性的碘损耗,临床出现甲状腺肿大及功能降低。对这些患者可予放射性碘后测定血浆及尿中放射标记的碘化酪氨酸而获得诊断。

5.异常碘化蛋白质的形成和释放

正常人血清酸化至很低 pH 时,正丁醇能提出它的全部碘(即甲状腺激素所含碘)。在有此缺陷患者的血清中,正丁醇仅能提出部分的血清碘,余下的为一种异常的有机复合物,它和甲状腺球蛋白不同,没有代谢作用,也不能抑制 TSH 的产生和释放,这种碘蛋白质主要含有一碘酪氨酸及二碘酪氨酸,而没有甲状腺素和三碘甲腺原氨酸。本病的基本缺陷尚未弄清,可能为甲状腺球蛋白分子结构的改变,也可能为甲状腺内蛋白分解酶的异常,使碘化而未成熟完备的甲状腺球蛋白释入血循环,也可能是正常甲状腺球蛋白产生不足,有时其他蛋白质进入甲状腺被碘化。

(五)肾脏碘清除率增高

引起肾脏碘清除率增高的原因较多,常受内分泌激素和代谢因素的影响。青春发育期和妊娠期碘清除率均增高,造成碘的过量丧失,使机体处于相对缺碘状态,诱发单纯性甲状腺肿。碘清除率增高可表现为家族性,患者常伴有皮质功能亢进症状。Addison 病及腺垂体功能减退症使碘清除率降低,甲状腺激素 TSH 和雄激素对碘清除率影响较小。

二、发病机制

(一)甲状腺合成、分泌甲状腺激素减少

传统的观点认为,不同病因引起的甲状腺肿反映了共同的发病机制,即一个或几个因素造成甲状腺合成、分泌甲状腺激素减少,继而 TSH 分泌增多,高水平的 TSH 刺激甲状腺生长和甲状腺激素合成,最终甲状腺激素分泌速率恢复正常,患者代谢水平正常,但甲状腺肿大。当疾病严重时,包括 TSH 分泌增多的代偿性反应仍不能使分泌的甲状腺激素适应生理需要时,此时患者既有甲状腺肿又有甲减。因此,单纯性甲状腺肿与具有甲状腺肿的甲减仅是程度上的不同,在发病机制方面不能完全分开,单纯性甲状腺肿的特殊原因可能与甲减一起存在或分别存在。与上述观点不一致的是,临床发现大多数单纯性甲状腺肿患者的血清 TSH 水平并不增高。然而,给予抑制剂量的甲状腺激素后,甲状腺肿缩小。这一事实说明 TSH 对甲状腺肿的发生和维持确有作用。对这种矛盾现象的解释有三:①一种可能的机制是如果存在某些因素使甲状腺对碘的利用发生障碍,即使 TSH 水平正常,甲状腺肿仍可在其刺激下逐渐发生。对此观点最有利支持的动物实验是切除大鼠垂体,观察其甲状腺重量对标准剂量的外源 TSH 的反应。结果显示,凡实验前存在有碘耗竭的甲状腺,给予 TSH 后其甲状腺增生显著。②第二种可能性为血清 TSH 浓度仅有轻度增加,目前所使用的放射免疫测定方法难以检测出来。③第三种推测为检测患者血清 TSH 时,甲状腺肿已经形成,当初造成甲状腺肿的刺激——高浓度的 TSH 已不再存在,此时已降至正常的 TSH,即可维持甲状腺肿。

(二)甲状腺生长免疫球蛋白

近年对单纯性甲状腺肿中甲状腺增大的机制提出了一种新的观点,认为在一些患者中可能存在一种"甲状腺生长免疫球蛋白"(TGI),它具有 TSH 样的能刺激甲状腺生长的作用,但又不具有 TSH 或 TRAb 能促进甲状腺功能的作用,因此患者无甲状腺功能亢进。这种自身免疫机制所致的单纯性甲状腺肿患者及其亲属易患自身免疫疾病。另外,患者行甲状腺次全切除术后,甲状腺肿易复发。不过,对此观点支持的资料不多,尚需进一步研究证实。对单纯性甲状腺肿中多结节性甲状腺肿发生机制的认识,单纯性甲状腺肿早期为弥漫性甲状腺肿,以后变为多结节性甲状腺肿。多结节性甲状腺肿具有解剖结构和功能上的不均一性,且倾向于发生功能自主性区域。目前对多结节性甲状腺肿发生机制的认识主要有两种意见,一种观点认为长期的 TSH 刺激或高度刺激与复旧的反复循环,造成了多结节性甲状腺肿的发生,同时也导致了某些增生区域的功能自主性。局部的出血、坏死、纤维化及钙化,更加重了结构和功能上的不均一性。另一种观点主要依据对多结节性甲状腺肿的放射自显影和临床研究的结果,认为在疾病开始时甲状腺内就已经存在解剖和功能上的不均一性的基础,后来由于受到长期刺激而变得更趋明显。由于多结节性甲状腺肿存在有自主性的高功能区域,因此当患

者接受碘负荷时,易发生甲状腺毒症。为此,对单纯性多结节性甲状腺肿患者,应避免使用含碘药物;在必需使用含碘造影剂的放射学检查后,应密切观察,甚至有人提出应给予抗甲状腺药物(尤其在缺碘地区),以防甲亢发生。

三、病理改变

早期由于甲状腺激素合成和分泌减少,使垂体促甲状腺激素分泌增多,刺激甲状腺滤泡上皮增生,甲状腺呈对称性肿大,表面光滑,重量 60～800 g 不等。切面可见结节、出血、纤维化或钙化。镜下滤泡上皮轻度或高度增生。病变进一步发展,滤泡发生复旧。此时上皮细胞变成矮立方型或扁平型。滤泡腔由于胶质蓄积而高度扩张,称为胶性甲状腺肿或单纯性甲状腺肿。由于长期反复增生与复旧,则形成结节性甲状腺肿。

肉眼及镜下可见直径几毫米至数厘米大小不等的结节形成,结节间是散在的正常甲状腺组织。结节表面有时可见明显的纤维组织包膜。结节结构极不一致,滤泡呈实心或含丰富的胶质,滤泡上皮矮立方型。部分上皮增生形成乳头状突起伸入滤泡腔内,间质结缔组织增生、透明性变及钙盐沉着,也可有淋巴细胞浸润,有时可见新鲜或陈旧性出血及坏死所引起的机化、胆固醇结晶沉着、巨噬细胞及异物巨细胞浸润等改变。

四、临床表现

单纯性甲状腺肿多见于女性,本病常发生于青春期和妊娠期内,根据国外资料,约 1% 的男孩和 4% 的女孩在 12 岁时有单纯性甲状腺肿。一般人群发病率约 4%。还有些患者主诉其甲状腺肿见于情感应激时或月经期,但这尚未证实。

(一)症状

单纯性甲状腺肿患者早期常无任何症状,偶然被家人或同事发现,或体格检查时发现甲状腺肿大。病程长者,随着病情的发展,甲状腺可逐渐增大,发展至重度肿大时可引起压迫症状。压迫气管可引起咳嗽与呼吸困难、咽下困难、声音嘶哑;压迫血管致血液回流障碍可出现面部青紫、水肿,颈部与胸部浅表静脉扩张。患者还可有头晕,甚至晕厥发生,但均较少见。

(二)体征

甲状腺一般呈弥漫性的轻、中度肿大,质地软,早期无结节,几年后可有大小不等、质地不一的结节,大多数无血管杂音,少数可闻及血管杂音。有多年的单纯性甲状腺肿病史者,甲状腺肿大常不对称,表面不光滑,呈小叶状或结节状。结节为多发性,境界常不清楚。当甲状腺肿发展成较大时,可造成食管或/和气管的受压、移位。胸廓入口处狭窄可影响头、颈和上肢的静脉回流,造成静脉充血,当患者上臂举起时,这种阻塞表现加重(Pemberton 征)。

(三)并发症

甲状腺内出血可造成伴有疼痛的急性甲状腺肿大,常可引起或加重阻塞、压迫症状。单纯性甲状腺肿多年后可以发生一个或几个结节的结节性甲状腺肿,并可导致甲状腺功能亢进或甲状腺功能减退。结节性甲状腺肿的另一并发症为癌变,如果甲状腺肿的一部分突然增大,质地坚硬,患者出现喉返神经受压所致的声音嘶哑,或在甲状腺旁出现淋巴结肿大,应注意除外甲状腺癌的可能。

五、实验室检查

(一)甲状腺激素及抗体测定

甲状腺功能检查一般是正常的,部分患者 TT_4 正常低值或轻度下降,但 T_3/T_4 比值常增高,这可能是患者甲状腺球蛋白的碘化作用有缺陷所致。弥漫性甲状腺肿患者血清促甲状腺激素(TSH)和促甲状腺激素释放激素(TRH)兴奋试验正常,甲状腺素抑制试验阳性。病程较长的单纯性多结节性甲状腺肿患者,其功能自主性的倾向可表现为基础 TSH 水平降低或 TRH 兴奋试验时 TSH 反应减弱或缺乏。部分患者甲状腺素抑制试验可不受抑制。病程长者还可有甲状腺激素水平的降低。抗甲状腺球蛋白抗体和抗微粒体抗体阴性。大多数单纯性甲状腺肿患者的血清甲状腺球蛋白(Tg)水平增高,增高的程度与甲状腺肿的体积呈正相关。

(二)甲状腺摄碘率

放射性碘摄取率一般正常,但部分患者由于轻度碘缺乏或甲状腺激素生物合成缺陷,甲状腺摄碘率增高,但高峰不提前,可被 T_3 所抑制,但当甲状腺结节有自主性功能时,可不被其抑制。

(三)甲状腺 B 超

可见甲状腺弥漫性肿大,部分血流丰富;病程长者,可见有结节。

(四)甲状腺扫描

甲状腺放射性核素显像可见甲状腺弥漫性肿大,放射性分布均匀,如为结节性甲状腺肿,放射性分布不均,可呈现有功能的或无功能的结节。

六、诊断

(一)初步诊断

根据甲状腺肿大及实验室检查、影像学检查特点,基本可以确定诊断。

(1)在非地方性甲状腺肿地区,甲状腺肿大无明显症状者,首先应考虑散发性甲状腺肿。

(2)血清 T_3 和 T_4 水平正常,TSH 水平正常或稍低,TRH 兴奋试验 TSH 反应正常或减弱。为明确是否伴有功能亢进,还是由于缺乏甲状腺激素或缺碘引起,还可做甲状腺素抑制试验。TRAb、TPOAb 阴性。

(3)放射性碘摄取率一般正常,少数患者可呈现[131]I 摄取率增高,但高峰无前移。

(4)影像学检查显示甲状腺弥漫性肿大,结节性患者质地常不均匀。

(二)病因诊断

在诊断了甲状腺肿后,还要根据病史、临床检查等特点,明确甲状腺肿的病因。

有长期服用抑制甲状腺激素合成的药物史者,考虑为药物性甲状腺肿。青春期、妊娠期、哺乳期、外伤及慢性消耗性疾病所致者,常有明显的生理、病理特征。对一些代谢缺陷引起的甲状腺肿,则需行进一步的实验室检查才能确诊为何种缺陷。如碘摄取缺陷时,做放射性碘摄取率检查,发现甲状腺不能浓集碘,唾液中也缺乏碘的浓集;过氧化物酶缺陷时,过氯酸钾释放试验为阳性,血中甲状腺激素水平降低;耦联缺陷时,层析测定甲状腺组织标本可发现甲状腺内大量碘化酪氨酸;碘化酪氨酸脱卤素酶缺陷时,在给患者示踪剂量的放射性碘后,用层析法可显示血浆及尿中碘化酪氨酸;正丁醇不溶性蛋白缺陷时,血清蛋白结合碘及正丁醇提取碘,或蛋白结合碘及血清甲状腺激素碘间差别超过 20%;碘和异常蛋白质结合时,可在给放射性碘后于血浆及尿中测得碘和异常蛋白结合的复合物。

七、鉴别诊断

(一)慢性淋巴细胞性甲状腺炎

慢性淋巴细胞性甲状腺炎也称为桥本病,表现为甲状腺弥漫性肿大,但是质地较韧,查甲状腺过氧化物酶抗体和球蛋白抗体常明显增高,提示是一种自身免疫性的甲状腺炎。特别是儿童患者,当抗甲状腺球蛋白抗体和抗微粒体抗体阳性者,应考虑慢性淋巴细胞性甲状腺炎。

(二)甲状腺癌

甲状腺癌时甲状腺肿大,质地韧或偏硬,表面不光滑,有结节,且结节活动度差,周围可有肿大的淋巴结。查 B 超可示多个不规则结节,甲状腺扫描显示冷结节,查血甲状腺球蛋白、降钙素可升高,甲状腺针吸活检有助于诊断。

(三)亚急性甲状腺炎

多在病毒、细菌感染后引发了自身免疫反应。患者可有发热、咽痛,甲状腺肿大,质地韧或偏硬,压痛明显。查甲状腺功能可以升高,而甲状腺扫描示甲状腺区域显影差,摄碘率降低,这是诊断亚急性甲状腺炎的重要依据。亚急性甲状腺炎时血沉快,合并感染时血常规可升高。

(四)结节性甲状腺肿

病史多较长,甲状腺呈结节样肿大,可以发生 T_3 型甲亢,也可以出现甲减。单纯性甲状腺肿随着病程延长,进展至多结节阶段时,自主性功能的病灶可出现,部分患者可从临床甲状腺功能正常逐渐发展为甲状腺功能亢进(毒性多结节性甲状腺肿)。

(五)Graves 病

单纯性甲状腺肿的弥漫性肿大阶段类似于 Graves 病或桥本病的甲状腺特点。如果 Graves 病未处于活动的甲状腺毒症阶段和缺乏眼征表现,单纯性甲状腺肿很难与其区分开,后者 TRAb 多升高。

八、治疗

(一)内科治疗

大多数单纯性甲状腺肿患者无明确病因可寻,但无论何因,其共同发病机制是甲状腺素合成减少,所以甲状腺激素是最为有效的药物治疗。治疗前必须检测 TSH 基础水平或 TRH 兴奋试验,只有无血清 TSH 浓度降低,或 TSH 对 TRH 反应良好时,才可以用甲状腺激素治疗。较年轻的单纯性弥漫性甲状腺肿患者的血清 TSH 水平多正常或稍增高,是使用甲状腺激素治疗的指征。常用左甲状腺素治疗,根据病情选择用药剂量,如每天 $50 \sim 100 \ \mu g$,能取得较好效果,使甲状腺逐渐缩小。病程长的多结节性甲状腺肿患者,血清基础 TSH 浓度常 $< 0.5 \ mU/L$,应做 TRH 兴奋试验,如 TSH 反应降低或无反应,表示甲状腺已有自主性功能,不宜用甲状腺激素治疗。

使用甲状腺激素替代治疗,所给予的剂量应不使 TSH 浓度降低至与甲状腺毒症者相似为宜,即稍小于 TSH 完全抑制的剂量($<0.1 \ mU/L$)。早期单纯性弥漫性甲状腺肿阶段的年轻患者,可每天用 $50 \sim 100 \ \mu g$ 的左甲状腺素治疗。对老年患者,每天 $50 \ \mu g$ 的左甲状腺素足以使 TSH 抑制到适宜的程度($0.2 \sim 0.5 \ mU/L$)。

对有明确病因者,应针对病因治疗。如对缺碘或使用致甲状腺肿物质者,应补充碘或停用致甲状腺肿物质,甲状腺肿自然消失。对单纯性甲状腺肿患者补碘应慎重,对无明确证据证实为碘缺乏者,补碘不但无效,而且还有可能引起甲状腺毒症。治疗结果极多样化。早期较小弥漫性增生的甲状腺肿反应良好,3～6个月内消退或者消失。晚期,较大的多结节性甲状腺肿,自主性生长的滤泡细胞比例较高,故药物治疗反应较差,仅约1/3的病例腺体体积明显缩小;而其他2/3病例中,抑制治疗可防止腺体进一步生长。结节间组织退化,比结节本身的退化更为常见。因此,在治疗期间结节可显现得似乎更为突出。甲状腺最大限度地恢复后,抑制药物可减少到最小剂量,长期维持或有时停止服用。甲状腺肿可保持缩小,也可以复发,难以预测。如复发,应重新开始并无限期地进行抑制性治疗。对甲状腺功能正常的多结节性甲状腺肿患者,至少应每年复查甲状腺功能,并做全面体检,根据需要行影像学检查。

(二)放射性^{131}I治疗

对于血清 TSH 浓度降低的、甲状腺激素水平偏高的单纯性甲状腺肿可给予小剂量放射性^{131}I治疗。治疗前除测定甲状腺的^{131}I摄取率外,还应作甲状腺扫描,以估计甲状腺的功能情况,有放射性^{131}I治疗适应证者方可进行治疗。单纯性甲状腺肿一般不需快速治疗,因此可采取小剂量给予放射性碘。由于患者多为老年人,故应警惕放射性碘所引起的甲状腺激素急剧释放这一少见但可能发生的治疗并发症。如患者有冠心病等不能耐受一时性甲亢的疾病,可于放射性碘治疗前先给予抗甲状腺药物。

(三)外科治疗

对单纯性甲状腺肿的外科治疗无生理学依据,一般而言,不应行外科手术治疗,因为甲状腺的部分切除将更进一步限制甲状腺对激素需要增多的适应能力。但若出现压迫阻塞症状,且给予甲状腺激素治疗无效时,手术是指征。有些患者有肿瘤迹象时,应做相应检查,怀疑有恶变时有手术适应证。术后应给予甲状腺激素替代治疗。替代剂量为左甲状腺素钠片约 1.8 $\mu g/kg$,以抑制再生性增生和进一步的致甲状腺肿作用。

九、单纯性甲状腺肿的预防

减少单纯性甲状腺肿发生的根本在于预防。多年来,我国为了降低缺碘地区甲状腺肿的发生率,提倡食用碘盐。通过补碘,使缺碘性甲状腺肿的发病率明显降低。少部分患者是由高碘引起的甲状腺肿,在明确病因后可得到较好的预防。如由缺碘引起者,尤其在青春期、妊娠期、哺乳期等生理性需碘量增加时应注意碘的补充,多吃一些海带、紫菜等含碘的食物,防止在这些时期发生甲状腺肿。服用的药物应避免对甲状腺摄碘的影响。

(于玮洁)

第二节　结节性甲状腺肿

结节性甲状腺肿是一种常见的甲状腺病症,又称腺瘤样甲状腺肿,发病率很高,有学者报道可达人群中的 4%,以中年女性多见。多数患者在发现结节性甲状腺肿时,已有多年的病史;部分是由单纯性甲状腺肿发展而来,患者可能无不适感觉,仅少数患者诉说有颈部胀感,待甲状腺肿大至一定程度时才发现。部分是地方性甲状腺肿和散发性甲状腺肿晚期所形成的多发结节。临床表现为甲状腺肿大,并可见到或触及大小不等的多个结节,结节的质地多为中等硬度。临床症状不多,仅为颈前区不适。甲状腺功能多数正常。甲状腺扫描,甲状腺 B 超可以明确诊断。

一、病因与发病机制

结节性甲状腺肿是一种良性疾病,由于机体内甲状腺激素相对不足,致使垂体 TSH 分泌增多,在这种增多的 TSH 长时期的刺激下,甲状腺反复增生,伴有各种退行性变,最终形成结节。甲状腺结节的发病机制与病因目前仍不明了,很可能系多因素所致,如遗传、放射、免疫、地理环境因素、致甲状腺肿因素、碘缺乏、化学物质刺激及内分泌变化等多方面综合刺激所致。

致甲状腺肿物质包括某些食物、药物、水源污染、土壤污染及环境污染等;碘缺乏地区有甲状腺肿伴结节性甲状腺肿流行;放射性损伤可以致癌,但应用^{131}I 治疗后数十年经验与统计证明,放射性^{131}I 治疗的主要不良反应不是致癌,而是甲状腺功能减退,尤其是远期功能低下。在某些多结节性甲状腺肿患者的 TGA 及 TMA 检测中发现有 54.7% 的阳性率,单结节阳性率为16.9%。结节性甲状腺肿患者有先天性代谢性缺陷,导致甲状腺肿代偿性增生过度。环境中缺少硒、氟、钙、氯及镁等微量元素的摄入等。

有人提出"触发因子-促进因子"理论,系由于甲状腺本身在致甲状腺肿物质与放射性损伤或致癌物质促进下,引起患者甲状腺组织细胞内 DNA 性质变化,促使 TSH 或其他免疫球蛋白物质基因突变,不断发展变化,可导致甲状腺组织增生,甚至癌变。早期未发生自主性功能变化以前,经过治疗可获良效,增生的甲状腺结节可以消退,晚期由于自主性功能结节形成或发生其他变化,则用药物治疗难以取效,必须手术切除结节为宜。总之,结节性甲状腺肿发病机制比较复杂,目前仍不确切,有待研究。

二、临床表现

(1)患者有长期单纯性甲状腺肿的病史,发病年龄一般>30 岁。女性多于男性。甲状腺肿大程度不一,多不对称。结节数目及大小不等,一般为多发性结节,早期也可能只有一个结节。结节质软或稍硬,光滑,无触痛。有时结节境界不清,触摸甲状腺表面仅有不规则或分叶状感觉。病情进展缓慢,多数患者无症状。较大的结节性甲状腺肿可引起压迫症状,出现呼吸困难、吞咽困难和声音嘶哑等。结节内急性出血可致肿块突然增大及疼痛,症状可于几天内消退,增大的肿块可在几周或更长时间内减小。主要表现为甲状腺肿大,并可触及大小不等的多个结节,结节的质地多为中等硬度,活动度好,无压痛;在少数患者仅能扪及单个结节。

(2)结节性甲状腺肿出现甲状腺功能亢进(Plummer 病),患者有乏力、体重下降、心悸、心律失常、怕热多汗、易激动等症状,但甲状腺局部无血管杂音及震颤,突眼少见,手指震颤也少见。老年患者症状常不典型。

(3)注意患者有无接受放射线史、口服药物史及家族史,患者来自地区是否为地方性甲状腺肿流行区等。一般结节性甲状腺肿病史较长,无压迫症状,无甲状腺功能亢进症状,患者多不在意,无意中发现甲状腺结节而来就诊检查。

(4)如为热结节又称毒性结节时,患者年龄多在 40~50 岁,结节性质为中等硬度,有甲亢症状,甚至发生心房纤维性颤动及其他心律失常表现,如有出血时可有痛感,甚至发热。结节较大时可出现压迫症状,如发音障碍,呼吸不畅,胸闷、气短及刺激性咳嗽等症状。

(5)如来自碘缺乏地区的结节性甲状腺肿患者,其甲状腺功能可有低下表现,临床上也可发生心率减慢,水肿与皮肤粗糙及贫血表现等。少数患者也可癌变。结节性质为温结节者比较多见,可用甲状腺制剂治疗,肿大的腺体可呈缩小。冷结节比较少见,有临床甲减者可用甲状腺制剂治疗,但往往需要手术治疗。

三、辅助检查

发现甲状腺呈结节性肿大时,需做以下检查。

(一)甲状腺 B 超

可显示甲状腺肿大,有多个低回声区,还可显示甲状腺结节的大小,有无钙化等。甲状腺 B 超可以明确甲状腺结节为实质性或囊肿性,诊断率达 95%。伴有囊肿的甲状腺结节多为良性结节,可用抽吸治愈或缩小结节。实质性结节者还应进行甲状腺扫描或穿刺病理检查等。具有高分辨力的超声图像检查可以分析结节至 1 mm 病灶,临床上认为单结节者,常可发现为多结节,接近于尸检所见,大多数囊肿病变并非真正囊性,而是具有实性组织的病变,并能显示混合性回声波群。

(二)甲状腺扫描

常用的甲状腺扫描有放射性核素^{131}I 和^{99m}Tc,即^{131}I 扫描、^{99m}Tc 扫描。甲状腺结节因对碘的摄取能力不同而图像不同,^{99m}Tc 可像碘一样被甲状腺所摄取,但不能转化。甲状腺扫描可显示甲状腺的吸碘率,有利于判断甲状腺功能;结节性甲状腺肿时可显示有多个稀疏区,稍大的结节可呈凉结节或冷结节。恶性结节不能摄取碘,恶变区将出现放射稀疏区,根据其摄碘能力,可分为无功能的冷结节,正常功能的温结节和高功能的热结节。放射性核素或^{99m}Tc 扫描的缺点是不能完全区分良性或恶性结节,而仅是一个初步判断分析。

(三)甲状腺功能

测定甲状腺功能大多正常。但是要注意 TSH,如升高提示甲状腺功能偏低,需要补充甲状腺激素治疗;如降低需排除合并甲亢的可能。如甲状腺球蛋白抗体(TGA)或甲状腺过氧化物酶抗体(TPOAb)升高,提示有桥本病的可能。

(四)血甲状腺球蛋白和降钙素测定

这两项指标有助于排除甲状腺癌。当甲状腺有结节时,需进行测定。甲状腺癌时甲状腺球蛋白可升高;降钙素升高是甲状腺髓样癌的特异性指标。

(五)甲状腺 CT 或 MRI

当怀疑有甲状腺癌的可能时,需做甲状腺 CT 或 MRI 辅助诊断。

(六)甲状腺吸^{131}I 率

结节性甲状腺肿^{131}I 率正常或增高,但无高峰前移。出现 Plummer 病时,吸^{131}I 率升高,或虽在正常范围内而高峰前移。

(七)甲状腺穿刺组织病理检查

应用细针针吸活检术检查,对甲状腺结节的诊断有一定价值,比较安全。穿刺结果有助于手术治疗指征,其细胞学准确度达 50%～97%。但也可取样有误,特别是有囊性变患者及结节较小者,如<1 cm 的病变,穿刺准确度可有困难。细针活检不能确定,还可用粗针再穿刺活检,其结果可能更加准确。但穿刺针进入恶性结节癌肿以后,可将癌细胞扩散为其害处,应特别注意。为了术前明确结节性质,也可采用开放性甲状腺组织活检,以利全面分析。

四、鉴别诊断

(一)甲状腺腺瘤

尤其是与多发性腺瘤鉴别。结节性甲状腺肿患者年龄较大,病史较长,甲状腺肿大呈分叶状或多个大小不等的结节,边界不清,甲状腺激素治疗,腺体呈对称性缩小。多发甲状腺腺瘤甲状腺肿大不对称,可触及多个孤立性结节,如合并单纯性甲状腺肿,腺瘤结节边界也较清楚,质地较周围组织略坚韧,甲状腺激素治疗,腺体组织缩小,结节更加突出。

(二)结节性甲状腺肿伴甲亢

与 Graves 病鉴别。前者地方性甲状腺肿流行区多见,年龄一般较大,多在 40 岁以上,常在出现结节多年后发病,甲状腺功能亢进症状较轻而不典型。Graves 病发病年龄多在 20~40 岁,两侧甲状腺弥漫肿大,眼球突出,手指震颤,甲状腺局部可触及震颤及听到血管杂音。甲状腺扫描发现一个或数个"热结节"。

(三)其他

1.甲状腺囊肿

甲状腺扫描为"冷结节",B 超检查为囊性结节,细针穿刺可明确诊断。

2.甲状腺腺瘤

多数为单发,生长缓慢,无症状。甲状腺扫描为"温结节"。若为毒性腺瘤表现为"热结节"。腺瘤也可发生出血、坏死液化呈"冷结节"。

3.甲状腺癌

甲状腺癌早期除甲状腺结节外可无任何症状,此时与结节性甲状腺肿鉴别困难。可做针刺活组织检查,尤其粗针穿刺诊断意义很大。

4.毒性结节性甲状腺肿

老年人多见,无突眼,心脏异常多见。甲状腺扫描可见多个摄碘功能增强的结节,夹杂不规则的浅淡显影区。

5.甲状腺肿瘤

滤泡性甲状腺癌分泌甲状腺激素引起甲亢。局部可扪及肿块,核素扫描、超声检查及细针穿刺细胞学检查可协助诊断。

五、治疗

(一)甲状腺激素抑制治疗

TSH 是甲状腺细胞生长增生的主要刺激因子。甲状腺激素治疗可以抑制垂体 TSH 的分泌,减少对甲状腺的刺激,使结节性甲状腺肿停止发展并缩小。一般单纯性结节性甲状腺肿,无论是单结节及多发性结节,如果是温结节或冷结节都可使用甲状腺制剂进行治疗。给甲状腺粉(片)每天 40~80 mg 口服;或用左甲状腺素钠片,每天 50~100 μg 口服。治疗后肿大的结节缩小者可继续使用至完全消失,有效的甲状腺激素治疗应能抑制 TSH 的分泌,使其维持在正常范围的低限为宜,但不宜过度抑制引起甲亢。对老年人特别是有心脏病者应适当减量。治疗至少3~6 个月。实质性甲状腺结节用甲状腺素治疗效果尚不理想,仅有 30%~40% 的患者有效,结节缩小。如治疗过程中结节变大应考虑手术治疗。

（二）手术治疗

当结节性甲状腺肿经做相应鉴别诊断的检查,或做甲状腺针吸活检怀疑有恶变时,目前主张手术治疗。

手术指征:①结节性甲状腺肿较大,有压迫症状者;②结节迅速增大,或有颈淋巴结肿大,疑恶变者。尽管诊断手段不断改进,多数手术治疗的甲状腺结节均为良性病变。因手术的并发症随手术范围扩大而增加,病变恶性程度的估计在计划手术范围中起主要作用。经细针穿刺、病理检查诊断为恶性者,应进行甲状腺全切;如穿刺结果为良性、而临床疑为恶性者可进行甲状腺叶切除。穿刺结果可疑者根据手术中冷冻切片结果决定手术范围。

（三）Plummer 病治疗

主要用手术治疗和放射性碘治疗。手术治疗效果好,不易复发。手术前需用抗甲状腺药物治疗控制甲亢病情后再行手术治疗。该类甲状腺肿患者因只有结节具有较高的摄^{131}I功能,结节以外的甲状腺处于抑制状态,所以放射性碘治疗不会造成结节以外的甲状腺组织损伤。可用于老年患者,特别是有心脏病者。对于老年患者或有其他严重疾病而不能耐受手术者,可用抗甲状腺药物治疗。

（于玮洁）

第三节 甲 状 腺 癌

甲状腺癌是最常见的内分泌恶性癌变疾病。按照组织学特征,起源于甲状腺滤泡细胞可以分为分化型甲状腺癌和未分化甲状腺癌,占所有甲状腺癌的 95％以上。分化型甲状腺癌包括乳头状甲状腺癌和滤泡型甲状腺癌,这类甲状腺癌通常是可治愈的。相反,未分化甲状腺癌来势凶猛,预后很差。近年来,甲状腺癌发病率逐年上升。年龄是一个影响甲状腺癌的重要因素,＞45 岁的患者预后较差。甲状腺癌多见于女性,但男性患者预后较差。另外的危险因素包括颈部放疗史,直径＞4 cm 的肿瘤,原发灶外侵,淋巴结及远处转移。

起源于甲状腺滤泡旁 C 细胞的恶性肿瘤称为甲状腺髓样癌,占所有甲状腺癌的 3％左右,其分为散发性髓样癌、家族性髓样癌、MEN 综合征。

一、概述

（一）甲状腺癌分期

2010 年甲状腺癌 UICC 分期如下。

1.TNM 分期

（1）T 分期。

T_x:无法对原发肿瘤作出估计。

T_0:未发现原发肿瘤。

T_1:原发肿瘤≤2 cm,局限于甲状腺内。

T_2:2 cm＜原发肿瘤≤4 cm,局限于甲状腺内。

T_3:肿瘤＞4 cm,肿瘤局限在甲状腺内或有少量延伸到甲状腺外。

T_{4a}:肿瘤蔓延至甲状腺包膜以外,并侵犯皮下软组织、喉、气管、食管或喉返神经。

T_{4b}:肿瘤侵犯椎前筋膜、或包绕颈动脉或纵隔血管。

未分化癌均为 T_4。

T_{4a}:未分化癌,肿瘤限于甲状腺内,尚可外科切除。

T_{4b}:未分化癌,肿瘤已侵出包膜,外科难以切除。

(2)N 分期。

N_0:无淋巴结转移。

N_{1a}:肿瘤转移至Ⅵ区(气管前、气管旁和喉前淋巴结)。

N_{1b}:肿瘤转移至单侧、双侧、对侧颈部或上纵隔淋巴结。

(3)M 分期。

M_0:无远处转移。

M_1:远处有转移。

2.不同甲状腺癌的临床分期

(1)甲状腺乳头状腺癌或滤泡状腺癌(45 岁以下)。

Ⅰ期:任何 T,任何 NM_0。

Ⅱ期:任何 T,任何 NM_1。

(2)甲状腺乳头状腺癌或滤泡状腺癌(45 岁以上)及髓样癌(任何年龄)。

Ⅰ期:$T_1 N_0 M_0$。

Ⅱ期:$T_2 N_0 M_0$。

Ⅲ期:$T_3 N_0 M_0$,$T_{1\sim3} N_{1a} M_0$。

ⅣA 期:$T_{1\sim3} N_{1b} M_0$,$T_{4a} N_{0\sim1} M_0$。

ⅣB 期:T_{4b}任何 NM_0。

ⅣC 期:任何 T 任何 NM_1。

(3)未分化癌(全部归Ⅳ期)。

ⅣA 期:T_{4a}任何 NM_0。

ⅣB 期:T_{4b}任何 NM_0。

ⅣC 期:任何 T 任何 NM_1。

(二)甲状腺癌危险因素

放射接触史,碘的不适当摄入,淋巴性甲状腺炎,激素原因和家族史都是可能引起甲状腺癌的危险因素。

1.放射接触史

放射接触史能够增加甲状腺乳头状癌的发生。这一现象,在广岛和长崎的原子弹爆炸,马绍尔群岛和内华达的核试验失误,以及切尔诺贝利核泄漏(后被观察及证实。尤其在切尔诺贝利核泄漏后,受到核辐射的儿童发生了更多的乳头状甲状腺癌,这可能与儿童甲状腺更易受放射线影响,或者儿童食用了更多受核污染的牛奶有关。儿童时期因头颈部肿瘤接受过放疗,也会导致乳头状甲状腺癌发生风险的增加。

2.缺碘

碘是合成甲状腺激素的必需原料。缺碘引起甲状腺滤泡细胞代偿性增生,导致甲状腺肿。在缺碘地区,甲状腺滤泡性肿瘤发病率升高;而在碘摄入过多的地区,乳头状甲状腺癌则更易发生。在动物实验中,碘的过量摄入,能导致甲状腺癌由滤泡型向乳头状表型转换。但是碘的不适量摄入如何导致甲状腺癌发生依旧不明。

3.免疫因素

乳头状甲状腺癌中通常可见淋巴细胞浸润,这一现象可能提示免疫因子可能参与恶性肿瘤的发生发展。分子生物学分析提示淋巴细胞甲状腺炎可能是甲状腺恶性肿瘤的早期表现。但其确切机制依旧不明。

4.年龄因素

大多数分化型甲状腺癌发生于 20～50 岁患者,女性患者为男性患者的 2～4 倍。这一现象可能提示女性激素可能参与甲状腺癌的发生。并且,雌激素受体在甲状腺滤泡细胞膜上表达,雌激素可导致滤泡细胞的增殖。同样并没有明确的动物模型能够复制,甲状腺癌与妊娠或外源性雌激素使用的关系。

5.遗传因素

遗传性因素对于甲状腺癌的发生也是同样重要的。若父母患有甲状腺癌,则患肿瘤风险增加 3.2 倍;若同胞兄妹患有甲状腺癌,则患肿瘤风险增加 6.2 倍。非家族性髓样癌发生率为 3.5%～6.2%。

二、乳头状甲状腺癌

乳头状甲状腺癌(PTC)是最常见的甲状腺癌,占所有甲状腺癌的 70%～90%。乳头状癌有着其特征的组织学表现:"砂粒体"和"营养不良性钙化"。甲状腺乳头状癌以淋巴结转移为主,常以颈部肿大淋巴结为首发症状。

(一)临床表现

患者以女性为多,男与女之比为 1∶2.7,年龄 6～72 岁,20 岁以后明显增多,31～40 岁组患病最多,占 30%,50 岁以后明显减少。乳头状癌淋巴结转移机会多,临床触不到淋巴结的患者,经选择性颈清扫术后,病理检查结果有 46%～72% 的病例有淋巴结转移。有些患者以颈部淋巴结肿大来就诊,甲状腺内肿物可能已经数月或数年。因甲状腺内肿物发展较慢,且无特殊体征,常被误诊为良性,肿物可以很小,仅 0.5～1.0 cm。晚期可以明显肿大,直径可达 10 cm 以上。呈囊性或部分呈囊性,侵犯气管或其他周围器官时肿物固定。侵犯喉返神经出现声音嘶哑,压迫气管移位或肿瘤侵入气管内出现呼吸困难。淋巴结转移多至颈深中组及颈深下组,晚期可转移至上纵隔。血行转移较少,有 4%～8%,多见于肺或骨。

(二)辅助检查

1.原发病变的诊断

无淋巴结转移的情况下,对甲状腺肿物的性质难以判断,在治疗前应进行如下的检查以明确病变的范围、与周围器官的关系、甲状腺功能的损伤程度、TSH 的分泌状况等。

(1)甲状腺核素扫描:大多数滤泡型腺癌和乳头状腺癌有吸碘功能,以往为术前主要手段,目前随着其他临床检查的发展已少用。

(2)B超检查:可发现甲状腺内肿物是多发或单发、有否囊性变、颈部有否淋巴结转移、颈部血管受侵情况等。

(3)CT 检查:显示甲状腺内肿瘤的位置、内部结构情况、钙化情况,无包膜恶性可能性大。虽不能作出定性诊断但对医师手术操作很有帮助,CT 能显示肿物距大血管的远近,距喉返神经、甲状旁腺、颈段食管的远近,肿瘤是否侵犯气管壁及侵入气管内、向胸骨后及上纵隔延伸情况,纵隔内淋巴转移情况。使外科医师术前心中有数,减少盲目性,能制三维成像的 CT 更好。

(4)磁共振成像(MRI):在无碘过敏患者中,不推荐使用。

(5)PET/CT:可判断肿瘤代谢情况,主要判断远处转移情况。

(6)针吸细胞学检查:近年来由于针吸细胞学诊断的进步,广泛应用于临床,但应用于甲状腺肿物的诊断有一定限度。

2.颈淋巴结转移的诊断

(1)临床触不到淋巴结而甲状腺内肿物高度怀疑癌,此为 N_0 病例,这类患者不一定没有淋巴结转移,应做 B 超或 CT 检查以发现手摸不到的肿大淋巴结。因有些患者脂肪厚,肌肉发达,淋巴结虽已很大且呈串也不易触及,如 B 超及 CT 检查怀疑转移,且甲状腺内肿物证实为癌应按联合根治术准备。

(2)甲状腺肿物合并颈淋巴结肿大时,淋巴结位于中、下颈深较多,位于胸锁乳突肌前缘或被覆盖,活动或固定,大致可判断为甲状腺癌颈转移,以乳头状癌为多见。如针吸细胞学阳性则可确诊。

(三)治疗

1.放疗

分化型甲状腺癌对放疗敏感性差,以手术治疗为主要手段,单纯体外放疗对甲状腺癌的治疗并无好处。^{131}I 治疗:用于手术不能切除的分化型甲状腺癌或远处转移的甲状腺癌。

2.手术治疗

(1)原发癌的处理:①一侧腺叶切除加峡部切除加Ⅵ区淋巴结清扫为单侧甲状腺癌治疗的最小手术方式。②全甲状腺切除当病变涉及两侧腺叶时行全甲状腺切除术。考虑到甲状腺多灶性癌的存在,应注意同侧腺叶多灶肿瘤,易出现对侧甲状腺内微小病灶的发生。③高分化侵袭性甲状腺癌,应积极地予以手术治疗,治疗越早,预后越好。④微小癌的治疗目前甲状腺乳头状微癌的治疗方式尚不统一。

(2)淋巴结转移癌的处理:不论是传统式的颈清扫术还是保留功能的改良根治术都应将各区淋巴结不论大小彻底切除。

三、甲状腺滤泡型腺癌

滤泡型癌较乳头状癌发病率低,占甲状腺癌的 10%～15%,较乳头状癌发病年龄大,常见于中年人,平均年龄 45～50 岁,男女之比为 1∶3。其恶性程度介于乳头状癌和未分化癌之间,易出现血行转移,如肺、骨、肝、脑等处。很少出现淋巴结转移。转移的组织,很像正常甲状腺,因此有人称为"异位甲状腺"。

临床表现大多数是单发的,少数也可是多发的。容易误诊为甲状腺腺瘤。预后较乳头状癌差。影响预后的决定因素是远处转移,不是甲状腺包膜的侵犯。

四、甲状腺未分化癌

甲状腺未分化癌(ATC)在甲状腺癌中比例较少,占 3%～8%。

(一)临床表现

本病发病年龄较高,男性发病较高。病情发展较快,出现颈部肿物后增长迅速,1～2 周内肿物固定,声音嘶哑,呼吸困难。有 1/3 患者颈部肿物多年,近几个月来迅速增大,因此有学者认为此部分病例是在原有分化型甲状腺癌或良性肿物基础上的恶变。

(二)辅助检查

CT 及颈部 X 线片常见气管受压,或前后径变窄或左右径变窄,或气管受压移位,偏于一侧,椎前软组织增厚,表明肿瘤从食管后椎前包绕了气管、食管。常有颈淋巴结转移,有时颈部转移淋巴结和甲状腺的原发灶融合在一起。根据肿物形态及硬度常可确诊。

(三)治疗

大多数患者来诊较晚,失去根治性治疗机会。有时手术目的是为了解决呼吸道梗阻,仅做气管切开。对少部分原发肿瘤较小的病例,尽量给予切除,然后行气管切开或气管造瘘,术后给予放疗及化疗,有的患者有一定疗效,有 40% 的患者可获完全缓解。

五、甲状腺髓样癌

甲状腺髓样癌(MTC)起源于甲状腺滤泡旁细胞或称 C 细胞。癌细胞可分泌多种胺类和多肽类激素,降钙素等,此外还有 5-羟色胺、组胺、前列腺素及 ACTH 样物质,导致部分患者出现顽固性腹泻,多为水样腹泻,但肠吸收障碍不严重,常伴有面部潮红。当肿瘤切除后腹泻即可消失,癌复发或转移时腹泻又可出现。

甲状腺髓样癌可分为散发性及家族性两种,前者约占 80%,不伴有其他内分泌腺部位的肿瘤,没有特殊的临床表现,后者占 20%,有明显家族史,分为两种类型:一类叫多发内分泌肿瘤ⅡA 型,此型包括甲状腺髓样癌、嗜铬细胞瘤和甲状旁腺功能亢进,因是 30 年前 Sipple 首先描述,被称为 Sipple 综合征。另一类叫多发内分泌肿瘤ⅡB 型,此型包括甲状腺髓样癌、嗜铬细胞瘤及伴有多发性黏膜神经瘤,并有特征性的面部表现(嘴唇肥厚、宽鼻梁、睑外翻等)。

(一)临床表现

甲状腺髓样癌占甲状腺恶性肿瘤的 6%~8%。除少数合并内分泌综合征外,大多数与其他类型的甲状腺癌相似,主要是甲状腺区肿块,有时有淋巴结肿大,可出现双侧颈转移,多数生长缓慢,病程长达 10~20 年,大多数 1 年左右。

(二)辅助检查

血清降钙素升高伴甲状腺结节患者,首先考虑甲状腺髓样癌,若无其他内分泌综合征及肿瘤可确诊。部分甲状腺髓样癌患者可有血清 CEA 升高。

(三)治疗

手术是治疗的有效手段。有淋巴结转移时行颈清扫手术,对于是否行预防性颈清扫术,目前有一定争议。目前有靶向药物针对甲状腺髓样癌,但疗效不明确。

六、甲状腺其他恶性肿瘤

甲状腺还有其他恶性肿瘤,如血管肉瘤、纤维肉瘤、癌肉瘤、骨肉瘤、恶性纤维组织细胞瘤等,均少见。其中值得注意的是恶性淋巴瘤,近年来文献报道有增多趋势。

恶性淋巴瘤少见,占所有甲状腺恶性肿瘤的 0.6%~5%,占所有淋巴瘤的 2.2%~2.5%。文献报道甲状腺恶性淋巴瘤合并慢性淋巴细胞性甲状腺炎达 95%~100%。所以细针穿刺应多方、多点穿刺。可疑者应做诊断性探查手术,术中制冷冻切片检查,确诊后根据情况行峡部切除或一叶切除,以免将来病变进一步发展压迫气管造成呼吸困难。

甲状腺恶性淋巴瘤是以放疗为主的综合治疗,配合以化疗。有低度恶性及高度恶性两种。其治疗效果优于甲状腺未分癌。

（于玮洁）

第四节　乳腺单纯性增生症

乳腺单纯性增生症属于乳腺结构不良的早期病变。1922 年 Bloodgood 首先描述,1928 年 Semb 注意到此病表现为乳房疼痛并有肿块,称为单纯性纤维瘤病。1931 年 Beatle 称之为乳腺单纯性、脱皮性上皮增生症;1948 年 Gescnickter 称之为乳痛症,一直沿用至今。

一、发病情况

乳痛症为育龄妇女常见病,可发生于青年期后至绝经期的任何年龄组,尤其以未婚女性或已婚未育或已育未哺乳的性功能旺盛的女性多见,该病的发病高峰年龄为 30～40 岁。在临床上 50％女性有乳腺增生症的表现;在组织学上则有 90％女性可见乳腺结构不良的表现。

二、病因

该病的发生、发展与卵巢内分泌状态密切相关。大量资料表明,当卵巢内分泌失调、雌激素分泌过多,而孕酮相对减少时,不仅刺激乳腺实质增生,而且使末梢导管上皮呈不规则增生,引起导管扩张和囊肿形成,也因失去孕酮对雌激素的抑制作用而导致间质结缔组织过度增生与胶原化及淋巴细胞浸润。

三、临床表现

临床表现为双侧乳房胀痛和乳房肿块,并且有自限性。

（一）乳房胀痛

因个体差异及病变的轻重程度不一样,所以乳腺胀痛程度也不尽相同。但患者的共有特点为疼痛的周期性,即疼痛始于月经前期,经期及经后一段时间明显减轻,甚至毫无症状。疼痛呈弥漫性钝痛或为局限性刺痛,触动和颠簸加重,并向双上肢放射,重者可致双上肢上举受限。

（二）乳房肿块

常常双侧乳房对称性发生,可分散于整个乳腺内,也可局限于乳腺的一部分,尤以双乳外上象限多见。触诊呈结节状、大小不一、变硬,经后缩小、变软。部分患者伴有乳头溢液。

（三）疾病的自限性和重复性

该病可不治自愈。尤其结婚后妊娠及哺乳时症状自行消失,但时有反复;绝经后能自愈。

四、辅助检查

（一）针吸细胞学检查

针吸肿块内少许组织做涂片检查,可见细胞稀疏;除有少许淋巴细胞外,尚可见分化良好的腺上皮细胞及纤维细胞。

（二）钼靶 X 射线检查

可见弥漫散在的直径＞1 cm、数目不定、边界不清的肿块影；如果密度均匀增高，失去正常结构、不见锐利边缘说明病变广泛。

（三）红外线透照检查

双侧乳腺出现虫蚀样或雾状的灰色影，浅静脉模糊。

五、诊断

(1)育龄期女性与月经相关的一侧或双侧乳房周期性疼痛及肿块。

(2)查体可触及颗粒状小肿物，质地不硬。

(3)疾病发展过程中具自限性特点。

六、鉴别诊断

（一）乳腺癌

有些乳腺癌可有类似增生症的表现，但乳腺癌的肿块多为单侧，肿块固定不变，且有生长趋势，在月经周期变化中表现增大，而无缩小趋势。针吸即可明确诊断。

（二）乳腺脂肪坏死

该病好发于外伤后、体质较肥胖的妇女，其肿块较表浅，未深入乳腺实质，肿块不随月经周期变化。针吸细胞学检查和组织活检可明确诊断。

七、治疗

本病有自限性，属于生理性变化的范畴，可以在结婚、生育、哺乳后症状明显改善或消失。因此，只要做好患者的思想工作，消除恐癌症，可不治自愈。对于临床症状重者，可采用中、西药治疗。

（一）中医治疗

青年女性患者，一侧或两侧乳房出现肿块和疼痛，并随月经周期变化，同时伴经前心烦易怒、胸闷、嗳气、两肋胀痛者，可用逍遥散合四物汤加减：柴胡 9 g，香附 9 g，八月扎 12 g，青皮、陈皮各 6 g，当归 12 g，白芍 12 g，川芎 9 g，橘叶 4.5 g，益母草 30 g，生甘草 3 g。

中年已婚妇女，以乳房肿块为主症，疼痛稍轻，并且随月经周期变化小；伴随月经不调、耳鸣目眩、神疲乏力，可用二仙汤合四物汤加减：仙蒂 9 g，淫羊藿 9 g，软柴胡 9 g，当归 12 g，熟地黄 12 g，锁阳 12 g，鹿角 9 g，巴戟天 9 g，香附 9 g，青皮 6 g。

（二）激素治疗

1.己烯雌酚

第 1 个月经期间，每周口服 2 次，每次 1 mg，连服 3 周；第 2 个月经期间，每周给药 1 次，每次 1 mg；第 3 个月经期间仅给药 1 次，每次 1 mg。

2.黄体酮

月经前两周，每周 2 次，每次 5 mg，总量为 20～40 mg。

3.睾酮

月经后 10 天开始用药，每天 5～15 mg，月经来潮时停药，每个月经周期不超过 100 mg。

4.溴隐亭

多巴胺受体激活剂,作用于垂体催乳细胞上的多巴胺受体,抑制催乳素的合成与释放。每天5 mg,疗程3个月。

5.丹那唑

雌激素衍生物,通过抑制某些酶来阻碍卵巢产生甾体类物质,从而调整激素平衡达到治疗作用。每天200～400 mg,连用2～6个月。

6.他莫昔芬

雌激素拮抗剂,月经干净后第5天口服,每天2次,每次10 mg,连用15天停药;保持月经来潮后重复。该药物治疗效果好,不良反应小,是目前治疗乳痛症的一个好办法。

(于玮洁)

第五节　乳腺囊性增生病

乳腺囊性增生病是妇女常见的乳腺疾病。本病的特点是以乳腺小叶、小导管及末端导管高度扩张形成的囊肿,乳腺组成成分的增生,在结构、数量及组织形态上表现出异常。本病与单纯性乳腺增生相比较,乳腺增生与不典型增生共存,存在恶变的危险,应视为癌前病变。

一、病因

本病的发生与卵巢内分泌的刺激有关。早在1930年就有学者证明切除卵巢的家鼠注射雌激素后能产生乳腺囊性病。在人类中,雌激素不仅能刺激乳腺上皮增生,也能导致腺管扩张,形成囊肿。新近研究说明高泌乳素血症是乳腺囊性增生症的重要原因,国外学者报道绝经后妇女患乳腺囊性增生症常是不恰当应用雌激素替代治疗的结果。

二、病理

(一)大体形态

一侧或双侧乳腺组织内有大小不等、软硬不均的囊性结节或肿块。囊肿大小不一,大囊肿直径可达5 cm,呈灰白色或蓝色,又称蓝色圆顶囊肿或蓝顶囊肿。小囊肿多见于大囊周围,直径仅2 mm,甚至肉眼见不到,只有在显微镜下可见。切开大囊肿可见囊肿内容物为清亮无色、浆液性或棕黄色液体,有时为血性液体。其中含有蛋白质、激素(泌乳素、雌激素、雄激素、人绒毛膜促性腺激素、生长激素、卵泡刺激素、黄体化激素等)、糖类、矿物质及胆固醇。切面似蜂窝状,囊壁较厚,失去光泽,可有颗粒状或乳头状瘤样物向囊腔内突出。

(二)组织学形态

组织学形态可见5种不同的病变。

1.囊肿

末端导管和腺泡增生,小导管扩张和伸展,末端导管囊肿形成。末端导管上皮异常增殖,形成多层,从管壁向管腔作乳头状生长,占据管腔大部分,以致管腔受阻,分泌物潴留而扩张,而形成囊肿。一种囊肿为单纯性囊肿,只有囊性扩张,而无上皮增生;另一种为乳头状囊肿,囊肿上皮增生,呈乳头状。

2.乳管上皮增生

扩张的导管及囊肿内上皮呈不同程度的增生,轻者上皮层次增多,重者呈乳头状突起,或彼此相连,呈网状或筛状、实体状、腺样。若囊肿上皮增生活跃,常见不典型增生或间变,有可能发展为癌。

3.乳头状瘤病

乳头状瘤病即在乳头状囊肿的囊性扩张基础上,囊壁上皮细胞多处呈乳头状增生,形成乳头状瘤病。根据乳头状瘤病受累范围、乳头密度及上皮细胞增生程度,可把乳头状瘤病分为轻度、中度及重度,临床上有实用意义。

4.腺管型腺病

小叶导管或腺泡导管化生并增生,增生的上皮细胞呈实性团块,纤维组织有不同程度的增生,而导管扩张及囊肿形成不明显,称为腺病形成。

5.大汗腺样化生

囊肿壁被覆上皮化生呈高柱状,胞浆丰富,其中有嗜酸性颗粒,似大汗腺细胞。此种细胞的出现,常是良性标志。此外,囊壁、导管、腺泡周围纤维组织增生,并形成纤维条索,挤压周围导管,产生阻塞,导致分泌物潴留,再引起导管扭曲或扩张。标本切面呈黄白色,质韧,无包膜。切面有时可见散在的小囊,实际是扩张的小导管。囊壁光滑,内有黄绿色或棕褐色黏稠的液体,有时可见黄白色乳酪样物质自乳管口溢出。

(三)病理诊断标准

乳腺囊性增生病具以上5种病变,它们并不同时存在。其中乳头状瘤病、腺管型腺病和囊肿是主要病变。各种病变的出现率与组织取材的部位、取材量的多少有关。如果切片中能见到5种病变中的3种,或3种主要病变的2种,即可诊断。在5种病变中囊肿性乳管上皮增生、乳头状瘤病、腺管型腺病所致的不典型增生,易导致癌变。

三、临床表现

(一)乳腺肿块

乳腺内肿块常为主要症状,可发生于一侧乳腺,也可发生于两侧乳腺,但以左侧乳腺较为显著。肿块可单发,也可为多个,其形状不一,可为单一结节,亦可为多个结节状。单一结节常呈球形,边界不甚清楚,可自由推动,有囊性感。多个结节者常累及双乳或全乳,结节大小不等,囊肿活动往往受限,硬度中等且有韧性,其中较大的囊肿位于近表面时常可触及囊性感。有的尚呈条索状沿乳管分布,直径多在0.5~3.0 cm。

根据肿块分布的范围可分为弥漫型(即肿块分布于整个乳腺内)、混合型(即几种不同形态的肿块,如片状、结节状、条索状、颗粒状散在于全乳)。

(二)乳腺疼痛

本病乳痛多不明显,且与月经周期的关系也不密切,偶有多种表现的疼痛,如隐痛、刺痛、胸背痛和上肢痛。有的患者常有一侧或两侧乳房胀痛,如针刺样,可累及肩部、上肢或胸背部。一般在月经来潮前明显,来潮后疼痛减轻或消失,临床经验提示有此变化者多为良性。肿块增大迅速且质地坚硬者提示恶变可能。

(三)乳头溢液

本病 5%～15% 的患者可有乳头溢液,多为自发性乳头排液。常为草黄色浆液、棕色浆液、浆液血性或血性溢液。如果溢液为浆液血性或血性,往往标志着有乳管内乳头状瘤。

四、诊断

乳腺胀痛,轻者如针刺样,可累及肩部、上肢或胸背部。检查时在乳腺内有散在的圆形结节,大小不等,质韧,有时有触痛。结节与周围组织界限不清,不与皮肤或胸肌粘连,有时表现为边界不清的增厚区。病灶位于乳腺的外上象限较多,也可累及整个乳房。有的患者仅表现为乳头有溢液,常为棕色、浆液性或血性液体。根据病史、临床症状及体征所见,一般能做出临床诊断。如诊断困难可结合辅助检查,协助诊断。

五、辅助检查

(一)肿物细针吸取细胞学检查

乳腺囊性增生病肿物多呈两侧性、多肿块性,各肿块病变的进展情况不一。采取多点细针吸取细胞学检查常能全面反映各肿块的病变情况或性质。特别疑为癌的病例,能提供早期诊断意见。最后确诊还应取决于病理活检。

(二)乳头溢液细胞学检查

少数患者有乳头溢液,肉眼所见多为浆液性、浆液血性。涂片镜检可见导管上皮泡沫细胞、红细胞、少许炎症细胞及脂肪蛋白质等无形物。

(三)钼靶 X 线摄影检查

钼靶 X 线片上显示病变部位呈现棉花团或毛玻璃状边缘模糊不清的密度增高影或见条索状结缔组织穿越其间伴有囊性时,可见不规则增强阴影中有圆形透亮阴影。乳腺囊性增生病肿块,须和乳腺癌的肿块鉴别,前者无血运增加、皮肤增厚和毛刺等恶性征象;若有钙化也多散在,不像乳腺癌那样密集。

(四)B 超检查

B 超诊断技术发展很快,诊断率不断提高。对本病检查时常显示增生部位呈不均匀低回声区和无肿块的回声囊肿区。

(五)近红外线乳腺扫描检查

本病在近红外线乳腺扫描屏幕上显示为散在点、片状灰影或条索状、云雾状灰影,血管增多、增粗,呈网状、树枝状等改变基础上常见蜂窝状不均匀透光区。

(六)磁共振成像(MRI)检查

典型的 MRI 图像表现为乳腺导管扩张,形态不规则,边界不清楚,扩张导管的信号强度在 T1 加权像上低于正常腺体组织;病变局限于某一区,也可弥漫分布于整个区域或在整个乳腺。本病的 MRI 图像特点通常为对称性改变。

六、鉴别诊断

(一)乳痛症

乳痛症多见于 20～30 岁年轻妇女。大龄未婚或已婚未育发育差的小乳房,双侧乳腺周期性胀痛,乳腺内肿块多不明显或仅局限性增厚或呈细颗粒状,又称细颗粒状小乳腺。

(二)乳腺增生症

乳腺增生症多见于 30～35 岁女性。乳痛及肿块多随月经的变化呈周期性,肿块多呈结节状多个散在,大小较一致,无囊性感,一般无乳头溢液。

(三)乳腺纤维腺瘤

乳腺纤维腺瘤多见于青年女性,常为无痛性肿块,多为单发,少数为多发。肿块边界明显,移动良好无触痛,但有时乳腺囊性增生病可与纤维腺瘤并存,不易区别。

(四)乳腺导管内乳头状瘤

乳腺导管内乳头状瘤多见于中年女性。临床上常见乳头单孔溢液,肿块常位于乳晕部,压之有溢液。X线乳腺导管造影显示充盈缺损,常可确诊。

(五)乳腺癌

乳腺癌常见于中老年妇女,乳腺内常为单一无痛性肿块。肿块细针吸取细胞学检查,多能找到癌细胞。乳腺囊性增生病伴有不典型增生、癌变时,常不易区别,需病理活检确诊。

七、治疗

囊性增生病多数可用非手术治疗。

(一)药物治疗

1.中药治疗

对疼痛明显、增生弥漫者,可服中药治疗。疏肝理气、活血化瘀、软坚化结、调和冲任等方法可缓解疼痛。

2.激素治疗

中药治疗效果不佳,可考虑激素治疗。通过激素水平的调整,达到治疗的目的。常用的药物有黄体酮 5～10 mg/d,月经来潮前5～10 天服用;达那唑 200～400 mg/d,服 2～6 个月;溴隐亭 5 mg/d,疗程 3 个月;其中增生腺体病理检测雌激素受体阳性者,口服他莫昔芬(三苯氧胺) 20 mg/d,2～3 个月。激素疗法不宜长期应用,以免造成月经失调等不良反应。绝经前期疼痛明显时,可在月经来潮前服用甲睾酮,每次 5 mg,每天 3 次,也可口服黄体酮,每天 5～10 mg,在月经前 7～10 天服用。近来应用维生素 E 治疗也可缓解疼痛。

(二)手术治疗

1.手术目的

明确诊断,避免乳癌漏诊和延误诊断。

2.适应证

患者经过药物治疗后疗效不明显,肿块增多、增大、质地坚实者;肿物针吸细胞学检查见导管上皮细胞增生活跃,并有不典型增生者;年龄在 40 岁以上,有乳癌家族史者,宜选择手术治疗。

3.手术方案选择

根据病变范围大小、肿块多少采用不同的手术方法。

(1)单纯肿块切除:肿块类型属于癌高发家庭成员者,肿块直径<3 cm 者,均可行包括部分正常组织在内的肿块切除。

(2)乳腺区段切除术:病变仅限于某局部,病理结果显示有上皮细胞高度增生、间变,年龄在 40 岁以上者,可行乳腺区段切除。

(3)经皮下乳腺单纯切除术:有高度上皮细胞增生,且家族中有同类病史,尤其是一级亲属有乳腺癌,年龄在 45 岁以上者,应行乳腺单纯切除术。

(4)乳腺根治术:35 岁以下的不同类型的中等硬度的孤立肿块,长期治疗时好时坏,应行多点细针穿刺细胞学检查,阳性者应行乳腺癌根治术。阴性者可行肿块切除送病理,根据病理结果追加手术范围。

(5)乳腺腺叶区段切除术。

麻醉方法与体位:局部浸润麻醉或硬膜外麻醉,仰卧位,患侧肩胛下垫小枕,患侧上肢外展 70°～80°,有利于显露病变部位。

手术切口:手术切口的长度取决于肿瘤的部位及体积大小。乳腺上半部多采用弧形切口;乳腺下半部多采用放射状切口;乳房下半部位置深的可在乳腺下皱襞做弧形切口;当肿块与皮肤有较紧的粘连时,须做梭形切口,切除粘连的皮肤。

手术步骤:①消毒、铺无菌巾。②切开皮肤、皮下组织,确定肿块的范围。③组织钳夹持、牵引肿块,用电刀或手术刀在距离病变两侧 0.5～1 cm 处梭形切除乳腺组织。④彻底止血,缝合乳腺创缘,避免残留无效腔;缝合皮下组织及皮肤切开,覆盖敷料,加压包扎伤口。

注意事项:①梭形切除乳腺组织时,必须防止切入病变组织内。②创缘避免遗留无效腔。③创口较大时可放置引流片引流。

(6)全乳房切除术。

麻醉方法和体位:采用硬膜外麻醉或全麻,取仰卧位,患侧肩胛下垫小枕,有利于乳腺肿块的暴露,患侧上肢外展 80°,固定于壁板上。

手术切口:根治肿块的位置选择以乳头为中心的环绕乳头的梭形切口,可选用横向或斜向切口。横切口形成的瘢痕较纤细,适用于乳腺较大且下垂的患者,斜向切口有利于术后创口的引流。

手术步骤:①消毒,铺无菌巾。②确定切口。③切开皮肤、皮下组织。④提起皮瓣边缘,沿皮下组织深面潜行锐性游离皮瓣,直到乳房边缘。若为恶性肿瘤,则皮瓣不保留脂肪,游离范围上起第2或第3肋骨,下至第6或第7肋骨水平,内侧至胸骨缘,外侧达腋前线。⑤自上而下,由内而外,将整个乳房及周围脂肪组织自胸大肌筋膜表面切除。如为恶性肿瘤,应将乳房连同胸大肌筋膜一并切除。⑥创口止血,冲洗伤口,放置引流,按层缝合伤口,覆盖敷料。⑦加压包扎伤口。

注意事项:①术后 2～3 天,引流液减少至 10 mL 以下时拔引流管,再继续适当加压包扎。②隔天换药,术后 8～10 天拆线。③术后常规送病理检查。若为恶性肿瘤,则要行乳腺改良根治术,最迟不超过两周。

八、预防

乳腺囊性增生和乳腺癌的关系尚不明确,流行病学调查研究提示囊性增生病的患者以后发生乳腺癌的机会为正常人群的 2～4 倍。乳腺囊性增生病是癌前病变,在诊断和治疗后应给予严密的监测:每月 1 次的乳房自我检查;每年 1 次的乳腺 X 线摄影;每 4～6 个月 1 次的临床乳房检查等。对每个患者建立一套完整的随访监测计划,在临床实践中,努力探索更有价值的诊治技术,提高对癌前疾病恶性倾向的预测,以利早期发现乳腺癌。

（于玮洁）

第六节 乳腺纤维腺瘤

乳腺纤维腺瘤是乳腺疾病中最常见的良性肿瘤,可发生于青春期后的任何年龄,多在 20～30 岁。其发生与雌激素刺激有关,所以很少发生在月经来潮前或绝经期后的妇女,为乳腺良性肿瘤,少数可发生恶变。一般为单发,但有 15％～20％ 的病例可以多发。单侧或双侧均可发生。一般为圆形、卵圆形,大的可呈分叶状。初期如黄豆大小,生长比较缓慢,可以数年无变化,因为无明显不适,因此很少引起患者的注意。肿块在不知不觉中逐渐长大,还有患者由于怕羞不愿找医师检查,直到肿块长得较大时,才不得不去医院诊治,耽误诊治。

一、病因和病理

乳腺纤维腺瘤的病因及发病机制尚不十分清楚,但多数学者认为与以下因素有关。

(一)雌激素水平失衡

多数患者有雌激素水平相对或绝对升高,雌激素水平的过度刺激可导致乳腺导管上皮和间质成分异常增生形成肿瘤。

(二)局部乳腺组织对雌激素过度敏感

正常乳腺的各部组织对雌激素敏感性高低不一,敏感性高的组织易患病,不同妇女乳腺组织对雌激素刺激的敏感性不同,对雌激素刺激敏感的妇女患病概率大大增加。

(三)饮食及身体因素

高脂肪、高能量饮食、肥胖、肝功能障碍等使体内雌激素增多,进而刺激乳腺导管上皮及间质纤维组织增生引起本病。

(四)遗传倾向

该病提示有一定的遗传因素。

二、临床表现

乳腺纤维腺瘤最主要的临床表现就是乳房肿块,而且多数情况下,乳房肿块是本病的唯一症状。乳腺纤维腺瘤的肿块多为患者无意间摸到或查体检查出来,一般不伴有疼痛感,亦不随月经周期而发生变化。少部分病例乳腺纤维腺瘤同时伴有乳腺增生,此时则可有经前乳房胀痛不适等症状。乳腺纤维腺瘤在乳腺的各个象限均可发生,尤其好发于乳房的外上象限。腺瘤常为单发,也有多发者。腺瘤呈圆形或卵圆形,直径以 1～3 cm 者较为多见,偶可见巨大者表面光滑,质地坚韧,边界清楚,与皮肤和周围组织无粘连,活动度大。腋下淋巴结无肿大。腺瘤多无痛感,亦无触痛。通常生长缓慢,可以数年无变化,但在妊娠哺乳期可迅速增大,个别的可发生肉瘤样变。乳腺纤维腺瘤与乳腺癌的关系不大,其恶变的概率不大。

临床上见到的乳腺纤维腺瘤常有两种情况,一种是单纯的腺纤维瘤,另一种是乳腺增生伴发的腺纤维瘤。前者表面光滑,边缘清楚,质中等,活动度大,能在扪诊的手指下滑脱;后者则仅可触及部分露在增生乳腺组织外的光滑瘤体,边缘不清,有一定的自限性,其活动性则随增生组织的活动而活动。

根据临床表现乳腺纤维腺瘤可分为 3 型。

(一)普通型纤维腺瘤

本型最常见,瘤体直径常在 1～3 cm,生长缓慢。

(二)青春型纤维腺瘤

本型较少见,月经初潮前发生,肿瘤生长速度快,瘤体较大,可致皮肤紧张变薄,皮肤静脉怒张

(三)巨纤维腺瘤

本型亦称分叶型纤维腺瘤,多见于 15～18 岁青春期及 40 岁以上绝经前妇女。瘤体常超过 7 cm,甚至可达 20 cm,形状常呈分叶状。

三、诊断

乳腺纤维腺瘤最主要的临床表现就是乳房肿块,而且多数情况下,乳房肿块是本病的唯一症状,多为患者无意间发现,一般不伴有疼痛感,亦不随月经周期而发生变化。少部分病例乳腺纤维腺瘤与乳腺增生病共同存在,此时则可有经前乳房胀痛,肿块好发于乳房的外上象限。腺瘤常为单发(75％单发),亦有多发者。腺瘤呈圆形或卵圆形,直径以 1～3 cm 者较为多见,亦有巨大者。乳腺纤维瘤表面光滑,质地坚韧,边界清楚,与皮肤和周围组织无粘连,活动度大,触之有滑动感,表面皮肤无改变;腋下淋巴结无肿大。腺瘤多无痛感,亦无触痛。肿瘤大小、性状一般不随月经周期而变化。肿块通常生长缓慢,可以数年无变化,但在妊娠哺乳期可迅速增大,个别的可于此时发生肉瘤变。对于诊断困难者,借助乳腺的特殊检查,常可明确诊断。

四、辅助检查

(一)超声检查

B 超检查能显示乳腺各层次软组织结构及肿块的形态、大小和密度。纤维腺瘤的瘤体多为圆形或椭圆形低回声区,边界清晰整齐,内部回声分布均匀,呈弱光点,后壁线完整,有侧方声影。肿瘤后方回声增强,如有钙化时,钙化点后方可出现声影。近年,使用彩色 Doppler 超声检测乳腺肿瘤的供血状况判断肿瘤的良、恶性,对诊断本病甚有帮助。

(二)乳腺钼靶 X 线摄片检查

乳腺内脂肪较丰富者,纤维腺瘤表现为边缘光滑、锐利的圆形阴影,密度均匀,有的在瘤体周围见一层薄的透亮晕。无血管增多现象。致密型乳腺中,由于肿瘤与乳腺组织密度相似,在 X 线显示不清。有的肿瘤发生钙化,可为片状或轮廓不规则的粗颗粒钙化灶,大小 1～25 mm 不等,与乳腺恶性肿瘤的细沙粒样钙化完全不同。

(三)细针穿刺细胞学检查

针感介于韧与脆之间,针吸细胞量常较多。导管上皮细胞分布多呈团片排列整齐,不重叠,如铺砖状,有较多双极裸核细胞。诊断符合率达 90％以上,少数胞核较大,有明显异形性,染色质粗糙,细胞大小不等,可被误诊为癌,造成假阳性,应特别留意。

(四)红外线扫描检查

肿瘤与周围乳腺组织透光度基本一致,或呈相对边缘锐利的灰色阴影,无周围血管改变的暗影。

(五)局部组织切除病理组织学检查

1.大体标本

纤维腺瘤的巨体态极具特征,甚至肉眼下即可诊断。肿块大致呈圆形或椭圆形,直径一般为1～3 cm,但有时可达 10 cm 以上,巨大者多出现于青春期前后少女中。表面光滑、结节状,质韧、有弹性,边界清楚,有完整包膜,易于剥出。切面质地均匀,呈灰白或淡粉色。导管型(管内型)及分叶型纤维腺瘤的切面常呈黏液样,并有大小不等裂隙。围管型纤维腺瘤切面呈颗粒状。病程长的纤维腺瘤的间质呈编织状而致密,有时还可见钙化或骨化区。囊性增生型纤维腺瘤的切面可见小囊肿。

2.镜下特点

根据肿瘤中的纤维组织和腺管结构的互相关系,分为导管型(管内型)纤维腺瘤、围管型(管周型)纤维腺瘤、混合型纤维腺瘤、囊性增生型腺纤维瘤和分叶型腺纤维瘤(巨腺纤维瘤)5 型。

五、鉴别诊断

(一)乳腺增生

两者均可摸到乳腺内肿块,单发或多发,质地韧。乳腺纤维腺瘤的肿块以单侧单发者较为多见,多呈圆形或卵圆形,边界清楚,活动度大,肿块无痛感及触痛,与月经周期无明显关系,发病年龄以30 岁以下者多见。乳腺增生的肿块以双侧多发者较为常见,可呈结节状、片块状或串珠颗粒状,质地略韧,肿块常有触痛,可随月经周期而发生变化,月经前整个乳腺常有胀感,经后可缓解,发病年龄以 30 岁以上者多见。必要时可行有关辅助检查予以鉴别,如乳腺 X 线摄片,乳腺纤维腺瘤常可见到圆形或卵圆形密度均匀的阴影,其周围可见有圆环形的透明晕,据此可与乳腺增生病相鉴别。

(二)乳腺囊肿

两者均为无痛性的乳腺肿块,多为单侧单发,边界清楚,表面光滑。但乳腺纤维腺瘤的肿块质地较囊肿稍硬韧,活动度较囊肿为大,发病年龄以 18～25 岁最为多见;乳腺积乳囊肿的肿块有囊性感,活动度不似腺瘤那样大,且多发于妊娠哺乳期,乳腺单纯囊肿则除囊肿外尚有乳腺增生的临床特征。可行超声检查,超声检查对于囊性肿物和实性肿物的鉴别有很大的优势。

(三)乳腺癌

两者均可见到无痛性乳腺肿块,多为单发。乳腺纤维腺瘤的肿块呈圆形或卵圆形,质地韧实,表面光滑,边界清楚,活动度大。肿块生长缓慢,一般以 1～3 cm 大者较常见,超过 5 cm 者少见。同侧腋窝淋巴结无肿大,发病年龄以 30 岁以下者为多见。乳腺癌的乳腺肿块可呈圆形或卵圆形,亦可呈不规则形,质地较硬,肿块表面欠光滑,活动度差,易与皮肤及周围组织发生粘连。肿块可迅速生长,同侧腋窝淋巴结常有肿大。发病年龄多见于 35 岁以上者,尤以中老年妇女多见。乳腺 X 线摄片,纤维腺瘤可见圆形或卵圆形密度均匀的阴影及其周围的环行透明晕;而乳腺癌可见肿块影、细小钙化点、异常血管影及毛刺、皮肤有凹陷、乳头内陷等。必要时活组织病理检查可提供组织学证据进行鉴别。

六、治疗

乳腺纤维腺瘤虽属良性肿瘤,但极少数有恶变的可能性,而且这种恶变的危险性为累积性增加。故多数学者主张,一旦诊断,原则上均应手术切除。各类药物治疗,效果多不可靠。妊娠、哺乳期内分泌环境急骤变化时,有的乳腺纤维瘤会加速生长,故应早期切除。乳腺纤维瘤如完整切除,多可治愈。由于致病的内分泌环境持续存在,10%~25%的患者可同时多发,也可先后多发,不应将这种多发性倾向视为复发。

乳腺纤维腺瘤最有效的治疗方法就是手术,但并不是一发现腺瘤就需立即手术,而是应严格掌握手术时机及手术适应证:20岁左右的未婚女性,如果腺瘤不大,约1cm,甚至更小,则不宜立即手术,因腺瘤体积过小,且活动度较大,手术时不容易找到;未婚的年轻女性,因小的腺瘤手术使乳房部皮肤留下了瘢痕,影响了美观;如果在观察过程中,乳腺纤维瘤不停地在缓慢增长,已长至1.5cm左右,采用保守法治疗无效者,则宜考虑手术切除,以免腺瘤长得较大后,手术创伤较大,瘢痕亦较明显,而且如果继续长大也有发生恶变的可能;如果腺瘤刚发现时就较大,超过2cm,或患者年龄较大超过35岁,则主张一发现就立即手术,因为往往在妊娠哺乳期,由于体内雌性激素的大幅度增加,可能刺激腺瘤迅速增长,甚至可能诱发肉瘤变;如果乳腺纤维瘤为多发性的,可同时多个切除;除诊断为乳腺纤维瘤外,乳房有乳管内乳头状瘤、乳腺囊肿、乳腺小叶增生、乳腺脂肪瘤、寄生虫性囊肿,因性质未明确而怀疑乳腺纤维瘤时均可做切除术。

乳腺纤维瘤手术切除的禁忌证:乳房及其周围皮肤上有急性感染者暂不做手术;乳腺纤维瘤的诊断不明确时,可穿刺诊断,暂不立即手术;乳腺纤维瘤的疗效判定标准有变化时暂不手术。

(一)乳腺纤维腺瘤手术方法

1.乳房纤维瘤摘除术

乳房纤维瘤摘除术传统的方法是在瘤体表面做放射状切口,目的是避免损伤乳腺管,但势必会留有瘢痕。将传统的放射切口选择性地改良为乳晕切口,效果满意。

(1)传统手术切除:手术切口的设计应考虑美学与功能的需要。如需要哺乳者,应做以乳头为中心的放射状切口。若以后不需要哺乳者,可沿乳晕边缘行弧形切口。如是多发者可行乳腺下缘与胸壁交界处切口或沿乳晕切口。①在瘤体表面用亚甲蓝画一个瘤体大小的圆圈,然后由圆圈的中点至乳头用亚甲蓝画一直线,用细长针注射0.5%利多卡因做局部浸润麻醉,始为乳晕部做半月形浸润麻醉,而后自乳晕部进针,沿亚甲蓝直线浸润麻醉至瘤体周围。②沿所画切口切开皮肤、皮下组织,分离浅筋膜,用血管钳或爱力斯夹住切口外侧筋膜,用血管钳沿乳腺组织表面分离至瘤体部位,爱力斯或缝线将瘤体牵引至直视下分离切除瘤体。③彻底止血,瘤体创面乳腺组织间断缝合数针。④皮内缝合或间断缝合乳晕切口。乳房表面用绷带适当加压包扎24~48小时,切除的肿块常规应做病理检查。⑤注意事项。手术时最好将整个肿瘤及其周围部分正常乳腺组织一并切除,在被切除的肿瘤以外的乳腺内,或对侧乳腺内术后再发生同样的肿瘤,不应认为复发,严格地说应为多发倾向。在原位又重新出现此种肿瘤者为复发,反复复发应警惕叶状肿瘤的可能。这种术式会在乳腺上留下瘢痕,影响美观,对于乳腺多个象限内的多个肿物不能完全切除。

(2)微创手术切除:是在腋下或乳晕等隐蔽的地方戳孔(约3mm),在超声或钼靶引导下应用旋切针将肿物旋切出来,痛苦小,术后只留下一个3mm左右大小的印痕,恢复快,不需住院,不用拆线。而且可以通过一个切口一次性同时切除多个肿瘤,多发肿物或临床触摸不到的微小肿物的患者特别适合采用这种手术。微创旋切的技术优势还体现在对于性质不明的肿块可以在B超定位下进行活检和病理检查,对3mm微小的肿瘤也可精确切除,这对于乳腺癌的早期诊断和治疗无疑也是一种非常好的方法。缺点是费用高,对于接近乳头、皮肤、乳腺边缘的肿物无法保证完全切除,易有残留等。

2.多发性乳腺纤维腺瘤的处理

多发性乳腺纤维腺瘤是指乳房部有 2 个以上的纤维腺瘤者,其发生的比例约为 15%。因为多发的乳腺纤维腺瘤可相互临近而彼此融合,亦可散布于一侧或两侧的多个部位,手术全部切除有一定的困难,所以对于那些腺瘤体积不太大的多发腺瘤,临床可予以观察,腺瘤体积有所缩小,继续观察;如肿物继续生长,体积较大,超过 2 cm 的腺瘤,则可考虑将其切除。切除时如果附近尚有 1 cm 左右的纤维腺瘤亦可一并切除,而距离较远且腺瘤体积较小者,则可以继续对其进行观察。由于多发性乳腺纤维腺瘤切除后,有些仍可于原部位再发,或于其他部位继续有新发的纤维腺瘤出现,因此,可在腺瘤手术切除后,即服用一段时间的中药,防止其再发。

（二）中医辨证治疗

中医称乳腺纤维瘤为乳核。多因情志内伤,肝气郁结,或忧思伤脾,运化失司,痰失内生;或冲妊失调,气滞血瘀痰凝,积聚乳腺而成。乳房纤维瘤属于中医"乳癖"范畴,其主要病因多为情志内伤,多虑善感、肝气郁结、气滞痰凝或忧思伤脾、运化失职、痰浊积聚,导致气血、痰浊凝聚而成。现代医学认为本病的发生与内分泌激素水平失调有关,是雌激素相对或绝对升高引起,因此治疗本病应根据患者不同症状表现,以疏肝解郁,活血化痰,从根本上调整机体内分泌系统。

辨证论治:肝气郁结,肿块小,发展缓慢,不红、不热、不痛,推之可移,可有乳腺不适,胸闷叹气。舌苔薄白,脉弦。

药用:复方夏枯草膏、小金丹、乳结散。

用药注意事项:诊断明确的小纤维瘤可服药治疗,2 月无效者可行手术切除;较大的或妊娠前的纤维瘤应行手术切除。

疗效标准如下。

痊愈:乳房肿块消散,乳房疼痛消失。

显效:乳房肿块缩小 1/2,乳房疼痛消失。

有效:乳房肿块缩小不足 1/2,乳房疼痛减轻。

无效:肿块无缩小或增长,疼痛未缓解。

（三）其他治疗

还有激素疗法等病因治疗。

七、预防

(1)保持良好的心态和健康的生活节奏,克服不良的饮食习惯和嗜好,有规律的工作、生活是预防乳腺疾病发生的有效方法。

(2)少穿束胸或紧身衣,合理使用文胸。型号合适的文胸对乳房健康很重要,最好能选用柔软、透气、吸水性强的棉制文胸。平时能不戴文胸时尽量不戴,不要戴文胸睡觉。

(3)慎用含雌激素类药物和保健品,慎用丰胸产品。

(4)洗澡时避免长时间用热水刺激乳房,更不要在热水中长时间浸泡,洗澡时的水温以 27 ℃左右为宜。规律的性生活能促进乳房的血液循环、性激素分泌的增加,有利于女性乳房的健康。

(5)保持适量的运动。运动不仅有助于乳房健美,还能降低乳腺疾病的发病率。

(6)每月进行乳房自检,每年进行专业检查。一般月经后的1周到两周是检查的最佳时期。如果发现乳房有肿块、乳房局部皮肤或乳头凹陷、腋窝淋巴结肿大,一定要及时就诊。

（于玮洁）

第七节　乳　腺　癌

乳腺癌是女性常见的恶性肿瘤之一,发病率位居女性恶性肿瘤的首位。发病原因不明,雌激素为主的内分泌激素与乳腺癌的发病密切相关。目前,通过采用综合治疗手段,乳腺癌已成为疗效较好的实体肿瘤之一。

一、病因

乳腺癌的病因尚不清楚。乳腺是多种内分泌激素的靶器官,如雌激素、孕激素及泌乳素等,其中雌酮及雌二醇对乳腺癌的发病有直接关系。20岁前本病少见,20岁以后发病率迅速上升,45~50岁较高,绝经后发病率继续上升,可能与年老者雌酮含量提高相关。月经初潮年龄早、绝经年龄晚、不孕及初次足月产的年龄与乳腺癌发病均有关。一级亲属中有乳腺癌病史者,发病危险性是普通人群的2~3倍。乳腺良性疾病与乳腺癌的关系尚有争论,多数认为乳腺小叶有上皮高度增生或不典型增生者可能与乳腺癌发病有关。另外,营养过剩、肥胖、脂肪饮食,可加强或延长雌激素对乳腺上皮细胞的刺激,从而增加发病机会。北美、北欧地区乳腺癌发病率约为亚、非、拉美地区的4倍,而低发地区居民移居至高发地区后,第二、三代移民的乳腺癌发病率逐渐升高,提示环境因素及生活方式与乳腺癌的发病有一定关系。

二、病理类型

乳腺癌有多种分型方法,目前国内多采用以下病理分型。

(1)非浸润性癌。包括导管内癌(癌细胞未突破导管壁基膜)、小叶原位癌(癌细胞未突破末梢乳管或腺泡基膜)及乳头湿疹样乳腺癌。此型属早期,预后较好。

(2)早期浸润性癌。早期浸润是指癌的浸润成分<10%。包括早期浸润性导管癌(癌细胞突破管壁基膜开始向间质浸润)、早期浸润性小叶癌(癌细胞突破末梢乳管或腺泡基膜开始向间质浸润,但仍局限于小叶内)。此型仍属早期,预后较好。

(3)浸润性特殊癌。包括乳头状癌、髓样癌(伴大量淋巴细胞浸润)、小管癌(高分化腺癌)、腺样囊性癌、黏液腺癌、大汗腺样癌、鳞状细胞癌等。此型分化一般较高,预后尚好。

(4)浸润性非特殊癌。包括浸润性小叶癌、浸润性导管癌、硬癌、髓样癌(无大量淋巴细胞浸润)、单纯癌、腺癌等。此型一般分化低,预后较上述类型差,且是乳腺癌中最常见的类型,占80%,但判断预后尚需结合疾病分期等因素。

(5)其他罕见癌。

三、转移途径

(一)局部扩展
癌细胞沿导管或筋膜间隙蔓延,继而侵及Cooper韧带和皮肤。

(二)淋巴转移
主要途径有:①癌细胞经胸大肌外侧缘淋巴管侵入同侧腋窝淋巴结,然后侵入锁骨下淋巴结以至锁骨上淋巴结,进而可经胸导管(左)或右淋巴管侵入静脉血流而向远处转移;②癌细胞向内侧淋巴管,沿着乳内血管的肋间穿支引流到胸骨旁淋巴结,继而达到锁骨上淋巴结,并可通过同样途径侵入血流。一般途径①为多数,根据我国各地乳腺癌扩大根治术后病理检查结果,腋窝淋巴结转移约60%,胸骨旁淋巴结转移率为20%～30%。后者原发灶大多数在乳房内侧和中央区。癌细胞也可通过逆行途径转移到对侧腋窝或腹股沟淋巴结。

(三)血运转移

以往认为血运转移多发生在晚期、这一概念已被否定,因为现在一致认为乳腺癌是一个全身性疾病。研究发现有些早期乳腺癌已有血运转移。癌细胞可经淋巴途径进入静脉,也可直接侵入血循环而致远处转移。最常见的远处转移依次为肺、骨、肝。

四、临床表现

早期乳腺癌不具备典型症状和体征,不易引起患者重视,常通过体检或乳腺癌筛查发现。

(一)临床症状、体征

1.乳腺肿块

80%的乳腺癌患者以乳腺肿块首诊。患者常无意中发现肿块,多为单发,质硬,边缘不规则,表面欠光滑。大多数乳腺癌为无痛性肿块,仅少数伴有不同程度的隐痛或刺痛。

2.乳头溢液

非妊娠期从乳头流出血液、浆液、乳汁、脓液,或停止哺乳半年以上仍有乳汁流出者,称为乳头溢液。引起乳头溢液的原因很多,常见的疾病有导管内乳头状瘤、乳腺增生、乳腺导管扩张症和乳腺癌。单侧单孔的血性溢液应进一步检查,若伴有乳腺肿块更应重视。

3.皮肤改变

乳腺癌引起皮肤改变可出现多种体征,最常见的是肿瘤侵犯Cooper韧带后与皮肤粘连,出现"酒窝征"。若癌细胞阻塞了淋巴管,则会出现"橘皮样改变"。乳腺癌晚期,癌细胞沿淋巴管、腺管或纤维组织浸润到皮内并生长,形成"皮肤卫星结节"。

4.乳头、乳晕异常

肿瘤位于或接近乳头深部,可引起乳头回缩。肿瘤距乳头较远,乳腺内的大导管受到侵犯而短缩时,也可引起乳头回缩或抬高。乳头湿疹样癌,即乳头Paget病,表现为乳头皮肤瘙痒、糜烂、破溃、结痂、脱屑,伴灼痛,至乳头回缩。

5.腋窝淋巴结肿大

隐匿性乳腺癌乳腺体检摸不到肿块,常以腋窝淋巴结肿大为首发症状。医院收治的乳腺癌患者1/3以上有腋窝淋巴结转移。初期可出现同侧腋窝淋巴结肿大,肿大的淋巴结质硬、散在、可推动。随着病情发展,淋巴结逐渐融合,并与皮肤和周围组织粘连、固定。晚期可在锁骨上和对侧腋窝摸到转移的淋巴结。

(二)乳腺触诊

(1)方法:遵循先视诊后触诊,先健侧后患侧的原则。触诊时应采用手指指腹侧,按一定顺序,不遗漏乳头、乳晕区及腋窝部位,可双手结合。

(2)大多数乳腺癌触诊时可以触到肿块,查体时应重视乳腺局部腺体增厚变硬、乳头糜烂、乳头溢液,以及乳头轻度回缩、乳房皮肤轻度凹陷等,必要时可活检行细胞学诊断。

五、诊断

详细询问病史及临床检查后,大多数乳房肿块可得出诊断。但乳腺组织在不同年龄及月经周期中可出现多种变化,因而应注意查体方法及检查时距月经期的时间。乳腺有明确的肿块时诊断一般不困难,但不能忽视一些早期乳腺癌的体征,如局部乳腺腺体增厚、乳头溢液、乳头糜烂、局部皮肤内陷等,以及对有高危因素的妇女,可应用一些辅助检查。诊断时应与下列疾病鉴别。

(一)纤维腺瘤

常见于青年妇女,肿瘤大多为圆形或椭圆形,边界清楚,活动度大,发展缓慢,一般易于诊断。但 40 岁以后的妇女不要轻易诊断为纤维腺瘤,必须排除恶性肿瘤的可能。

(二)乳腺囊生增生病

多见于中年妇女,特点是乳房胀痛、肿块可呈周期性,与月经周期有关。肿块或局部乳腺增厚与周围乳腺组织分界不明显。可观察一至数个月经周期,若月经来潮后肿块缩小、变软,则可继续观察,如无明显消退,可考虑作手术切除及活检。

(三)浆细胞性乳腺炎

浆细胞性乳腺炎是乳腺组织的无菌性炎症,炎性细胞中以浆细胞为主。临床上 60% 呈急性炎症表现,肿块大时皮肤可呈橘皮样改变。40% 的患者开始即为慢性炎症,表现为乳晕旁肿块,边界不清,可有皮肤粘连和乳头凹陷。急性期应予抗感染治疗,炎症消退后若肿块仍存在,则需手术切除,作包括周围部分正常乳腺组织的肿块切除术。

(四)乳腺结核

乳腺结核是由结核杆菌所致乳腺组织的慢性炎症。好发于中、青年女性。病程较长,发展较缓慢。局部表现为乳房内肿块,肿块质硬偏韧,部分区域可有囊性感。肿块境界有时不清楚,活动度可受限,可有疼痛,但无周期性。治疗包括全身治疗及局部治疗,可作包括周围正常乳腺组织在内的乳腺区段切除。

六、临床分期

由于分期是依据疾病的严重程度,所以肿瘤的分期是最重要的预后指标之一。美国癌症委员会和癌症国际联合中心已制订了一个统一的乳癌分类系统:TNM 分期系统。在一个原位及浸润混合性病灶,肿瘤的大小取决于浸润成分的大小。微浸润乳腺癌指的是浸润成分 <2 mm。小浸润乳癌通常指 <1 cm 的病灶(T_{1a}、T_{1b}),而早期乳腺癌指的是 I 和 II 期的病灶。生存率与分期呈负相关:I 期乳腺癌 5 年生存率大约为 90%,而 IV 期患者诊断后很少能活过 5 年。

TNM 分期系统。

原发灶(T)。

T_X:原发灶无法评价。

T_0:无原发灶。

T_{is}:原位癌:导管内癌,小叶原位癌,或未发现肿块的 Paget 病。

T_1:肿瘤最大径 $\leqslant 2$ cm。

$T_{1\,mic}$:最大径 $\leqslant 0.1$ cm 的微浸润。

T_{1a}:肿瘤最大径 >0.1 cm,但 $\leqslant 0.5$ cm。

T_{1b}:肿瘤最大径>0.5 cm,但≤1 cm。

T_{1c}:肿瘤最大径>1 cm,但≤2 cm。

T_2:肿瘤最大径>2 cm,但≤5 cm。

T_3:肿瘤最大径>5 cm。

T_4:肿瘤大小不计,直接侵犯(a)胸壁或(b)皮肤,如下。

T_{4a}:侵犯胸壁。

T_{4b}:水肿(包括橘皮样改变)或乳腺皮肤溃疡或限于同侧乳腺的卫星结节。

T_{4c}:两者都有(T_{4a}和T_{4b})。

T_{4d}:炎性乳癌。

区域淋巴结(N)。

N_X:区域淋巴结无法评价(如已切除)。

N_0:无区域淋巴结转移。

N_1:同侧腋窝淋巴结转移但可推动。

N_2:同侧腋窝淋巴结转移,彼此或与其他结构固定。

N_3:对侧乳腺淋巴结转移。

病理分类(PN)。

PN_X:区域淋巴结无法评价(如已切除或未切取供病理分析)。

PN_0:无区域淋巴结转移。

PN_1:同侧腋窝淋巴结转移,但可推动。

PN_{1a}:仅有微转移(≤0.2 cm)。

PN_{1b}:任何超过0.2 cm的淋巴结转移。

PN_{1bI}:1~3个淋巴结转移,最大径>0.2 cm、但≤2 cm。

PN_{1bII}:>4个淋巴结转移,最大径>0.2 cm、但<2 cm。

PN_{1bIII}:肿瘤扩散超出淋巴结包膜,最大径<2 cm。

PN_{1bIV}:有淋巴结转移,最大径≥2 cm。

PN_2:同侧腋窝淋巴结转移,彼此或与其他结构固定。

PN_3:同侧内乳淋巴结转移。

远处转移(M)。

M_X:远处转移无法评价。

M_0:无远处转移。

M_1:有远处转移(包括同侧锁骨上淋巴结转移)。

临床分期。

0 期 :$T_{is}N_0M_0$。

Ⅰ期 :$T_1N_0M_0$。

ⅡA 期 :$T_0N_1M_0$,$T_1^{②}N_1^{③}M_0$,$T_2N_0M_0$。

ⅡB 期 :$T_2N_1M_0$,$T_3N_0M_0$。

ⅢA 期 :$T_0N_2M_0$,$T_1^{②}N_2M_0$,$T_2N_2M_0$,$T_3N_1M_0$,$T_3N_2M_0$。

ⅢB 期 :T_4任何NM_0,任何TN_3M_0。

Ⅳ期 :任何 T 任何 NM_1。

注:①有肿块的 Paget's 病分类根据肿瘤大小。②包括 T_{1mic}。③N_{1a}患者预后同 PN_0 患者。
以上分期以临床检查为依据,实际上并不精确,还应结合术后病理检查结果进行校正。

七、预防

乳腺癌病因尚不清楚,目前尚难以提出确切的病因学预防(一级预防)。但重视乳腺癌的早期发现(二级预防),经普查检出病例,将提高乳腺癌的生存率。不过乳腺癌普查是一项复杂的工作,要有周密的设计、实施计划及随访,才能收到效果。目前一般认为乳房钼靶摄片是最有效的检出方法。

八、治疗

乳腺癌是一种全身性疾病,其治疗原则是采取以手术为主的局部治疗和全身治疗相结合的综合治疗,局部治疗包括手术和放射等治疗,全身治疗主要是化疗、内分泌治疗和生物治疗。

(一)手术治疗

外科手术是乳腺癌的主要治疗手段。1894 年 Halsted 建立了经典乳腺癌根治术(称为 Halsted 或 Halsted-Meyer 乳腺癌根治性),给乳腺癌和其他肿瘤的治疗带来了一场革命。但随着对乳腺癌认识的深入以及早期诊断和辅助治疗技术的提高,该术式现已少用。乳腺癌根治切除的手术方式较多,对不能根治的晚期乳腺癌也可行姑息性手术,以改善患者的生活质量。

1.保留乳房手术

保留乳房手术即对病灶较小的乳腺癌行局部扩大切除,保留大部分乳房,是否行腋窝清扫视腋窝转移情况而定。该术式已成为西方发达国家的主要手术方式,国内应用也越来越多。主要适应证为单个肿瘤、最大径≤3 cm、腋窝淋巴结转移少或无转移,且残留乳房无其他病变。如肿瘤距乳晕边缘距离≥2 cm,可保留乳头乳晕;位于乳头乳晕区的乳腺癌,如病灶小,也可行中央区局部扩大切除,保留剩余乳房。对肿瘤直径>3 cm 者,经术前化疗缩小后也可考虑保留乳房。循证医学证明,如手术指征选择恰当,切缘距肿瘤边缘 1 cm 以上,保留乳房手术能获得与改良根治术相同的疗效,但术中必须对所有切缘进行病检以保证无癌残留,且术后需行全乳放疗。

2.单纯乳房切除术

单纯乳房切除术又名全乳切除术,即只切除整个乳房而不行腋窝清扫。适用于前哨淋巴结活检(SNB)无转移者、年老体弱不能耐受根治手术者及晚期乳腺癌姑息性切除。

前哨淋巴结(SLN/SN)是指最先接受原发肿瘤的淋巴引流并最早发生癌转移的特定区域淋巴结。前哨淋巴结无转移时,其所在的区域淋巴结一般无转移。因此,通过行腋窝前哨淋巴结活检可以判断腋窝淋巴结有无转移,进而确定腋窝清扫是否必要。如前哨淋巴结阴性,通常不必清扫腋窝,反之应行腋窝清扫。临床上,一般采用染料法和核素示踪法结合显示前哨淋巴结,其准确性在 95% 以上,假阴性率<5%。

3.乳腺癌改良根治术

乳腺癌改良根治术也称简化根治术,是指在全乳切除的同时行腋窝清扫,其与乳腺癌根治术的不同之处在于保留胸大小肌。又分两种术式:一种是胸大、小肌均保留(Auchincloss 手术),另一种是保留胸大肌,切除胸小肌(Patey 手术)。适用于胸大肌无侵犯的乳腺癌。随着保留乳房手术的兴起,该术式逐渐减少。

4.Halsted 乳腺癌根治术

手术切除整个乳房,胸大、小肌,腋窝和锁骨下淋巴结。切除范围上至锁骨下,下到肋缘,外至背阔肌前缘,内达骨旁。根据病变的部位可选择纵或横梭形切口。该手术适用于肿瘤较大、已侵犯胸大肌或腋窝、锁骨下淋巴结转移较多的乳腺癌患者。

5.乳腺癌扩大根治术

在乳腺癌根治术的同时切除2、3、4肋软骨,清扫内乳淋巴结即为扩大根治术。适用于有内乳淋巴结转移的乳腺癌患者。根据是否切除局部胸膜又分为胸膜外扩大根治术(Margotini 手术)和胸膜内扩大根治术(Urban 手术),前者不切胸膜,不进胸腔,创伤相对要小,故应用多于后者。

乳腺癌的手术方式还有保留胸大小肌同时清扫内乳淋巴结的改良扩大根治术、皮下乳腺切除及腔镜乳腺癌手术等。手术完毕应找出切除的全部淋巴结,按部位分别送病检,以便确定淋巴结转移状况和分期,合理制订治疗计划。

(二)化疗

乳腺癌是对化疗敏感的肿瘤之一,因此,化疗是乳腺癌的重要治疗手段。一般认为,除原位癌、微浸润癌及部分低危的乳腺癌外,年龄在70岁以下的浸润性乳腺癌术后都应化疗。在用药上,主张联合或序贯给药,其效果较单一药物好。

对乳腺癌疗效较好的常用化疗药物有:环磷酰胺、氟尿嘧啶、甲氨蝶呤、表柔比星或多柔比星、紫杉醇和多希紫杉醇、吉西他滨、长春瑞滨、卡培他滨等。常用的化疗方案有:环磷酰胺+甲氨蝶呤+氟尿嘧啶(CMF)、氟尿嘧啶+表柔比星+环磷酰胺(FEC)、紫杉醇或多希紫杉醇+表柔比星(TE)或再加环磷酰胺(TEC)等,一般每3周为1个周期,对体质较好的高危患者也可采用剂量或强度密度化疗,通常连用6个周期。化疗期间应经常检查肝功能和白细胞计数。如白细胞计数低于正常,可注射粒细胞刺激因子,白细胞严重减少时应停药。

对局部晚期乳腺癌及具备其他保留乳房的条件但肿瘤偏大的患者,可采用新辅助化疗,即在术前先予化疗数个周期,待肿瘤缩小和分期下降后进行手术,术后再行化疗。新辅助化疗可增加保留乳房的概率,变不可手术为可手术,或使难切除的肿瘤变得容易切除,并可减少术后复发。

(三)放疗

主要用于手术后辅助治疗及晚期患者的转移灶放疗。术后辅助放疗一般在全部化疗结束后进行,其指征有:原发病变≥5 cm;有局部皮肤或深部肌肉浸润;手术证实腋窝淋巴结转移≥4个或超过切除淋巴结数的一半;锁骨下或内乳淋巴结转移;保留乳房手术后等。对早期乳癌确无淋巴转移的患者,不必常规进行放疗,以免对人体造成损害。

(四)内分泌治疗

内分泌治疗又称激素治疗。50%～70%的乳腺癌属激素依赖性肿瘤,雌激素可刺激其生长和增殖。内分泌治疗的机制在于减少雌激素的来源、阻断雌激素受体,对抗雌激素对乳腺癌的促生长作用,其特点是不良反应较轻,疗效较持久,但起效慢。内分泌治疗适用于雌激素受体(ER)或孕激素受体(PR)阳性的乳腺癌患者,术后内分泌治疗一般在全部放、化疗结束后开始,常规使用5年,如出现复发等耐药现象,应及时换药。在绝经前,女性体内的雌激素主要来自卵巢的分泌,绝经后,卵巢功能消退,雌激素主要来源于肾上腺皮质分泌的雄激素转化而来,在转化过程中需要芳香酶的参与。据此,内分泌治疗可采用不同的方法。卵巢去势适用于绝经前 ER 阳性的乳腺癌,对骨、肺转移效果较好,对肝、脑转移效果差,现已少用。也可用深部 X 线照射毁坏卵巢,达到去势的效果,但起效慢,6~8周后才见效果。促黄体生成激素释放激素(LHRH)类似物(如诺雷德)能抑制垂体前叶促性腺激素的分泌,从而达到卵巢抑制的效果,称为药物性去势,适用于绝经前 ER 阳性或 PR 阳性的患者。抗雌激素治疗是利用选择性雌激素受体调节剂(SERM)或拮抗剂竞争性结合雌激素受体,从而阻断雌激素与受体结合发挥作用,适用于绝经前或绝经后 ER 阳性或 PR 阳性者,最常用的药物是他莫昔芬(三苯氧胺),一般 10~20 mg,2 次/天。芳香酶(环氧化酶)抑制剂(AI)如来曲唑和阿那曲唑能抑制芳香酶活性,从而阻断雄激素转化为雌激素,减少雌激素的来源,适用于绝经后 ER 阳性或 PR 阳性者;芳香酶抑制剂也可同 LHRH 类似物联合应用于绝经前 ER 阳性或 PR 阳性者。孕激素和雄激素用于晚期乳腺癌的治疗,可以改善患者的骨转移性疼痛和恶病质,对 ER 阳性者更有效。

(五)生物治疗

Her2 是表皮生长因子家族的成员,有近 40% 的乳腺癌呈 Her2 强阳性,Her2 强阳性提示预后较差。赫赛汀是抗 Her2 的人源化单克隆抗体,与 Her2 结合后可抑制乳腺癌的增生。

(六)核素治疗

用于晚期乳腺癌骨转移,能抑制肿瘤生长,缓解疼痛,可与双磷酸盐结合使用。

九、预后

乳腺癌的预后与患者年龄、肿瘤大小、淋巴结转移情况、组织学类型、病理分级和 ER、PR 状况有关,ER、PR 阳性对内分泌治疗有效,预后相对较好。其他可能有意义的预后指标包括 Her2、p53、肿瘤血管侵犯和血管生成等。早期乳腺癌手术后 5 年生存率可达 90% 以上,因此,早期发现对乳腺癌的预后有重要意义。

(于玮洁)

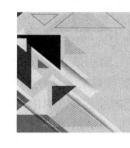
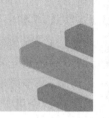

第五章 胸外科疾病

第一节 食 管 憩 室

食管憩室是指食管壁的一层或全层从食管腔内局限性向食管壁外突出,形成与食管腔相连的覆盖有上皮的囊状突起。食管憩室是一种后天性疾病,可以单发,也可以多发,部位不定,在食管的任何部位均可发生,但几乎都见于成年人。按其最常见的发生部位可分为以下 3 种:①咽-食管结合部;②食管中段水平;③食管的膈上及膈下水平面。其中发生于咽-食管结合部的憩室最为多见,而食管中段水平的憩室最少见,食管的膈上及膈下水平面的憩室居于两者之间。食管憩室所产生的临床症状程度以及食管钡餐造影检查时憩室的形态和大小与憩室的大小、开口的部位、是否存留食物及分泌物等有关,大多数症状轻微且不典型。先天性食管憩室极为罕见,可将其视为食管的变异和消化道重复畸形。

一、发病机制

(一)按憩室壁厚度和形成机制分类

Rokitansky 在 1940 年按发病机制将食管憩室分为牵引型和膨出型两种类型。但有些病例可以两种类型并存。

1.牵引型憩室

该病指肺门淋巴结结核或组织胞浆菌病与局部食管形成瘢痕粘连,从而产生使食管壁向外突出的引力牵引食管壁逐渐形成憩室。因这种憩室是管腔外的牵引力所致,瘢痕组织粘连累及憩室表面,因此,憩室壁含有食管壁的全层和瘢痕组织,故又名为真性食管憩室。

2.膨出型憩室

可能是食管肌层存在薄弱点,由于食管的神经肌肉运动功能障碍等原因造成食管腔内压力增高,从而使食管黏膜经食管壁的薄弱点膨出食管腔外形成憩室,这种憩室又称为假性食管憩室。因其憩室壁主要由食管黏膜和黏膜下层结缔组织构成,故其直径可达 10 cm,并可压迫食管,产生食物潴留及并发炎症、溃疡、出血甚至穿孔和癌变等。

3.混合型憩室

即以上两型同时存在。

(二)按其发病部位分类

食管憩室可分为咽食管憩室(发生于咽-食管结合部)、食管中段憩室(发生于食管的中段,即气管分叉水平)和膈上憩室(多发生于食管膈上段 5~10 cm 范围)。

(三)按憩室壁结构分类

1.真性憩室

憩室含有正常食管壁全部组织结构,包括黏膜、黏膜下层和肌层。

2.假性憩室

憩室只含有黏膜和黏膜下层。

二、病因

(一)咽食管憩室

咽食管憩室为膨出型假性憩室,因咽下缩肌与环咽肌之间有一薄弱的三角区,加上肌活动的不协调,即在咽下缩肌收缩将食物下推时,环咽肌不松弛或过早收缩,致食管黏膜自薄弱区膨出,使局部黏膜和黏膜下层疝出腔外。久之,憩室逐渐增大,下垂于食管后之脊柱前间隙,甚至可抵上纵隔。

(二)食管中段憩室

一般为牵引型真性憩室,由气管分叉或肺门附近淋巴结炎症形成瘢痕,牵拉食管全层。大小一般 1~2 cm,可单发,也可多发。憩室颈口多较大,不易潴留食物。

(三)膈上憩室

食管下段近膈上处,平滑肌层的某一薄弱处,因某种原因,如贲门失弛缓症、食管裂孔疝等,引起食管腔内压力升高,压迫黏膜和黏膜下层,使其经由肌层膨出腔外。

三、临床表现

(一)咽食管憩室

早期无症状。当憩室增大,可在吞咽时有咕噜声。若憩室内有食物潴留,可引起颈部压迫感。淤积的食物分解腐败后可发生恶臭味,并致黏膜炎症水肿,引起咽下困难。体检时颈部或可扪及质软肿块,压迫时有咕噜声。巨大憩室可压迫喉返神经而出现声音嘶哑。如反流食物吸入肺内,可并发肺部感染。

(二)食管中段憩室

常无症状,多于食管钡餐 X 线检查时发现,有时做食管镜检查排除癌变。

(三)膈上憩室

患者可无症状,有的则有多种症状,主要为胸骨后或上腹部疼痛,有时出现吞咽困难和食物反流。

四、诊断

(一)咽食管憩室

咽食管憩室的诊断及诊断标准:临床物理检查阳性体征不多,嘱患者饮水或吞咽时在颈部憩室部位听诊,偶可闻及气过水声。部分患者在吞咽几口空气后,反复压迫环咽肌水平胸锁乳突肌前缘,可听到响声,此试验方法称为 McNealy-McCalister 试验。

诊断的主要手段是 X 线检查,X 线片上偶见液平面,服钡可见食管后方的憩室,若憩室巨大、明显压迫食管,可见到钡剂进入憩室后,再有一条钡剂影自憩室开口流向下方食管。造影时反复变动体位,有利于憩室的充盈和排空,便于发现小憩室及观察憩室内黏膜是否光滑,除外早期恶变。

内镜检查有一定危险性,不作为常规检查,只在怀疑恶变或合并其他畸形,如食管蹼或食管狭窄时进行。但在检查过程中要格外谨慎,以免将内镜的镜头插至憩室囊内而造成憩室的器械性穿孔。

(二)食管中段憩室

食管中段憩室同样一般也依靠上消化道钡餐确诊。服钡造影时要采用卧位或头低脚高位,并左右转动体位,才能清晰地显示憩室的轮廓,因为食管中段憩室的开口一般都比较大,造影剂很容易从憩室内流出,不易在内存留。因食管中段憩室多位于食管左前壁,所以右前斜位检查更易观察清楚。膨出型食管憩室食管钡餐可见食管中上段前壁见囊袋样的突出,颈较宽,边缘光整。牵引型食管憩室多呈锥形,口宽底窄,食物不易残留,有些瘘口很小的憩室行钡餐检查时可能不易发现,此时要加行碘油造影或口服亚甲蓝液,如有蓝色痰液咳出即可确诊。内镜检查对浅小的食管中段憩室帮助不大,只在怀疑憩室恶变时进行。

(三)膈上憩室

膈上憩室常由胸部 X 线钡餐造影检查确诊。上消化道钡餐造影可以显示憩室囊的状况、憩室颈突出方向、食管壁的缺损长度等,还可以明确有无裂孔疝等。胸部 X 线片有时可看到含液平面的憩室腔,服钡造影在膈上几厘米处见到憩室,常凸向右侧,亦可凸向左侧或前方。该种憩室可以同时合并裂孔疝,造影时需多方位观察,以免漏诊或误诊。内镜检查有一定危险,只在怀疑恶变和有合并畸形时进行。

五、手术治疗

(一)总原则

手术治疗主要包括外科手术和内镜下治疗。外科手术主要有憩室切除术、憩室黏膜内翻缝合术,对有食管功能异常者行憩室切除加憩室下肌层切开术和食管切除术等。内镜下微创治疗术也是治疗食管憩室的重要治疗手段,包括胸腔镜下憩室切除术和修补术、胃镜下食管支架置入术等。有研究结果提示,常规外科手术治疗和内镜下微创治疗的最终效果比较差异无统计学意义。

目前公认的手术适应证如下。

(1)膨出型憩室:即咽及膈上憩室应手术。

(2)牵出型憩室:病变小、症状轻,可内科保守治疗;若有下述情况,则积极手术。①有出血、穿孔倾向;②合并癌变;③憩室巨大;④症状明显;⑤继发严重疾病,如食管支气管瘘等。

(3)合并食管裂孔疝、贲门失弛缓症等。

(4)患者精神负担重。

(二)手术方法

1.憩室切除术

憩室切除术是临床上最常用、应用最广泛的外科术式。

(1)适应证:①憩室炎症、溃疡穿孔、出血、瘘管形成、发育不良;②临床无症状。憩室增大有滞留,巨大憩室、疑有误吸发生;③合并严重的反流性食管炎、食管支气管瘘、肿瘤等其他疾病。

(2)视具体情况可联合其他术式:①对咽及膈上憩室合并食管运动功能异常者,应行憩室切除术加憩室下肌层切开术,优点是可以防缝线处裂开或复发;②对伴有贲门失弛缓症或Ⅱ型食管裂孔疝者行憩室切除辅以 Heller 和 Nissen 术;③憩室合并食管癌或贲门癌,按肿瘤的治疗原则进行,行食管切除术或贲门癌根治术;④较小牵引型中段憩室可行粘连松解后食管黏膜内翻缝合,较大的憩室可行黏膜切除后内翻缝合,食管肌层或局部胸膜、肋间肌瓣缝合加固,优点是避免胸腔污染和并发食管瘘。

2.抗反流手术

单纯肌层切开术易引起胃食管反流性疾病,加做部分包裹的胃底折叠术(Nissen 术)可以防酸性反流及其导致的狭窄形成。凡憩室合并胃食管反流疾病时,抗反流手术应列为常规。

3.微创手术

在欧美等国家,胸腔镜手术已成为食管良性疾病的首选治疗方法,微创方法治疗食管憩室无疑是有效、可靠的。Melman 等认为隔上憩室应用腹腔镜进行憩室切除术是适当的选择。但胸腔镜下解剖和切除憩室仍有相当的难度,需食管镜的密切配合以协助定位、解剖,指导切除的范围。近年来,国外学者报道采用 Ez45B 腔镜直线切割缝合器行纤维食管镜引导下于其根部切除憩室,有不增加手术风险、时间短、创伤小、并发症少、恢复快、食管创口无污染的优点,富有经验的外科医师甚至在门诊即可完成手术治疗。我国也开展了腹腔镜和胸腔镜的手术。前者避免肺换气措施,但巨大憩室以及膈上憩室仍以胸腔镜途径为上。

4.内镜手术

内镜手术现多用于治疗触 Zenker 憩室,对于能够耐受全麻的典型患者效果良好。目的在于联通憩室与食管壁,扩大路径,使憩室和食管腔可以自由通过。Dohlman 和 Mattsson 制成带有前后唇的特殊食管镜(憩室镜),之后 Van Overbeek 等人应用纤维镜配合 CO_2 激光治疗使切割的可控性和精确性更易掌握,Kuhn 用 CO_2 激光及 ACU-spot 微型换能器使这一术式的精确度又有很大提高。Collard 等人内镜下应用两排平行的钉子钉住嵴部,然后于两排钉子之间切开,即憩室融合术,取得了满意的治疗效果。Seaman 提出治疗 Zenker 憩室简化的装置(WEMR),该装置提供了控制切口的保护性边缘,提高了手术过程的稳定性,在动物实验中取得成功。内镜手术具有安全可靠、手术时间短、恢复快、皮肤无损伤、症状缓解明显、复发率低和住院时间短的优点,治疗结果与外科手术相似,是一种值得推荐的手术方法。

(1)咽食管憩室:该类憩室一旦形成,常会逐渐增大,不易排空引起食物存留,内容物分解腐败,症状逐渐加重,常合并反流误吸,继发肺部感染等多种并发症。提倡手术治疗。因有许多症状和并发症,故以外科治疗为主。憩室甚小、症状轻微或年老体弱患者,可采用保守治疗,如餐后多饮清水冲洗憩室、改变体位、颈部按摩促进憩室排空等。手术治疗一期完成。环咽肌切开,无论是否行憩室切除,对环咽肌功能失调和憩室本身都是一极有效的治疗方法。直径 1~2 cm 的憩室不必切除,仅从憩室基部起始将所有的环咽肌纤维做黏膜外纵行切开,憩室即可消失。较大憩室则需从其基部切除。手术并发症很少。

(2)食管中段憩室:食管中段牵出性憩室由于病变小、症状轻、一般不需要外科治疗。在具有以下情况时,应采取积极手术治疗:①憩室呈囊袋状下垂,颈部细窄,囊内存留食物不易排空;②巨大憩室,有反复憩室炎,溃疡穿孔、出血趋向;③有肿瘤家族史,属食管癌高危人群,食管镜见憩室内壁;④体积小的牵出型憩室疑有癌变可能;⑤食管压迫症状。临床上无症状者不须手术。

若合并有炎症、水肿时,可用消炎及解痉药物缓解症状。但经常残留食物且引发炎症者,或并发出血、穿孔者,应考虑手术治疗。游离被外牵的食管壁,予以复位或切除憩室。

(3)膈上憩室:膈上憩室症状轻微或直径<3 cm者,多不需治疗。如有吞咽困难和胸痛症状,且进行性加重者,憩室呈悬垂状,或直径大者,均宜手术治疗。

(三)手术路径选择

上段食管憩室大都偏向左侧,故左颈入路为宜。中段憩室位置靠近右胸腔,多主张右侧开胸。但是憩室有恶变倾向,可能要做胃食管吻合术,经左侧开胸较为方便。膈上食管憩室位于下段食管,因常合并食管运动功能障碍,多采用左胸径路手术治疗。术中憩室的确认:根据术前插胃管入胃,在X线透视下,向外拔胃管直到胃管的最前端与憩室平齐为止,记下刻度。术中插入胃管至同一刻度,可找出食管憩室。外科术式最常见有憩室切除术,憩室黏膜内翻缝合术及憩室切除加辅助Heler或Nisen术。有学者认为咽及膈上憩室多合并食管运动功能异常,对于这类患者必须行憩室切除加憩室下肌层切开术。食管憩室的外科术式以憩室切除术最为满意。憩室内翻缝合术,具有术后进食早,无胸腔内污染,无痿发生优点,也不失为一种较好术式。

1.注意点

(1)术中憩室定位是食管憩室手术的难点,尤其对较小憩室。有学者采用两种方法:①胃管定位:手术前1天,在胃镜检查引导下放置胃管,胃管头端与憩室口平齐,鼻孔处胃管画标记线并确切固定,第2天术中据胃管头端寻找憩室;②术中食管腔内注气定位:在术中使用胃镜引导定位。

(2)充分术前准备、恰当的术式选择、合理的术中术后处理,以预防食管痿、食管狭窄、憩室复发、喉返神经损伤等并发症的发生。

2.咽食管憩室的治疗

(1)保守治疗:憩室早期或较小时,症状轻微或年老体弱不宜手术者,可采取保守治疗观察。包括饭后清水冲洗,改变体位或颈部局部按摩可促使憩室排空,防止食物潴留、腐败形成憩室炎;服用消炎和食管黏膜保护剂、解痉抗酸剂等药物。如食管外压狭窄明显,可行食管扩张术,但这些措施仅能缓解、减轻症状,不能治愈。

(2)手术治疗:咽食管憩室的病情多为进行性的,非手术的保守疗法均无效,因此,诊断明确后应在出现并发症前尽快择期手术。

1)术前准备:一般不需要特殊术前准备,极少数患者需要静脉补液纠正营养不良,有并发症要积极治疗,病情得到控制后便可手术,不必久等,手术根除了发生并发症的病因,并发症才能彻底治愈。

术前48小时内进流食,尽可能变动体位排空憩室内的残留物,术前如能在透视下将鼻胃管送入憩室,并反复冲洗吸净存留物,有利于防止麻醉诱导时的误吸。保留在憩室内的胃管有利于术中寻找及解剖憩室,便于手术操作;若不易将胃管送入憩室,则不能勉强此项操作。

2)麻醉:局麻较少使用,一般采用气管内插管全身麻醉,可控制呼吸,防止误吸,便于手术操作。

3)手术方法:颈段食管由于解剖原因,稍向左侧偏,因此咽食管憩室多位于中线后方偏左侧,手术常采用左颈入路,但必须根据术前造影决定,如憩室偏向右侧,应选用右颈入路。

体位取仰卧位,头转向健侧,肩部垫枕,使颈部位置更靠前,取胸锁乳突肌前缘切口,自舌骨水平至锁骨上1 cm处,切断颈阔肌,在气管前将胸锁乳突肌及周围组织、肌肉分开并向侧方牵引,显露肩胛舌骨肌,切除或牵开,向侧方牵开,切除更有利于憩室的显露。若憩室较大,不易暴露,向侧方牵开颈动脉,切断甲状腺下动脉及甲状腺中静脉,将甲状腺牵向中线,注意保护气管食管沟内的喉返神经,必要时可将迷走神经游离、牵拉,以便于保护,但有时过度游离迷走神经易使迷走神经出现脱髓鞘反应。仔细辨认憩室壁,可用手触摸憩室内的胃管,也可请麻醉师经胃管向憩室内缓慢注气使憩室膨出,便于辨认。用鼠齿钳钳夹提起憩室囊,沿囊壁解剖憩室颈。憩室颈下方为环咽肌上缘,上方为咽缩肌下缘,沿正中线自上而下切断环咽肌横行纤维及食管肌层约3 cm,并将憩室颈切除,将原在憩室内的胃管送入食管腔内,线结打在腔内,注意切除不可过多,以免造成食管狭窄。置引流条引流,逐层缝合颈部切口。亦可将憩室颈游离后,用直线切割缝合器切除缝合,外层用周围肌层加固。

4)术后处理:术后第 2 天可经口进食,术后 48~72 小时引流量较少时拔除引流条。手术并发症主要为喉返神经损伤,若仅伤及喉返神经,受牵拉侧多数能自行恢复。其次是修补处渗漏或瘘管形成,局部换药,多能自愈。若发生食管狭窄,可行食管扩张术。

(3)内镜治疗:意图是联通憩室和食管壁或称"嵴",而使路径扩大,憩室和食管腔可以自由通过,由于此壁包括环咽肌和部分食管肌层、黏膜。内镜治疗的区别是分割此壁的技术。

3.食管中段憩室的治疗

(1)适应证:有症状的大憩室或在随访中逐渐增大的憩室以及有排空不畅的憩室,或合并其他畸形如食管裂口疝、贲门失弛缓症等的憩室,均应手术治疗。手术应特别注意同时纠正合并畸形,否则易出现并发症或复发。

(2)术前准备:基本同咽食管憩室,但术前应行胃肠道准备,即口服甲硝唑 0.4 g,每天 3 次,连服 3 天。术前晚洗胃后口服链霉素 1 g 并灌肠;术前插入胃管,术后持续胃肠减压。这些措施均有利于预防食管瘘的发生。

(3)麻醉:采用双腔管气管插管静脉复合麻醉,同咽食管憩室的手术。

(4)手术方法包括以下内容。

1)开放手术:食管中段憩室手术一般采用右胸入路,在肺门后方剪开纵隔胸膜,确认食管。憩室周围常有肿大的淋巴结。切开憩室时注意不要损伤食管,分黏膜及肌肉两层缝合。合并有脓肿、瘘管的要一并切除修补,胸膜、肋间肌、心包均可作为加固组织使用。术中常规行胸腔闭式引流术。

2)胸腔镜辅助下手术治疗:①左侧卧位,略向前倾。术者站在患者背侧,一般行 4 个切口。第 1 切口于腋后线第 8 或第 9 肋间,第 2 切口位于第 4 肋间腋前线与锁骨中线之间,第 3、4 切口位于第 7 肋间腋中线及腋前线,各长 1 cm。②术者站在患者背侧,先从第 7 肋间腋中线切口放入胸腔镜,探查胸腔。第 7 肋间腋前线及第 4 肋间腋前线切口为操作孔,分别置入五爪拉钩、内镜血管钳或电钩。腋后线第 8 或第 9 肋间放入吸引器或超声刀。肺萎缩后,五爪拉钩牵引肺叶,显露纵隔,在肺门后方剪开纵隔胸膜,确认食管。憩室周围常有肿大的淋巴结。用电钩及圆头吸引器对食管管壁做全周性游离,牵引食管,游离憩室与周边粘连,主要分离与气管隆嵴下及气管旁淋巴结的粘连,完全游离出憩室颈部。憩室黏膜内翻缝合术:适用于容积较小而未合并憩室炎的牵出型憩室,将憩室与附近的粘连处松解后,用弯钳将之推向食管腔内,用细丝线将其外面的肌层间断缝合。应注意如原来有憩室炎,术后可能持续有症状。憩室切除术:将憩室与其附近的粘连松解后,多余的部分予以切除。可于腋后线第 8 或第 9 肋间放入切割缝合器直接由憩室颈部切除,亦可多余的部分切除后将黏膜和肌层分别用细丝线间断缝合。手术完成后,温盐水冲洗,浸泡食管,将胃管拉至食管中段,注入气体,观察是否有漏气。亦可胃管内注入亚甲蓝,观察是否渗出。止血满意后,放入胸腔引流管1根。③术后常规禁食,胃肠减压、静脉补液,肠鸣音恢复后停止胃肠减压,次日经口进食。肺膨胀良好无胸腔引流液后,拔除胸腔引流管。

4.膈上食管憩室的治疗

有症状的膈上食管憩室,可以先考虑行内科治疗,如体位引流和饮水冲洗,以使憩室处于一个排空的状态。无症状的患者,如果能排除合并其他严重疾病,不应进行手术,只需定期复查,严密观察。只有在有症状的大憩室或在随访中逐渐增大的憩室以及有滞留征象,或合并其他畸形如食管裂口疝、贲门失弛缓症等的憩室,才应手术治疗。手术应特别注意同时纠正合并畸形,否则易出现并发症或复发。

(1)术前准备:同食管中段憩室。

(2)麻醉:同咽食管憩室的手术,采用气管内插管全身麻醉。

(3)手术方法包括以下内容。

1)开放手术:膈上憩室多采用左侧第7肋进胸,尽管有时憩室位于右侧,也是左胸入路,便于手术操作。

开胸后将肺牵向前方,剪开纵隔胸膜显露食管,注意保留迷走神经丛。触摸憩室内胃管或请麻醉师经胃管注气,有助于辨认憩室,如憩室位于食管右侧,可游离并旋转食管便于显露憩室。憩室常是从食管肌层的一个缝隙中疝出。辨认出食管环行肌与食管黏膜的界面后,将肌层向食管远端切开约3cm,向近端切开约2cm,即可充分显露憩室颈。若憩室巨大,可将憩室切除,分黏膜层和肌层两层切开,近端达下肺经脉水平,远端达胃壁1cm处。贲门肌层切开的部位应在憩室颈缝合修补处的侧方,以减少瘘的发生。常规行胸腔闭式引流术。

2)胸腔镜辅助下手术:体位及切口,右侧卧位。术者站在患者背侧,一般行4个切口。腋中线第7肋间观察孔,腋后线第8肋间操作孔,第4和第6肋间两个操作孔,作为游离时牵引用。

3)手术操作:①术者站在患者背侧,先从第7肋间腋中线切口放入胸腔镜,探查胸腔。腋后线第8肋间、第4和第6肋间3个操作孔,分别置入五爪拉钩、内镜血管钳或电钩、超声刀。②肺萎缩后,五爪拉钩牵引肺叶,显露纵隔,剪开纵隔胸膜显露食管,注意保留迷走神经丛。请麻醉师经胃管注气,辨认憩室。如憩室位于食管右侧,可游离并旋转食管便于显露憩室。辨认出食管环行肌与食管黏膜的界面后,将肌层向食管远端切开约3cm,向近端切开约2cm,即可充分显露憩室颈。③憩室黏膜内翻缝合术,用弯钳将憩室推向食管腔内,用细丝线将其外面的肌层间断缝合。④憩室切除术,可于第4肋间放入切割缝合器直接由憩室颈部切除,亦可多余的部分切除后将黏膜和肌层分别用细丝线间断缝合。⑤手术完成后,温盐水冲洗,浸泡食管,将胃管拉至食管中段,注入气体,观察是否有漏气。亦可胃管内注入亚甲蓝,观察是否渗出。止血满意后,放入胸腔引流管1根。

4)术后处理:术后常规禁食,胃肠减压、静脉补液,肠鸣音恢复后停止胃肠减压,次日经口进食。肺膨胀良好无胸腔引流液后,拔除胸腔引流管。

手术时应去除引起牵出型憩室的病因,并将可能合并存在的食管运动失调或梗阻,如贲门失弛缓症、膈疝、裂孔疝等一起纠正,以免复发或出现并发症。

(赵庆华)

第二节 食管穿孔

食管穿孔常由于器械或异物损伤引起，近年来，随着内镜的广泛使用，其发生率有所上升，如不及时处理，几乎毫无例外地发生急性纵隔炎、食管胸膜瘘，并可能致死。正确的诊断和及时的治疗有赖于对食管穿孔临床特征的认识及正确选择影像学检查，治疗效果与引发因素、损伤部位、污染程度及穿孔至治疗的时间有关。据报道，食管穿孔的死亡率可达20%，穿孔24小时后接受治疗死亡率甚至可高达40%。外科手术治疗较其他治疗方法可减少50%～70%的死亡率。

一、病因及发病机制

食管可以被多种不同的原因引起穿孔。近年来，随着在食管腔内用仪器进行诊断和治疗的病例迅速增加，医源性食管穿孔在这类疾病中占的比例也不断增大，目前已达59%；其次依次是食管内异物(12%)、创伤(9%)、手术损伤(2%)、肿瘤(1%)及其他(2%)。

食管由于没有浆膜层而不同于消化道的其他部位，更易受到损伤。食管的颈段后壁黏膜被覆一层很薄的纤维膜，中段仅被右侧胸膜覆盖，下段被左侧胸膜覆盖，周围没有软组织支持，加上正常胸腔内压力低于大气压，这些是食管易于穿孔的解剖因素。食管腔内检查和治疗引起的食管穿孔多位于食管的3个解剖狭窄段，最常见的部位是环咽肌和咽括约肌连接处颈部食管的Kilian's三角，这个三角由咽括约肌和在颈椎5、6水平的环咽肌构成，这一区域的食管后侧没有肌层保护。其他易于发生食管穿孔的部位是食管的远端与胃连接处，还有梗阻病变的近段、食管癌延伸的部位以及进行检查活检或扩张的部位。发生食管穿孔的原因也与患者的体质、年龄以及患者是否合作有关。

医源性食管穿孔常见于食管镜检查、硬化治疗、曲张静脉结扎、球囊扩张、探条扩张及激光治疗。纤维食管镜的使用使因硬质食管镜检查导致的食管穿孔由0.11%下降至0.03%，同期行食管扩张则可使食管穿孔的发生率上升0.09%。内镜下硬化剂治疗食管静脉曲张可使食管黏膜坏死性损伤而导致食管穿孔的发生率为1%～6%，降低硬化剂的浓度和用量可使食管穿孔发生率下降。球囊扩张治疗贲门失弛缓症的食管穿孔发生率为1%～5%，球囊压力过高、既往有球囊扩张史患者发生率上升。放置胃管、球囊压迫止血、食管支架放置、气管内插管等操作同样可引起食管穿孔。

手术过程中可因直接损伤或在食管周围的操作导致食管穿孔的发生。常见于肺切除术、迷走神经切断术、膈疝修补术、颈椎骨折手术、食管超声及主动脉手术等。

穿透性食管穿孔主要发生在颈部，其发生率和死亡率与合并伤相关。胸部钝性损伤导致的食管穿孔极少见，常见于车祸和Heimlich操作手法。异物和腐蚀性物质的摄入所导致的食管穿孔常发生于咽食管入口、主动脉弓、左主支气管及贲门等解剖狭窄处。自发性食管穿孔常见于剧烈呕吐、咳嗽、举重等原因使食管腔内压力突然升高，常发生于膈上升高于左侧壁，呈全层纵行破裂，溢出的液体可进入左侧胸腔或腹膜腔。食管癌及转移性肿瘤、Barrett's溃疡、食管周围感染、免疫缺陷性疾病等均可导致食管穿孔。

食管穿孔后口腔含有的大量细菌随唾液咽下，酸度很强的胃液、胃内容物在胸腔负压的作用下,较易经过穿孔的部位流入纵隔,导致纵隔的感染和消化液的腐蚀,并可穿破纵隔胸膜进入胸腔,引起胸腔内化脓性炎症。重者引起中毒性休克。

二、临床表现

食管穿孔的临床表现与食管穿孔的原因、穿孔部位以及穿孔后到就诊的时间等因素有关。由于食管穿孔的临床表现常与心肌梗死、溃疡穿孔、胰腺炎、主动脉瘤撕裂、自发性气胸、肺炎等胸腹部疾病相混淆,因而临床诊断较困难。常见的临床表现主要有胸痛、呼吸困难、吞咽困难、皮下气肿、上腹部疼痛、发热、心率增快等。

颈部食管穿孔症状较轻,较之胸部和腹部食管穿孔更易于治疗。颈部食管穿孔后污染物经食管后间隙向纵隔的扩散比较慢,而且食管附着的椎前筋膜可以限制污染向侧方扩散。患者诉颈部疼痛、僵直、呕吐带血性的胃内容物和呼吸困难。颈部触诊可发现颈部僵硬和由于皮下气肿产生的捻发音。95%患者影像学检查阳性。

胸部食管穿孔后污染物迅速污染纵隔,胸膜完整的患者,胃内容物进入纵隔形成纵隔气肿和纵隔炎,迅速发展为坏死性炎症。如胸膜破裂,可同时污染胸膜腔。由于胸膜腔为负压,胃液及胃内容物经破口反流到纵隔和胸膜腔,引起胸膜腔的污染和积液,形成纵隔和胸膜腔化脓性炎症。中上段食管穿孔常穿破右侧胸腔;下段食管穿孔则常穿破入左侧胸腔。食管穿孔后引起的这种炎症过程和体液的大量积蓄在临床上表现为一侧胸腔剧烈疼痛,同时伴有呼吸时加重。在穿孔部位有明确的吞咽困难,低血容量,体温升高,心率增快。全身感染中毒症状、呼吸困难的程度,根据胸腔污染的严重性、液气胸的量以及是否存在有气道压迫而有轻重不同。体格检查可发现患者有不同程度的中毒症状,不敢用力呼吸,肺底可听到啰音,当屏住呼吸时,可听到随着每次心跳发出的纵隔摩擦音或捻发音。颈根部或前胸壁触及皮下气体,当穿孔破入一侧胸腔胸膜腔时,出现不同程度的液气胸的体征。受累侧胸腔上部叩诊鼓音,下部叩诊为浊音,病侧呼吸音消失。少数病例可发展为伴有气管移位、纵隔受压的张力性气胸,纵隔及胸腔的炎症产生对膈肌的刺激可表现为腹痛、上腹部肌紧张、腹部压痛,应注意与急腹症鉴别。

腹腔食管穿孔较少见,胃的液体进入游离腹腔,引起腹腔污染,临床表现为急性腹膜炎的症状和体征,与胃、十二指肠穿孔很相似。有时污染仅局限在后腹膜,使诊断更加困难,由于腹腔段食管与膈肌相邻近,常有上腹部疼痛和胸骨后钝痛并放射到肩部的较典型的特征,患者常诉背部疼痛,不能平卧。和胸腔内穿孔一样,患者早期即可出现心率增快、呼吸困难、发热并迅速出现败血症和休克。

三、诊断

早期迅速诊断可减少食管穿孔死亡率和并发症发生率。50%患者由于症状不典型导致延误诊断和治疗。对所有行食管内器械操作后出现颈部、胸部或腹部疼痛的患者,均应想到发生食管穿孔的可能性。结合有关病史、症状、体征及必要的辅助检查多可做出及时正确诊断。少数病例早期未能及时诊断,直至后期出现脓胸,甚至在胸穿或胸腔引流液中发现食物方做出诊断。

(一)X线检查

颈部穿孔行侧位X线检查可以发现颈椎前筋膜平面含有气体,这一征象早于胸部X线和临床症状。胸部食管穿孔时90%患者胸部正侧位X线片发现纵隔影增宽,纵隔内有气体或气液平、胸腔内气液平,但与摄片时间有关,软组织影和纵隔气肿一般于穿孔后1小时左右出现,而胸腔积液和纵隔增宽则需数小时。腹部食管穿孔时可发现隔下游离气体。

(二)食管造影

食管造影仍然是诊断食管穿孔的主要手段。对于怀疑食管穿孔而考虑行食管造影者首选口服泛影葡胺,其阳性率颈部为50%、胸部为75%~80%,但一旦吸入肺内,其毒性可引起严重的坏死性肺炎。如泛影葡胺未能发现食管穿孔而临床仍高度怀疑,可使用薄钡进行造影,钡剂造影可显示穿孔瘘口的大小、部位及纵隔的污染程度,阳性率在颈部为60%,胸部达到90%。尽管使用造影剂作为常规诊断手段,但仍有10%的假阴性,因此当造影阴性时也不能完全除外食管穿孔,可在造影后间隔数小时复查或进行CT、纤维食管镜检查。

(三)纤维食管镜检查

纤维食管镜的食管穿孔诊断率可达到100%,尤其对于微小穿孔、黏膜下穿孔的诊断。用纤维食管镜可直接看到食管穿孔的情况,并能提供准确的定位,了解污染的情况。但同时应该注意,当怀疑有微小穿孔时,禁忌通过食管镜注入空气。食管镜的结果也有助于治疗的选择。

(四)CT检查

当今的胸腹部CT检查已应用得相当普遍。当临床怀疑有食管损伤而X线不能提示确切的诊断依据、食管造影无法进行时,可选择胸部或腹部CT检查。CT影像有以下征象时应考虑食管穿孔的诊断:食管周围的纵隔软组织内有气体;食管壁增厚;充气的食管与一个临近纵隔或纵隔旁充液的腔相通;在纵隔或在胸腔的脓腔紧靠食管;左侧胸腔积液则更进一步提示食管穿孔的可能。经初步治疗患者症状无明显改善的可应用CT定位指导胸腔积液的抽取或胸腔引流的定位。

(五)其他检查

食管穿孔患者由于唾液、胃液和大量消化液进入胸腔,在做诊断性胸腔穿刺时,抽得胸腔液体内含有未消化的食物、pH低于6.0,并且淀粉酶的含量升高,是一项简单而有诊断意义的方法。在怀疑有食管损伤的病例口服小量亚甲蓝后和可见引流物或胸腔穿刺液中有蓝色,同样有助于诊断。

四、治疗方法

食管穿孔的治疗选择取决于诱发食管穿孔的原因、部位、穿孔的严重程度以及穿孔至接受治疗的间隔时间。除年龄和患者的全身状态外,应同时考虑食管周围组织的损伤程度、伴随的食管病理及损伤。治疗的目标主要是防止来自穿孔的进一步污染,控制感染,恢复消化道的完整性,建立营养支持通道。因此,清除感染和坏死组织,精确的闭合穿孔,消除食管远端的梗阻,充分引流污染部位是治疗成功的关键。同时,必须应用胃肠外营养、抗生素。

(一)手术治疗

手术治疗包括一期缝合、加固缝合、食管切除、单纯引流、T管引流食管外置和改道。手术方式及手术径路的选择与以下因素有关:损伤的原因;损伤的部位;是否同时存在其他食管疾病;从穿孔到诊断的时间;食管穿孔后污染的程度;炎症蔓延的情况;是否有邻近脏器损伤;患者年龄及全身情况;医院的医疗条件及医师的技术水平等。较小、污染程度轻的颈部至气管隆嵴的穿孔可经颈部切口行单纯的引流。胸部食管中上段穿孔选择右侧进胸切口,下段则选择左侧胸部进胸切口。上腹部正中切口则是治疗腹段食管穿孔的最好选择。

早期食管穿孔多采用一期缝合手术。术中应进一步切开肌层,充分暴露黏膜层的损伤,彻底清除无活力的组织,在良性病变大多数病例黏膜正常,手术时应将穿孔缘修剪成新鲜创缘,大的穿孔应探查纵隔,仔细找到穿孔的边缘,用 2-0 的可吸收缝线,也可以用不吸收的细线,间断缝合修补,同时灌注和引流污染区域。分层闭合黏膜和肌层是手术修复成功的关键。没有适当的暴露和严密的缝合是术后发生漏、增加死亡率和延长康复时间的主要原因。如果损伤时间较长,组织产生水肿时,可以仅闭合黏膜层,并同时彻底冲洗和清除污染的组织。用较大口径的闭式引流,7～10 天后行食管造影,如没有造影剂外溢,则可恢复经口进食。食管穿孔时间大于 24 小时或局部污染、炎症反应严重、组织有坏死时,应只做局部引流,不修补穿孔。一期缝合最好是在健康的食管组织,当有远端梗阻时,单纯一期缝合是无效的,必须同时解决梗阻,才能达到成功的修复。

由于一期缝合食管损伤有因组织继续坏死而发生裂开和瘘的可能性,因此有必要采用周围组织移植包垫加固缝合的方法闭合食管穿孔。Grillo 等首先报道胸部食管穿孔一期缝合后采用周围较厚、发生炎症反应的胸膜片进行加固。其他可利用的组织还有网膜、膈肌瓣、背阔肌、菱形肌、心包脂肪垫等。对于颈部食管穿孔,可选择胸骨舌骨肌、胸骨甲状肌、胸锁乳突肌等组织材料。膈肌瓣不易坏死,有一定的张力,弹性较好,再生能力强。取全层 12 cm 长、5～7 cm 宽,基底位于食管处,向上翻起,用于食管下段的修复。缺损的膈肌切口可直接缝合。在使用带蒂的肋间肌瓣时,其基底部在内侧、椎旁沟处,并要有足够的长度。不论用哪种组织修复加固,这种组织最好是用在修复的食管壁之中,而不是简单覆盖于修复上。

对部分有严重的食管坏死、食管病理性梗阻的患者可选择食管切除与重建术。除保持胃肠道的完整性外,食管切除术可消除造成污染的食管穿孔,治疗造成食管穿孔的基础食管病变。Orringer 等建议使用颈部胃食管吻合,该方法使吻合口远离污染处,即使发生吻合口漏,其治疗较胸腔内吻合更为简单。

因延误诊断造成严重污染和炎症的食管穿孔患者禁忌一期缝合。颈部穿孔可单纯行引流。而胸腹部食管穿孔由于污染物的继续污染使胸腹部感染持续存在,因而不能单纯行引流手术,可行 T 管引流,控制食管胃内容物继续污染胸腹部。

食管外置或旷置的手术方式有多种报道,其基本方法是关闭穿孔、广泛引流污染组织,同时行颈部食管外置造瘘术或胃造瘘减压术。但该方法近年来已很少使用,仅仅适应于营养状况极度不良的患者及无法用常规手术方法治疗的病例或手术失败的病例。

近年来有报道胸腔镜辅助治疗食管穿孔,疗效有待于进一步观察。

食管有梗阻性病变如食管狭窄、贲门失弛缓症或严重的胃肠道反流等病变的食管穿孔必须在手术治疗食管穿孔的同时加以处理。食管狭窄、贲门失弛缓症可采用食管扩张,Moghissi 等报道显示,仅修补穿孔而未同期处理远端梗阻的食管穿孔患者死亡率达 100%,而同时处理食管穿孔和梗阻性病变的死亡率为 29%。胃肠道反流可采用临床常规应用的抗反流手术。食管穿孔合并食管恶性肿瘤患者必须行食管肿瘤切除术,广泛转移者可行食管内支架放置。

(二)保守治疗

食管穿孔患者行保守治疗必须经过严格的选择。1965 年,Mengold 等首先报道应用保守治疗成功治愈食管穿孔患者,18 例因腔内损伤且 24 小时内诊断明确的患者经保守治疗仅死亡1 例。1975 年,Larrieu 报道成功治愈自发性食管穿孔。

经过多年临床经验的积累,Altorjay 等总结食管穿孔接受保守治疗的指征为:①器械引起的颈部食管穿孔;②早期诊断小的局限的穿孔;③食管狭窄行食管扩张或硬化剂治疗食管静脉曲张;④食管穿孔延误诊断但临床症状轻微;⑤食管穿孔后食管周围有纤维化形成,能限制纵隔的污染;⑥穿孔引起的污染限于纵隔或纵隔与壁层胸膜之间,没有造影剂溢入附近体腔;⑦穿孔的位置不在肿瘤部位、不在腹腔、不在梗阻的近端;⑧症状轻微,无全身感染迹象。

具体方法如下:①禁食48～72小时,如患者临床症状改善,可口服无渣流质。②应用广谱抗生素7～14天。③完全胃肠外营养。④经CT引导下行穿刺或置管引流纵隔或胸腔积液。⑤食管镜引导下行食管灌洗。⑥应该有选择性地应用胃肠减压,目前有学者认为放入胃肠减压管使食管下段括约肌不能完全关闭,加重胃反流,导致纵隔污染加重。⑦穿过癌症或非癌症部位在食管腔内置管或置入支架。

五、预后及治疗效果

Clayton等总结1990－2003年文献报道的726例食管穿孔患者治疗效果显示食管穿孔患者死亡率为18%。死亡率与导致食管穿孔的原因、穿孔部位、诊断是否及时、食管的原发病变及治疗方法相关。

病因影响食管穿孔患者的预后。自发性食管穿孔的死亡率为36%,医源性食管穿孔为19%,创伤性食管穿孔为7%。自发性食管穿孔死亡率较高的原因在于临床症状常常与其他疾病相混淆而延误诊断,污染广泛并迅速发展至败血症。医源性食管穿孔多发生于食管腔内操作过程中,易于诊断和治疗。创伤性食管穿孔多发生于颈部,污染较局限,多死于其他脏器的损伤。

食管穿孔部位同样影响患者的转归。颈部食管穿孔患者死亡率6%,胸部食管穿孔为27%,腹部穿孔为21%。造成差异的原因在于颈部污染物污染区域由于颈部筋膜的限制而局限,而胸部、腹部食管穿孔可造成胸腹部的二次污染,如延误诊断可迅速导致败血症。

尽管目前临床抗生素应用及临床监护的进步,24小时后诊断的食管穿孔患者死亡率仍明显高于24小时内诊断的患者。White等报道二者的死亡率分别为31%和13%。在一组390例食管穿孔患者治疗报道中,死亡率分别为27%和14%。

手术方式的选择对食管穿孔患者的死亡率有明显影响。一期缝合和加固缝合的死亡率为0～31%,平均为12%。适当的暴露和严密的黏膜缝合、消除食管穿孔远端梗阻是降低死亡率的关键。24小时后食管穿孔患者是否采取一期缝合或加固缝合目前尚有不同的观点,Wright等报道一组食管穿孔采用一期缝合或加固缝合的患者中有46%为24小时后诊断明确。因而一期缝合或加固缝合适合没有恶性肿瘤、纵隔无弥漫性坏死、穿孔远端无梗阻患者。食管切除的死亡率为17%,对于污染严重、合并肿瘤、穿孔远端狭窄患者行食管切除是合理的选择。食管外置或旷置患者死亡率为24%,单纯行引流患者死亡率为37%,死亡率较高的原因可能与纵隔污染严重、患者全身情况差等因素相关。

在一组154例接受保守治疗患者的报道显示,保守治疗患者死亡率为18%,甚至有报道接受保守治疗患者生存率达100%。这一结果与严格控制保守治疗指征相关。但有报道约20%接受保守治疗的患者由于患者病情进展于24小时内改为手术治疗。

(赵庆华)

第三节 食管平滑肌瘤

一、流行病学

食管平滑肌瘤是最常见的食管良性肿瘤,占食管良性肿瘤的 60%～80%。上海胸科医院报道的大宗病例统计,食管平滑肌瘤的发病率为 84.3%。本病男性发病多于女性,二者之比约为2：1。肿瘤可发生于食管的任何部位,国外报道以食管下段最常见,但国内报道多见于食管中段,下段次之,上段最少见。

二、病因学

食管平滑肌瘤的病因还不清楚,而食管平滑肌瘤病并发 X 染色体连锁的 Alport 综合征的病因已有深入的研究。编码 Ⅳ 型胶原 α_5 和 α_6 链的 COL4A5 和 COL4A6 基因 5' 端缺失与其有关。Heidet 等 1998 年发现单发的食管平滑肌瘤也存在编码 Ⅳ 型胶原 α_5 和 α_6 链的 COL4A5 和 COL4A6 基因 5' 端缺失。这意味着食管平滑肌瘤发生与胶原合成的基因学关联密切。

三、生物学特性

食管平滑肌瘤是源于食管平滑肌组织的良性肿瘤,极少恶变。其生长缓慢,临床症状出现晚或无症状。大多数为单发,少数为多发,也有少数报道病变可呈弥漫性生长,其整个食管壁内充满彼此孤立的肿物。这有别于食管内弥漫且融合生长的平滑肌瘤病,后者少见,是以多个融合的肌瘤样结节为特征的肿瘤样病变。

四、病理学

食管平滑肌瘤 97% 为壁内型,1% 为腔内型,2% 为壁外型。食管平滑肌瘤可分为单发、多发食管平滑肌瘤和食管平滑肌瘤病 3 种,即以单一病灶出现的单发食管平滑肌瘤和以多个病灶出现的多发食管平滑肌瘤。多发食管平滑肌瘤不同于食管平滑肌瘤病,食管平滑肌瘤病是全身性平滑肌瘤病在食管的一种局部表现形式,除食管外其他器官如胃、支气管、尿道等亦有平滑肌瘤的发生。但两者在食管局部的病理行为是一样的。食管平滑肌瘤半数以上发生在下段食管。大约 10% 的几乎围绕整个食管壁,且导致食管梗阻。

食管平滑肌瘤大体标本多呈圆形、椭圆形、哑铃形或腊肠样。直径在 2～5 cm,重量多在1 kg 以下,有少数巨大肿瘤的报道。典型的食管平滑肌瘤质地较硬,可呈圆形或椭圆形肿瘤可发生于固有肌层及黏膜肌层,以纵行肌多见,也有的起源于壁内血管肌层及迷走的胚胎组织。食管平滑肌瘤大多表现为食环形肌内偏向一侧的壁内实性肿瘤,突出于食管腔内,也可呈环形生长包绕食管腔造成狭窄。少数情况下,也可见到肿瘤突出于食管外壁向纵隔膨胀生长,需与纵隔肿瘤相鉴别。位于下段尤其是腹段食管者也可见到剑突下或上腹腔的肿块。肿瘤生长缓慢,其大小可多年不变。由于病变位于食管壁内且有黏膜覆盖。故而很少发生出血,短期内生长加快的报道较少,恶性变罕见,虽然也可见到食管平滑肌瘤恶性变的报道,但目前尚不能断定食管平滑肌肉瘤的发生与平滑肌瘤恶变之间有直接必然的关联。切面呈灰白色或带有黄色,一般可有不明显的包膜,表面光滑。瘤细胞呈旋涡状、栅栏状或束状交织,平滑肌束可呈纵横交错排列,其内混有一定量的纤维组织,也可包含有神经节细胞或神经成分,故而有时需要与神经纤维瘤等疾病相鉴别。细胞核的位置为偏心性。平滑肌瘤可以发生囊性变、钙化或玻璃样变。

近年来,随着免疫组织化学和分子生物学方法及电镜在病理诊断学上的广泛应用,胃肠道间质瘤(GISTs)的概念逐渐被临床接受。GISTs起源于胃肠道肌壁间质的非上皮性及梭形细胞为主要成分的间叶性组织,多发于胃和小肠,发生在食管、结(直)肠的不到10%。由于食管间质瘤与平滑肌瘤在临床病理学和分子生物学上有许多不同的特点,以往被普通HE染色和光镜诊断为"平滑肌瘤"的肿瘤,现在可以细分为平滑肌瘤、间质瘤、神经纤维瘤、雪旺瘤、自主神经瘤等。目前国际上对GIST有严格的定义,因此在诊断过程中必须采用免疫组化或其他方法才能准确区分食管间质瘤与其他类型的食管肿瘤。食管间质瘤通常有CD117和CD34的表达,而食管平滑肌瘤表达波形蛋白和肌动蛋白。王其彰等对43例普通病理学诊断的食管平滑肌瘤进行免疫组化检测;结果发现其中11例为食管间质瘤,31例平滑肌瘤,1例神经源性肿瘤。

五、临床表现

食管平滑肌瘤可发生于各个年龄段,多见于30~60岁患者,小儿少见。

食管平滑肌瘤的临床表现与肿瘤的大小及部位有关。肿瘤直径<2 cm可无任何自觉症状,肿瘤直径界于2~5 cm者也可无自觉症状,常常由于查体时意外发现。临床症状的产生多与肿瘤阻塞管腔或占位效应造成压迫所引起。多见症状可有进食不畅或吞咽困难。但病史往往较长,病情发展缓慢或间歇发生,食管梗阻症状往往并不严重,可与食管癌相鉴别。也有以胸骨后或上腹部疼痛、胀满为主诉者,此类患者往往病史很长,缓慢进展。其他如反酸、嗳气、食欲缺乏等均为一些非特异性主诉,肿瘤较大或邻近其他器官者也可产生相应压迫症状,如咳嗽、气促等。

六、诊断和鉴别诊断

诊断食管平滑肌瘤最常用的检查方法是食管钡剂X线检查。典型X线征象是在食管造影片上见到充盈缺损,但黏膜保持完整。食管呈现光滑的半月状压迹,轮廓清晰,肿物影与食管壁近端及远端呈现锐角。突入食管腔内的肿瘤表面黏膜皱襞消失,但其对侧的黏膜正常,被称为涂抹征或瀑布征(图5-1)。一定角度下,肿瘤的轮廓因其表面光滑钡剂缺失所完全显现出来,呈环形征。同时钡剂X线检查还可发现一些合并症,如食管憩室或食管裂孔疝等。

内镜下食管平滑肌瘤表现为圆形或椭圆形肿物突向腔内,其表面黏膜完整,有的肿物在黏膜下可活动,但较小的平滑肌瘤也可能被内镜忽略。内镜检查时如怀疑食管平滑肌瘤时应避免行黏膜活检,以免对可能进行的手术摘除造成不利影响。

超声内镜(EUS)对于平滑肌瘤的诊断有鉴别意义,可以探及肿物的位置、形态、密度、质地、内部结构、比邻关系等,从而与恶性肿瘤及其他良性肿瘤相鉴别。食管平滑肌瘤回声影像图:肿瘤呈均质低回声,与正常食管肌层相延续,黏膜及黏膜下层光滑完整,边界清楚,与周围组织无粘连,局部淋巴结无肿大(图5-2)。EUS即可定位、又能显示病变的范围、形态,特别是能提供肿瘤内部结构和与周邻器官的关系和有无肿大淋巴结等信息。主动脉瘤压迫食管可表现出类似平滑肌瘤的影像,应用EUS技术相鉴别。

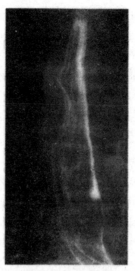

图 5-1　食管平滑肌瘤的钡剂造影

表现为充盈缺损,肿瘤表面黏膜消失,但对侧黏膜正常

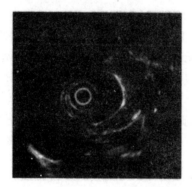

图 5-2　食管平滑肌瘤的超声内镜

表现为黏膜层和外膜完整,肌层有一类圆形低回声肿物,边界清晰。

CT 及 MRI 检查可以帮助肿瘤的定位,尤其对于肿瘤的范围、偏向及走行判断有利,这对于外科手术选择、手术入路及手术术式很有帮助(图 5-3)。在复杂病例时行 CT 或 MRI 可以帮助判断肿物的性质及与邻近器官的关系,鉴别良、恶性病变,以指导手术治疗。

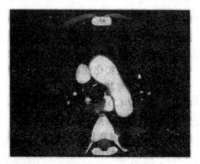

图 5-3　食管平滑肌瘤的 CT 表现

与食管平滑肌瘤相鉴别的疾病主要有食管恶性肿瘤,如食管癌、食管平滑肌肉瘤以及引起食

管外压性改变的疾病,如纵隔肿大淋巴结、纵隔肿瘤、主动脉瘤等(表 5-1)。

表 5-1　食管平滑肌瘤的鉴别诊断

	食管平滑肌瘤	食管恶性肿瘤	邻近外压病变
发病年龄	30～60 岁	40～65 岁	各个年龄段
病史	长	较短	不定
主要症状	吞咽困难或胸骨后不适	进行性吞咽困难、消瘦	除吞咽不适外可有原发病症状;发热、胸痛等
钡剂透视	瘤体表面黏膜无破坏,有典型的涂抹征等	黏膜破坏,食管僵硬,梗阻等	似平滑肌瘤的表现
食管镜检查	黏膜局限性隆起,黏膜光滑	黏膜破坏,可见溃疡、糜烂	似平滑肌瘤的表现
胸部 CT	质均食管壁内肿瘤,纵隔无肿大淋巴结	食管内占位,可见纵隔肿大淋巴结	可见纵隔内原发病的影像。如肿大淋巴结,纵隔肿瘤等
食管超声	均匀低回声黏膜完整	欠均匀低回声,黏膜破坏,局部淋巴结肿大	主动脉瘤可用多普勒技术鉴别,肿大淋巴结位于食管外

七、治疗

食管平滑肌瘤多采用手术治疗。但手术适应证的选择有所争议。传统观点认为,除直径在 2 cm 以下或身体条件不适宜手术者可以定期观察外,其余均适宜行手术治疗。但鉴于食管平滑肌瘤生长缓慢、发病年龄较食管癌年轻,发生恶性变概率很小,很多患者没有不适主诉,且手术治疗本身所造成的创伤较大,有人提出应慎重选择手术,认为肿瘤直径<5 cm 且无临床症状的患者可以定期观察,有临床症状出现或肿瘤出现增长加快征象时方考虑手术治疗。而有症状的平滑肌瘤无论大小均适宜手术。

手术前应做好充分的检查以明确病变的准确位置。内镜下确定肿瘤距门齿距离可以帮助初步定位。CT 检查有助于判定肿瘤的比邻关系及具体位置,对于手术入路及手术方式的选择均有帮助。术前置胃管可以帮助术中明确肿瘤与管腔间的关系。位于颈段食管的平滑肌瘤可经颈部切口;位于食管上中段者可选择右胸前切口;而位于食管下段者经左侧开胸较多。总之,手术入路应根据情况选择,以方便操作为原则。

除极少数起源于黏膜肌层、突出于管腔且直径较小(<2 cm)的病变有经内镜切除报道外,食管平滑肌瘤基本都常规采用手术治疗。手术方式的选择可以有平滑肌瘤摘除术、食管部分切除、食管重建术及经胸腔镜平滑肌瘤摘除术。开胸食管平滑肌瘤摘除术是最常被采用的术式。游离出食管后在肿瘤上方切开肌层,钝性分离多可摘除肿瘤。但要注意避免损伤黏膜层。如有损伤应即予以修补。肌层可松松缝合,缺损较大者可以周围组织予以修补。复杂、巨大、与黏膜紧密粘连或环形生长的平滑肌瘤无法行摘除的或黏膜损伤过多无法修补者可行食管部分切除食管重建术。近年经胸腔镜平滑肌瘤摘除屡有报道,该手术对患者损伤小,恢复快,但仅限于一些相对容易处理的病例,尚不能完全替代开胸手术。

八、预后

食管平滑肌瘤预后良好,彻底切除后极少复发。但位于膈肌裂孔处的食管平滑肌瘤术后,偶有反流性食管炎的报道。

（赵庆华）

第四节 食 管 癌

在西半球国家,最常见的食管癌发生位置是食管下 1/3 段,常常包括胃食管连接处。在中国最多见的食管中段癌,多为鳞癌。

一、病因

食管癌的病因尚不完全清楚,但下列因素与食管癌的发病有关。

(一)亚硝胺及真菌

亚硝胺类化合物具有很强的致癌性,可使食管上皮发生增生性改变,并逐渐加重,最后发展成为癌。一些高发地区,有些食物中亚硝酸盐含量较高,一些真菌能将硝酸盐还原为亚硝酸盐,促进二级胺的形成,使二级胺比发霉前增高 50~100 倍。少数真菌还能合成亚硝胺。

(二)遗传因素和基因

人群的易感性与遗传和环境因素有关。食管癌具有较显著的家族聚集现象,河南林县食管癌有阳性家族史占 60%,在食管癌高发家族中,染色体数目及结构异常者显著增多。食管癌的发生可能涉及多个癌基因(如 C-myc、EGFr、int-2 等)的激活和抑癌基因(如 P53)的失活。

(三)营养不良及微量元素缺乏

在亚洲和非洲食管癌高发区调查发现,大多数居民所进食物缺乏动物蛋白质及维生素 B_1、维生素 B_2、维生素 A 和维生素 C。维生素 A 及维生素 B_2 缺乏与上皮增生有关,维生素 C 有阻断亚硝胺的作用。高发地区食物中微量元素,如钼、锰、铁、锌含量较低,这些微量元素是某些氧化酶和硝酸盐还原酶的重要组成部分。

(四)饮食习惯

食管癌患者与进食粗糙食物,进食过热、过快有关,因这些因素致食管上皮损伤,增加了对致癌物易感性。长期饮酒及吸烟者食管癌的发生率明显增高。

(五)其他因素

食管慢性炎症、黏膜损伤及慢性刺激亦与食管癌发病有关,如食管烧伤、食管慢性炎症、贲门失弛缓症及胃食管长期反流引起的 Bar 食管(末端食管黏膜柱状细胞化)等均有癌变的危险。

二、病理

食管癌 95% 为鳞状上皮癌,腺癌甚为少见,偶可见未分化小细胞癌。食管癌以胸中段最多,其次为胸下段及胸上段。早期及中晚期食管癌有不同的大体病理形态。早期指局限于黏膜表面或黏膜下层的病变,可分为隐伏型、糜烂型、斑块型、乳头型或隆起型。隐伏型为原位癌,侵及上皮全层;糜烂型大多限于黏膜固有层;斑块型则半数以上侵及黏膜肌层及黏膜下层。中晚期食管癌可分为 5 型。

(一)髓质型

该型约占 60%,肿瘤侵及食管全层,向食管腔内外生长。呈中重度梗阻,食管造影可见充盈缺损及狭窄,可伴有肿瘤的软组织阴影。

(二)蕈伞型

该型约占 15％,肿瘤向管腔内突出,如蘑菇状,梗阻症状多较轻,食管造影见食管肿块上下缘形成圆形隆起的充盈缺损。

(三)溃疡型

该型约占 10％,肿瘤形成凹陷的溃疡,侵及部分食管壁并向管壁外层生长,梗阻症状轻,X 线造影可见溃疡龛影。

(四)缩窄型

该型约占 10％,癌肿呈环形或短管形狭窄,狭窄上方食管明显扩张。

(五)腔内型

该型较少见,占 2％～5％,癌肿呈息肉样向食管腔内突出。

三、食管癌的扩散及转移

食管癌的扩散和转移有 4 种方式。

(一)食管壁内扩散

食管黏膜及黏膜下层有丰富的淋巴管相互交通,癌细胞可沿淋巴管向上下扩散。

(二)直接扩散

肿瘤直接向四周扩散,穿透肌层及外膜,侵及邻近组织和器官。

(三)淋巴转移

淋巴转移是食管癌最主要的转移途径。

(四)血运转移

较少见,主要向肺、肝、肾、肋骨、脊柱等转移。

四、临床表现

早期症状多不明显,偶有吞咽食物哽噎、停滞或异物感,胸骨后闷胀或疼痛。可能是局部病灶刺激食管蠕动异常或痉挛,或局部炎症、糜烂、表浅溃疡等所致,对 40 岁以上的患者应高度警惕。

中晚期的典型症状是进行性吞咽困难,先是进固体食物困难,继之半流质,最后流质及唾液亦不能咽下,严重时可有食物反吐。随着肿瘤发展与肿瘤外侵而出现相应的晚期症状。若出现持续而严重的胸背疼痛为肿瘤外侵的表现。肿瘤累及气管、支气管可出现刺激性咳嗽。形成食管气管瘘或高度梗阻致食物反流入呼吸道,可引起进食呛咳及肺部感染。侵及喉返神经出现声音嘶哑。穿透大血管可出现致死性大呕血。

五、诊断

(一)食管吞钡造影

早期食管癌的 X 线表现为局限性食管黏膜皱襞增粗、中断,小的充盈缺损及浅表龛影。中晚期则为不规则的充盈缺损或龛影,病变段食管僵硬、成角及食管轴移位。肿瘤较大时,可出现软组织块影。严重狭窄病例,近端食管扩张。

(二)内镜及超声内镜检查

食管纤维内镜检查可直接观察病变形态和病变部位,采取组织行病理检查。早期肉眼难以区别的病变可行染色法检查。超声内镜检查尚可判断肿瘤侵犯深度,食管周围组织及结构有无受累,以及局部淋巴结转移情况。

(三)放射性核素检查

利用某些亲肿瘤的核素,如 ^{32} 磷、^{131} 碘、^{67} 镓、^{99m} 锝等检查,对早期食管癌病变的发现有帮助。

(四)CT 检查

能显示食管癌向管腔外扩展的范围及淋巴结转移情况,对判断能否手术切除提供帮助。

六、鉴别诊断

食管癌应与下列疾病鉴别。

(一)反流性食管炎

有类似早期食管癌的症状,如刺痛及灼痛。X 线检查食管黏膜纹正常,必要时应行内镜检查。食管测压及 24 小时 pH 监测可明确诊断。

(二)贲门失弛缓症

多见于年轻人,病程较长,症状时轻时重,X 线吞钡见食管末端狭窄呈鸟嘴状,黏膜光滑。食管动力学测定见食管蠕动波振幅低,末端食管括约肌压力正常。

(三)食管静脉曲张

有肝硬化、门脉高压的其他体征,X 线吞钡见食管黏膜呈串珠样改变。

(四)食管瘢痕狭窄

有吞服腐蚀剂的病史,X 线吞钡为不规则的线状狭窄。

(五)食管良性肿瘤

常见的有食管平滑肌瘤,病史一般较长,X 线检查见食管腔外压迫,黏膜光滑完整。

(六)食管憩室

较大的憩室可有不同程度的吞咽困难及胸痛,X 线检查可明确诊断。

(七)食管结核

有结核史,食管造影可见狭窄及充盈缺损,食管镜检查及活检可明确诊断。

七、治疗

食管癌应强调早期诊断及早期治疗,治疗原则是以手术为主的综合性治疗。

(一)手术治疗

(1)手术适应证:全身情况良好,主要脏器功能能耐受手术;无远处转移;病变估计有可能切除。

(2)手术禁忌证:肿瘤明显外侵,有穿入邻近脏器征象和远处转移;有严重心肺功能不全,不能承受手术者;恶病质。

(3)手术切除可能性估计:病变越早,切除率越高;髓质型及蕈伞型切除率较缩窄型及溃疡型高;下段食管癌切除率高,中段次之,上段较低;病变周围有软组织块影较无软组织块影切除率低;食管轴有改变者较无改变者低。这些因素综合分析,对术前肿瘤切除可能性判断有较大帮助。

(二)手术径路

手术径路取决于病变部位、手术方式及手术医师的经验和习惯,一般分为开胸和不开胸手术两大类。

开胸手术径路:①左胸后外侧切口,适用于中、下段食管癌。于主动脉弓下或弓上食管胃吻合,亦可行颈部食管胃吻合。②右胸前外侧开胸加腹部切口,适用于中、上段食管癌,为保证食管切除足够的长度,可加颈部切口,即右胸、上腹及颈部三切口。③右胸后外侧切口加腹部切口,主要适用于病变在主动脉弓后方,估计与主动脉有粘连者。

非开胸手术径路:①食管内翻拔脱术,主要用于下咽及颈段食管癌。②钝性食管分离切除术,开腹经裂孔和经颈部切口钝性分离食管,这一径路国内甚少应用。③颈胸骨部分劈开,适应于主动脉弓下缘以上的上胸段食管癌。

(三)食管癌切除与重建

食管癌切除应尽可能做到完全切除癌组织并清扫淋巴结,要求食管上下切端至少距肿瘤5~7 cm。姑息性食管癌切除是指显微镜下和大体观察有癌残留。食管癌切除后绝大多数采用胃重建食管,胃的血供丰富并有足够长度,可上提至颈部甚至咽部,可用于各段食管癌切除后食管重建,只有一个吻合口,可用机械或手工吻合。目前提倡将胃制作成管胃行食管重建。

(四)姑息性手术

对有严重吞咽困难而不能手术切除的食管癌患者,可根据患者的全身及病变情况选择以下手术:①胃或空肠造口术,通过造口饲食以维持营养,因不能经口进食,生活质量差;②食管腔内带膜支架置入,方法简便,能较好解决经口饮食;③食管分流手术,用胃、空肠或结肠在肿瘤上方行吻合,由于创伤大,现已很少应用。

(五)术后并发症

1.吻合口瘘

颈部吻合口瘘的发生率远较胸内吻合口瘘高,一般不危及生命,大多经引流、更换敷料治愈。胸内吻合口瘘是食管癌术后死亡的重要原因,国外吻合口瘘发生率为1.8%~20%,国内1.8%~5.2%,死亡率50%左右,近年来由于吻合技术的不断改善,其发生率及死亡率均有明显下降。吻合口瘘多发生在术后5~10天,患者有高热、脉快、呼吸困难及胸痛、X线检查有液气胸征,胸腔穿刺可抽出大量气体和混浊或腐臭液体,应立即放置胸腔闭式引流、禁食、胃肠减压、使用有效抗生素,维持水电解质平衡及营养支持。早期瘘的患者,可考虑手术修补,并用肋间肌瓣等覆盖加强。

2.肺部并发症

包括肺炎、肺不张及急性呼吸衰竭等,是食管癌术后的主要并发症,死亡率仍较高,应引起高度重视。术后鼓励患者咳嗽、咳痰,加强呼吸道的管理,其处理与其他手术后肺部并发症相同。

3.乳糜胸

为手术损伤胸导管所致,其发生率为0.5%~2.6%,多发生在术后2~10天。个别患者也可在2~3周出现。患者表现为胸闷、气急、心悸,甚至血压下降等。胸腔积液乳糜试验阳性。一旦诊断为乳糜胸,应放置闭式引流,密切观察流量,给予低脂肪饮食,输血及血浆,维持水电解质平衡,应用维生素及抗生素。对乳糜流量大的患者,应及时剖胸结扎胸导管。

4.胃功能性排空障碍

胃功能性排空障碍是食管癌术后胃运动功能失常,引起大量胃内容物潴留,但无器质性梗阻。可能与迷走神经干切断、胃游离后失去张力、胸腔负压环境及患者精神紧张因素有关。因此有人采用术中幽门成形或作成管胃预防。治疗多采用禁食、胃肠减压、维持水电解质平衡、营养支持及适当给予胃动力药等治疗,多能自行缓解。

5.其他并发症

如血胸、脓胸等与其他开胸手术相同。

(六)放疗

对不能手术或手术切除不彻底的食管癌可采用放疗,有一定的治疗效果。

(七)药物治疗

食管癌对化疗药物敏感性较差,可与其他方法联合应用,对提高疗效有一定作用。食管癌常用的化疗药物有顺铂(DDP)、博来霉素。

(赵庆华)

第五节 肺 结 核

肺结核是由结核分枝杆菌(MTB)引起的慢性传染病。排菌者为其重要的传染源。人体感染结核菌后不一定发病,当抵抗力降低或细胞介导的变态反应增高时,才可能引起临床发病。若能及时诊断,并予合理治疗,大多可获临床痊愈。

目前,手术治疗有增加的趋势,肺结核外科治疗最常用的手术方法仍然是肺切除术,它是消灭慢性传染病源,预防复发和治疗各种严重并发症的有效手段。萎陷疗法目前已极少采用。

一、病因

结核菌属于放线菌目,分枝杆菌科的分枝杆菌属,为有致病力的耐酸菌,主要分为人、牛、鸟、鼠等型。对人有致病性者主要是人型菌,牛型菌少有感染。结核菌对药物的耐药性,可由菌群中先天耐药菌发展而形成,也可由于在人体中单独使用一种抗结核药而较快产生对该药的耐药性,即获得耐药菌。耐药菌可造成治疗上的困难,影响疗效。

肺结核是由 MTB 侵入人体后引起的一种具有强烈传染性的慢性消耗性疾病,人体许多器官、系统均可罹患结核病,其中以肺结核最为常见。肺结核的传播 90% 是通过呼吸道传染的。结核分枝杆菌侵入人体后是否发病,不仅取决于细菌的量,更取决于人体的免疫力,在机体的抵抗力低下的情况下,入侵的结核分枝杆菌不能被机体防御系统消灭而不断繁殖,引起结核病。

二、临床表现

有较密切的结核病接触史,起病可急可缓,多为低热(午后为著)、盗汗、乏力、食欲缺乏、消瘦、女性月经失调等;呼吸道症状有咳嗽、咳痰、咯血、胸痛、不同程度胸闷或呼吸困难。

三、诊断

(一)肺结核的分型和分期

1.分型

(1)原发性肺结核(Ⅰ型):肺内渗出病变、淋巴管炎和肺门淋巴结肿大的哑铃状改变的原发复合征,儿童多见,或仅表现为肺门和纵隔淋巴结肿大。

(2)血型播散型肺结核(Ⅱ型):包括急性粟粒性肺结核和慢性或亚急性血行播散型肺结核两型。①急性粟粒型肺结核:两肺散在的粟粒大小的阴影,大小一致密度相等,分布均匀的粟粒状阴影,随病期进展,可互相融合;②慢性或亚急性血行播散型肺结核:两肺出现大小不一、新旧病变不同,分布不均匀,边缘模糊或锐利的结节和索条阴影。

(3)继发性肺结核(Ⅲ型):本型中包括病变以增殖为主、浸润病变为主、干酪病变为主或空洞为主的多种改变。

1)浸润型肺结核:X线片常表现为云絮状或小片状浸润阴影,边缘模糊(渗出性)或结节、索条状(增殖性)病变,大片实变或球形病变(干酪性-可见空洞)或钙化。

2)慢性纤维空洞型肺结核:多在两肺上部,亦为单侧,大量纤维增生,其中空洞形成,呈破棉絮状,肺组织收缩,肺门上提,肺门影呈"垂柳样"改变,胸膜肥厚,胸廓塌陷,局部代偿性肺气肿。

(4)结核性胸膜炎(Ⅳ型):患侧胸腔积液,小量为肋膈角变浅,中等量以上积液为致密阴影,上缘呈弧形。

2.分期

(1)进展期:新发现的活动性肺结核,随访中病灶增多增大,出现空洞或空洞扩大,痰菌检查转阳性,发热等临床症状加重。

(2)好转期:随访中病灶吸收好转,空洞缩小或消失,痰菌转阴,临床症状改善。

(3)稳定期:空洞消失,病灶稳定,痰菌持续转阴性(1个月1次)达6个月以上;或空洞仍然存在,痰菌连续转阴1年以上。

(二)影像学检查和实验室检查

1.胸部X线表现

渗出性病灶是MTB侵袭肺组织后引起的急性渗出性炎症,往往表现为密度较淡或中等密度的大小不等的斑片状影,境界模糊;增殖性病灶为渗出性病灶吸收后好转,病灶缩小,病理上主要为结核性肉芽肿形成,胸部X线片表现为密度稍高,境界清楚的结节状;干酪样病灶是发生在渗出病灶或增殖性病灶基础上的坏死,形似干酪,病灶边缘可清楚或模糊;空洞病变为病灶坏死液化通过引流支气管排出后形成;纤维化和钙化是结核病变愈合后的表现,纤维化在胸部X线片上表现为索条状影,钙化表现为与肋骨密度近似的高密度影等。

(1)原发性肺结核:原发性肺结核可为原发复合征及支气管淋巴结结核,两者是同一疾病过程中的两种表现。肺内原发病灶在X线表现为边界模糊的片絮状影,境界模糊,病灶可大可小,当机体发生明显变态反应时,原发病灶周围反应明显,病变可成大片状阴影甚至占据一个肺叶;原发病灶与肺门间的淋巴管炎可表现为数条索条状影;肺门及纵隔淋巴结肿大在肺门形成肿块影。胸内淋巴结结核胸部X线片肺内未见明显病灶或仅残余索条及硬结灶,肺门及纵隔淋巴结肿大,肺门肿块影,纵隔增宽,纵隔局限突出向肺内的肿块,与肺交界面境界清楚。气管隆嵴下淋巴结肿大可见左右主支气管分叉角度变大,当肺门及纵隔淋巴结结核侵及支气管壁可形成支气管淋巴瘘,并在肺内形成播散病灶,表现为肺实质内呈肺叶或肺段分布的点片状影,境界一般较模糊;当肿大淋巴结明显压迫气管或支气管时在对比度良好的胸部X线片上可见突出于气管或支气管的结节状影,并致管腔狭窄,严重时引起肺不张。

(2)血行播散性肺结核:包括急性、亚急性及慢性血行播散性肺结核。急性粟粒性肺结核胸部X线片表现为肺内弥漫分布的"三均匀"粟粒灶,即粟粒灶分布均匀、密度均匀、大小均匀。粟粒灶直径为1~3 mm,境界可清楚或模糊。一般在发病初期胸部X线片上往往难以显示粟粒病灶,两周后可在胸部X线片上显示,先表现为肺实质透光度降低或呈广泛磨玻璃改变,缺乏明确粟粒结节,随着病变进展逐渐在胸部X线片上表现出明确粟粒样病灶。亚急性及慢性粟粒性肺结核胸部X线片病灶以上中肺野分布为著,新旧病灶共存,粟粒灶可分布不均,既有境界清楚的粟粒结节,也有境界模糊的粟粒灶,结节可大小不等,也有部分粟粒灶可融合成小斑片影。

(3)继发性肺结核:主要包括浸润性肺结核、纤维空洞性肺结核和干酪性肺炎。

1)浸润性肺结核:好发于上叶尖后段,下叶背段,尤以锁骨下区多见。胸部X线片表现形式如下。①斑片状和絮状阴影:胸部X线片显示为大小不等的斑片状阴影,境界模糊,中心密度高于周围,病灶中心可有溶解空洞。②增殖性阴影:病变多见于上肺,特别是肺尖和锁骨下区,胸部X线片上多为直径3~5 cm的梅花瓣形小结节病灶,密度较高,分界清楚,无融合趋势,常合并有钙化及索条状阴影存在。③结核性空洞:多呈圆形,空洞壁薄,内壁一般规则,有时可呈厚壁不规则空洞。④结核球:直径≥2 cm,可呈圆形、椭圆及分叶状。结核球内可出现边缘环状钙化或斑点状钙化影。周围可见小斑片、结节或索条影,常称卫星灶。结核球内的干酪样坏死物质液化并经引流支气管排出后可形成空洞,以向肺门侧的偏心性空洞多见,常为新月形,少部分结核球可在实质内形成裂隙状含气空洞。⑤硬结钙化及索条影:病灶密度较高、边缘锐利,实质部分或完全钙化,钙化形态可大小不等,圆形或不规则,呈骨样密度。

2)干酪性肺炎:胸部X线片表现为整个大叶或肺段呈致密实变影,严重时可累及一侧肺叶,其中有大小不等的密度减低的半透光区,为无壁空洞,多发且形态不规则。

3)慢性纤维空洞性肺结核:胸部X线片表现为单侧或双肺上中部多发慢性纤维空洞,空洞壁有较厚的纤维组织包裹。肺叶内有广泛纤维变性及支气管播散病灶,同时见数量不等、大小不一的渗出干酪性病灶。

(4)结核性胸膜炎:可分为干性胸膜炎及渗出性胸膜炎,临床以渗出性多见,常为单侧胸腔渗液,偶尔两侧胸腔渗液,一般为浆液性,偶为血性。

1)干性胸膜炎:胸部X线片多无异常发现,有时可见患侧膈肌运动幅度减少。

2)渗出性胸膜炎:最主要的表现为胸腔积液,根据胸腔积液量的多少、有无包裹形成及积液的部位不同,X线表现为游离积液及局限性积液。游离积液量超过200 mL时在正位胸部X线片上表现为肋膈角变钝;当液体覆盖整个膈面以上并达到第4肋间隙时,为中等量胸腔积液。当胸腔积液上缘达到第2前肋间隙或更高时,称为大量胸腔积液。局限性胸腔积液分为包裹性积液:胸部X线片上表现为局限略高密度阴影,没有确切的境界,透过该阴影尚可看到肺纹理;肺底积液:从前胸壁延伸至后背贯穿全部胸腔,形成致密而均匀的阴影;纵隔胸膜腔积液:上纵隔胸膜腔积液在正位胸部X线片上表现为纵隔向一侧增宽,当后下纵隔积液时,正位片可见纵隔旁呈尖端向上、基底向下的三角形致密影,位于心影之内,形似下叶肺不张。前下纵隔积液,可见似心缘增大表现或心包积液。

(5)气管、支气管结核:当支气管结核局限于气管、主支气管黏膜或黏膜下层时,胸部X线片可无异常发现。当病变突破黏膜层引起支气管管腔狭窄、管壁不规则时,可以在气管和支气管对比度较好的胸部 X 线片上或断层摄影片上显示出来,严重时可产生管腔阻塞而导致肺不张。

2.CT 检查

(1)原发性肺结核:①原发复合征,胸部 CT 能清楚地显示原发病灶和肿大淋巴结。②气管、支气管淋巴结结核,胸部 CT 表现为纵隔淋巴结结核可为一组或几组淋巴结受累,最常见部位是右侧气管旁区,其次是右侧支气管区、气管隆嵴下区。受累的淋巴结可为孤立性、部分融合性或完全融合成单一的软组织块,肿大的淋巴结内可有钙化。

(2)血行播散性肺结核:急性血行播散性肺结核在 CT 及胸部 X 线片上表现为"三均匀",即阴影大小均匀、分布均匀、密度均匀,与支气管走行无关。

(3)继发性肺结核:胸部 CT 肺窗示云雾状、片状、斑片状、斑点状阴影,并能清楚地显示胸部 X 线片不能发现的空洞;纵隔窗部分或大部分病灶消隐,仅留下少部分密度较高的病灶。

1)慢性纤维空洞型肺结核:①肺部同时可有渗出、干酪、纤维、空洞、胸膜增厚、钙化等不同的病变;②患侧肋间隙变窄,纵隔、气管阴影向患侧移位;③患侧肺门上提,肺纹理呈垂柳状,膈肌上升;④对侧肺呈代偿性肺气肿,心影变小呈滴状心,膈肌下降;⑤有支气管播散病灶、胸膜增厚粘连,膈肌可呈幕状;⑥可见到明显的支气管扩张、肺纤维化、肺不张等表现。

2)干酪性肺炎:在 CT 片上呈密度较高且均匀的大片阴影,CT 值 50～60 Hu,其中可见多个溶解区或有钙化点,并可见典型的支气管充气征,还可清楚地显示空洞壁的厚薄、空洞周围情况、空洞内容物以及与引流支气管的关系。

3)结核球:CT 表现有以下特点。①好发于上叶尖、后段及下叶背段,右肺多于左肺;②直径 2～4 cm 者多见,直径>5 cm 者不超过 5%;③以圆形及椭圆形为多见,亦有长圆形、多边形及分叶形等;④多为中等密度,大多密度不均,可有钙化,钙化灶呈点状、块状、星状、分层状或同心层状排列,多量钙化对结核球的诊断有重要价值;⑤多为单个,也有多个,多发者通常为 2～4 个,偶尔可达 10 个;⑥部分结核球可液化后形成空洞,其形状可呈半月状或镰刀状、圆形、长圆形,多为偏心性或向心性(即靠近引流支气管侧),中央性及离心性的较少见;⑦其周围可有散在的结节状、片状或条状卫星灶,对结核球的诊断有一定价值;⑧结核球外围轮廓一般整齐,边缘光滑,仅少数可有分叶,但分叶不深、不明显,也可见毛刺,且毛刺多粗长,与肺癌的细短毛刺不同;⑨周围胸膜可有粘连增厚,呈条状、线状或幕状阴影,但无胸膜凹陷征;⑩结核球在 CT 增强后不强化或仅有轻度强化,是与肺癌鉴别的重点之一。

3.MRI

肺结核基本病变包括渗出性、增殖性和变质性病变。结核病灶中三种病变并存,但往往以其中一种病变为主。

(1)渗出性病变:与肺炎渗出的 MRI 相似,呈中等 T_1 和较长 T_2 信号。

(2)增殖性病变:包括结节状增生病灶及不规则纤维条索状增生。结节状增生在 MRI 上表现为圆形和类圆形病灶,边缘较清楚,表现为中等信号小结节影。病灶好转结节病灶逐渐变小,形态可变为不规则,边缘凹凸不平,周围可见条索状影。增殖结节直径在 1 cm 左右,如病灶较大,一般称为结核球,其内常存在干酪样坏死和钙化,周围大量纤维组织增生,边缘清晰、规则,MRI 上常见病灶质地不均匀。纤维条索增生病灶常为结节状增生病灶吸收好转后遗留改变,MRI 上多呈低信号,走行不规则,且粗细不均匀,病变纹理呈牵拉状,常伴小结节或星状病灶。

(3)干酪性病灶:为结核特有,表现各异,可呈斑片状或大片状,呈肺小叶、肺段、肺叶分布。

斑片状的干酪样坏死灶多存在于结核球或浸润性肺结核空洞形成前。干酪坏死灶 T_2WI 一般呈高信号,周围纤维组织多为低信号带。

(4)空洞性病灶:结核空洞多种多样,急性空洞为大片干酪坏死后出现的多发小空洞,慢性空洞最多见,可为厚壁、薄壁空洞、无壁空洞、张力性空洞和慢性纤维性空洞。其中以薄壁空洞最多见,空洞内常无液-气平面。

(5)纤维性病变:结核性类上皮细胞萎缩,代之以成纤维细胞,产生胶原纤维,形成纤维病灶,是结核趋向愈合的征象。随着治疗的进展,纤维化的比例增高,完全纤维化呈很低信号。

(6)钙化性病变:是结核愈合过程中钙盐沉积形成,分布于增殖灶、干酪灶和纤维性病灶中。完全钙化病灶 MRI 呈很低信号。

4.细菌学诊断

细菌学检测是结核病诊断的金标准。结核病细菌学检验主要包括涂片染色镜检、分枝杆菌分离培养、分枝杆菌药物敏感试验、分枝杆菌菌种鉴定。

5.免疫学诊断

结核病体液免疫学诊断包括 3 个方面:结核抗体测定、结核抗原测定、循环免疫复合物测定。

6.分子生物学诊断

主要包括 DNA 测序、DNA 探针技术、DNA 指纹图谱分析和聚合酶链反应(PCR)等。

7.活组织诊断

经气管镜活检病理、刷检涂片找抗酸杆菌、支气管冲洗物涂片、培养以及术后痰涂片培养可显著提高肺结核的诊断阳性率。而支气管镜肺活检、经支气管针吸活检、支气管肺泡灌洗术等也助于肺结核及纵隔淋巴结结核的诊断。胸腔镜是一种有创的诊断方法,应用于经各种无创伤和创伤较少的诊断方法后未能得到确诊的病例。可用于原因不明的胸腔积液及胸膜肿块的病因诊断,还可用于弥漫性肺部病变或边缘性肺部病变的病因诊断。纵隔镜检查是一种比较安全、可靠的检查手段,可用于纵隔淋巴结结核的活检以及与肺癌、肺结节病患者的鉴别诊断,近年来,经气管镜超声引导纵隔淋巴结穿刺(EBUS)的应用大有取代纵隔镜检查的趋势。经皮针刺胸膜活检术是指使用特制的胸膜活检细针经皮穿刺进入胸膜,针吸或切割小块的胸膜组织送检,为胸膜病变的性质提供病理学诊断依据,也可行细菌学培养及分子生物学诊断。

四、治疗

由于抗结核有效药物的应用,大部分的肺结核患者可以通过内科疗法治愈。需要外科治疗的病例已经显著减少。对于消灭慢性传染源、解决复治失败和耐药肺结核以及肺结核的各种严重后遗症,外科手术仍是一种有效的手段。

(一)手术适应证

1.肺切除手术适应证

(1)空洞型肺结核:痰菌阳性,经初复治方案治疗痰菌未转阴或因多种耐药持续阳性者。可分为厚壁空洞型、张力空洞型、巨大空洞型和下叶空洞型。

(2)肺结核后遗症:如结核性支气管扩张、支气管狭窄、肺不张、毁损肺等,痰菌阳性或有反复化脓性感染和大咯血者,即使痰中结核菌阴性,亦应手术。

(3)结核性脓胸、支气管胸膜瘘、肺门淋巴结结核压迫支气管导致呼吸困难或贯穿入支气管腔者。

（4）结核球：直径＞2 cm，干酪样病灶不易愈合，有液化形成空洞可能者或经多种方法检查仍不能排除癌肿的球形病灶可考虑手术。

（5）大咯血：经内科和支气管动脉栓塞治疗仍不能控制，出血部位明确，心肺功能可耐受，可予手术治疗。外科手术的咯血控制率约为90％。

2.胸廓成形术手术适应证

胸廓成形术手术适应证包括：①上叶空洞，患者一般状态差，难以耐受肺切除者；②上叶空洞，中下叶也有结核病灶，难以行全肺切除者；③一侧广泛肺结核灶，痰菌阳性，药物治疗无效，难以耐受全肺切除，支气管变化不严重者；④肺结核合并脓胸或支气管胸膜瘘，难以耐受手术切除者。

（二）手术禁忌证

手术禁忌证包括：①活动期肺结核，全身症状重或肺内其他部位出现新的浸润性病灶；②心肺功能或其他脏器功能难以耐受手术治疗；③合并肺外其他脏器结核病变，经内科保守治疗，病情仍进展、恶化者。

（三）术前准备

术前准备包括：①病灶稳定在6个月以上；②除外有活动性支气管内膜结核；③控制继发感染，减少痰量；④纠正全身营养不良状况；⑤谨慎评价心肺功能，对于肺活量和最大通气量低于预计值40％者应避免手术治疗；⑥控制和纠正其他慢性疾病，如糖尿病等。

（四）手术方法

（1）全肺、肺叶、肺段切除术。

（2）胸廓成形术：主要应用于残腔处理。根据残腔大小切除相应部位肋骨的部分或全段，使该部分胸壁下陷，使其下面的肺萎陷。手术可一期完成或分期完成。避免一期手术创伤范围过大以及术后发生胸壁反常呼吸运动造成有害的病理生理变化。

（3）空洞清除术：对于心肺功能差，不能耐受肺叶、全肺切除者，可切除空洞部位的肋骨，保留肋间肌束，前端切断，后端保留血供，制成肋间肌瓣。切开空洞外侧壁，清除空洞内干酪坏死组织，用刮匙刮净洞内壁，缝扎支气管、洞壁血管。将肋间肌瓣添入洞腔缝合消灭残腔。

（五）手术步骤

（1）麻醉方式：气管插管、静脉复合全身麻醉。尽可能选用双腔气管插管。

（2）体位：常用侧卧位。

（3）切口：常用后外侧切开。

（4）肺叶切除操作：①分离胸膜粘连，探查肺内病变情况；②分离肺裂；③处理肺门，结扎切断相应的动脉、静脉和支气管；④彻底止血，冲洗胸腔，安放引流管，逐层缝合胸壁。

（六）手术并发症及处理

1.结核性脓胸

在肺切除术后发生率为1％～3％。经常由于术中病灶破裂后污染胸膜腔导致。表现为术后持续发热，白细胞计数升高，伴随全身感染症状。胸膜腔引流管引出的液体或胸膜腔穿刺抽出的胸腔积液为脓性。治疗原则参见脓胸治疗。先通畅引流，控制感染，待病情稳定后，根据残腔大小，选择具体手术方法消灭脓胸。

2.支气管胸膜瘘

在肺切除术后发生率为2％～6％。多由于支气管内膜结核、支气管残端或肺断面处理不当以及合并感染引起。表现为刺激性咳嗽、咯血、咳浓痰或脓臭痰。咳痰性状与胸腔积液相似。咳嗽、咳痰多与体位有关,患侧在上时表现明显。早期可在术后几小时内出现,晚期可在术后 2～3 个月出现,大多数在术后 2～3 周出现。经胸膜腔注入亚甲蓝后痰液染色即可确诊。瘘的处理取决于术后支气管胸膜瘘出现的时间。早期瘘可以重新手术修补。较晚出现的支气管胸膜瘘应行胸膜腔闭式引流术。在细菌培养和药敏指导下应用抗生素和抗结核药物治疗。应用支持疗法。待病情稳定后,根据具体情况选择支气管瘘修补术或肺切除术并行胸廓成形术。

(胡进进)

第六节　肺　脓　肿

肺脓肿是各种致病菌引起肺实质的化脓性感染,因肺组织坏死,液化而形成脓肿空洞。20 世纪后半叶中,由于抗生素广泛应用和不断更新,肺脓肿的发病率和病死率迅速下降,内科药疗的治愈率已达 90% 以上,而真正需要手术治疗者也大幅度减少。

致病菌多为混合性感染,抗生素问世前的葡萄球菌、链球菌及肺炎链球菌明显减少,现今常见菌种为抗药性强的金黄色葡萄球菌、大肠类杆菌和假单胞菌等,79% 以上可检出厌氧菌。按发病机制肺脓肿可分为原发性(吸入性)、继发性和血源性 3 种。继发性以肺癌为多,来自食管、纵隔或脓胸的少见。败血症致血行感染更少见。

吸入性肺脓肿的发病需具备三方面因素:①感染性异物吸入,外界的、口鼻部的或呕吐物等;②神志不清的误吸,以酒醉最多见,其他见于癫痫发作、脑血管意外、外伤或手术后咳嗽受抑制等;③全身或肺局部抗病力下降,如受冷、疲劳、创伤或手术,小儿或高龄者,糖尿病,服用激素或免疫抑制药者。有免疫缺陷疾病等。近 20 多年来由于交叉感染,医院内获得的军团菌、铜绿假单胞菌和白假丝酵母菌感染在增多。儿童以金黄色葡萄球菌和嗜血流感杆菌多见,薄壁空洞常伴有胸腔积液及气胸。艾滋病患者 30% 有肺部感染,且难以控制。

肺脓肿的病理过程分为急性炎症期、化脓期和脓肿形成期 3 个过程。脓肿的内层为坏死组织,中层为炎性肉芽组织,外层为纤维结缔组织。脓肿周围肺组织有不同程度炎症、纤维化、支气管扩张和邻近胸膜粘连及增厚,其引流支气管及肺门淋巴结亦为炎症改变,来自支气管动脉和肋间动脉的侧支循环血管增多并粗大,慢性病例可呈现肺叶或全肺的毁损。早期由于有效抗生素治疗,可表现范围小、空洞小并最后达到吸收愈合。

一、临床表现

无论是原发性肺脓肿,或者是继发性肺脓肿,病程早期即肺脓肿形成前期,一般均为 2 周时间,患者多有高热、畏寒、咳嗽、有少量黄痰或白痰、胸痛、周围血常规白细胞增高等呼吸道重症感染(肺炎)的一组临床症状,少数机体抵抗力极差,尤其是厌氧菌感染的患者,起病症状不典型,仅为低热、咳嗽、胸痛、呼吸困难,周围血常规也不一定有核左移,缺乏准确的起病时间。起病 10～14 天后进入脓肿溃破期,脓液溃入支气管,则出现咳嗽加剧、咯脓痰、血痰、咯血等症状。痰液的性质与感染的细菌菌种有密切关系:厌氧菌感染时痰量大,易咳出,有恶腥臭味,每天 300～500 mL;葡萄球菌感染则为黄脓痰,无恶臭,痰黏稠,量稍少。支气管引流后患者高热症状往往会缓解,但咳嗽症状会持续不断。若脓液进入周围或对侧肺组织则继发致命性双侧多症灶的肺炎。脓肿破溃进入胸膜腔时,将导致脓气胸的发生,多表现为突然胸痛加剧,再次高热、寒战、呼吸困难。

慢性肺脓肿时患者有持续咳嗽、咯脓痰、咯血、间歇发作发热,患者常伴营养不良、贫血、消瘦等慢性消耗病容体征与肺脓肿的大小和部位、有无并发症关系密切。深部的不太大的肺脓肿,常难发现阳性体征。病变范围较大时可于病变处发现叩诊浊或实变,听诊有呼吸音低、湿啰音。慢性肺脓肿患者可有患侧胸廓塌陷,脊柱向患侧弯曲,可有杵状指(趾)。

二、诊断

(一)实验室检查

1.血常规检查

外周血的血细胞计数显著增加,总数可达$(20\sim30)\times10^9$/L,核左移,中性粒细胞可达80%甚至90%以上。慢性肺脓肿患者白细胞可轻度增高或无明显改变,血红蛋白含量常有明显下量。

2.痰涂片

革兰染色镜检可确定病原体。

3.细菌培养

痰液和静脉血做细菌培养包括需氧、厌氧细菌培养、真菌培养。并做药物敏感试验。在B超引导下经皮穿刺用细针抽吸活检送细菌培养,成功率可达94%,小气胸并发症发生率约6%。

(二)影像学诊断

X线正侧位胸片是肺脓肿诊断的重要基础,典型的征象是大片致密模糊炎性浸润阴影,边缘不清,分布在一个或数个肺段,与细菌性肺炎相似。脓肿形成后,大片致密炎性阴影中出现圆形、密度更高的阴影,脓肿溃破后的胸部X线片可见到脓肿区有透亮区及液平面。后前位与侧位胸部X线片上气液平面的宽度相同是肺脓肿的特点,可区别于分隔的液气胸的阴影,后者正、侧位无明显相关性,也就是说分隔的液气胸的前后径和左右径的宽度是不相同的。随着脓痰的咳出和引流及药物的有效治疗脓腔周围炎症逐渐减少,脓腔缩小而至消失。

脓毒败血症患者发热不退且有咳嗽症状时,胸部X线片及CT显示两肺多发小脓肿可诊断为血源性肺脓肿。

慢性肺脓肿脓腔壁增厚,内壁不规则,肺叶收缩,胸膜肥厚,纵隔的患侧移位。

胸部CT可以更好地反映脓肿的变化,定位更加准确,发现脓腔更早,能更好确定细菌性感染、结核和肿瘤。

(三)纤维支气管镜检查

有助于获取病灶处分泌物做细菌培养,得到的细菌种类更可靠。可咬取组织活检,除外支气管肿瘤。

(四)鉴别诊断

根据病史、临床症状、胸部X线片及CT结合血常规、细菌培养、诊断肺脓肿并不困难。需要鉴别的疾病主要包括肺炎球菌性肺炎、空洞性肺结核、支气管肺癌和肺囊肿继发感染。

三、治疗

尽管肺脓肿内科疗效很高,但下列情况仍需考虑行肺切除手术:①内科治疗2个月以上脓肿空洞不愈合,空洞直径>2 cm 或张力性空洞;②除空洞外,肺叶或全肺呈毁损表现:大片炎症及纤维化,广泛支气管扩张,肺不张等;③并发支气管胸膜瘘、脓胸、食管瘘和反复气胸等并发症;④无法控制的大咯血;⑤不能除外肿瘤者。

术前应控制毒血症,痰量少于 50 mL/d,纠正低蛋白血症。

病变范围小的肺脓肿切肺手术同一般肺切除术。对慢性重症肺脓肿手术应重点注意:①防止脓痰或血流向健侧肺,宜采用双腔气管插管,术中采用头低位并勤吸痰,手术者游离肺宜轻柔并尽可能早离断支气管。②由于侧支血管丰富使手术出血量较多,用血量达 2 000~3 000 mL以上,少数可达 10 000~20 000 mL。一方面需准备充足血源,一方面需仔细止血并尽快切除病肺。③防止胸腔污染,不做肺楔形或段切除术,游离胸膜粘连或叶间裂时注意不损破脓肿或炎症部分肺组织。一旦术中有污染应多次冲洗,并术后用抗生素冲洗胸腔,延期拔胸管。肺脓肿切肺手术结果现今已大有改进,手术病死率低于 3%,并发症 13%~24%。主要并发症有脓胸、支气管胸膜瘘和对侧肺炎症。

对不能耐受肺手术的年老、体弱者,药疗效果不佳时,可采用脓肿引流术,可经肋间或肋床(切除肋骨段)置管引流空洞,部分病例引流后可再次行切肺手术。对儿童亦可采取穿刺,置细管引流治疗。

(胡进进)

第七节 肺 癌

肺癌是当前世界范围内男性和女性致死率最高的恶性肿瘤。目前我国肺癌发病率每年增长26.9%,如不及时采取有效控制措施,预计到 2025 年,我国肺癌患者将达到 100 万,成为世界第一肺癌大国。

一、病因

目前认为吸烟是肺癌的最重要的高危因素,和不吸烟者相比,吸烟者的肺癌发病率约是不吸烟者 20 倍。职业接触导致新发肺癌,暴露于石棉,氡,沥青,煤烟,砷,铬,镍等被证实会导致肺癌。空气污染、放射线、饮食习惯也与肺癌有关。

二、病理类型

(一)肺腺癌

目前是肺癌最常见的组织学类型,占所有肺癌的 30%~50%。肺腺癌发病年龄较小,多见于女性,一般生长缓慢,但有时在早期即可发生血行转移,临床治疗效果及预后不如鳞癌。肺腺癌不同的组织亚型在临床、影像学、病理学和遗传学上有很大差异。

(二)鳞癌

鳞癌占原发性肺癌的 20%~35%,多发于 50 岁以上老年男性,并且与吸烟有密切关系。直到20 世纪后半叶,鳞癌仍然是全世界最多见的肺癌类型,后来腺癌发病率增高超过鳞癌。鳞癌可分为中央型和外周型,其中超过 2/3 为中央型病灶,细胞易脱落,痰找癌细胞可明确诊断。鳞癌生长缓慢、转移较晚,早期侵犯支气管黏膜导致管壁逐渐增厚、管腔狭窄,进而堵塞出现阻塞性肺癌、肺不张、肺实变等表现。10%～20%的外周型鳞癌会癌灶中央坏死形成空洞。

(三)细胞癌

细胞癌是肺癌中恶性程度最高的病理类型。SCLC生长快,早期就有淋巴或者血运转移,仅有少数小细胞癌患者有机会接受外科手术。SCLC被纳入神经内分泌癌,细胞质中有嗜银颗粒或神经分泌颗粒。SCLC分两个亚型,一是典型的小细胞癌,细胞内有较多的神经内分泌颗粒和高浓度的多巴脱羧酶,预后较好。另一种是变异的小细胞癌,倍增时间短,预后差,存活时间短。

(四)未分化大细胞癌

发生在肺的末梢支气管和亚段区,多为球形,呈膨胀性生长,中心有坏死,但多无胸膜凹陷。未分化大细胞癌,细胞较大,但大小不一,常呈多角形或不规则形,呈实性巢状排列,常见大片出血性坏死;癌细胞核大,核仁明显,核分裂象常见,胞质丰富,可分巨细胞型和透明细胞型。

(五)肺腺鳞癌

肺腺鳞癌占肺癌的0.6%～2.3%,肿瘤必须含有至少10%的腺癌或鳞癌成分时才能诊断为腺鳞癌,常位于外周并伴有中央瘢痕形成。

(六)类癌

类癌是神经内分泌细胞的低度恶性肿瘤,占所有肺部肿瘤的1%～2%,分为典型类癌和非典型类癌,后者有更高的恶性组织学和临床表现。典型类癌多为中心型,淋巴结转移少,恶性程度低。不典型类癌约占所有类癌的10%,多为周围型,易淋巴结转移,预后差。

三、肺癌的转移途径

(一)直接蔓延扩散

癌肿在支气管壁发生后可向支气管腔内生长,导致管腔狭窄或完全阻塞。癌肿向支气管外长大即侵入肺组织,再蔓延扩展侵及邻近的器官组织。中央型肺癌蔓延扩展入肺门、纵隔后即可压迫或侵犯淋巴、血管、神经以及位于纵隔的多种器官和组织。靠近肺边缘部位的周围型肺癌则常侵及胸膜,引起胸膜腔积液和胸壁转移。癌肿尚可穿越肺叶间裂侵入相邻的其他肺叶。巨大的癌肿由于中心部分缺血、组织坏死、液化,形成癌性空洞。

(二)淋巴道转移

淋巴道转移是支气管肺癌常见的主要扩散途径。小细胞癌在较早阶段即可经淋巴道转移,鳞癌淋巴结转移较晚。淋巴结转移先局部后纵隔。

(三)血道转移

肺癌发生血道转移者病变已进入晚期。小细胞癌可较早呈现血道转移。腺癌经血道转移较为多见。最常见的转移部位有脑、骨骼、肾上腺等,脑转移多为多发转移。

(四)气道播散

少数肺癌病例脱落的癌细胞可经气管扩散植入同侧或对侧其他肺段或肺叶,形成新的癌灶。细支气管肺泡癌较常发生气道播散。

四、临床表现

肺癌的临床表现比较复杂,症状和体征的有无、轻重以及出现的早晚,取决于肿瘤发生部位、病理类型、有无转移及有无并发症,以及患者的反应程度和耐受性的差异。肺癌早期常无症状。

中央型肺癌症状出现早且重;周围型肺癌常在体检时被发现,症状出现晚且较轻,甚至无症状。

(1)咳嗽是最常见的症状,以咳嗽为首发症状者占 24%～68%。长于管径较大、对外来刺激敏感的段以上支气管黏膜时,可产生类似异物样刺激引起的咳嗽,典型的表现为阵发性刺激性干咳,一般止咳药常不易控制。肿瘤生长在段以下较细小支气管黏膜时,咳嗽多不明显,甚至无咳嗽。

(2)痰中带血亦是肺癌的常见症状,以此为首发症状者约占 30%。由于肿瘤组织血供丰富,质地脆,剧咳时血管破裂而致出血,一般痰血量少持续数天。

(3)以胸痛为首发症状者约占 25%。常表现为胸部不规则的隐痛或钝痛。

(4)以发热首发症状者占 20%～30%。肺癌所致的发热原因有两种,一为炎性发热,中央型肺癌肿瘤生长时,常先阻塞段或支气管开口,引起相应的肺叶或肺段阻塞性肺炎或不张而出现发热,但多在 38 ℃左右,很少超过 39 ℃,抗生素治疗可能奏效,但因分泌物引流不畅,常反复发作,约 1/3 的患者可在短时间内反复在同一部位发生肺炎。二为癌性发热,多由肿瘤坏死组织被机体吸收所致,此种发热抗感染药物治疗无效,激素类或吲哚类药物有一定疗效。

(5)约有 10%的患者以胸闷、气急为首发症状,多见于中央型肺癌,特别是肺功能较差的患者。

(6)由于肺癌所产生的某些特殊活性物质(包括激素、抗原、酶等),患者可出现一种或多种肺外症状,临床上以肺源性骨关节增生症较多见。

(7)肿瘤外侵和转移的症状,可出现胸腔积液,心包积液,上腔静脉阻塞综合征,黄疸,消瘦等症状。

五、诊断和肺癌分期

(一)诊断

1.胸部 X 线检查

胸部 X 线检查是肺癌最基本的检查,由于胸部 X 线正侧位片敏感性为直径 1 cm 以上的结节性病变,故对肺癌早期诊断的作用有限。

2.胸部 CT 检查

对肺内小结节的检出率有较高的敏感性,可以较早发现和清楚显示肿瘤的大小、形态及和胸膜、胸壁、大血管等关系,评估局部淋巴结及纵隔淋巴结有无转移。在肺门、肺内及纵隔内病变的大小、形状和范围,有助于判断肺癌是否能切除。低剂量 CT 亦用于早期肺癌筛查。

3.痰细胞检查

通过痰检可使部分肺癌患者获得确诊,有痰血的中央型肺癌患者容易得到诊断。

4.纤维支气管镜检查

可以获取病理学诊断,对确定病变范围、明确手术指征与方式有帮助尤其是对于中央型肺癌,是不可或缺的诊断方法。

5.经皮肺穿刺活检

可选用于痰细胞学和支气管镜检查无法获得阳性结果的周围型肺癌,是一种有创性检查。上腔静脉综合征、肺动脉高压、肺囊肿等是禁忌证,可出现气胸、血胸等并发症但不严重。

6.正电子发射计算机断层扫描(PET)

在肺癌中的应用越来越普遍,PET 利用转化细胞能过度蓄积[18]F 标记二磷酸果糖(FDG)的原理,探测正电子放射核素在机体中的分布状况,提供局部组织代谢的信息,对肿瘤进行定性定位诊断。相对 CT 检查,PET 可以提供更准确的术前分期,肿块的定位定性,有无淋巴结及远处转移。PET 应用于肺癌早期诊断,其敏感度为 95%,但由于一些炎症细胞也可以蓄积 FDG,特异性仅为 85%。

7.纵隔镜检查

纵隔镜检查术因其高敏感性和特异性,目前仍是肺癌纵隔淋巴结分期的金标准。

8.EBUS-TBNA

EBUS-TBNA 是一种新的肺癌微创诊断分期方法,2004 年首次应用于临床后在各大医学中心普及。EBUS-TBNA 在肺癌诊断以及纵隔淋巴结分期中具有很高的敏感度(89%~99%)、特异度(100%)和准确度(92%~99%),且在超声图像实时监视下穿刺活检大大提高了安全性,目前尚无明显相关并发症的报道。

(二)肺癌的术前分期

肺癌的术前分期对选择治疗方案和判断预后至关重要,常用的无创分期技术包括胸部螺旋 CT、PET-CT、头颅 MRI、上腹部 CT 或超声以及全身骨显像(ECT)等。对于已确诊或高度怀疑肺癌的患者,应常规行胸部及上腹部(包括肝脏和双侧肾上腺)增强 CT 扫描、头颅 MRI 及全身骨显像检查,以除外肺外远处转移。

对于无远处转移的非小细胞肺癌(NSCLC),相比术前 T 分期,术前的淋巴结(N)分期仍具有挑战性。据报道,10%~30% 临床 N_0 肺癌患者术后病理分期升级到 N_1 或 N_2,因此,早期 NSCLC 术前 N 分期有重要意义。肺癌的术前 N 分期主要依靠影像学诊断方法(CT 或 PET-CT)。CT 检查主要依靠淋巴结的大小判断转移,准确性不高但经济易行。PET-CT 在淋巴结分期上优于 CT,文献报道 PETCT 评价肺癌 N 分期的敏感性和特异性分别为 74% 和 85%。美国临床肿瘤指南(NCCN)已将 PET-CT 作为肺癌术前临床分期非创伤性方法之一。

对影像学怀疑纵隔淋巴结转移的肺癌患者,需进一步行有创性检查。纵隔镜检查术因其高敏感性和特异性,目前仍是肺癌纵隔淋巴结分期的金标准。但纵隔镜需要全身麻醉,检查创伤较大且可能发生严重并发症。EBUS-TBNA 是一种新的肺癌微创诊断分期方法。内镜超声技术(EBUS-TBNA 等)微创安全且具有很高的敏感性,可以最大限度地减少外科分期方法的应用,但 EBUS-TBNA 目前无法完全替代纵隔镜等外科手段,对于 EBUS-TBNA 阴性结果的患者尚需进一步行纵隔镜、胸腔镜等外科检查方法。

六、治疗

(一)肿瘤学评估

由于分期决定着 NSCLC 的疗效,因此术前需精确分期。除组织诊断外,分期手段应包括胸(或胸腹)CT、腹(或腹、双锁骨上区)B 超、脑 MRI(或至少脑 CT)、骨扫描(有症状者加做骨 MRI 或骨 CT)、纤维支气管镜,有条件者可加做 PET/CT。怀疑有纵隔淋巴结转移的患者可行支气管超声内镜(EBUS)、纵隔镜明确有无转移。通常 Ⅰ、Ⅱ 期 NSCLC 为早期肺癌,大多数据证实手术疗效较好,5 年生存率分别为 ⅠA 期 73%、IB 期 58%、ⅡA 期 46%、ⅡB 期 36%。但ⅢA 期病变手术疗效则极具争议。

1.N_2 NSCLC 的外科治疗

ⅢA-N_2 NSCLC 的治疗一直存在争议。在 20 世纪 80 年代以前,只要临床病理诊断为ⅢA-N_2

的 NSCLC,并被视为外科手术禁忌证。近十多年来,随着外科技术的发展,以及多学科综合治疗理论和技术在肺癌中的应用,ⅢA-N_2肺癌的治疗观念已经有了很大的改变,已不再被视为外科手术的禁忌证。从临床治疗的角度,ⅢA-N_2 NSCLC 包括ⅢA$_1$:即切除标本最后病理学检查偶然发现的 N_2 转移;ⅢA$_2$:术中发现的单站纵隔淋巴结转移;ⅢA$_3$:术前分期(纵隔镜、PET/CT 或其淋巴结活检)发现的单站或多站纵隔淋巴结转移;ⅢA$_4$:巨块或固定的多站 N_2 淋巴结转移(CT 扫描图上短径>2 cm 的淋巴结)。对于可切除的ⅢA-N_2 NSCLC 患者,关键问题是要确定哪一部分患者是属于有潜在可能治愈的病例,哪一部分患者可能对外科治疗无效。此外,还需要考虑的问题是,哪些患者可以先行手术治疗,哪些患者可能需要先行术前新辅助化疗或新辅助放化疗,然后再根据术前新辅助治疗的结果,选择恰当的患者施行外科手术治疗。

可切除ⅢA-N_2 NSCLC 主要指ⅢA$_1$、ⅢA$_2$ 和部分选择性的ⅢA$_3$。ⅢA$_1$ 和ⅢA$_2$ NSCLC 一般无大的争议,这两类患者术前临床诊断为 N_{0-1} 术中或术后诊断为意外 N_2,手术效果好,主张先行手术治疗,术后补充辅助化疗或/和放疗,术后 5 年生存率可达 50%。而对术前临床分期为 N_2 的ⅢA$_3$ 患者,可在术前行新辅助化疗,其术后 5 年生存率可达 34%,多因素分析显示化疗后分期的降期和单组 N_2 是预后良好的预测因子。而对或大块融合 N_2 的ⅢA$_4$ 患者则因手术疗效较差,5 年生存率低于 20%,应慎重选择手术治疗。

在对局部 T_4 但淋巴结无转移或仅有肺门淋巴结转移者(N1),则在强大的外科多学科团队的支撑下只要达到 R_0 切除,即可获得较好的疗效。

2.对侵犯周围组织或器官(T_3 或 T_4)的手术根治性评估

目前临床手术切除的决定必须依赖于术前客观可信的检查结果及具有根治性切除的可能性,且需谨记非根治性切除则无手术必要性。胸内其他结构受累常需一并切除。因此,术前手术方案的制订十分重要,需与其他领域,如心血管、骨科及整形科医师进行商榷。

(1)肿瘤粘连椎体(T_3 病变)或者侵犯(T_4 病变)椎体:总体来说,与椎旁筋膜关系密切但尚无椎体破坏的肿瘤可被完整切除,然而对肿瘤粘连或侵犯椎体的 NSCLC 而言,外科治疗效果并不理想。当患者出现脊柱区域持续疼痛时,应怀疑相应椎体受侵的可能。胸部 MRI 是判断椎体受侵范围的最佳影像诊断方法,可以分辨肿瘤仅与椎前筋膜粘连,抑或侵犯椎体横突、椎体以及椎间孔。

一般而言,即便肿瘤累及椎体横突或椎体侧方仍然可以根治性切除。然而临床实践中,若肿瘤直接侵犯椎体或累及椎管,对于许多胸外科医师而言已属绝对禁忌证。此类肿瘤的外科治疗需要联合神经外科或骨科医师进行多学科合作,拟定并实施治疗方案。姑息性切除并不能改善预后,并且对于是否有助于缓解症状也无定论。

(2)气管隆嵴受侵(T_4 期):多数情况下,由于肿瘤累及气管隆嵴或气管下段,因而无法行根治性切除,然而,少数情况下肿瘤起源于上叶支气管或主支气管开口,因较局限可以完整切除并重建。

气管袖状切除并全肺切除是一项操作技术要求较高的手术,存在较高的并发症风险。因此术前通过纤维支气管镜检查确定手术适应证尤其重要。如认为有袖状全肺切除可能时,应对距肿瘤至少 2 cm 近端气管黏膜及黏膜下组织进行随机活检;如肿瘤侵犯隆突上气管超过 3 cm 或 4 个软骨环,或侵犯对侧支气管超过 1.5 cm 则难以完成无张力重建,并且切缘常阳性。

(3)心脏和大血管受侵(T_4 期):若肿瘤直接侵犯心脏,无论是心房还是心室均无法手术切除。此种情况可由术前胸部 CT、MRI 及经食管超声心动图的检查结果综合判断。少数肿瘤沿肺静脉侵犯部分左心房者,可以切除部分左心房再行成形术。

同样,主动脉受侵通常也为手术禁忌证,个别情况下如仅为主动脉外膜受侵可以将肿瘤剥离下来。这些情况在术前较难判断,通常是在术中将肺及受侵心血管结构完全游离后得以明确。

如术前怀疑心脏或主动脉受侵,决定手术需十分谨慎。手术方案计划需要心脏外科医师参与;心脏受侵大多数是由局部转移淋巴结引起而非原发肿瘤直接侵犯。一般而言,不建议进行创伤性很大的操作,例如心肺转流。

(4)上腔静脉受侵(T_4 期):若右肺上叶前段肿瘤局部侵犯上腔静脉,可尝试以侧壁钳切除部分上腔静脉,或者分别夹闭远、近端,切除一段上腔静脉并行重建以达到根治。然而,这些技术只适用于一些特定的患者,即其上腔静脉受侵是根治性切除的唯一限制因素。大部分情况下,上腔静脉受累是由转移性淋巴结所致而不是原发肿瘤的直接侵犯。

术前通常可通过胸部增强 CT 或上腔静脉血管造影检查以明确。若已经出现上腔静脉综合征则是手术的绝对禁忌证。

(5)食管受侵(T_4 期):单纯侵犯食管的 T_4 期肿瘤很少见,个别情况下游离食管周围组织时发现肿瘤固定于食管上。如果肿瘤尚未侵透食管黏膜,可行食管肌层切除。食管全层受侵是手术绝对禁忌证。术前食管受侵通常由食管造影或食管镜明确。

(二)术前全面评估

高龄并非手术禁忌。对于 70 岁以上甚至 80 岁以上的高龄患者,生理年龄小、无严重合并症、心肺功能良好者应尽量争取手术。但应尽量避免全肺切除,Pagni 报道 24 例 70 岁以上患者行全肺切除术后病死率为 12.5%,远高于低龄全肺切除患者 4.3% 的病死率。

虽然评估肺功能的系统很多,但是尚无一项可以精确预测患者的手术风险。因此应综合分析多种不同的肺功能指标,以便为每位患者作出可靠的、可重复的评估结果,将患者的肺功能的好坏分为低风险、高风险、禁忌。常规肺功能检查是剖胸手术前必不可少的检查项目,是对术后是否发生呼吸衰竭等并发症的初步筛选。

3 个月内有心肌梗死史,房室完全传导阻滞者不宜外科手术。单纯脑转移应先处理脑转移瘤再考虑是否行肺切除术。

(三)肺癌外科手术术式的选择及评价

早期 NSCLC 治疗首选外科手术,通常可获得最佳长期生存率及根治率。根据第 7 版 UICC 肺癌分期系统数据,Ⅰ、Ⅱ、Ⅲ期患者术后 5 年生存率分别达 70%、50% 和 25%。外科治疗首要目的旨在根治性切除肿瘤及区域淋巴结,其评价等级包括 R_0 指全部切缘在肉眼及镜下均未见肿瘤细胞;R_1 指切缘在镜下可见癌残留;R_2 指肉眼可见明显癌残留。常见手术方式包括肺楔形切除、肺段切除、肺叶切除、全肺切除及袖式切除。此外,通过系统性淋巴结切取活检或切除清扫,也有助于对疾病进行准确的病理分期,进而根据分期制定后续治疗及判断预后。

1.选择手术方式的指征

手术切除范围需要兼顾切缘无残留与保留患者肺功能。评估切缘需要同时重视支气管断端与肺实质边缘。若肺叶切除术后支气管断端显微镜下未见癌残留即可;肉眼难以准确判断切缘;有研究结果表明低倍镜下肿瘤周边半径 1.5 cm 范围切缘阴性率为 93%,因此推荐切缘需距离肿瘤边缘达 1.9 cm;鉴于腺癌倾向沿支气管远端周围蔓延,而鳞癌更倾向朝支气管近端发展,因而也有学者建议扩大腺癌的切除范围(切缘距离 2 cm),而鳞癌则可适当缩小切除范围(切缘距离1.5 cm)。肺叶部分切除术(包括肺段切除及楔形切除)可尽可能地保留术后肺功能及生活质量,因此推荐应用于心肺功能代偿能力有限的外周型 NSCLC 患者。

符合以下条件的推荐解剖性肺段切除术：①ⅠA 期肺癌（病灶直径 2～3 cm）并且切缘距离超过 1 cm；②肺功能代偿能力较差的ⅠA 期肺癌患者；③既往已行肺叶切除术。

符合以下条件的推荐肺楔形切除术：①ⅠA 期肺癌（病灶直径＜2 cm）；②病灶直径 2 cm 以内的外周型腺癌，并且高分辨 CT 影像具有磨玻璃样特征表现。

2.肺楔形切除术

选择楔形切除的患者通常心肺功能代偿能力有限，病灶较小且呈周围型分布。胸腔镜辅助肺楔形切除术同传统开胸术比较，患者术后住院时间缩短，而且术后并发症发生率降低。楔形切除术后复发率与肿瘤大小及淋巴结受累情况相关。对于淋巴结阴性的 T_1 及 T_2 肺癌患者，长期局部复发率范围为 5％～12％，同时远处转移率范围为 7％～30％。而对于 N_1 及 N_2 患者，局部复发率范围分别为 9％～28％ 及 13％～17％，远处转移率分别为 22％ 及 61％。总体而言，术后死亡原因更倾向心肺功能恶化而非肿瘤复发。包括术中或术后放疗、^{125}I 粒子植入等降低局部复发率的尝试，尚处于临床探索阶段。

3.肺段切除术

肺段切除术适合Ⅰ、Ⅱ期 NSCLC 伴肺功能损减，或者同时性或异时性肺癌。回顾性研究结果证实肺段切除与肺叶切除术后生存率相近。常见并发症包括术后长期漏气（发生率 5％～16％）及术后高复发率（11％～16％）。术后复发的危险因素包括切缘距离＜1 cm 以及病灶邻近肺门。由于降低了术后肺功能损减程度，肺段切除术后 30 天并发症发生率明显低于肺叶切除。而且胸腔镜辅助解剖性肺段切除术可进一步有助于患者耐受术后辅助化疗，从而预后较传统开胸术更好。常用肺段切除术式包括保留舌段的左肺上叶切除术、舌段切除术、背段切除术及基底段切除术。上叶前段或后段切除术较少应用。

从外科病理分期角度评价，肺段切除术中也可对肺门、主支气管周围及段支气管周围淋巴结进行切除活检，如活检淋巴结有肿瘤转移则应选择肺叶切除。因而只要切缘距离充分（＞2 cm 或＞肿瘤直径），肺段切除也能达到肺叶切除的治疗效果。鉴于 NSCLC 患者每年出现新发肿瘤率为 1％～2％，若对初治病例行肺段切除，则为第二次手术保留尽可能多的肺功能储备。多次肺切除术后病死率与切除范围有关，研究结果表明全肺切除、肺叶切除、段切除及楔形切除术后再次手术相关病死率分别为 34％、7％、0 及 6％。

4.肺叶切除术

肺叶切除术是治疗肺癌的标准手术方式，但是随着胸腔镜辅助技术问世，胸腔镜肺叶切除得到普及。胸腔镜辅助肺叶切除术具有如下优势：术后疼痛减轻；胸腔引流量减少并且拔管时间提前；术中出血量减少；肺功能损减程度较轻；术后住院日缩短；恢复正常活动速度加快。

5.全肺切除术

全肺切除术指切除全部左侧或右侧肺脏。术后危险因素包括右全肺切除术、高龄（年龄 ≥70 岁）、医院每年开展全肺切除手术量较少。全肺切除术后长期并发症包括肺动脉高压、肺气肿、右心负荷增加。全肺切除仅当袖式切除技术难以实现时才予以考虑。同肺叶切除术相比，全肺切除术后并发症及死亡发生率均明显增加，并且长期生存率较差。术前肺功能评估提示弥散功能减低、合并心肺疾病、围术期过度液体输注及术前贫血均是致命的危险因素。

6.袖式切除术

支气管袖式肺叶切除术最早于 1947 年由 Clement Price-Thomasin 爵士开创，旨在保证切缘距离充分的前提下,尽可能保留健康的肺组织。肺癌手术过程中需要行支气管成形的占 3％～13％,并且相应地降低了全肺切除率。研究结果表明袖式切除同全肺切除相比,肿瘤学预后未受影响,而术后并发症发生率、病死率及长期生存率均明显改善(病死率为 5.5％,1 年和 5 年生存率分别为 84％和 42％),因此,袖式切除问世后随即成为全肺切除的替代方法,尤其对于那些肺功能代偿能力有限的高龄患者。支气管袖状切除适用于一侧肺任何叶或段的切除,以避免全肺切除。

术前行纤维支气管镜检查判断肿瘤在气管内的侵犯范围,借此拟定手术方案,还需通过胸部 CT 肺血管重建或肺血管造影以明确是否需要行肺动脉成形。是否行支气管袖状切除通常根据术中情况决定,例如肺叶切除时残端阳性(镜下或肉眼)、气管腔外受侵以及某些情况下的 N_1 淋巴结阳性等。尽管术前新辅助化疗可能降低支气管断端周围黏膜血供并导致伤口愈合延迟,但是临床研究结果已证实新辅助化疗后袖式切除术是安全的。

由于支气管成形较肺叶切除术后更容易发生并发症,因此,在术后早期需要格外的重视。早期关注问题包括部分肺不张、肺叶萎陷、肺炎、漏气、血管壁线结周围组织坏死以及暂时性声带麻痹。肺不张的常见原因为积血或黏液阻塞所致,因此术中或术后拔管前需要定期行纤维支气管检查并常规盥洗。鉴于高龄患者术后肺部清除能力低下,需要更积极的物理治疗(例如雾化吸入)支持。

(胡进进)

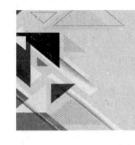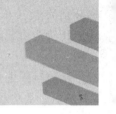

第六章　胃肠外科疾病

第一节　急性胃扩张

急性胃扩张是指短期内由于大量气体和液体积聚,胃和十二指肠上段高度扩张而致的一种综合征。通常为某些内外科疾病或麻醉手术的严重并发症,临床并不常见。

一、病因与发病机制

器质性疾病和功能性因素均可导致急性胃扩张,常见者归纳为四类。

(一)饮食过量或饮食不当

尤其是狂饮暴食,是引起急性胃扩张的最常见病因。短时间内大量进食使胃突然过度充盈,胃壁肌肉受到过度牵拉而发生反射性麻痹,食物积聚于胃内,胃持续扩大。

(二)麻醉和手术

尤其是腹盆腔手术及迷走神经切断术,均可直接刺激躯体或内脏神经,引起胃自主神经功能失调,胃壁反射性抑制,胃平滑肌弛缓,进而形成扩张。麻醉时气管插管,术后给氧和胃管鼻饲,亦可使大量气体进入胃内,形成扩张。

(三)疾病状态

胃扭转、嵌顿性食管裂孔疝、各种原因所致的十二指肠淤滞、十二指肠肿瘤、异物等均可引起胃潴留和急性胃扩张。幽门附近的病变,如脊柱畸形、环状胰腺、胰腺癌等偶可压迫胃的输出道引起急性胃扩张。躯体上石膏套后 1~2 天发生急性胃扩张,即"石膏管型综合征",可能是脊柱伸展过度,十二指肠受肠系膜上动脉压迫的结果。情绪紧张、精神抑郁、营养不良均可引起自主神经紊乱,使胃的张力减低和排空延迟,在有诱发因素时发生急性胃扩张。糖尿病神经血管病变,使用抗胆碱能药物,水、电解质平衡紊乱,严重感染均可影响胃的张力和排空,导致急性胃扩张。

(四)创伤应激

尤其是上腹部挫伤或严重复合伤,可引起胃的急性扩张。其发生与腹腔神经丛受强烈刺激有关。

发生急性胃扩张时,由于胃黏膜的表面积剧增,胃壁受压,血液循环受阻,加之食物发酵刺激胃黏膜发生炎症,使胃黏膜有大量液体渗出。同时,胃窦扩张和胃内容物刺激使胃窦分泌胃泌素增多,刺激胃液分泌。小肠受扩张胃的推移而使肠系膜受到牵拉,一方面影响腹腔神经丛而加重胃的麻痹,另一方面使十二指肠水平部受肠系膜上动脉压迫,空肠上部亦受到牵拉而出现梗阻。幽门松弛等因素使十二指肠液反流增多。胃扩张后与食管角度发生改变,使胃内容物难以经食管排出。这些因素互为因果,形成恶性循环,终使胃急性进行性扩大,形成急性胃扩张。如病情继续发展,胃壁血液循环状况将进一步恶化,胃、十二指肠腔可出现血性渗出,最终发生胃壁坏死穿孔。

二、临床表现

(一)症状和体征

术后患者常于术后开始进流质饮食后2～3天发病。初期仅进食后持续上腹饱胀和隐痛,可有阵发性加剧,少有剧烈腹痛。随后出现频繁呕吐,初为小口,以后量逐渐增加,呕吐物为混浊棕绿色或咖啡色液体,无粪臭味。呕吐为溢出性,不费力,吐后腹痛腹胀不缓解。腹部呈不对称性膨隆(以上腹为重),可见无蠕动的胃轮廓,局部有压痛,并可查见振水音。也可呈全腹膨隆。脐右侧偏上可出现局限性包块,外观隆起,触之光滑而有弹性,轻压痛,此为极度扩张的胃窦,称"巨胃窦征",是急性胃扩张的特有体征。腹软,可有位置不定的轻压痛,肠鸣音减弱。随病情进展患者全身情况进行性恶化,严重者可出现脱水、酸中毒或碱中毒,并表现为烦躁不安、呼吸急促、手足抽搐、血压下降和休克。晚期可突然出现剧烈腹痛和腹膜炎体征,提示胃穿孔。救治不及时将导致死亡。

(二)辅助检查

1.实验室检查

常规血液尿液实验室检查可发现血液浓缩,低钾、低钠、低氯血症和碱中毒,脱水严重致肾衰竭者,可出现血肌酐、尿素氮升高。白细胞计数多不升高。呕吐物隐血试验为强阳性。

2.X线检查

立位腹部平片可见左上腹巨大液平面和充满腹腔的特大胃影,左膈肌抬高。

3.B超检查

胃肠道气体含量较多,一般不适合B超检查,但对于一些暴饮暴食导致的急性胃扩张,B超是一项直接、简便的检查,可见胃内大量食物残留及无回声暗区。

4.CT

CT可见极度扩大的胃腔及大量胃内容物,胃壁变薄。

三、诊断和鉴别诊断

根据病史、体征,结合实验室检查和影像学检查,诊断一般不难。手术患者进食后初期或过分饱食后,如出现多次溢出性呕吐,并发现上腹部膨隆,振水音,即应怀疑为急性胃扩张。置入胃管后如吸出大量混浊棕绿色或咖啡色液体,诊断即可成立,不应等到大量呕吐和虚脱症状出现后,才考虑本病可能。在严重创伤和感染的危重患者,如出现以上征象也应想到本病可能。

鉴别诊断主要包括幽门梗阻,肠梗阻和肠麻痹,胃瘫。幽门梗阻有胃窦及幽门部的器质性病变,如肿瘤、溃疡瘢痕狭窄等,可表现为上腹饱胀和呕吐,呕吐物为酸臭宿食,胃扩张程度及全身症状较轻。肠梗阻和肠麻痹主要累及小肠,腹胀以腹中部明显,胃内不会有大量积液积气,立位

X 线腹平片可见多个阶梯状液平。弥漫性腹膜炎导致的肠麻痹具有腹膜炎体征。但需注意急性胃扩张穿孔导致弥漫性腹膜炎的情况。胃瘫在外科主要发生在腹部大手术后，由胃动力缺乏所致，表现为恢复饮食后的上腹饱胀和呕吐，呕吐多在餐后 4～6 小时，呕吐物为食物或宿食，不含血液，腹胀较急性胃扩张轻，消化道稀钡造影可显示胃蠕动波消失，胃潴留，但多没有严重的胃腔扩张。

四、治疗

急性胃扩张若早期诊断和治疗，预后良好。及至已发生休克或胃坏死穿孔时，手术死亡率高，早年文献记载可达 75％。暴饮暴食导致的急性胃扩张病死率仍高，可达 20％，早期诊断和治疗是降低病死率的关键。

（一）对于手术后急性胃扩张的措施

1.留置鼻胃管

吸出胃内全部积液，用温等渗盐水洗胃，禁食，并持续胃管减压，至吸出液为正常性质为止，然后开始少量流质饮食，如无潴留，可逐渐增加。

2.调整体位

目的是解除十二指肠水平部的受压，应避免长时间仰卧位，如病情许可，可采用俯卧位，或将身体下部略垫高。

3.液体和营养支持

根据实验室检查经静脉液体治疗调整水、电解质和酸碱平衡。恢复流质饮食前进行全肠外营养支持，恢复进食后逐渐减少营养支持剂量。给予充分液体支持维持尿量正常。

（二）对于暴饮暴食所致的急性胃扩张的措施

胃内常有大量食物和黏稠液体，不易用一般胃管吸出，需要使用较粗胃管并反复洗胃才能清除，但应注意避免一次用水量过大或用力过猛而造成胃穿孔（图 6-1）。若洗胃无效则需考虑手术治疗，切开胃壁清除内容物后缝合，术后应继续留置胃管减压，并予经静脉液体和营养支持，逐渐恢复流质饮食。

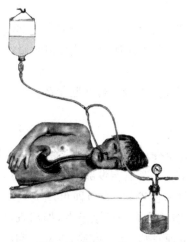

图 6-1　洗胃示意图

(三)并发症的治疗

对于已出现腹膜炎或疑有胃壁部分坏死的患者,应积极准备后尽早手术治疗。手术方法以简单有效为原则,如胃切开减压、穿孔修补、胃壁部分切除术等。术后应继续留置胃管减压,并予经静脉液体和营养支持,逐渐恢复流质饮食。

(冷彦利)

第二节 胃 憩 室

胃憩室可分类为真性和假性两类。对外科医师而言,在手术时区分这两类是非常明显的,但X线检查却会引起诊断困难。

假性胃憩室通常是由于良性溃疡造成深度穿透或局限性穿孔。其他因素包括坏死性肿瘤和粘连向外牵张等。这些胃憩室的壁可能不包含任何可辨认的胃壁。

真性的胃憩室较假性少见。可能会有多发性的,通常憩室壁由胃壁的所有层次组成。病因不确定,可能是先天性的。在所有的胃肠憩室病例报道中,真性胃憩室约占3%。

一、发生率

有文献报道412例真性胃憩室,其中的165例是380 000例常规钡餐检查中发现,发生率为0.04%。然而在Meerhof系列报道中,在7 500例常规X线钡餐检查中,发现30例憩室,发生率为0.4%。尽管两组发生率相差10倍,但不可能代表胃憩室发生率的真正差异,可能与小的病灶易被疏漏及检查者经验等因素有关。

二、病理

胃憩室以发生在右侧贲门的后壁为多见。在Meerhof的报道中,80%的患者是属于近贲门的胃憩室,其余的多为近幽门的胃憩室。Patmer报道所收集的342例胃憩室中,259例在胃远端的后壁(73%),31例在胃窦,29例在胃体,15例在幽门,8例在胃底。

胃憩室大小差异很大,通常为直径1~6 cm,呈囊状或管状。胃腔和憩室间孔大的可容纳2个指尖,最小的只能用极细的探针探及。多数孔径为2~4 cm。开口的大小与并发症有关,宽颈开口憩室内容物不滞留,并发症发生率较低;腔颈较小者,食物残渣易滞留和细菌过度繁殖,可能引发炎症。另外,憩室开口小者钡剂难以进入憩室腔内,X线钡餐检查不易发现。

三、临床表现与并发症

憩室可能发生在任何年龄,但最常发生在20~60岁的成年人。Palmer组,成年人占80%。儿童通常是真性憩室,且易发生并发症。大部分胃憩室是无症状的,有时在一些患者中,充满食物残渣的胃大憩室会引起上腹部胀感及不适,但在缺乏特殊的并发症者,手术切除憩室后很少能减缓症状。

胃憩室并发症罕见。由于内容物滞留和细菌过度繁殖可导致急性憩室炎,严重时会发生穿孔。炎症致局部憩室壁黏膜和血管糜烂,可引起出血和便血。穿孔伴出血则导致血腹。有个案报道成年人胃憩室造成幽门梗阻。罕见的是,憩室内出现恶性肿瘤,异物和胃石。

四、诊断

除发生并发症外,大部分胃憩室无任何症状,故多系在上消化道疾病检查时偶然发现的。在没有其他病理情况时发现憩室较困难。

憩室在上部胃肠道钡餐检查中表现为胃腔的突出物,周围平整圆滑,对照剂有时聚集在囊袋底部,当患者站立时,囊内上部有空气。发生于胃前壁或胃后壁的憩室很容易被忽视,除非使用气钡双重对比造影技术,并取患者头低位或站立位进行检查。小憩室可被误认为穿透性胃溃疡,反之亦然。两者的区分取决于病变的部位,由于近贲门溃疡是少见的。其他运用钡餐进行鉴别诊断的包括贲门癌、贲门裂隙疝、食管末端憩室和皮革样胃。

患者口服对照造影剂 CT 扫描通常能显示憩室。若不给予对照剂,或憩室没有对照物填充,CT 结果会与肾上腺肿瘤相似。

内镜对鉴别诊断是最有价值的。

五、治疗

仅显示有憩室存在并非手术切除的指征。经常显现模糊的消化不良症状,而无其他异常或憩室的并发症,则手术治疗不会减轻患者的症状。

手术仅适应于有并发症时,如发生憩室炎或出血,或合并其他病灶出现者。当诊断不能确定,剖腹探查是最后手段。

六、手术方法

手术由憩室部位和有无合并病灶而定。

若憩室近贲门,游离胃左侧大网膜,以显露近胃食管孔的后方,小心分离粘连、胃壁和胰腺,显露分离憩室,需要时可牵引憩室以利显露,切除憩室、残端双层缝合。

若剖腹探查时不易发现憩室时,可钳闭胃窦,经鼻胃管注入盐水充盈胃,可能易于发现。

胃小弯和大弯侧憩室做"V"形切除,缝合裂口。幽门窦的憩室可施行部分胃切除术治疗,若合并胃部病灶时尤其适合。

(冷彦利)

第三节　胃肠道异物

胃肠道异物主要见于误食,进食不当或经肛门塞入。美国消化内镜学会 2011 年《消化道异物和食物嵌塞处理指南》指出,异物摄入和食物团嵌塞在临床上并非少见,80%以上的异物可以自行排出,无须治疗。但故意摄入的异物 63%～76%需要行内镜治疗,12%～16%需要外科手术取出。经肛途径异物常见于借助器具的经肛门性行为,医源性(纱布、体温计等)遗留,外伤或遭恶意攻击塞入,绝大多数可通过手法取出,少数需外科手术治疗。下文按两种途径分别阐述。

一、经口吞入异物

(一)病因

1.发病对象

多数异物误食发生在儿童,好发年龄段在 6 个月至 6 岁;成年人误食异物多发生于精神障碍,发育延迟,酒精中毒以及在押人员等,可一次吞入多种异物,也可有多次吞入异物病史;牙齿阙如的老年人易吞入没有咀嚼大块食物或义齿。

2.异物种类

报道种类相当多,多为动物骨刺、牙签、果核、别针、鱼钩、食品药品包装、义齿、硬币、纽扣电池等,也有磁铁、刀片、缝针、毒品袋及各种易于拆卸吞食的物品,有学者曾手术取出订书机、门扣、钢笔等。在押人员吞食的尖锐物品较多,常用纸片、塑料等包裹后再吞下,但仍存在风险。

(二)诊断

1.临床表现

多数病例并无明显症状。完全清醒、有沟通能力的儿童和成人,一般都能确定吞食的异物,指出不适部位。一些患者并不知道他们吞食了异物,而在数小时、数天甚至数年后出现并发症。幼儿及精神病患者可能对病史陈述不清,如果突然出现呛咳、拒绝进食、呕吐、流涎、哮鸣、血性唾液或呼吸困难等症状时,应考虑到吞食异物的可能。颈部出现肿胀、红斑、触痛或捻发音提示口咽部损伤或上段食管穿孔。腹痛、腹胀、肛门停止排气应考虑肠梗阻。发热、剧烈腹痛,腹膜炎体征提示消化道穿孔可能。在极少数情况下可出现脸色苍白、四肢湿冷,心悸、口渴、焦虑不安或淡漠以至昏迷,可能为异物刺破血管,造成失血性休克。

2.体格检查

对于消化道异物病例,病史、辅助检查远较体格检查重要。多数患者无明显体征。当出现穿孔、梗阻及出血时,相应出现腹膜炎、腹胀或休克等体征。

3.辅助检查

(1)胸腹正侧位 X 线片:可诊断大多数消化道异物及位置,了解有无纵隔和腹腔游离气体,然而鱼刺、木块、塑料、大多数玻璃和细金属不容易被发现。不推荐常规钡餐检查,因有误吸危险,且造影剂裹覆异物和食管黏膜,可能会给内镜检查造成困难。

(2)CT:可提高异物检出的阳性率,且更好的显示异物位置和与周围脏器的关系,但是对透X 线的异物为阴性。

(3)手持式金属探测仪:可检测多数吞咽的金属异物,对儿童可能是非常有用的筛查工具。

(4)内镜检查:结肠镜和胃镜是消化道异物诊疗的最常用方法,且可以直接取出部分小异物。

需特别指出的是,一些在押人员为逃避关押,常用乳胶避孕套或透明薄膜包裹尖锐金属异物后吞食,或将金属异物贴于后背造成 X 线片假象,应当予以鉴别。

(三)治疗

首先了解通气情况,保持呼吸道通畅。

1.非手术治疗

非手术治疗包括等待或促进异物自行排出和内镜治疗。

(1)处理原则:消化道异物一旦确诊,必须决定是否需要治疗、紧急程度和治疗方法。影响处理方法的因素包括患者年龄,临床状况,异物大小、形状和种类,存留部位,内镜医师技术水平等。

内镜介入的时机,取决于发生误吸或穿孔的可能性。锋利物体或纽扣电池停留在食管内,需紧急进行内镜治疗。异物梗阻食管,为防止误吸,也需紧急内镜处理。圆滑无害的小型异物则很少需要紧急处理,大多可经消化道自发排出。任何情况下异物或食团在食管内的停留时间都不能超过24小时。儿童患者异物存留于食管的时间可能难以确定,因此可发生透壁性糜烂、瘘管形成等并发症。喉咽部和环咽肌水平的尖锐异物,可用直接喉镜取出。而环咽肌水平以下的异物,则应用纤维胃镜。胃镜诊治可以在患者清醒状态下或是在静脉基础麻醉下进行,取决于患者年龄、配合能力、异物类型和数量。

(2)器械:取异物必须准备的器械包括鼠齿钳、鳄嘴钳、息肉圈套器、息肉抓持器、取物网、异物保护帽等。有时可先用类似异物在体外进行模拟操作,以设计适当的方案。在取异物时使用外套管可以保护气道,防止异物掉入,取多个异物或食物嵌塞时允许内镜反复通过,取尖锐异物时可保护食管黏膜免受损伤。对于儿童外套管则并不常用。异物保护帽用于取锋利的或尖锐的物体。为确保气道通畅,气管插管是一备选方法。

(3)钝性异物的处理:使用异物钳、鳄嘴钳、圈套器或者取物网,可较容易地取出硬币。光滑的球形物体最好用取物网或取物篮。在食管内不易抓取的物体,可以推入胃中以更易于抓取。有报道在透视引导下使用 Foley 导管取出不透 X 线的钝性物体的方法,但取出异物时 Foley 导管不能控制异物,不能保护气道,亦不能评估食管损伤状况,故价值有限。如果异物进入胃中,大多在4~6天内排出,有些异物可能需要长达4周。在等待异物自行排出的过程中,要指导患者日常饮食,可以增服一些富有纤维素的食物(如韭菜),以利异物排出,并注意观察粪便以发现排出的异物。小的钝性异物,如果未自行排出,但无症状,可每周进行1次 X 线检查,以跟踪其进程。在成人,直径>2.5 cm 的圆形异物不易通过幽门,如果3周后异物仍在胃内,就应进行内镜处理。异物一旦通过胃,停留在某一部位超过1周,也应考虑手术治疗。发热、呕吐、腹痛是紧急手术探查的指征(图6-2)。

(4)长形异物的处理:长度超过6 cm 的异物,诸如牙刷、汤勺,很难通过十二指肠。可用长型外套管(>45 cm)通过贲门,用圈套器或取物篮抓住异物拉入外套管中,再将整个装置(包括异物、外套管和内镜)一起拉出(图6-3)。

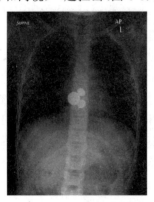

图 6-2　X 线检查见钝性异物

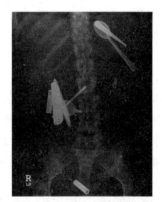

图 6-3　X 线见长形异物

(5)尖锐异物的处理:因为许多尖锐和尖细异物在 X 线下不易显示,所以,X 线检查阴性的患者必须行内镜检查。停留在食管内的尖锐异物应急诊治疗。环咽肌水平或以上的异物也可用直接喉镜取出。尖锐异物虽然大多数能够顺利通过胃肠道而不发生意外,但其并发症率仍高达

35％。故尖锐异物如果已抵达胃或近端十二指肠,应尽量用内镜取出,否则应每天行X线检查确定其位置,并告诉患者在出现腹痛、呕吐、持续体温升高、呕血、黑便时立即就诊。对于连续3天不前行的尖锐异物,应考虑手术治疗。使用内镜取出尖锐异物时,为防黏膜损伤,可使用外套管或在内镜端部装上保护兜。

(6)纽扣电池的处理:对吞入纽扣电池的患者要特别关注,因纽扣电池可能在被消化液破坏外壳后有碱性物质外泄,直接腐蚀消化道黏膜,很快发生坏死和穿孔,导致致命性并发症(图6-4),故应急诊处理。通常用内镜取石篮或取物网都能成功。另一种方法是使用气囊,空气囊可通过内镜工作通道,到达异物远端,将气囊充气后向外拉,固定住电池一起取出。操作过程中应使用外套管或气管插管保护气道。如果电池不能从食管中直接取出,可推入胃中用取物篮取出。若电池在食管以下,除非有胃肠道受损的症状和体征,或反复X线检查显示较大的电池(直径>20 mm)停留在胃中超过48小时,否则没有必要取出。电池一旦通过十二指肠,85％会在72小时内排出。这种情况下每3~4天进行1次X线检查是适当的。使用催吐药处理吞入的纽扣电池并无益处,还会使胃中的电池退入食管。胃肠道灌洗可能会加快电池排出,泻药和抑酸剂并未证明对吞入的电池有任何作用。

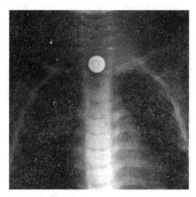

图6-4　食管内纽扣电池的X线表现

(7)毒品袋的处理:"人体藏毒"是现代毒品犯罪的常见运送方法,运送人常将毒品包裹在塑料中或乳胶避孕套中吞入。这种毒品包装小袋在X线下通常可以看到,CT检查也可帮助发现。毒品袋破损会致命,用内镜取出时有破裂危险,所以禁用内镜处理。毒品袋在体内若不能向前运动,出现肠梗阻症状,或怀疑毒品袋有破损可能时,应行外科手术取出。

(8)磁铁的处理:吞入磁铁可引起严重的胃肠道损伤和坏死。磁铁之间或与金属物体之间的引力,会压迫肠壁,导致坏死、穿孔、肠梗阻或肠扭转,因此应及时去除所有吞入的磁铁。

(9)硬币的处理:最常见于幼儿吞食。如果硬币进入食管内,可观察12~24小时,复查X线检查,通常可自行排出且无明显症状。若出现流涎、胸痛、喘鸣等症状,应积极处理取出硬币。若吞入大量硬币,还需警惕并发锌中毒。

(10)误食所致直肠肛管异物的处理:多因小骨片、鱼刺、小竹签等混在食物中,随进食时大口吞咽而进入消化道,随粪便进入直肠,到达狭窄的肛管上口时,因位置未与直肠肛管纵轴平行而嵌顿,可刺伤或压迫肠壁过久,导致直肠肛管损伤。小骨片等直肠异物经肛门钳夹取出一般不难,但有时异物大部分刺入肠壁,肛窥直视下不易寻找,需用手指仔细触摸确定部位,取出异物后还需仔细检查防止遗漏。

2.手术治疗

(1)处理原则。需手术治疗的情况包括：①尖锐异物停留在食管内，或已抵达胃或近端十二指肠，内镜无法安全取出者，或已通过近端十二指肠，每天行 X 线检查连续 3 天不前行。②钝性异物停留胃内 3 周以上，内镜无法取出，或已通过胃，但停留在某一部位超过 1 周。③长形异物很难通过十二指肠，内镜也无法取出。④出现梗阻、穿孔、出血等症状及腹膜炎体征。

(2)手术方式。进入消化道的异物可停留在食管、幽门、回盲瓣等生理性狭窄处，需根据不同部位采取不同手术方式。①开胸异物取出术：尖锐物体停留在食管内，内镜无法取出，或已造成胸段食管穿孔，甚至气管割伤，形成气管-食管瘘，继发纵隔气肿、脓肿、肺脓肿等，均应行开胸探查术，酌情可采用食管镜下取出异物加一期食管修补术、食管壁切开取出异物，或加空肠造瘘术。②胃前壁切开异物取出术：适用于胃内尖锐异物，或钝性异物停留胃内 3 周以上，内镜无法取出者，术中全层切开胃体前壁，取出异物后再间断全层缝合胃壁切口，并作浆肌层缝合加固。③幽门切开异物取出术：适用于近端十二指肠内尖锐异物，或钝性异物停留近端十二指肠 1 周以上，或长形异物无法通过十二指肠，内镜无法取出者。沿胃纵轴全层切开幽门，使用卵圆钳探及近端十二指肠内的异物并钳夹取出，过程中注意避免损伤肠壁，不可强行拉出，取出异物后沿垂直胃纵轴方向横行全层缝合幽门切口，并作浆肌层缝合加固，行幽门成形术。④小肠切开异物取出术：适用于尖锐异物位于小肠内，连续 3 天不前行，或钝性异物停留小肠内 1 周以上时。术中于异物所在部位沿小肠纵轴全层切开小肠壁，取出异物后，垂直小肠纵轴全层缝合切口，并作浆肌层缝合加固。⑤结肠异物取出术：适用于尖锐异物位于结肠内连续 3 天不前行，或钝性异物停留结肠内 1 周以上，肠镜无法取出者。绝大多数结肠钝性异物可推动，对于降结肠、乙状结肠的钝性异物多可开腹后顺肠管由肛门推出，对于升结肠、横结肠的钝性异物可挤压回小肠，再行小肠切开异物取出术。对于结肠内尖锐异物，可在其所处部位切开肠壁取出，根据肠道准备情况决定是否一期缝合，也可将缝合处外置，若未愈合则打开成为结肠造瘘，留待以后行还瘘手术，若顺利愈合则可避免结肠造瘘，3 个月后再将外置肠管还纳腹腔。⑥特殊情况：对于梗阻、穿孔、出血等并发症，如梗阻严重术中可行肠减压术、肠造瘘术等；穿孔至腹腔者，需行肠修补术(小肠)或肠造瘘术(结肠)，并彻底清洗腹腔，放置引流；肠坏死较多者需切除坏死肠段，酌情一期吻合(小肠)或肠造瘘(结肠)；尖锐异物刺破血管者予相应止血处理。

二、经肛门置入异物

(一)病因

1.发病对象

多由非正常性行为引起，患者多见为 30～50 岁男性。偶有外伤造成异物插入，体内藏毒，或因排便困难用条状物抠挖过深难以取出等，极少数为医疗操作遗留。

2.异物种类

多为条状物和瓶状物，种类繁多，曾见于临床的有按摩棒、假阳具、黄瓜、衣架、茄子、苹果、雪茄、灯泡、圣诞饰品、啤酒瓶、扫帚、钢笔、木条等，也有因外伤插入的钢条，极少数情况为医源性纱布、体温计等(图 6-5)。

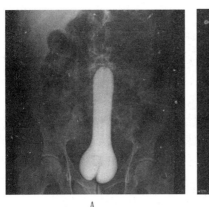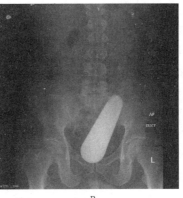

图 6-5　经肛塞入直肠的异物(X 线腹平片)

(二)诊断

1.临床表现

异物部分或全部进入直肠,造成肛门疼痛,腹胀,直肠黏膜和肛门括约肌损伤者有疼痛及出血,若导致穿孔可出现剧烈腹痛、会阴坠胀、发热等症状,合并膀胱损伤者有血尿、腹痛、排尿困难等症状。一部分自行取出异物的患者,仍有可能出现出血和穿孔,此类患者往往羞于讲述病因,可能为医师诊断带来困难。较轻的异物性肛管直肠损伤,由于就诊时间晚,多数发生局部感染症状。

2.体格检查

由于患者多羞于就医,就医前多自行反复试图取出异物,就医后也可能隐瞒部分病史,因此体格检查尤为重要。腹部体检有腹膜炎体征者,应怀疑穿孔和腹腔脏器损伤,肛门指诊为必需项目,可触及异物,探知直肠和括约肌损伤情况。

3.辅助检查

体格检查怀疑穿孔可能时,血常规检查白细胞计数和中性粒细胞比值升高有助于帮助判断。放射学检查尤为重要,腹部立卧位 X 线片可显示异物形状、位置,CT 有助于判断是否穿孔及发现其他脏器损伤。

(三)治疗

1.处理原则

(1)对直肠异物病例首先需明确是否发生直肠穿孔,向腹腔穿孔将造成急性腹膜炎,腹膜返折以下穿孔将引起直肠周围间隙严重感染。X 线腹平片可显示异物位置和游离气体,可帮助诊断穿孔。若患者出现低血压,心动过速,严重腹痛或会阴部红肿疼痛,发热,体查发现腹膜炎体征,X 线腹平片存在游离气体,可诊断为直肠穿孔。应立即抗休克和抗生素治疗,尽快完善术前准备,放置尿管,急诊手术。若病情稳定,生命体征正常,但不能排除穿孔,可行 CT 检查以协助诊断。此类穿孔通常发生于腹膜返折以下,CT 可发现直肠系膜含气、积液,周围脂肪模糊。当异物被取出或进入乙状结肠,行肛门镜或肠镜检查可明确乙状结肠直肠损伤或异物位置。

(2)对于没有穿孔和腹膜炎,生命体征稳定的患者,大多数异物可在急诊室或手术室内取出。近肛门处异物可直接或在骶麻下取出。对远离肛门进入直肠上段或乙状结肠的异物不可使用泻剂和灌肠,这可能造成直肠损伤,甚至可能将异物推至更近端的结肠,可尝试在肛门镜或肠镜下取出,否则只能手术取出异物。

(3)取出异物后,应再次检查直肠,以排除缺血坏死或肠壁穿孔。

(4)应当指出的是,直肠异物患者中同性恋者较多,为 HIV 感染高危人群,在处理直肠异物尤其是尖锐异物时,医务人员应注意自身防护。

2.经肛异物取出

多采用截石位,有利于暴露肛门,而且便于下压腹部,以助取出异物。

使直肠和肛门括约肌放松是经肛异物取出的关键,可以用腰麻、骶麻或静脉麻醉,配合充分扩肛,以利于暴露和观察。如果异物容易被手指触到,可在扩肛后使用 Kocher 钳或卵环钳夹持住异物,将其拉至肛缘取出。之后需用乙状结肠镜或肠镜检查远端结肠和直肠有无损伤。直肠异物种类很多,需根据具体情况设计不同方式取出。

(1)钝器:如前所述,在患者充分镇静、扩肛、异物靠近肛管的情况下,使用器械钳夹或手指可较为容易地取出异物。在操作过程中可要求患者协助作用力排便动作,使异物下降靠近肛管,以便取出(图 6-6)。

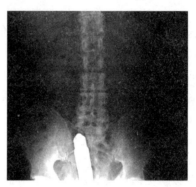

图 6-6　直肠内钝器的 X 线表现

(2)光滑物体:光滑物体如酒瓶、水果等不易抓取,水果等破碎后无伤害的物体可以破碎后取出,但酒瓶、灯泡等破裂后可造成损伤的物体应小心避免其破碎。光滑异物与直肠黏膜紧密贴合,将异物向下拉扯时可形成真空吸力妨碍取出,此时可尝试放置 Foley 尿管在异物与直肠壁之间,扩张尿管球囊,使空气进入,去除真空状态,取出异物(图 6-7)。

(3)尖锐物体:尖锐物体的取出比较困难,而且存在黏膜撕裂、出血、穿孔等风险,需要外科医师在直视或内镜下仔细、耐心操作。异物取出后应再次检查直肠以排除损伤(图 6-8)。

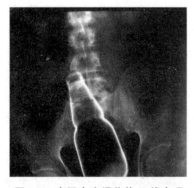

图 6-7　直肠内光滑物体 X 线表现

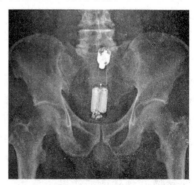

图 6-8　直肠内尖锐物体 X 线表现

3.肠镜下异物取出

该方法适用于上段直肠或中下段乙状结肠,肠镜可提供清晰的画面,可观察到细小的直肠黏膜损伤。有报道使用肠镜可顺利取出45%的乙状结肠异物和76%的直肠异物,而避免了外科手术。常用方法是用息肉圈套套住异物取出。使用肠镜还可起到去除真空状态的作用,适用于光滑异物的取出。成功取出异物后应在肠镜下再次评估结直肠损伤情况。

4.手术治疗

经肛门或内镜多次努力仍无法取出异物时需手术取出。有穿孔、腹膜炎等情况也是明确的手术适应证。在开腹或腹腔镜手术中,可尝试将异物向远端推动,以尝试经肛门取出。不能成功则须开腹切开结肠取出异物,之后可根据结肠清洁程度一期缝合,或将缝合处外置。若异物已导致结直肠穿孔,则按结直肠损伤处理。还应注意勿遗漏多个异物,或已破碎断裂的异物部分。

(四)并发症及术后处理

直肠异物最危险的并发症是直肠或乙状结肠穿孔,接诊医师应作三方面的判断:①患者全身情况。②是否存在穿孔,穿孔部位位于腹腔还是腹膜返折以下。③腹腔穿刺是否存在粪样液体。治疗的4D原则是:粪便转流,清创,冲洗远端和引流。

若发现直肠黏膜撕裂,最重要的是确认有否肠壁全层裂伤,若排除后,较小的撕裂出血一般为自限性,无须特殊处理,而撕裂较大时需在麻醉下缝合止血,或用肾上腺素生理盐水纱布填塞。术后3天内应调整饮食或经肠外营养支持,尽量减少大便。

开腹取异物术后易发切口感染,对切口的处理可采用甲硝唑冲洗、切口内引流,或采用全层减张缝合关腹,并预防性使用抗生素。

若因肛门括约肌损伤或断裂导致不同程度大便失禁,需进行结肠造瘘术、括约肌修补或成形术和造瘘还纳术的多阶段治疗。

(司红军)

第四节 胃 癌

胃癌是我国最常见的恶性肿瘤之一,死亡率居恶性肿瘤首位。胃癌多见于男性,男女之比约为 2:1。平均死亡年龄为 61.6 岁。

一、病因

尚不十分清楚,与以下因素有关。

(一)地域环境

地域环境不同,胃癌的发病率也大不相同,发病率最高的国家和最低的国家之间相差可达数十倍。在世界范围内,日本发病率最高,美国则很低。我国的西北部及东南沿海各省的胃癌发病率远高于南方和西南各省。生活在美国的第 2~3 代日本移民由于地域环境的改变,发病率逐渐降低。而苏联靠近日本海地区的居民胃癌的发病率则是苏联中、西部的 2 倍之多。

(二)饮食因素

饮食因素是胃癌发生的最主要原因。具体因素如下所述。

（1）含有致癌物：如亚硝胺类化合物、真菌毒素、多环烃类等。

（2）含有致癌物前体：如亚硝酸盐，经体内代谢后可转变成强致癌物亚硝胺。

（3）含有促癌物：如长期高盐饮食破坏了胃黏膜的保护层，使致癌物直接与胃黏膜接触。

（三）化学因素

（1）亚硝胺类化合物：多种亚硝胺类化合物均致胃癌。亚硝胺类化合物在自然界存在的不多，但合成亚硝胺的前体物质亚硝酸盐和二级胺却广泛存在。亚硝酸盐及二级胺在 pH 1～3 或细菌的作用下可合成亚硝胺类化合物。

（2）多环芳烃类化合物：最具代表性的致癌物质是 3,4-苯并芘。污染、烘烤及熏制的食品中 3,4-苯并芘含量增高。3,4-苯并芘经过细胞内粗面内质网的功能氧化酶活化成二氢二醇环氧化物，并与细胞的 DNA、RNA 及蛋白质等大分子结合，致基因突变而致癌。

（四）Hp

1994 年 WHO 国际癌症研究机构得出"Hp 是一种致癌因子，在胃癌的发病中起病因作用"的结论。Hp 感染率高的国家和地区常有较高的胃癌发病率，且随着 Hp 抗体滴度的升高胃癌的危险性也相应增加。Hp 感染后是否发生胃癌与年龄有关，儿童期感染 Hp 发生胃癌的危险性增加；而成年后感染多不足以发展成胃癌。Hp 致胃癌的机制有如下提法：①促进胃黏膜上皮细胞过度增生。②诱导胃黏膜细胞凋亡。③Hp 的代谢产物直接转化胃黏膜。④Hp 的 DNA 转换到胃黏膜细胞中致癌变。⑤Hp 诱发同种生物毒性炎症反应，这种慢性炎症过程促使细胞增生和增加自由基形成而致癌。

（五）癌前疾病和癌前病变

这是两个不同的概念，胃的癌前疾病指的是一些发生胃癌危险性明显增加的临床情况，如慢性萎缩性胃炎、胃溃疡、胃息肉、胃黏膜巨大皱襞症、残胃等；胃的癌前病变指的是容易发生癌变的胃黏膜病理组织学变化，但其本身尚不具备恶性改变。现阶段得到公认的是不典型增生。不典型增生的病理组织学改变主要是细胞的过度增生和丧失了正常的分化，在结构和功能上部分地丧失了与原组织的相似性。不典型增生分为轻度、中度和重度 3 级。一般而言重度不典型增生易发生癌变。不典型增生是癌变过程中必经的一个阶段，这一过程是一个谱带式的连续过程，即正常→增生→不典型增生→原位癌→浸润癌。

此外，遗传因素、免疫监视机制失调、癌基因（如 C-met、K-ras 基因等）的过度表达和抑癌基因（如 p53、APC、MCC 基因等）突变、重排、缺失、甲基化等变化都与胃癌的发生有一定的关系。

二、病理

（一）肿瘤位置

1.初发胃癌

将胃大弯、胃小弯各等分为 3 份，连接其对应点，可分为上 1/3(U)、中 1/3(M) 和下 1/3(L)。每个原发病变都应记录其二维的最大值。如果 1 个以上的分区受累，所有的受累分区都要按受累的程度记录，肿瘤主体所在的部位列在最前如 LM 或 UML 等。如果肿瘤侵犯了食管或十二指肠，分别记为 E 或 D。胃癌一般以 L 区最为多见，约占半数，其次为 U 区，M 区较少，广泛分布者更少。

2.残胃癌

肿瘤在吻合口处(A)、胃缝合线处(S)、其他位置(O)、整个残胃(T)、扩散至食管(E)、十二指肠(D)、空肠(J)。

(二)大体类型

1.早期胃癌

早期胃癌指病变仅限于黏膜和黏膜下层,而不论病变的范围和有无淋巴结转移。癌灶直径 10 mm 以下称小胃癌,5 mm 以下称微小胃癌。早期胃癌分为 3 型(图 6-9):Ⅰ型,隆起型;Ⅱ型,表浅型,包括3 个亚型,Ⅱa 型,表浅隆起型;Ⅱb 型,表浅平坦型;Ⅱc 型,表浅凹陷型;Ⅲ型,凹陷型。如果合并两种以上亚型时,面积最大的一种写在最前面,其他依次排在后面。如Ⅱc+Ⅲ。Ⅰ型和Ⅱa 型鉴别如下:Ⅰ型病变厚度超过正常黏膜的 2 倍,Ⅱa 型的病变厚度不到正常黏膜的 2 倍。

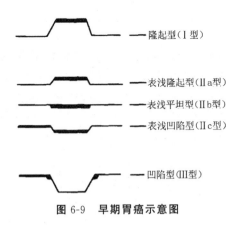

图 6-9　早期胃癌示意图

2.进展期胃癌

进展期胃癌指病变深度已超过黏膜下层的胃癌。按 Borrmann 分型法分为 4 型(图 6-10):Ⅰ型,息肉(肿块)型;Ⅱ型,无浸润溃疡型,癌灶与正常胃界限清楚;Ⅲ型,有浸润溃疡型,癌灶与正常胃界限不清楚;Ⅳ型,弥漫浸润型。

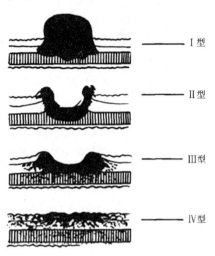

图 6-10　胃癌的 Borrmann 分型

(三)组织类型

(1)WHO(1990 年)将胃癌归类为上皮性肿瘤和类癌两种,其中前者又包括:①腺癌(包括乳头状腺癌、管状腺癌、低分化腺癌、黏液腺癌及印戒细胞癌）。②腺鳞癌。③鳞状细胞癌。④未分化癌。⑤不能分类的癌。

（2）日本胃癌研究会（1999年）将胃癌分为以下3型：①普通型：包括乳头状腺癌、管状腺癌（高分化型、中分化型）、低分化性腺癌（实体型和非实体型）、印戒细胞癌和黏液细胞癌。②特殊型：包括腺鳞癌、鳞状细胞癌、未分化癌和不能分类的癌。③类癌。

（四）转移扩散途径

1.直接浸润

直接浸润是胃癌的主要扩散方式之一。当胃癌侵犯浆膜层时，可直接浸润腹膜、邻近器官或组织，主要有胰腺、肝脏、横结肠及其系膜等，也可借黏膜下层或浆膜下层向上浸润至食管下端、向下浸润至十二指肠。

2.淋巴转移

淋巴转移是胃癌的主要转移途径，早期胃癌的淋巴转移率近20%，进展期胃癌的淋巴转移率高达70%左右。一般情况下按淋巴流向转移，少数情况也有跳跃式转移。胃周淋巴结分为以下23组（图6-11），具体如下：除了上述胃周淋巴结外，还有2处淋巴结在临床上很有意义，一是左锁骨上淋巴结，如触及肿大为癌细胞沿胸导管转移所致；二是脐周淋巴结，如肿大为癌细胞通过肝圆韧带淋巴管转移所致。淋巴结的转移率＝转移淋巴结数目/受检淋巴结数目。

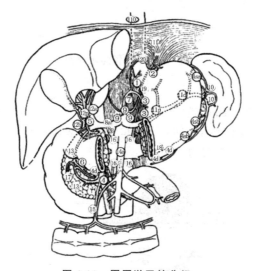

图 6-11　胃周淋巴结分组

1.贲门右区；2.贲门左区；3.沿胃小弯；4sa.胃短血管旁；4sb.胃网膜左血管旁；4d.胃网膜右血管旁；5.幽门上区；6.幽门下区；7.胃左动脉旁；8a.肝总动脉前；8p.肝总动脉后；9.腹腔动脉旁；10.脾门；11p.近端脾动脉旁；11天.远端脾动脉旁；12a.肝动脉旁；12p.门静脉后；12b.胆总管旁；13.胰头后；14a.肠系膜上动脉旁；15.结肠中血管旁；16.腹主动脉旁（a1.膈肌主动脉裂孔至腹腔干上缘；a2.腹腔干上缘至左肾静脉下缘；b1.左肾静脉下缘至肠系膜下动脉上缘；b2.肠系膜下动脉上缘至腹主动脉分叉处）；17.胰头前；18.胰下缘；19.膈下；20.食管裂孔；110.胸下部食管旁；111.膈上

3.血行转移

胃癌晚期癌细胞经门静脉或体循环向身体其他部位播散，常见的有肝、肺、骨、肾、脑等，其中以肝转移最为常见。

4.种植转移

当胃癌浸透浆膜后,癌细胞可自浆膜脱落并种植于腹膜、大网膜或其他脏器表面,形成转移性结节,黏液腺癌种植转移最为多见。若种植转移至直肠前凹,直肠指诊可能触到肿块。胃癌卵巢转移占全部卵巢转移癌的50%左右,其机制除以上所述外,也可能是经血行转移或淋巴逆流所致。

5.胃癌微转移

胃癌微转移是近几年提出的新概念,定义为治疗时已经存在但目前常规病理学诊断技术还不能确定的转移

(五)临床病理分期

国际抗癌联盟(UICC)1987年公布了胃癌的临床病理分期,而后经多年来的不断修改已日趋合理。

1.肿瘤浸润深度

用T来表示,可以分为以下几种情况:T_1,肿瘤侵及黏膜或/和黏膜肌(M)或黏膜下层(SM),SM又可分为SM1和SM2,前者是指癌肿越过黏膜肌不足0.5 mm,而后者则超过了0.5 mm。T_2,肿瘤侵及肌层(MP)或浆膜下(SS)。T_3,肿瘤浸透浆膜(SE)。T_4,肿瘤侵犯邻近结构或经腔内扩展至食管、十二指肠。

2.淋巴结转移

无淋巴结转移用N_0表示,其余根据肿瘤的所在部位,区域淋巴结分为三站,即N_1、N_2、N_3。超出上述范围的淋巴结归为远隔转移(M_1),与此相应的淋巴结清除术分为D_0、D_1、D_2和D_3(表6-1)。

表 6-1　肿瘤部位与淋巴结分站

肿瘤部位	N_1	N_2	N_3
L/LD	3 4d 5 6	1 7 8a 9 11p 12a 14v	4sb 8p 12b/p 13 16a_2/b_1
LM/M/ML	1 3 4sb 4d 5 6	7 8a 9 11p 12a	2 4sa 8p 10 11d 12b/p 13 14v 16a_2/b_1
MU/UM	1 2 3 4sa 4sb 4d 5 6	7 8a 9 10 11p 11d 12a	8p 12b/p 14v 16a_2/b_1 19 20
U	1 2 3 4sa 4sb	4d 7 8a 9 10 11p 11d	5 6 8p 12a 12b/p 16a_2/b_1 19 20
LMU/MUL/MLU/UML	1 2 3 4sa 4sb 4d 5 6	7 8a 9 10 11p 11d 12a 14v	8p 12b/p 13 16a_2/b_1 19 20

表6-1中未注明的淋巴结均为M_1,如肿瘤位于L/LD时4sa为M_1。

考虑到淋巴结转移的个数与患者的5年生存率关系更为密切,UICC在新TNM分期中(1997年第5版),对淋巴结的分期强调转移的淋巴结数目而不考虑淋巴结所在的解剖位置,规定如下:N_0无淋巴结转移(受检淋巴结个数≥15);N_1转移的淋巴结数为1~6个;N_2转移的淋巴结数为7~15个;N_3转移的淋巴结数在16个以上。

3.远处转移

M_0表示无远处转移;M_1表示有远处转移。

4.胃癌分期

如表6-2所示。

表 6-2 胃癌的分期

	N_0	N_1	N_2	N_3
T_1	ⅠA	ⅠB	Ⅱ	
T_2	ⅠB	Ⅱ	ⅢA	
T_3	Ⅱ	ⅢA	ⅢB	
T_4	ⅢA	ⅢB		
$H_1P_1CY_1M_1$				Ⅳ

表 6-2 中Ⅳ期胃癌包括如下几种情况：N_3淋巴结有转移、肝脏有转移（H_1）、腹膜有转移（P_1）、腹腔脱落细胞检查阳性（CY_1）和其他远隔转移（M_1），包括胃周以外的淋巴结、肺脏、胸膜、骨髓、骨、脑、脑脊膜、皮肤等。

三、临床表现

（一）症状

早期患者多无症状，以后逐渐出现上消化道症状，包括上腹部不适、心窝部隐痛、食后饱胀感等。胃窦癌常引起十二指肠功能的改变，可以出现类似十二指肠溃疡的症状。如果上述症状未得到患者或医师的充分注意而按慢性胃炎或十二指肠溃疡病处理，患者可获得暂时性缓解。随着病情的进一步发展，患者可逐渐出现上腹部疼痛加重、食欲减退、消瘦、乏力等；若癌灶浸润胃周血管则引起消化道出血，根据患者出血速度的快慢和出血量的大小，可出现呕血或黑便；若幽门被部分或完全梗阻则可致恶心与呕吐，呕吐物多为隔宿食和胃液；贲门癌和高位小弯癌可有进食哽噎感。此时虽诊断容易但已属于晚期，治疗较为困难且效果不佳。因此，外科医师对有上述临床表现的患者，尤其是中年以上的患者应细加分析，合理检查以避免延误诊断。

（二）体征

早期患者多无明显体征，上腹部深压痛可能是唯一值得注意的体征。晚期患者可能出现：上腹部肿块、左锁骨上淋巴结肿大、直肠指诊在直肠前凹触到肿块、腹水等。

四、诊断

胃镜和 X 线钡餐检查仍是目前诊断胃癌的主要方法，胃液脱落细胞学检查现已较少应用。此外，利用连续病理切片、免疫组化、流式细胞分析、RT-PCR 等方法诊断胃癌微转移也取得了一些进展，本节也将做一简单介绍。

（一）纤维胃镜

纤维胃镜优点在于可以直接观察病变部位，且可以对可疑病灶直接钳取小块组织做病理组织学检查。胃镜的观察范围较大，从食管到十二指肠都可以观察及取活检。检查中利用刚果红、亚甲蓝等进行活体染色可提高早期胃癌的检出率。若发现可疑病灶应进行活检，为避免漏诊，应在病灶的四周钳取 4～6 块组织，不要集中一点取材或取材过少。

（二）X 线钡餐检查

X 线钡餐检查通过对胃的形态、黏膜变化、蠕动情况及排空时间的观察确立诊断，痛苦较小。近年随着数字化胃肠造影技术逐渐应用于临床使影像更加清晰，分辨率大为提高，因此 X 线钡餐检查仍是目前胃癌的主要诊断方法之一。其不足是不能取活检，且不如胃镜直观，对早期胃诊断较为困难。进展期胃癌 X 线钡餐检查所见与 Borrmann 分型一致,即表现为肿块(充盈缺损)、溃疡(龛影)或弥漫性浸润(胃壁僵硬、胃腔狭窄等)3 种影像。早期胃癌常需借助于气钡双重对比造影。

(三)影像学检查

影像学检查常用的有腹部超声、超声内镜(EUS)、多层螺旋 CT(MSCT)等。这些影像学检查除了能了解胃腔内和胃壁本身(如超声内镜可将胃壁分为 5 层对浸润深度作出判断)的情况外,主要用于判断胃周淋巴结,胃周器官肝、胰及腹膜等部位有无转移或浸润,是目前胃癌术前 TNM 分期的首选方法。分期的准确性普通腹部超声为 50%,EUS 与 MSCT 相近,在 76% 左右,但 MSCT 在判断肝转移、腹膜转移和腹膜后淋巴结转移等方面优于 EUS。此外,MSCT 扫描三维立体重建模拟内镜技术近年也开始用于胃癌的诊断与分期,但尚需进一步积累经验。

(四)胃癌微转移的诊断

胃癌微转移的诊断主要采用连续病理切片、免疫组化、反转录聚合酶链反应(RT-PCR)、流式细胞术、细胞遗传学、免疫细胞化学等先进技术,检测淋巴结、骨髓、周围静脉血及腹腔内的微转移灶,阳性率显著高于普通病理检查。胃癌微转移的诊断可为医师判断预后、选择术式、确定淋巴结清扫范围、术后确定分期及建立个体化的化疗方案提供依据。

五、鉴别诊断

大多数胃癌患者经过外科医师初步诊断后,通过 X 线钡餐或胃镜检查都可获得正确诊断。在少数情况下,胃癌需与胃良性溃疡、胃肉瘤、胃良性肿瘤及慢性胃炎相鉴别。

(一)胃良性溃疡

胃良性溃疡与胃癌相比较,胃良性溃疡一般病程较长,曾有典型溃疡疼痛反复发作史,抗酸剂治疗有效,多不伴有食欲减退。除非合并出血、幽门梗阻等严重的并发症,多无明显体征,不会出现近期明显消瘦、贫血、腹部包块甚至左锁骨上窝淋巴结肿大等。更为重要的是,X 线钡餐和胃镜检查,良性溃疡常<2.5 cm,圆形或椭圆形龛影,边缘整齐,蠕动波可通过病灶;胃镜下可见黏膜基底平坦,有白色或黄白色苔覆盖,周围黏膜水肿、充血,黏膜皱襞向溃疡集中。而癌性溃疡与此有很大的不同,详细特征参见胃癌诊断部分。

(二)胃良性肿瘤

胃良性肿瘤多无明显临床表现,X 线钡餐为圆形或椭圆形的充盈缺损,而非龛影。胃镜则表现为黏膜下包块。

六、治疗

(一)手术治疗

手术治疗是胃癌最有效的治疗方法。胃癌根治术应遵循以下 3 点要求:①充分切除原发癌灶。②彻底清除胃周淋巴结。③完全消灭腹腔游离癌细胞和微小转移灶。胃癌的根治度分为 3 级,A 级:D>N,即手术切除的淋巴结站别大于已有转移的淋巴结站别;切缘胃组织切缘 1 cm 内无癌细胞浸润;B 级:D=N,或切缘 1 cm 内有癌细胞浸润,也属于根治性手术;C 级:仅切除原发灶和部分转移灶,有肿瘤残余,属于非根治性手术。

1.早期胃癌

20 世纪 50−60 年代曾将胃癌标准根治术定为胃大部切除加 DF 淋巴结清除术,小于这一范围的手术不列入根治术。但是多年来经过多个国家的大宗病例的临床和病理反复实践与验证，发现这一原则有所欠缺，并由此提出对某些胃癌可行缩小手术，包括缩小胃的切除范围、缩小淋巴结的清除范围和保留一定的脏器功能。这样使患者既获得了根治又有效地减小了手术的侵袭、提高了手术的安全性和手术后的生存质量。常用的手术方式有：①内镜或腔镜下黏膜切除术：适用于黏膜分化型癌，隆起型<20 mm、凹陷型（无溃疡形成）<10 mm。该术式创伤小，但切缘癌残留率较高，达10%。②其他手术：根据病情可选择各种缩小手术，常用的有腹腔镜下或开腹胃部分切除术、保留幽门的胃切除术、保留迷走神经的胃部分切除术和 D_1 手术等，病变范围较大的则应行 D_2 手术。早期胃癌经合理治疗后黏膜癌的 5 年生存率为98.0%、黏膜下癌为 88.7%。

2.进展期胃癌

根治术后 5 年生存率一般在 40% 左右。对局限性胃癌未侵犯浆膜或浆膜为反应型、胃周淋巴结无明显转移的患者，以 DF 手术为宜。局限型胃癌已侵犯浆膜、浆膜属于突出结节型，应行 DF 手术或 DF 手术。NF 阳性时，在不增加患者并发症的前提下，选择 DF 手术。一些学者认为扩大胃周淋巴结清除能够提高患者术后 5 年生存率，并且淋巴结的清除及病理学检查对术后的正确分期、正确判断预后、指导术后监测和选择术后治疗方案都有重要的价值。

3.胃癌根治术

胃癌根治术包括根治性远端或近端胃大部切除术和全胃切除术 3 种。根治性胃大部切除术的胃切断线依胃癌类型而定，Borrmann Ⅰ型和 Borrmann Ⅱ型可少一些、Borrmann Ⅲ型则应多一些，一般应距癌外缘 4～6 cm 并切除胃的 3/4～4/5；根治性近端胃大部切除术和全胃切除术应在贲门上 3～4 cm 切断食管；根治性远端胃大部切除术和全胃切除术应在幽门下 3～4 cm 切断十二指肠。以 L 区胃癌，D_2 根治术为例说明远端胃癌根治术的切除范围：切除大网膜、小网膜、横结肠系膜前叶和胰腺被膜；清除 N_1 淋巴结 3、4d、5、6 组；N_2 淋巴结 1、7、8a、9、11p、12a、14v 组；幽门下 3～4 cm 处切断十二指肠；距癌边缘 4～6 cm 切断胃。根治性远端胃大部切除术后消化道重建与胃大部切除术后相同。根治性近端胃大部切除术后将残胃与食管直接吻合，要注意的是其远侧胃必须保留全胃的 1/3 以上，否则残胃将无功能。根治性全胃切除术后消化道重建的方法较多，常用的有（图 6-12）：①食管空肠 Roux-en-Y 法：应用较广泛并在此基础上演变出多种变法。②食管空肠襻式吻合法：常用 Schlatter 法，也有多种演变方法。全胃切除术后的主要并发症有：食管空肠吻合口瘘、食管空肠吻合口狭窄、反流性食管炎、排空障碍、营养性并发症等。

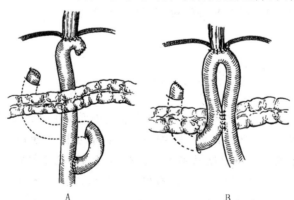

图 6-12 全胃切除术后消化道重建的常用方法

A.Roux-en-Y 法；B.Schlatter 法

4.扩大胃癌根治术与联合脏器切除术

扩大胃癌根治术是指包括胰体、胰尾及脾在内的根治性胃大部切除术或全胃切除术。联合脏器切除术是指联合肝或横结肠等脏器的切除术。联合脏器切除术损伤大、生理干扰重,故不应作为姑息性治疗的手段,也不宜用于年老体弱,心、肺、肝、肾功能不全或营养、免疫状态差的患者。

5.姑息手术

其目的有二:一是减轻患者的癌负荷;二是解除患者的症状,如幽门梗阻、消化道出血、疼痛或营养不良等。术式主要有以下几种:①姑息性切除,即切除主要癌灶的胃切除术。②旁路手术,如胃空肠吻合术。③营养造口,如空肠营养造口术。

6.腹腔游离癌细胞和微小转移灶的处理

术后腹膜转移是术后复发的主要形式之一。已浸出浆膜的进展期胃癌随着受侵面积的增大,癌细胞脱落的可能性也增加,为消灭脱落到腹腔的游离癌细胞,可采取如下措施。

(1)腹腔内化疗:可在门静脉内、肝脏内和腹腔内获得较高的药物浓度,而外周血中的药物浓度则较低,这样药物的毒副作用就随之减少。腹腔内化疗的方法主要有两种:①经皮腹腔内置管。②术中皮下放置植入式腹腔泵或 Tenckhoff 导管。

(2)腹腔内高温灌洗:在完成根治术后应用封闭的循环系统,以 42～45 ℃的蒸馏水恒温下行腹腔内高温灌洗,蒸馏水内可添加各种抗癌药物,如 ADM、DDP、MMC、醋酸氯己定等。一般用 4 000 mL 左右的液体,灌洗 3～10 分钟。早期胃癌无须灌洗。T_2 期胃癌虽未穿透浆膜,但考虑到胃周淋巴结转移在 40% 以上,转移癌可透过淋巴结被膜形成癌细胞的二次脱落、术中医源性脱落以及 T_2 期胃癌患者死于腹膜转移的达 1.2%～1.8%,所以也主张行腹腔内高温灌洗。至于 T_3 期与 T_4 期胃癌,腹腔内高温灌洗则能提高患者的生存期。

(二)化疗

胃癌对化疗药物有低度至中度的敏感性。胃癌的化疗可于术前、术中和术后进行,本节主要介绍常用的术后辅助化疗。术后化疗的意义在于在外科手术的基础上杀灭亚临床癌灶或脱落的癌细胞,以达到降低或避免术后复发、转移的目的。目前对胃癌术后化疗的疗效仍存在较大的争议,一些荟萃分析显示术后化疗患者的生存获益较小。

1.适应证

(1)根治术后患者:早期胃癌根治术后原则上不必辅以化疗,但具有下列一项以上者应辅助化疗:癌灶面积>5 cm²、病理组织分化差、淋巴结有转移、多发癌灶或年龄<40 岁。进展期胃癌根治术后无论有无淋巴结转移,术后均需化疗。

(2)非根治术后患者:如姑息性切除术后、旁路术后、造瘘术后、开腹探查未切除以及有癌残留的患者。

(3)不能手术或再发的患者:要求患者全身状态较好、无重要脏器功能不全。4 周内进行过大手术、急性感染期、严重营养不良、胃肠道梗阻、重要脏器功能严重受损、血白细胞计数<3.5×10⁹/L、血小板<80×10⁹/L 等不宜化疗。化疗过程中如出现上述情况也应终止化疗。

2.常用化疗方案

已证实胃癌化疗联合用药优于单一用药。临床上常用的化疗方案及疗效如下。

(1)FAM 方案:由 5-FU(氟尿嘧啶)、ADM(多柔比星)和 MMC(丝裂霉素)3 药组成,用法: 5-FU (600 mg/m²),静脉滴注,第 1、8、29、36 天;ADM 30 mg/m²,静脉注射,第 1、29 天; MMC 10 mg/m²,静脉注射,第 1 天。每 2 个月重复 1 次。有效率为 21%～42%。

（2）UFTM 方案：由 UFT（替加氟/尿嘧啶）和 MMC 组成，用法：UFT 600 mg/d，口服；MMC 6～8 mg，静脉注射，1 次/周。以上两药连用 8 周，有效率为 9％～67％。

（3）替吉奥(S-1)方案：由替加氟(FT)、吉莫斯特(CDHP)和奥替拉西钾 3 药按一定比例组成，前者为 5-FU 前体药物，后两者为生物调节剂。用法：40 mg/m²，2 次/d，口服；6 周为 1 个疗程，其中用药 4 周，停药 2 周。有效率为 44.6％。

近年胃癌化疗新药如紫杉醇类（多西他赛）、拓扑异构酶Ⅰ抑制药（伊立替康，口服氟化嘧啶类（卡培他滨）、第三代铂类（奥沙利铂）等备受关注，含新药的化疗方案呈逐年增高趋势，这些新药单药有效率＞20％，联合用药疗效更好，可达 50％以上。此外，分子靶向药物联合化疗也在应用和总结经验中。

（三）放疗

胃癌对放射线敏感性较低，因此多数学者不主张术前放疗。因胃癌复发多在癌床和邻近部位，故术中放疗有助于防止胃癌的复发。术中放疗的优点为：①术中单次大剂量（20～30 Gy）放疗的生物学效应明显高于手术前、后相同剂量的分次照射。②能更准确地照射到癌复发危险较大的部位，即肿瘤床。③术中可以对周围的正常组织加以保护，减少放射线的不良反应。术后放疗仅用于缓解由狭窄、癌浸润等所引起的疼痛以及对残癌处（非黏液细胞癌）银夹标志后的局部治疗。

（四）免疫治疗

生物治疗在胃癌综合治疗中的地位越来越受到重视。主要包括以下几种。①非特异性免疫增强剂：临床上应用较为广泛的主要有：卡介苗、短小棒状杆菌、香菇多糖等。②过继性免疫制剂：属于此类的有淋巴因子激活的杀伤细胞(LAK)、细胞毒性 T 细胞(CTL)等以及一些细胞因子，如白细胞介素-2(IL-2)、肿瘤坏死因子(TNF)、干扰素(IFN)等。

（五）中药治疗

中药治疗是通过"扶正"和"驱邪"来实现的，如人参、黄芪、六味地黄丸等具有促进骨髓有核细胞及造血干细胞的增生、激活非特异性吞噬细胞和自然杀伤细胞、加速 T 细胞的分裂、诱导产生干扰素等"扶正"功能。再如健脾益肾冲剂具有清除氧自由基的"祛邪"功能。此外，一些中药可用于预防和治疗胃癌化疗中的不良反应，如恶心、呕吐、腹胀、食欲减退，白细胞、血小板减少和贫血等。

（六）基因治疗

基因治疗主要有抑癌基因治疗、自杀基因治疗、反义基因治疗、核酶基因转染治疗和基因免疫治疗等。虽然这些治疗方法目前多数还仅限于动物实验，但正逐步走向成熟，有望将来成为胃癌治疗的新方法。

（司红军）

第五节　胃十二指肠溃疡急性并发症

大部分胃十二指肠溃疡可用药物治愈，药物治疗无效的溃疡患者可导致急性穿孔、出血、幽门梗阻，是胃十二指肠溃疡的主要急性并发症，也是临床常见的急腹症，通常需要急诊手术处理。

手术方式主要有单纯修补术和胃大部切除术。迷走神经切断曾作为治疗消化性溃疡的一种重要术式,近年来已逐渐弃用。对于幽门梗阻不能切除原发病灶的患者还可行胃-空肠短路手术。

自 1880 年 Mikulicz 实施首例溃疡病穿孔缝合以来,大网膜缝合修补至今仍是最普遍使用的方法。因单纯修补术后溃疡复发率很高,到 20 世纪中期较强调行确定性胃大部切除手术。其后由于幽门螺杆菌(HP)感染与溃疡病关系的确定,又回到提倡行单纯缝合修补,术后用药物根治 HP,并使用抑酸药物治疗溃疡。

消化性溃疡穿孔后应行单纯缝合还是即时行确定性手术(胃大部切除),目前仍存争论。支持行确定性手术者认为,确定性手术后的溃疡复发率、再手术率均明显低于单纯缝合组,主张穿孔至手术≤6 小时、腹腔污染不重、无危险因素存在时应行确定性手术。反对者认为单纯缝合后用抑酸加抗 HP 药物治疗,可获得溃疡痊愈,且不带来胃大部切除术后诸多近远期并发症,若药物治疗无效可再行确定性手术。随着损伤控制外科概念和快速康复外科概念的普及,后一观点渐成主流。

对溃疡病穿孔采用腹腔镜手术治疗是近 20 多年来的趋势,1990 年由 Mouret 首次报道,其后有较多报道均取得较好结果。腹腔镜治疗的优点包括可明确诊断;便于冲洗腹腔、减少感染;无开腹术的长切口,创伤小;术后止痛药用量少,恢复快等。目前我国已有较多医院开展腹腔镜手术,并在加速普及中,开腹单纯修补仅在不具备条件的基层医院仍是首选方式,但可预期腹腔镜穿孔修补术将成为消化性溃疡穿孔的普遍首选术式。本章节将重点介绍腹腔镜胃十二指肠溃疡穿孔修补术、腹腔镜远端胃大部切除术和腹腔镜胃-空肠吻合术。

一、病因

胃十二指肠溃疡发病是多因素综合作用的结果,其中最为重要的是胃酸分泌异常、HP 感染和黏膜防御机制破坏。

(1)溃疡只发生在与胃酸相接触的黏膜,十二指肠溃疡患者的胃酸分泌高于健康人,除与迷走神经张力及兴奋性过度增高有关外,与壁细胞数量的增加也有关,此外壁细胞对胃泌素、组胺、迷走神经刺激的敏感性也增高。

(2)HP 感染与消化性溃疡密切相关,95% 以上的十二指肠溃疡与近 80% 的胃溃疡患者中检出 HP 感染。清除 HP 感染可以明显降低溃疡病复发率。

(3)非甾体抗炎药、肾上腺皮质激素、胆汁酸盐、酒精等可破坏胃黏膜屏障,造成 H^+ 逆流入黏膜上皮细胞,引起胃黏膜水肿、出血、糜烂,甚至溃疡。正常情况下,酸性胃液对胃黏膜的侵蚀作用和胃黏膜防御机制处于相对平衡状态,如平衡受到破坏,侵害因子作用增强,胃黏膜屏障等防御因子作用削弱,胃酸、胃蛋白酶分泌增加,最终将导致溃疡。

二、病理生理

(一)穿孔

90% 的十二指肠溃疡穿孔发生在球部前壁,而胃溃疡穿孔 60% 发生在胃小弯,40% 分布于胃窦及其他各部位。急性穿孔后,有强烈刺激性的胃酸、胆汁、胰液等消化液和食物溢入腹腔,引起化学性腹膜炎,导致剧烈腹痛和大量腹腔渗出液。6~8 小时后细菌开始繁殖,并逐渐转变为化脓性腹膜炎,病原菌以大肠埃希菌、链球菌为多见。由于强烈化学刺激、细胞外液丢失和细菌毒素吸收等因素,患者可出现休克。胃十二指肠后壁溃疡,可穿透全层并与周围组织包裹,形成慢性穿透性溃疡,也可引起广泛的腹膜后感染。

(二)出血

溃疡基底的血管壁被侵蚀而破裂出血,大多数为动脉出血,溃疡基底部血管破裂出血不易自行停止,可引发致命的动脉性出血。引起大出血的十二指肠溃疡通常位于球部后壁,可侵蚀胃十二指肠动脉或胰十二指肠上动脉及其分支。胃溃疡大出血多数发生在胃小弯,出血源自胃左、右动脉及其分支。大出血后血容量减少,血压降低,血流变缓,可在血管破裂处形成血凝块而暂时止血。由于胃肠蠕动和胃十二指肠内容物与溃疡病灶的接触,暂时停止的出血可能再次活动出血,应予高度重视。

(三)幽门梗阻

溃疡引起幽门梗阻有痉挛、炎症水肿和瘢痕三种,前两种情况是暂时、可逆性的,在炎症消退、痉挛缓解后幽门恢复通畅,而瘢痕造成的梗阻是永久性的,需要手术方能解除。瘢痕性幽门梗阻是由于溃疡愈合过程中瘢痕收缩所致,最初为部分性梗阻,由于同时存在痉挛或水肿,使部分性梗阻渐趋完全性。初期,为克服幽门狭窄,胃蠕动增强,胃壁肌层肥厚,胃轻度扩大。后期,胃代偿功能减退,失去张力,胃高度扩大,蠕动消失。胃内容物滞留使胃泌素分泌增加,胃酸分泌亢进,胃黏膜呈现糜烂、充血、水肿和溃疡。幽门梗阻病程较长者可出现营养不良和贫血。呕吐引起的水电解质丢失可导致脱水、低钾低氯性碱中毒等。

三、临床表现

(一)穿孔

多数患者有既往溃疡病史,穿孔前数天症状加重,情绪波动、过度疲劳、刺激性饮食或服用皮质激素药物等常为诱发因素。穿孔多在夜间空腹或饱食后突然发生,表现为骤起上腹部刀割样剧痛,迅速波及全腹,患者疼痛难忍,可有面色苍白、出冷汗、脉搏细速、血压下降等表现,常伴恶心、呕吐。疼痛可放射至肩部,当漏出的胃内容物沿右结肠旁沟向下流注时,可出现右下腹痛。当腹腔有大量渗出液稀释漏出的消化液时,腹痛可略有减轻。由于继发细菌感染,出现化脓性腹膜炎,腹痛可再次加重。多数患者在病程初期发热可不明显,但随病情进展体温可逐渐升高。偶尔可见溃疡穿孔和溃疡出血同时发生。溃疡穿孔后病情的严重程度与患者的年龄、全身情况、穿孔部位、穿孔大小和时间以及是否空腹穿孔密切有关。体检时患者表情痛苦,多采取仰卧微屈膝体位,不愿移动,腹式呼吸减弱或消失;全腹压痛、反跳痛,腹肌紧张呈"板样"强直,尤以右上腹最明显;叩诊肝浊音界缩小或消失,可有移动性浊音;听诊肠鸣音消失或明显减弱。

(二)出血

胃十二指肠溃疡大出血的临床表现取决于出血量和速度,主要症状是呕血和解柏油样黑便,多数患者只有黑便而无呕血,迅猛的出血则为大量呕血与紫黑血便。呕血前常有恶心,便血前后可有心悸、眼前发黑、乏力、全身疲软,甚至出现晕厥。患者过去多有典型溃疡病史,近期可有服用阿司匹林等情况。如出血速度缓慢则血压、脉搏改变不明显,短期内失血量超过 800 mL 可出现休克症状,表现为焦虑不安、四肢湿冷、脉搏细速、呼吸急促、血压下降。如血细胞比容在 30% 以下,出血量已超过 1 000 mL,患者可呈贫血貌,面色苍白,脉搏增快。腹部体征不明显,腹部可稍胀,上腹部可有轻度压痛,肠鸣音亢进。腹痛严重的患者应注意有无伴发溃疡穿孔。大量出血早期,由于血液浓缩,血常规变化不大,以后红细胞计数、血红蛋白值和血细胞比容均呈进行性下降。

(三)幽门梗阻

主要症状为腹痛与反复发作的呕吐。患者最初有上腹膨胀不适并出现阵发性胃收缩痛,伴嗳气、恶心与呕吐。呕吐多发生在下午或晚间,呕吐量大,1 次可达 1 000～2 000 mL,呕吐物含大量宿食,有腐败酸臭味,但不含胆汁。呕吐后自觉胃部饱胀改善,故患者常自行诱发呕吐以期缓解症状。常有少尿、便秘、贫血等慢性消耗表现。体检常见营养不良,消瘦,皮肤干燥、弹性消失,上腹隆起,可见胃型,有时有自左向右的胃蠕动波,晃动上腹部可听到振水音。

四、辅助检查

(一)穿孔

实验室检查示白细胞计数增加,血清淀粉酶轻度升高。站立位 X 线检查在 80% 的患者可见膈下新月状游离气体影。CT 检查可提供的直接征象包括胃肠壁连续性中断,局部管壁不规则,境界欠清;间接征象包括腹腔内游离气体,邻近脂肪间隙内有小气泡影,腹水,以及肠系膜、网膜、腹膜密度增高,结构模糊等腹腔炎表现。

(二)出血

大出血时不宜行上消化道钡餐检查,急诊纤维胃镜检查可迅速明确出血部位和病因,出血 24 小时内胃镜检查阳性率可达 70%～80%,超过 48 小时则阳性率下降。选择性腹腔动脉或肠系膜上动脉造影也可用于血流动力学稳定的活动性出血患者,可明确病因与出血部位,并可同时进行栓塞、注药等介入治疗。

(三)幽门梗阻

清晨空腹置胃管,可抽出大量酸臭胃液和食物残渣。X 线钡餐检查可见胃腔扩大,胃壁张力减低,钡剂入胃后有下沉现象。正常人胃内钡剂 4 小时即排空,如 6 小时尚有 1/4 钡剂存留者,提示有胃潴留,24 小时后仍有钡剂存留者提示有瘢痕性幽门梗阻。纤维胃镜检查可确定梗阻,并明确梗阻原因。

五、诊断

(一)穿孔

既往有溃疡病史,突发上腹部剧烈疼痛并迅速扩展为全腹疼痛,伴腹膜刺激征等,为上消化道穿孔的特征性表现,结合 X 线检查发现膈下游离气体,诊断性腹腔穿刺抽出液含胆汁或食物残渣,不难做出正确诊断。在既往无典型溃疡病史,十二指肠及幽门后壁溃疡小穿孔,胃后壁溃疡向小网膜腔内穿孔,老年体弱患者反应差,空腹小穿孔等情况下,症状、体征不典型,较难诊断。需与急性胆囊炎、急性胰腺炎、急性阑尾炎等急腹症鉴别诊断。

(二)出血

有溃疡病史,出现呕血与黑便时诊断并不困难。无溃疡病史时,应与应激性溃疡出血、胃癌出血、食管胃底曲张静脉破裂出血、食管炎、贲门黏膜撕裂综合征和胆道出血鉴别。

(三)幽门梗阻

根据长期溃疡病史,特征性呕吐和体征,即可诊断幽门梗阻,但应与下列情况鉴别:①痉挛水肿性幽门梗阻,由活动性溃疡所致,有溃疡疼痛症状,梗阻为间歇性,经胃肠减压和应用解痉制酸药,症状可缓解。②十二指肠球部以下的梗阻病变,如十二指肠肿瘤、胰头癌、十二指肠淤滞症等也可以引起上消化道梗阻,根据呕吐物含胆汁,以及 X 线、胃镜、钡餐检查可助鉴别。③胃窦部与幽门的癌肿可引起梗阻,但病程较短,胃扩张程度轻,钡餐与胃镜活检可明确诊断。

六、保守治疗

(一)穿孔

保守治疗适用于一般情况好,症状体征较轻的空腹穿孔;穿孔>24 小时,腹膜炎已局限的情况;或用水溶性造影剂行胃十二指肠造影,证实穿孔业已封闭的患者。不适用于伴有出血、幽门梗阻、疑有癌变等情况。治疗措施主要包括:①持续胃肠减压,减少胃肠内容物继续外漏。②输液以维持水、电解质平衡,并给予肠外营养支持。③应用抗生素控制感染。④经静脉给予 H_2 受体阻滞剂或质子泵抑制剂等制酸药物。非手术治疗 6~8 小时后病情仍继续加重应尽快转手术治疗。非手术治疗后少数患者可出现膈下或腹腔脓肿。痊愈的患者应行胃镜检查排除胃癌,根治 HP 感染并继续口服制酸剂治疗。

(二)出血

治疗原则是补充血容量,防治失血性休克,尽快明确出血部位,并采取有效止血措施。主要措施包括:①建立可靠畅通的静脉通道,快速滴注平衡盐溶液,同时紧急配血备血,严密观察血压、脉搏、CVP、尿量和周围循环状况,判断失血量以指导补液和输血量。输入液体中晶体与胶体之比以 3:1 为宜。出血量较大时可输注浓缩红细胞,并维持血细胞比容≥30%。②留置鼻胃管,用生理盐水冲洗胃腔,清除血凝块,持续低负压吸引,动态观察出血情况。可经胃管注入 200 mL含 8 mg 去甲肾上腺素的生理盐水溶液,促进血管收缩以利于止血,可每 4~6 小时重复 1 次。③急诊纤维胃镜检查可明确出血病灶,还可同时施行内镜下电凝、激光灼凝、注射或喷洒药物等局部止血措施。检查前必须纠正患者的低血容量状态。④应用抑酸(H_2 受体阻滞剂或质子泵抑制剂)、生长抑素等药物,经静脉或肌内注射蛇毒巴曲酶等止血药物。

(三)幽门梗阻

可先行盐水负荷试验,即空腹情况下置胃管,注入生理盐水 700 mL,30 分钟后经胃管回吸,回收液体超过 350 mL 提示幽门梗阻。经过 1 周包括胃肠减压、全肠外营养支持以及静脉给予制酸药物治疗后,重复盐水负荷试验,如幽门痉挛水肿明显改善,可以继续保守治疗,如无改善则应考虑手术治疗。术前需要充分准备,包括禁食,留置鼻胃管用温生理盐水洗胃,直至洗出液澄清;纠正贫血与低蛋白血症,改善营养状况;维持水、电解质平衡等。

七、手术治疗

胃十二指肠溃疡穿孔、出血、幽门梗阻的手术方式主要有单纯修补术、远端胃大部切除术、胃-空肠短路术、迷走神经切断术。迷走神经切断术曾作为消化性溃疡治疗的一种重要术式,近年来已逐渐弃用,尤其急诊手术时由于腹腔污染、组织水肿,更不适宜行此手术。手术途径有开腹手术和腹腔镜手术两种。

(一)单纯穿孔修补缝合术

优点是操作简便,手术时间短,安全性高。适应证为,穿孔时间超出 8 小时,腹腔内感染及炎症水肿严重,有大量脓性渗出液;以往无溃疡病史,或有溃疡病史但未经正规内科治疗,无出血、梗阻并发症,特别是十二指肠溃疡患者;有其他系统器质性疾病,不能耐受急诊彻底性溃疡手术;穿孔边缘出血。

1.开腹单纯穿孔修补术

采用全身麻醉,平卧位,上腹部正中切口。入腹后吸除腹腔内积液及食物残渣。穿孔多发生在十二指肠球部或胃前壁、小弯侧,将胃向左下方牵拉多可发现穿孔部位。若在前壁未发现穿孔,则应考虑后壁穿孔的可能,需切开胃结肠韧带,将胃向上翻转,检查胃后壁。发现穿孔后,如系胃溃疡疑有恶变时,应先做活组织病理检查。沿胃或十二指肠纵轴,在距穿孔边缘约 0.5 cm 处用丝线做全层间断缝合。取附近网膜覆盖穿孔处,用修补缝线扎住,结扎缝线时不宜过紧,以免阻断大网膜血液循环而发生坏死。吸尽腹水,若污染严重可用温水冲洗,吸尽后放置腹腔引流管,关腹术毕。

2.腹腔镜下穿孔修补术

患者全麻后取平卧位,双下肢外展。术者立于患者左侧,助手立于患者右侧,扶镜手立于患者两腿间(图 6-13)。于脐下缘作 1 cm 切口,向腹腔刺入气腹针,充气并维持气腹压力在 1.6 kPa (12 mmHg),再经此切口置入 10 mm 套管,插入腹腔镜。在腹腔镜直视下分别于左中腹、左上腹和右中腹置入 3 个 5 mm 套管(图 6-14)。

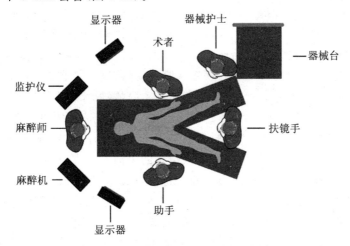

图 6-13 腹腔镜下穿孔修补术手术室布局

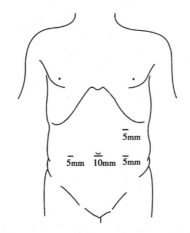

图 6-14 腹腔镜下穿孔修补术套管位置

吸除腹腔内积液及食物残渣,探查腹腔,寻找穿孔部位。穿孔多发生在十二指肠球部或胃的前壁、小弯侧,将胃向左下方牵拉便可发现穿孔部位。若肝脏遮盖术野,可用粗缝线将肝左叶暂时悬吊(缝线在脂肪处缝扎一针固定并穿出腹壁)。

十二指肠穿孔可用 2-0 带针缝线沿十二指肠的纵轴,距穿孔边缘约 0.5 cm 做全层间断缝合。取附近网膜覆盖穿孔处,用修补缝线扎住。如系胃溃疡疑有恶性变时,应先做活组织病理检查,明确诊断。穿孔边缘的陈旧瘢痕组织可用超声刀适当修整后再间断缝合。吸净腹水,大量生理盐水冲洗腹腔直至吸出液澄清。仔细检查无活动性出血后,在盆腔及右肝下各置引流管一根。放尽气腹,逐层缝合脐部套管口,术毕。

(二)远端胃大部切除术

该术式优点是一次手术可同时解决穿孔和溃疡两个问题,手术适应证包括:①患者一般情况良好,穿孔在 8 小时内,虽超过 8 小时但腹腔污染尚不严重;②慢性溃疡病特别是胃溃疡患者,曾行内科治疗,或治疗期间穿孔;③十二指肠溃疡穿孔修补术后再穿孔;④有幽门梗阻或出血史者。

1.开腹远端胃大部切除术

全麻成功后患者取平卧位,取上腹部正中切口入腹。探查见幽门梗阻。助手将横结肠向足侧牵拉,将胃牵向头侧,并向上提拉,充分展开胃结肠韧带,造成一定张力。沿距大弯侧胃壁 3 cm 的无血管区切开胃结肠韧带,进入网膜囊。向右侧分离胃结肠韧带直至十二指肠下方。寻找横结肠系膜前后叶间的分离平面,沿此平面向胰腺下缘分离,在胰头表面幽门下寻找胃网膜右静脉,予以结扎离断。向胃窦方向继续寻找胃网膜右动脉,根部双重结扎并离断。沿胃大弯向左侧继续分离胃结肠韧带,直至脾下极,寻找胃网膜左动静脉,根部双重结扎并离断。

评估切除范围与吻合张力等因素,可选择保留胃短血管或离断胃短血管 1～2 支。游离出大弯侧胃壁以供离断胃和吻合之用。将胃向足侧牵拉,将肝脏牵向头侧,充分显露胃小弯。离断幽门上血管,从幽门上缘切开肝胃韧带,完成十二指肠的游离。用直线切割闭合器离断十二指肠,十二指肠残端做 3～4 针浆肌层间断缝合加固。将胃向头侧牵拉并向上提起,充分暴露胃胰襞,游离胃胰襞寻找胃左动静脉,分别结扎、离断。将胃向足侧牵拉,游离胃小弯以备离断胃和吻合之用。沿预定切离线用直线闭合器钉合后,切除远端胃,胃断端闭合线可酌情加强缝合。

提起空肠起始部,在距 Treitz 韧带 15 cm 处肠壁缝牵引线。利用牵引线将残胃大弯与近端空肠靠近并列,吻合方向通常"空肠近端对胃大弯,远端对胃小弯"。在距胃断端 2 cm 处近大弯侧开一小口,在近端空肠对系膜缘开一小口,将直线切割闭合器的两支分别插入小口中(闭合前注意有无进入胃肠壁层次间,有无入肠系膜),确定方向后击发,完成胃肠吻合。最后缝闭残留开口前可经胃腔将胃管下拉,置入吻合口远侧空肠。双层缝合残留开口,完成 B-Ⅱ式吻合。冲洗腹腔,检查无活动性出血后在右肝下置引流管,从右侧腹引出、固定,缝合腹壁切口,术毕。检视切除标本,可见幽门管壁形成瘢痕,增厚明显。

2.腹腔镜远端胃大部切除术

(1)体位与套管位置:全麻成功后患者取平卧位,两腿分开。术者立于患者左侧,助手立于患者右侧,扶镜手立于患者两腿之间。监视器需用两台,分置于患者头端两侧。经脐孔穿刺并建立气腹,维持气腹压 1.6 kPa(12 mmHg)。套管孔分布采用"弧形五孔法",脐部放置 10 mm 套管为观察孔,左侧腋前线肋缘下放置 12 mm 套管为主操作孔,脐左侧 5 cm 偏上放置 5 mm 套管为辅助操作孔,右侧腋前线肋缘下放置 5 mm 套管、右锁骨中线脐水平偏上放置 10 mm 套管为助手操作孔。

(2)探查:探查腹腔污染情况,寻找穿孔部位,明确胃病灶大小、部位、胃壁炎症程度,评估吻合条件。探查腹腔有无其他异常,边探查边用吸引器吸净腹腔污染物。

(3)远端胃切除术:用粗缝线悬吊肝脏,以充分显露胃小弯侧。根据穿孔大小,可选择用钛夹夹闭或丝线缝合穿孔处,控制污染物继续溢出,并可控制溃疡出血。助手用肠钳将胃大弯向头侧牵拉,并向上提拉,术者以左手分离钳牵拉胃结肠韧带,造成一定张力,沿距大弯侧胃壁 3 cm 的无血管区用电钩或超声刀打开胃结肠韧带,进入网膜囊。向右侧分离胃结肠韧带直至十二指肠下方,寻找横结肠系膜前后叶间的分离平面,沿此平面向胰腺下缘分离并寻找胃网膜右静脉,血管夹夹闭并离断。向胃窦方向继续寻找胃网膜右动脉,血管夹夹闭并离断。转而沿胃大弯向左侧继续分离胃结肠韧带,直至脾下极,寻找胃网膜左动静脉,结扎并离断。游离出大弯侧胃壁以供离断胃和吻合之用。术者左手钳将胃向足侧牵拉,助手提拉肝胃韧带,于肝十二指肠韧带左侧寻找胃右血管并离断。游离并离断幽门上血管,完成十二指肠的游离。充分暴露胃胰襞,超声刀游离胃胰襞寻找胃左静脉、动脉,分别夹闭并离断。游离胃小弯 4～5 cm 以备离断胃和吻合之用。有学者认为腹腔镜下 B-Ⅰ 式吻合操作较复杂,可靠性逊于 B-Ⅱ 式吻合,故推荐选择后者。用直线切割闭合器离断十二指肠。用 2 把抓钳固定钳夹胃窦断端和距 Treitz 韧带 15 cm 处空肠对系膜缘处定位,以备开腹后操作。上腹正中开 5 cm 纵向切口入腹,将胃提出腹腔外,沿预定切离线用直线切割闭合器离断切除远端胃。于残胃大弯远端缝牵引线。提出空肠,在钳夹肠管远端肠壁缝牵引线。利用牵引线将残胃大弯与近端空肠靠近并列,吻合方向通常按“空肠近端对胃大弯,远端对胃小弯”。在距胃断端 2 cm 大弯侧开一小口,于钳夹空肠处开一小口,将直线切割闭合器的两支分别插入小口中,调整方向后击发完成胃肠吻合。可经胃腔将胃管下拉置入吻合口远端空肠后,双层缝合残留开口,完成 B-Ⅱ 式吻合。关闭上腹切口,重新建立气腹,冲洗腹腔,检查无活动性出血后,在右肝下置引流管。放尽气腹,关闭腹壁各套管口,术毕。

(三)胃-空肠短路吻合术

幽门狭窄梗阻,又无法切除,或者虽可勉强切除,但患者全身情况差,无法耐受者,按照损伤控制外科理念,可行胃-空肠短路吻合术。

1.开腹胃-空肠短路吻合术

患者全麻,取平卧位。作上腹正中切口约 10 cm 逐层入腹。探查病变部位,梗阻程度,腹腔有无其他异常。选择吻合部位后切开胃结肠韧带,进入网膜囊。向两侧分离胃结肠韧带,游离出大弯侧胃壁以供吻合之用。提起空肠,在距 Treitz 韧带 15 cm 处对系膜缘缝牵引线。在胃大弯侧开一小口,近端空肠对系膜缘开一小口,将直线切割闭合器的两支分别插入,闭合击发后完成胃-空肠吻合,双层缝合残留开口。可距胃-肠吻合口 10 cm 处加做布朗吻合(图 6-15),以缓解胆汁反流。

2.腹腔镜胃-空肠短路吻合术

手术人员站位和套管孔位置同前述腹腔镜远端胃大部切除术。

探查腹腔,寻找病变部位,明确病灶大小、部位、胃壁炎症程度,评估吻合条件。探查腹腔有无异常。沿距大弯侧胃壁 3 cm 的无血管区用电钩或超声刀切开胃结肠韧带,进入网膜囊。向两侧分离胃结肠韧带,游离出大弯侧胃壁以供吻合之用。助手将胃体向上翻起,术者将距 Treitz 韧带 20 cm 处空肠自结肠前拉向胃体后壁。在胃后壁近大弯侧及距 Treitz 韧带 20 cm 处空肠对系膜缘缝牵引线。在牵引线处胃后壁近大弯侧及空肠对系膜缘各开一约 0.5 cm 小孔,分别置入直线切割闭合器的两支(注意勿进入胃肠壁的层次间),牵拉牵引线使胃壁、空肠壁对齐,注意勿夹入肠系膜,闭合击发行胃空肠侧侧吻合(结肠前吻合,空肠输入襻对胃大弯)。在腹腔镜下用 3-0 可吸收缝线连续或间断缝合关闭侧侧吻合后残留的小开口。间断或连续缝合关闭空肠系膜与横结肠系膜之间间隙,以防发生内疝。放尽气腹,关闭腹壁各切口,术毕。

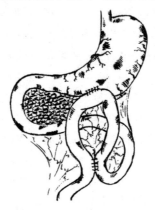

图 6-15　布朗吻合

十二指肠后壁溃疡向腹膜后穿孔引起广泛腹膜后感染者,应按十二指肠损伤处理,此类情况临床少见,病情隐匿,且病情重,死亡率高。

八、术后处理

监测生命体征,持续胃肠减压,应用抗生素预防感染,应用抑酸药物,肠外营养支持。鼓励患者早期活动,以助胃肠道功能恢复,并预防深静脉血栓形成。肛门排气后可酌情拔除胃管,渐次恢复流质饮食。使用药物或物理方法协助排痰。保持引流管畅通,每天记录引流量,观察引流液性状,以及时发现吻合口瘘、出血等情况,术后 48 小时引流量减少后可拔除。恢复饮食后可改为口服抑酸药治疗,手术 6 周后复查胃镜。

（司红军）

第六节　肠　套　叠

一段肠管套入其相连的肠管腔内称为肠套叠,多见于幼儿,成年人肠套叠在我国较为少见。大多数小儿肠套叠属急性原发性,肠管并无器质性病变,而成人肠套叠多由肠壁器质性病变引发,多为慢性反复发作,常见原因有憩室、息肉或肿瘤等,临床表现多不典型,且缺少特异性诊断技术,故术前较难确诊。跟随微创外科的发展,腹腔镜探查和手术的应用日益广泛,在明确肠套叠诊断的同时,还可进行治疗性手术,或为开腹手术设计切口,减小创伤,具有明显的微创优势。

一、成人肠套叠

(一)病因

成人肠套叠临床较少见,多为继发性。其中 90％的病因是良性肿瘤、恶性肿瘤、炎性损伤或 Meckel 憩室。小肠发生肠套叠多于结肠,这可能与小肠较长,活动度较大,蠕动较频繁,蠕动方式改变机会较大有关。原因不明的肠套叠可能与饮食习惯改变、精神刺激、肠蠕动增强、药物或肠系膜过长有关。腹部外伤和手术后亦可发生不明原因的肠套叠。

肠套叠按套叠类型分为回肠-结肠型、回肠盲肠-结肠型、小肠-小肠型、结肠-结肠型(图6-16)。套叠肠管可分为头部、鞘部、套入部和颈部(图6-17)。

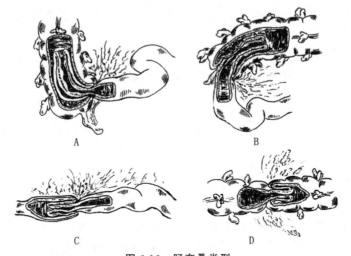

图6-16 肠套叠类型
A.回肠-结肠型;B.回肠盲肠-结肠型;C.小肠-小肠型;D.结肠-结肠型

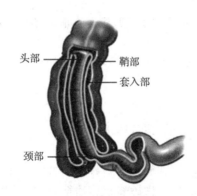

图6-17 套叠肠管分部

(二)病理生理

肠管套入相邻肠管腔将导致肠腔狭窄,可引起机械性梗阻。尤其当套入部肠段系膜也套入时,将出现肠管血运障碍,使肠黏膜发生溃疡和坏死,如没得到及时处理,肠壁会因缺血而坏死,最终肠管破裂。由于急性腹膜炎,水电解质严重丢失,感染和毒素吸收,将导致败血症和多器官功能障碍综合征。

(三)辅助检查

1.超声检查

超声显示为中央套入部多层肠壁,造成多层次界面的高回声区,两侧为只有一层肠壁构成的低回声或不均质回声环,可表现为"假肾征"或"靶环征",套入部进入套鞘处呈舌状表现,远端呈低或不均质回声肿块。超声检查的缺点是在肠梗阻情况下,肠腔内气体较多,无法获得满意图像。

2.X 线检查

(1)单纯立位腹部平片:可见不全性或完全性肠梗阻表现。

(2)钡灌肠检查:在有结肠套入的成人肠套叠中典型表现为杯口征,对单纯小肠套叠无确诊价值,且必须行肠道准备,在急性完全性肠梗阻时无法行此检查,现已逐渐被 B 超所取代。

3.CT 检查

对成人肠套叠诊断有较高应用价值。肠套叠部位与 CT 扫描线垂直时,表现为圆形或类似环形,称之为"靶征",是肠套叠最常见的特征性 CT 表现之一。套叠部位与 CT 扫描线平行时,则肿块呈椭圆形或圆柱形,附以线状的血管影,描述为"腊肠样"肿块。肠系膜血管及脂肪卷入套入部,也是较特异性的 CT 征象之一。

(四)诊断

1.临床表现

腹痛、腹部包块、呕吐、血便为肠套叠常见四大症状。成人肠套叠临床表现不典型,早期诊断困难,在急诊情况下更容易误诊。出现下列情况者应高度怀疑:①病程较长,亚急性起病,腹痛反复发作,症状可自行缓解或经保守治疗后好转,呈不完全性肠梗阻。②腹痛伴腹部包块,包块大小可随腹痛变化,位置不固定,常游走,可消失,消失后腹痛也随之消失。③有腹部包块的急腹症和腹痛伴血便者。④不明原因肠梗阻。

2.辅助检查

影像学检查特别是 B 超可作为首选。CT 检查在成人肠套叠的诊断上有重要价值。

3.腹腔镜探查

术前诊断困难时,剖腹探查或腹腔镜探查是最主要的确诊手段,按微创原则,患者条件允许时首选腹腔镜探查。

(五)治疗

成人肠套叠大多数原发病为肿瘤,通常应手术治疗。

1.不应手法复位的肠套叠

(1)术前或术中探查明确为恶性肿瘤引起肠套叠,应行包括肿瘤及区域淋巴结在内的根治性切除术,试图将肠管复位很可能造成恶性肿瘤细胞播散或血行转移,且在复位过程中,缺血肠段易发生穿孔,而在水肿肠壁处切除吻合易致术后吻合口并发症。

(2)结肠套叠原发于恶性肿瘤的占 50%～67%,因此结肠套叠不应手法复位,而应行规范肠切除并清扫淋巴结。

(3)套叠肠段有缺血坏死情况可直接手术切除。

(4)老年患者的肠套叠恶性肿瘤和缺血坏死发生率高,不应复位,可直接行肠段切除术。

2.可以手法复位的肠套叠

(1)肠管易复位且血供良好,可先行手法复位,再根据探查情况决定是否行肠切除手术。对于回肠-结肠型套叠,如肠管复位后未发现其他病变,以切除阑尾为宜,盲肠过长者应做盲肠固定术。

(2)小肠套叠多由良性病变引起,术中可考虑先将肠管手法复位,再行手术治疗。

(六)手术步骤

(1)探查:根据术前影像学评估,一般能明确套叠肠段位置。如梗阻不明显、有足够腹腔空间,可行腹腔镜探查。如腹胀明显、肿物巨大或有其他腹腔镜手术禁忌证时应行剖腹探查。

（2）手法复位：小肠-小肠型套叠较易复位，方法是通过缓慢轻柔挤压、牵拉两端小肠将套叠肠段拖出。回肠-结肠型套叠更容易出现回肠肠壁水肿、缺血、坏死，在复位时容易将肠壁撕裂或损伤，故建议在手法复位回肠-结肠型套叠时应格外小心。

（3）恶性肿瘤引起的肠套叠以不同部位的肿瘤根治原则行肿瘤根治术。

（4）小肠良性疾病引起的套叠在肠管复位后，酌情行单纯病变切除或套叠肠段切除。

（七）术后处理

术后根据不同肠段的手术和术式决定禁饮食时间，预防性应用抗生素。未恢复饮食前应予肠外营养支持。鼓励患者尽早下床活动，促进胃肠道功能恢复。肛门排气后可酌情拔除胃管及腹腔引流管，循序渐进恢复经口进食。

二、小儿肠套叠

小儿肠套叠是指各种原因引起的部分肠管及其附近的肠系膜套入邻近肠腔内，导致肠梗阻，是一种婴幼儿常见急腹症。肠套叠发病率为1.5‰～4‰，不同民族和地区发病率有差异，我国远较欧美国家多见，男孩发病多于女孩，为（1.5～3）：1。肠套叠偶尔可见于成人或新生儿，而主要见于1岁以内的婴儿，占60%以上，尤以4～10个月婴儿最多见，是发病高峰。2岁以后发病逐年减少，5岁以后发病罕见。

（一）病因

肠套叠分为原发性和继发性两种。

1.原发性肠套叠

90%的肠套叠属于原发性，套入肠段及周围组织无显著器质性病变。病因至今尚不清楚，可能与下列因素有关。

（1）饮食改变：由于婴儿肠道不能立即适应所改变食物的刺激，发生肠道功能紊乱而引起肠套叠。

（2）回盲部解剖因素：婴儿期回盲部游动性大，小肠系膜相对较长，回肠盲肠发育速度不同，成人回肠盲肠直径比为1：2.5，而新生儿为1：1.43，可能导致蠕动功能失调。婴儿回盲瓣过度肥厚且呈唇样凸入盲肠，加上该区淋巴组织丰富，受炎症或食物刺激后易引起充血、水肿、肥厚，肠蠕动易将回盲瓣向前推移，并牵拉肠管形成套叠。

（3）病毒感染：系列研究报道急性肠套叠与肠道内腺病毒、轮状病毒感染有关。病毒感染可能引起肠系膜淋巴结肿大和回肠末端集合淋巴结增生肥厚，从而诱发肠套叠。

（4）肠痉挛及自主神经失调：各种原因的刺激，如食物、炎症、腹泻、细菌和寄生虫毒素等，使肠道发生痉挛、蠕动功能节律紊乱或逆蠕动而引起肠套叠。也有人提出由于婴幼儿交感神经发育迟缓，因自主神经系统功能失调而引起肠套叠。

（5）遗传因素：近年来有报道称，部分肠套叠患者有家族发病史。这种家族发病率高的原因尚不清楚，可能与遗传、体质、解剖学特点及对肠套叠诱因的易感性增高等有关。

2.继发性肠套叠

由肠道器质性病变引起，以Meckel憩室占首位，其次为息肉及肠重复畸形，此外还包括肿瘤、异物、结核、阑尾残端内翻、盲肠袋内翻及紫癜血肿等。患儿发病年龄越大，存在继发性肠套叠的可能性越大。

(二)病理生理

肠套叠在纵向切面上由三层肠壁组成称为单套:外层为肠套叠鞘部或外筒,套入部为内筒和中筒。肠套叠套入最远处为头部或顶端,肠管从外面卷入处为颈部。外筒与中筒以黏膜面相接触,中筒与内筒以浆膜面相接触。绝大多数肠套叠病例是单套。少数病例小肠肠套叠再套入远端结肠肠管内,称为复套,断面上有5层肠壁。肠套叠多为顺行性套叠,与肠蠕动方向一致,逆行套叠极少见。肠套叠一旦形成很少自动复位,套入部进入鞘部,并受到肠蠕动的推动向远端逐渐深入,同时其肠系膜也被牵入鞘内,颈部紧束使之不能自动退出。由于鞘部肠管持续痉挛紧缩而压迫套入部,致使套入部肠管发生循环障碍,初期静脉回流受阻,组织淤血水肿,套入部肠壁静脉怒张破裂出血,黏膜细胞分泌大量黏液,黏液进入肠腔后与血液、粪质混合呈果酱样胶冻状排出。肠壁水肿不断加重,静脉回流障碍加剧,致使动脉受压,供血不足,最终发生肠壁坏死。肠坏死根据发生的病理机制分为动脉性和静脉性坏死。动脉性坏死多发生于鞘部,因鞘部肠管长时间持续性痉挛,肠壁动脉痉挛,血供阻断,部分肠壁出现散在的斑点状坏死,又称缺血性坏死(白色坏死)。静脉性坏死多发生于套入部,是由于系膜血管受压,静脉回流受阻,造成淤血,最终肠管坏死(黑色坏死)。

(三)类型

根据套入部最近端和鞘部最远端肠段部位将肠套叠分为以下类型。

1.小肠型

小肠型包括空肠套入空肠型、回肠套入回肠型和空肠套入回肠型。

2.回盲型

以回盲瓣为起套点。

3.回结型

以回肠末端为起套点,阑尾不套入鞘内,此型最多,占70%～80%。

4.结肠型

结肠套入结肠。

5.复杂型或复套型

常见为回回结型,占肠套叠的10%～15%。

6.多发型

在肠管不同区域内有分开的2个、3个或更多肠套叠。

(四)临床表现

小儿肠套叠分为婴儿肠套叠(2岁以内者)和儿童肠套叠,临床以前者多见。

1.婴儿肠套叠

多为原发性肠套叠,临床特点如下。

(1)腹痛:为最早症状,常常突然发作,婴儿表现为哭闹不安,伴有拒食出汗、面色苍白、手足乱动等异常痛苦表现。腹痛为阵发性,每次持续数分钟。每次发作后,患儿全身松弛、安静,甚至可以入睡,但间歇十余分钟后又重复发作,如此反复。这种腹痛与肠蠕动间期相一致,是由于肠蠕动将套入肠段向前推进,牵拉肠系膜,肠套叠鞘部产生强烈痉挛而引起的剧烈疼痛,当蠕动波过后,患儿即转为安静。肠套叠晚期合并肠坏死和腹膜炎后,患儿表现萎靡不振,反应低下。部分患儿体质较弱,或并发肠炎、痢疾等疾病时,哭闹不明显,而表现为烦躁不安。

(2)呕吐:呕吐是婴儿肠套叠早期症状之一,在阵发性哭闹开始不久,即出现呕吐,呕吐物初为奶汁及乳块或其他食物,以后转为胆汁样物,1～2天后转为带臭味的肠内容物,提示病情严重。

(3)血便:多在发病后6～12小时排血便,便血早者可在发病后3～4小时出现,为稀薄黏液或胶冻样果酱色血便,数小时后可重复排出。便血是由于肠套叠时套叠肠管的系膜嵌入在肠壁间,发生血液循环障碍而引起黏膜渗血,与肠黏液混合形成暗红色胶冻样液体。有些来诊较早患儿,虽无血便排出,但通过肛门指诊可见手套染血,对诊断肠套叠极有价值。

(4)腹部包块:在患儿安静时进行触诊,多数可在右上腹肝下触及腊肠样、稍活动、伴有轻压痛的肿块,肿块可沿结肠走行移动,右下腹一般有空虚感,严重者可在肛门指诊时,触到直肠内子宫颈样肿物,即为套叠头部。

(5)全身状况:依就诊早晚而异,早期除面色苍白,烦躁不安外,营养状况良好。晚期患儿可有脱水,电解质紊乱,精神萎靡不振、嗜睡、反应迟钝。发生肠坏死时,有腹膜炎表现,可出现全身中毒症状,脉搏细速,高热昏迷,休克,衰竭以至死亡。

2.儿童肠套叠

儿童肠套叠与婴儿肠套叠相比较,症状不典型。起病较为缓慢,多表现为不完全性肠梗阻,肠坏死发生时间相对较晚。患儿也有阵发性腹痛,但发作间歇期较婴儿长,呕吐、血便较少见。据统计儿童肠套叠发生便血者只有约40%,而且便血往往在套叠后几天才出现,或者仅在肛门指诊时指套上有少许血迹。儿童较合作时,腹部查体多能触及腊肠形包块,很少有严重脱水及休克表现。

(五)诊断

1.临床表现

阵发性腹痛或哭闹不安、呕吐、便血和腹部包块。

2.腹部查体

可触到腊肠样包块,右下腹有空虚感,肛门指诊可见指套血染。

3.腹部超声

为首选检查方法,可通过肠套叠特征性影像协助确诊。超声图像在肠套叠横切面上显示为"同心圆"或"靶环"征,纵切面表现为"套筒"征或"假肾"征。

4.腹部X线平片或透视

可观察肠气分布、肠梗阻及腹腔渗液情况。

(六)鉴别诊断

小儿肠套叠临床症状和体征不典型时,易与下列疾病混淆:①细菌性痢疾。②消化不良及婴儿肠炎。③腹型过敏性紫癜。④Meckel憩室出血。⑤蛔虫性肠梗阻。⑥直肠脱垂。⑦其他:结肠息肉脱落出血,肠内外肿瘤等引起的出血或肠梗阻。

(七)治疗

1.非手术疗法

(1)适应证:适用于病程不超过48小时,全身情况良好,生命体征平稳,无明显脱水及电解质紊乱,无明显腹胀和腹膜炎表现者。

(2)禁忌证为:①病程超过48小时,全身情况不良,如有高热、脱水、精神萎靡、休克等症状。②高度腹胀,透视下可见肠腔内多个大液平面。③已有腹膜刺激征或疑有肠坏死者。④多次复发性肠套叠而疑似有器质性病变。⑤小肠型肠套叠。

（3）空气灌肠：在空气灌肠前先作腹部正侧位全面透视检查，观察肠内充气及分布情况，注意膈下有无游离气体。采用自动控制压力的结肠注气机，向肛门内插入有气囊的注气管，注气后见气体阴影由直肠顺结肠上行达降结肠及横结肠，遇到套叠头端则阴影受阻，出现柱状、杯口状、螺旋状影像。继续注气时可见空气影向前推进，套头部逐渐向回盲部退缩，直至完全消失，此时可见大量气体进入右下腹小肠，然后迅速扩展到腹中部和左腹部，同时可闻及气过水声。透视下回盲部肿块影消失和小肠内进入大量气体，说明肠套叠已复位。

（4）B超下生理盐水加压灌肠：腹部B超可在观察到肠套叠影像后，于超声实时监视下行水压灌肠复位，随着水压缓慢增加，B超下可见套入部与鞘部之间无回声区加宽，纵切面上套叠头部由"靶环"样声像逐渐转变成典型的"宫颈"征，套叠肠管缓慢后退，当退至回盲瓣时，套头部表现为"半岛"征，此时肠管后退较困难，需缓慢加大水压，随水压增大，"半岛"逐渐变小，最后通过回盲瓣而突然消失。此时可见回盲瓣呈"蟹爪样"运动，同时注水阻力消失，证明肠套叠已复位。

（5）钡剂灌肠：流筒悬挂高出检查台100 cm，将钡剂徐徐灌入直肠内，在荧光屏上追随钡剂进展，在见到肠套叠阴影后增加水柱压力，直至套叠影完全消失。

（6）复位成功的判定及观察：①拔出气囊肛管后患儿排出大量带有臭味的黏液血便和黄色粪水。②患儿很快入睡，无阵发性哭闹及呕吐。③腹部平软，已触不到原有包块。④口服活性炭0.5～1.0 g，如经6～8小时由肛门排出黑色炭末，证明复位成功。

2.手术疗法

（1）手术适应证：①非手术疗法有禁忌证者。②应用非手术疗法复位失败或穿孔者。③小肠套叠。④继发性肠套叠。

（2）肠套叠手术复位。

术前准备：首先应纠正脱水和电解质紊乱，禁食水、胃肠减压、抗感染；必要时采用退热、吸氧、备血等措施。体温降至38.5 ℃以下可以手术，否则易引起术后高热抽搐，导致死亡。麻醉多采用气管插管全身麻醉。

切口选择：依据套叠肿块部位，选择右上腹横切口、麦氏切口或右侧经腹直肌切口。较小婴儿多采用上腹部横切口，若经过灌肠得知肠套叠已达回盲部，也可采用麦氏切口。

手法整复：开腹后，术者以右手顺结肠走向探查套叠肿块，常可在右上腹、横结肠肝曲或中部触到。由于肠系膜固定较松，小肿块多可提出切口。如肿块较大宜将手伸入腹腔，在套叠部远端用右手示、中指先将肿块逆行推挤，当肿块退至升结肠或盲肠时即可将其托出切口。套叠肿块显露后，检查有无肠坏死。如无肠坏死，则于明视下用两手拇指及示指缓慢交替挤压直至完全复位。复位过程中切忌牵拉套入的近端肠段，以免造成套入肠壁撕裂。如复位困难时，可用温盐水纱布热敷后，再做复位。复位后要仔细检查肠管有无坏死，肠壁有无破裂，肠管本身有无器质性病变等，如无上述征象，将肠管纳入腹腔后逐层关腹。如为回盲型肠套叠复位后，阑尾挤压严重，应将阑尾切除。

肠切除术：对不能复位及肠坏死者，手法整复时肠破裂者，肠管有器质性病变者，疑似有继发性坏死者，在病情允许时可做肠切除一期吻合术。如病情严重，患儿不能耐受肠切除术，可暂行肠造瘘或肠外置术，病情好转后再关闭肠瘘。

腹腔镜下肠套叠复位术：腹腔镜手术探查和治疗肠套叠因其显著的优点而得到肯定：①腹腔镜手术创伤小、恢复快、并发症少；②某些空气灌肠提示复位失败或复位不确切者，麻醉后肠套叠可自行复位，腹腔镜手术探查可以发现上述情况而避免开腹手术的创伤；③对腹腔内脏器探查全面,可及时发现因器质性病变导致的继发性肠套叠;④术中可与空气灌肠相结合,提高复位率,由于腹腔内 CO_2 气腹压力和空气灌肠压力叠加作用于肠套叠头部,同时配合器械在腹腔内的牵拉作用,用较低的空气灌肠压力即能顺利将套叠肠管复位,安全性明显提高。

(司红军)

第七节　溃疡性结肠炎

溃疡性结肠炎(ulcerative colitis,UC)是一种原因尚不十分清楚的发生于结、直肠的慢性非特异性炎症性疾病。以直肠和乙状结肠最常见,病变多局限于黏膜层和黏膜下层。临床表现以腹泻、黏液脓血便、腹痛为主,缓解和复发交替进展的慢性难治性疾病。

世界各地均有本病发生,年发病率最高的是欧洲,达 24.3/10 万,其次为北美,达 19.2/10 万,我国为 0.3/10 万～2.22/10 万。患病率欧洲为 505/10 万,北美为 249/10 万,我国为 11.6/10 万。UC 发病有种族差异,白种人比有色人种发病率高 4 倍;而白种人中,犹太人种比非犹太人高;有色人种和地中海地区较低。UC 最常发生于青壮年期,根据我国统计资料,发病高峰年龄为 20～49 岁,男女性别差异不大(男女比为 1.0∶1～1.3∶1)。

一、病因

病因至今不明,由遗传、环境、感染、免疫等多种因素共同导致的疾病。

(一)遗传因素

研究表明,5.7%～15.5% 的 UC 患者,其一级亲属也患有 UC。同卵双胞胎患 UC 的发病一致率为 6%～13%,这证明了遗传因素与 UC 的关系。近年来,全基因组关联分析也证明了多个与 UC 有关的易感位点,如 ECM1、STAT3 等。由于本病的发病有一定的种族差异,也反映可能与遗传素质有关。近年来用转基因方法在动物体内注入与人自身免疫性疾病有关的 HLA-B27 基因,成功地制作出类似人类 UC 的模型。

(二)环境因素

与 CD 类似,UC 发病也与环境因素有关,但不同的是,吸烟对 UC 可能起保护作用。

(三)感染因素

UC 发病可能与感染有关,肠内细菌多是继发侵入,破坏黏膜。有人认为溶菌酶和黏蛋白酶是原发因素,UC 患者大便内溶菌酶浓度增高,能溶解保护肠黏膜的黏液,使肠黏膜暴露于粪便,引起继发感染。在 UC 患者病变的肠段中分离出一种物质,其大小近似于病毒颗粒,将其注入动物肠段可出现类似的病变。也有人怀疑难辨梭状芽孢杆菌的毒素可能与本病的复发和活动性有关,但也可能细菌和毒素的存在是一种继发性感染。目前认为,肠道细菌在 UC 发病机制中的作用如下:①UC 菌丛的组成和空间分布与对照组存在明显差异;②在肠道免疫系统中,一些共生菌株在黏膜内环境稳态和成熟方面起重要作用;③不同的细菌存在变异诱导 UC。

(四)免疫因素

有研究发现某些侵犯肠壁的病原体和人结肠上皮细胞的蛋白质之间有共同的抗原性,从而推论患者的结肠黏膜经病原体重复感染后可能诱导体内产生对于自身结肠上皮具有杀伤作用的抗体、免疫复合物或淋巴细胞反应。支持这一论点的论据为：①近年来发现在 UC 患者的肠上皮中存在一种 40 kDa 抗原，可产生具有特异性的抗结肠上皮的抗体，其抗体属于 IgG1 和 IgG3 亚型，具有产生补体和抗原—抗体复合物的活性；②患者的淋巴细胞和巨噬细胞被激活后，可释放多种细胞因子和血管活性物质，促进并加重组织炎症反应；③患者肠黏膜内淋巴细胞数量可增多，并对自身的肠上皮具有细胞毒作用，同时 T 细胞的免疫抑制功能减弱。上述免疫异常是病因还是炎症的后果，有待进一步研究。

UC 作为一种非典型的 Th2 型反应，涉及肠屏障破坏、肠道菌群失调、免疫反应失衡等各方面。当肠道上皮的紧密连接以及覆盖其表面的黏液层被破坏，肠道上皮通透性增加，对肠腔内抗原的摄取增多。巨噬细胞及树突状细胞就会通过 TLR 识别这些在正常状态下的非致病菌，从而导致 NF-κB 等通路激活，产生大量的促炎因子。研究表明，UC 患者肠道内非经典的 NKT 细胞增多，后者可分泌 IL-5 和 IL-13。IL-13 可介导上皮细胞的细胞毒作用、细胞凋亡，导致上皮屏障的破坏。

(五)其他

精神心理因素、变态反应、自主神经紊乱、缺乏营养、代谢失调等也被认为与发病有关。

二、临床表现

(一)消化系统表现

1.腹泻

持续或反复发作，严重者每天排便 10 次以上，黏液脓血便是 UC 最常见症状，常伴腹痛和里急后重。有时以下消化道大出血为主要表现。

2.腹痛

腹痛一般较轻，为隐痛，病变广泛或病情严重者可有绞痛，多位于左下腹，便后缓解。

(二)全身表现

中、重度患者可伴有发热、营养不良、贫血等。

(三)肠外表现

皮肤黏膜可表现为口腔溃疡、结节性红斑和坏疽性脓皮病；关节损害可表现为外周关节炎、脊柱关节炎等；眼部病变可表现为虹膜炎、巩膜炎、葡萄膜炎等；肝胆疾病可有脂肪肝、原发性硬化性胆管炎、胆石症等；血栓栓塞性疾病等。

(四)并发症

1.中毒性巨结肠

中毒性巨结肠是严重的并发症，常见诱因为低血钾、服用可待因、地芬诺酯(苯乙哌啶)以及阿托品等抗胆碱能药物、服用蓖麻油等泻剂，肠镜和钡剂灌肠检查也可诱发。扩张的结肠多在横结肠和脾曲。患者病情急剧恶化，出现毒血症明显，精神萎靡或谵语，间歇性高热，水、电解质、酸碱平衡紊乱。腹部很快膨隆，压痛，鼓音，肠鸣音减弱或消失。由于结肠快速扩张，肠壁变薄，血运障碍，常发生肠坏死穿孔，病死率高达 30%～50%。

2.大出血

结直肠黏膜广泛渗血，一次出血量很多，可反复发作，出血量可达数千毫升，甚至出现休克。据统计，UC 占下消化道出血中的 8.3%。

3.肠穿孔

多发生于慢性复发和重度 UC 患者,造成弥漫性腹膜炎,病死率较高。

4.癌变

病程 10 年以上、全结肠广泛病变以及青少年、儿童期发病者,其癌变发病率明显增高。有报道,患病 10、20 和 30 年后,癌变率分别为 2%、8% 和 18%。癌变可发生在全结肠的任何部位,5%～42% 为多中心癌,多为低分化黏液腺癌,呈皮革状浸润肠壁生长,预后差。UC 患者应每年行肠镜检查,多处取活检,早期发现癌变。

5.肠腔狭窄

肠腔狭窄是晚期并发症,管壁僵硬,呈铅管样改变。但很少造成肠梗阻。

6.形成瘘

病变穿透肠壁,导致病变肠腔与其他肠腔或空腔脏器相通,形成内瘘;与皮肤相通形成外瘘。

7.肛周疾病

最常见周围脓肿和肛瘘,严重腹泻可导致混合痔脱出。

三、辅助检查

(一)实验室检查

粪常规和培养不少于 3 次,常规检查血常规、清蛋白、电解质、血沉、C 反应蛋白、免疫全项等。粪便钙防卫蛋白、血清乳铁蛋白等亦可作为辅助检查指标。应用免疫抑制剂维持缓解治疗时病情恶化,或重度 UC 患者,进行艰难梭菌或巨细胞病毒感染检查具有一定意义。

(二)结肠镜

结肠镜检查及活检为诊断本病的主要依据,应达回肠末段,了解病变范围及其界限,并多段多点取活检。本病为连续弥漫性分布,镜下多从直肠开始逆行向上蔓延:①黏膜血管纹理模糊、紊乱或消失,充血、水肿、质脆、自发或接触性出血,脓性分泌物附着,黏膜粗糙、呈细颗粒样改变;②病变明显处可见弥漫性、多发性糜烂或溃疡;③可见结肠袋变浅、变钝或消失,假息肉和桥黏膜形成等。重度急性发作期应先行腹部 X 线检查,了解肠管情况,需要行结肠镜检查时,禁忌喝泻药,慎重取活检,避免大出血及穿孔,最好在腹膜返折以下取活检。EUS 检查有助于 UC 和 CD 的鉴别诊断。

(三)影像检查

出现肠腔狭窄,结肠镜无法通过时,可行钡剂灌肠或 CT/MRI 结肠显像,有助于了解结肠受累范围和病变程度。可呈现结肠袋消失,结肠管腔绞窄、缩短、僵直呈铅管状改变,也可见多发息肉成像。重度 UC 不适于进行钡剂灌肠检查,应选择 CT/MRI 更安全。

(四)病理检查

1.外科标本

病变主要从直肠起病,向近端发展,呈弥漫性连续性分布,无跳跃区,左半结肠受累多于右半结肠,也可出现倒灌性回肠炎。病变黏膜与正常黏膜分界清楚,黏膜呈颗粒状改变,有浅表溃疡;重度 UC 可以形成黏膜表面剥蚀,向下穿过黏膜肌层,多数出现炎性假息肉。晚期结肠袋减少或消失,结肠缩短。

2.镜下改变

弥漫连续的隐窝结构异常、上皮异常、炎性浸润、缺乏肉芽肿。隐窝结构异常是诊断 UC 的重要指标,包括分支、扭曲、萎缩、减少、表面不规则。上皮异常包括潘氏细胞化生和黏液分泌减少。全黏膜层炎性浸润包括固有膜内炎性细胞和嗜酸性粒细胞计数增多,基底部浆细胞增多及淋巴细胞聚集以及间质改变。基底部浆细胞增多是早期诊断 UC 具有高度预测价值的指标。活动期可见固有层内中性粒细胞浸润,隐窝炎和隐窝脓肿,黏液分泌减少。

四、临床诊断

UC 诊断缺乏"金标准",主要结合临床表现、内镜、病理组织学进行综合分析,在排除感染性和非感染性结直肠炎基础上做出诊断。

(一)诊断要点

在排除其他疾病基础上:①具有 UC 典型临床表现者为临床疑诊,安排进一步检查;②同时具备上述结肠镜或/和放射影像特征者,可临床拟诊;③如再具备上述黏膜活检组织病理学特征或/和手术切除标本病理检查特征者,可以确诊;④初发病例如临床表现、结肠镜及活检组织学改变都不典型者,暂不确诊,应予随访。

(二)疾病评估

1.临床分型

(1)初发型:无既往病史首次发作。

(2)慢性复发型:临床缓解期再次出现症状。

2.病变范围

根据蒙特利尔 UC 病变范围分类,可将 UC 分为以下 3 种类型。

(1)E1 直肠型:结肠镜下所见炎性病变累及的最大范围局限于直肠,未达乙状结肠。

(2)E2 左半结肠型:病变累及左半结肠,脾区以外。

(3)E3 广泛结肠型:病变累及结肠脾区以近乃至全结肠。

3.按严重程度分类

UC 病情分为活动期和缓解期,根据改良的 Truelove 和 Witts 疾病严重程度分类标准将活动期分为轻、中、重度。

五、鉴别诊断

UC 需与慢性细菌性痢疾、阿米巴肠病、肠结核和血吸虫病等感染性肠炎相鉴别。轻症仅有便血,可被误诊为内痔,应予警惕。另外要与结肠息肉、大肠癌、结肠憩室炎、CD、缺血性结肠炎、胶原性结肠炎、放射性肠炎、白塞病、过敏性紫癜和 IBS 等疾病鉴别。

六、治疗

内科治疗目标为诱导缓解并维持缓解,促进黏膜愈合,防治并发症,改善生活质量。约 30%的 UC 患者需要手术治疗,可以达到治愈。

(一)一般治疗

充分休息,避免疲劳及精神过度紧张。给予易消化、少渣、少刺激及营养丰富的饮食,病情严重者应禁食,完全胃肠外营养。补充足够水分、电解质、维生素及微量元素,贫血者给予输血,补充铁剂及叶酸。益生菌有益于维持缓解,暂停服用牛奶及乳制品。

(二)药物治疗

1.活动期

(1)轻度 UC:氨基水杨酸制剂是主要用药,无效或病变广泛,可口服激素。氨基水杨酸制剂和激素保留灌肠,常用于 E1,可减轻症状,促进溃疡愈合。口服和局部联合用药疗效较好。

(2)中度 UC:足量氨基水杨酸类制剂一般治疗 2~4 周,症状控制不佳,特别是病变较广泛者,应及时加用激素。激素无效或依赖,可采用硫唑嘌呤类药物(AZA 和 6-MP)。激素和免疫抑制剂治疗无效、激素依赖、不能耐受上述药物不良反应,可用英夫利昔单抗治疗。

(3)重度 UC:首选静脉激素治疗,氢化可的松 300~400 mg/d,一般治疗5 天仍无缓解,应转换治疗。①首选药物再选手术,静脉滴注环孢素:2~4 mg/(kg·d),4~7 天无效应及时手术治疗。近年文献报道英夫利昔单抗用于拯救性治疗具有一定疗效。②首选手术治疗。著者更倾向于后者,因为前者再手术后并发症发生率较高,严重影响预后。继发感染时应静脉给予广谱抗生素和甲硝唑。禁用可诱发结肠扩张的药物。

2.缓解期

经规范治疗后活动期缓解,必须用氨基水杨酸制剂维持治疗3~5 年或更长。也可用免疫抑制剂和英夫利昔单抗维持治疗,但不良反应较多且价格昂贵。激素只能用于诱导缓解,禁忌用于维持缓解。

中药、白细胞洗涤术、干细胞移植、粪菌移植等治疗方法的疗效有待进一步研究。

(三)手术治疗

1.手术适应证

(1)急诊手术适应证:有 5%的患者需要行急诊手术。①肠壁穿孔或邻近穿孔;②中毒性巨结肠;③大量便血;④急性重度患者,规范内科治疗的同时病情继续恶化,或 48~96 小时病情无明显解。

(2)限期手术适应证:①癌变或疑似癌;②病变的肠黏膜上皮细胞轻到重度异型增生。病程与癌变率呈正相关,患病 5、10 和 15 年,癌变率分别为 5%、12%、24%。

(3)择期手术适应证:①规范的内科治疗无法控制症状;②不能达到可接受的生活质量;③导致儿童生长发育障碍;④对类固醇皮质激素抵抗或依赖;⑤不能耐受治疗药物的毒副作用;⑥发病初期药物治疗无效,病程持续 6 个月以上症状无缓解或 6 个月以内多次复发;⑦肠管狭窄,呈铅管样改变;⑧肠镜检查病变自直肠蔓延超过乙状结肠或广泛病变;⑨合并肠外并发症(虹膜炎、大关节炎、化脓性脓皮病等)。①至⑤统称为难治性 UC,临床最常见,对于手术时机目前在我国内外科是争议的焦点,需要达成共识,避免错过最佳手术时机。

2.术前常规检查

(1)化验室检查:①血常规、凝血功能;②尿常规、粪常规+潜血、粪便菌群分析;③肝肾功能、血糖、血脂、血气。清蛋白水平<35 g/L、近期体重下降 5 kg 以上提示术后并发症(如吻合口瘘)的发生率远高于一般患者,前清蛋白、转铁蛋白、纤维结合蛋白等对近期营养状况更加有意义。血浆总胆固醇水平低是评价患者缺乏性营养不良的敏感指标,其预测价值优于低蛋白指标,应作为常规检查。④免疫功能检查,包括自免肝、C 反应蛋白、血沉等,除外合并肝、胰等其他脏器免疫性疾病;⑤感染性疾病筛查,包括肝炎、梅毒、艾滋病、结核、巨细胞病毒、真菌等;⑥评价疾病活动度的粪便钙防卫蛋白。

(2)影像学检查:①上消化道和小肠钡剂造影、全腹 MRI,CD 可累及全消化道,UC 仅累及结直肠。②全结直肠气钡双重造影、CT 虚拟结肠镜,诊断结肠铅管样改变。③结肠超声检查,根据肠壁厚度和血流分支情况判断炎性分级,从而诊断缓解期或复发期。肠壁厚>4 mm,无血流为 1 级,伴点状或短血流为 2 级,伴长血流为 3 级,血流延伸系膜为 4 级。

（3）内镜检查:①胃镜,除外 CD 或淋巴瘤。②结肠超声内镜,CD 累及肠壁全层,UC 仅累及黏膜层和黏膜下层。

（4）病理活检:UC 黏膜上皮溃疡、糜烂,腺体萎缩、增生、甚至消失,隐窝脓肿多见;黏膜下层炎性细胞浸润,一般肌层很少受累。CD 黏膜上皮一般完整,腺体病变不显著,但肌层大量炎性细胞浸润,可见散在多发的非干酪样坏死性肉芽肿,这一点与结核较大融合的干酪样坏死性肉芽肿可以鉴别诊断。

（5）肛门功能检查:术前必须检查肛门括约肌功能,对是否行 IPAA 手术有指导作用。直肠静息压力<5.3 kPa(40 mmHg),可能出现肛周皮肤粪染,术后患者生活质量下降,对 IPAA 的满意程度也下降。年龄>50 岁患者,括约肌功能低下,造口还纳后自主排便能力较差。

（6）营养评估和食物不耐受检查:营养评估应用主观全面评价法和微型营养评定法,均采用国际通用的调查表。SGA 分级标准主要包括 8 个方面:近 2 周内体重变化、饮食摄入量、胃肠道症状、活动能力大小、应激反应程度、皮下脂肪减少、肌肉消耗和踝部水肿等。人体测量指标包括体重、身高、三头肌皮褶厚度、上臂围、上臂肌围、体质指数。食物不耐受检查,对个性化饮食指导具有重要意义,是当前欧洲各国研究的热点。人群中至少 50% 个体对某些食物产生不同程度的不良反应,排在前 3 位的食物为鸡蛋、蟹和牛奶。有些 UC 患者主诉进食某种食物后自觉症状加重。

3.手术方法

（1）腹会阴联合全结肠直肠肛门切除,腹壁永久性回肠单腔造口:Brooke 于 1944 年首先报道该术式,彻底切除了病变部位,消除了复发和癌变的风险,对 UC 的外科治疗具有划时代的意义,是最经典的术式。

然而,由于外置回肠造口袋给患者带来生活及社交上的诸多不便,故医师们纷纷对其改良,最著名的是 Kock 于 1972 年设计的可控制式回肠造口贮袋,即在回肠末端设计 1 个 S 形贮袋,用于储存粪便,并用导管连接腹壁回肠造口,通过生物瓣控制排便。Kock 回肠造口贮袋的应用为回肠贮袋肛管吻合手术的产生奠定了基础。

（2）全结肠及部分直肠切除,回肠直肠吻合:1949 年,Ravitch 和 Sabiston 推荐了经腹全结肠及直肠部分切除,直肠下段黏膜剥除,回肠经直肠肌鞘拖出与肛管吻合手术,该术式存在较多缺陷。第一,由于直肠黏膜炎性浸润,需剥离的黏膜过长,导致出血较多,也难免有病变黏膜残留;第二,直肠肌鞘较长,极易形成肌间脓肿,导致肛门括约肌环感染及瘢痕化,其顺应性消失,出现肛门功能障碍,引起失禁或狭窄,甚至既失禁又狭窄。

为了保留肛门功能,免除腹壁永久性回肠造口的痛苦,20 世纪 60 年代初期开展了全结肠切除,回肠直肠吻合。虽然该术式保留了肛门功能,但残留的直肠是复发和癌变的危险因素;回肠与病变的直肠吻合,吻合口瘘发生率较高。

（3）全结直肠切除回肠贮袋肛管吻合手术(ileal pouchanal anastomosis,IPAA):目前 IPAA 被国际学界公认为是治疗 UC 的标准术式。UC 病变的靶器官是全结直肠黏膜,完全切除病变的靶器官可以达到治愈。全结直肠切除,腹壁回肠永久性造口是经典的手术方法,虽然患者得到了治愈,但术后终身残疾,降低了生活质量。IPAA 不仅切除了病变的靶器官结直肠,而且保留了肛门功能,使患者不仅得到了治愈,而且还提高了术后生活质量,降低了复发和癌变的风险。IPAA 开创了 UC 现代外科治疗的新时代。1978 年 Parks 和 Nicholls 在全世界首先报道了该术式。

4.解析 IPAA 手术

(1)IPAA 手术禁忌证。

绝对禁忌证:包括疑为或确诊为 CD 或淋巴瘤;肛门功能不良、肛门括约肌损伤或 60 岁以上的患者;反流性回肠炎导致回肠末端切除;低位直肠癌变或癌转移的患者;已行永久性回肠造口的患者。

相对禁忌证:长期大剂量激素或免疫抑制剂治疗后。目前我国较多激素依赖的 UC 患者都用激素维持治疗,导致组织水肿,机体蛋白合成能力减低,术后组织愈合较差,所以许多外科医师强调必须完全停用激素才可以手术,然而这是不现实的。因为一旦停用激素,这些患者势必复发,所以不得不在使用激素的同时进行手术,但要尽可能将激素使用剂量降到最低。

生物制剂停用不足 12 周。文献报道,生物制剂在体内 12 周完全代谢,有些 UC 患者在生物制剂治疗过程中病情进展,此时是否转至外科治疗是一个两难的选择,需要根据患者具体病情决定,这是对结直肠肛门外科医师临床经验和外科技能的考验。

(2)IPAA 分期手术。

一期手术:一次完成全结直肠切除回肠贮袋肛管吻合手术,无须预防性腹壁回肠双腔造口。对于病程短、未使用过大剂量激素和免疫抑制剂治疗,而且营养状况较好,处于缓解期的患者,可一期完成 IPAA。由于欧美国家内科治疗限度掌握较好,所以接受一期 IPAA 的患者较多,而我国极少。一期 IPAA 手术,术后并发症少,住院时间短,医疗费用低,应该是我们追求的目标。

二期手术:对于病程较长,长期使用激素或免疫抑制剂,贫血及低蛋白血症的患者,机体愈合能力差,可能出现吻合口瘘。所以需要采取分期手术。一期手术行全结直肠切除,回肠贮袋肛管吻合术,腹壁预防性回肠双腔造口,预防出现吻合口瘘时盆腔感染。一般一期术后 3～6 个月行第二期回肠双腔造口还纳手术。由于我国 UC 患者术前病史较长,激素使用较多,一般状况较差,所以二期 IPAA 手术较多。

三期手术:年轻 UC 患者接受急症手术时,既要降低手术风险,又要考虑今后生活质量,三期手术是较好的选择。一期手术有两种方法:第一,只行回肠末端单腔或双腔造口,保留回结肠动脉,保证二期手术能够完成贮袋制作;第二,行全结肠及腹膜返折以上直肠切除,回肠末端单腔造口,保留回结肠动脉。第 1 种方法术后仅 38% 的患者症状可以得到缓解,如果不能缓解,还需要再行第 2 种方法;如果第 2 种方法术后残留直肠继续出血,可以用阴道纱条填塞止血。著者更倾向于选择第 2 种方法。一期术后 3～6 个月行二期手术,即切除残留的全结直肠,回肠贮袋肛管吻合,腹壁预防性回肠双腔造口。一般二期术后 3～6 个月行第三期回肠双腔造口还纳。分三期手术可以控制手术风险,保证生命安全,提高术后生活质量,加大二期手术难度。欧美国家 UC 患者极少在急症状态下接受手术,如果需要,一般行全结肠直肠肛门切除,腹壁永久性回肠造口,极少行三期手术。随着免疫抑制剂和生物制剂的应用增加,三期手术也会增加。

(3)IPAA 手术要点。

手术体位及切口:患者麻醉前清醒状态下摆成双下肢前倾外展截石位,请其感觉一个最舒服的体位,特别是膝关节,因为 IPAA 手术时间一般为 5～6 小时,既往有腓骨神经压迫损伤的报道。行左侧腹直肌旁正中切口,有利于结肠脾区的分离;选择右下腹预防性回肠造口,可减少切口污染。

结直肠切除：术者首先站在患者分腿处，取头高右转体位，将小肠放入盆腔。于大网膜无血管区进入小网膜腔，沿无血管区向左侧分离大网膜前后叶至结肠脾区，直视下切开脾结肠韧带及左侧腹膜至降结肠，锐性分离结肠系膜，避免脾脏损伤。于左结肠动脉第一分支处结扎、切断，保留较多结肠系膜，以利于全腹膜化；如果沿结肠壁结扎血管易出血，也会延长手术时间。

转换患者为头高平卧体位，于小网膜腔沿无血管区向右侧分离大网膜前后叶至结肠肝区，直视下切开肝结肠韧带及右侧腹膜至升结肠，锐性分离结肠系膜，避免十二指肠损伤。于中结肠动脉第一分支处结扎切断。直视下锐性分离回盲部及阑尾。

根据回肠贮袋制作具体情况决定回结肠动脉的处理方法。术者换位至右侧，患者取头低平卧位，将小肠放入上腹。提起乙状结肠，于卵圆孔处切开乙状结肠及直肠左侧腹膜至腹膜返折处，同法切开右侧腹膜至腹膜返折处，两边对合。直视下锐性游离骶前间隙、分离直肠前壁与阴道后壁、切断两侧肛提肌。避免双侧输尿管、生殖血管、骶前神经（特别是下腹下神经）的损伤，保证术后具有良好肛门功能、性功能和排尿功能。术者右手肛门指诊与左手示指在盆腔对顶检查，确认直肠下端前后左右均游离至肛门括约肌上缘。由于患者长期使用大剂量激素，导致血管收缩能力差，渗透性增加，术中渗血较多，所以必要时用干纱垫填压骶前间隙，可压迫止血。另外，在切除结肠时即输注血浆，切除直肠时可以减少盆腔渗血。

回肠贮袋制作：回肠贮袋有 J 型、H 型、S 型、W 型 4 种。贮袋类型根据回结肠动脉长度和回肠末端肠管的长度而定，一般长 15～20 cm。因为 J 型贮袋制作简单，使用的肠管较短，返折的肠管是逆蠕动，术后储便功能较好，所以选择较多。

目前国外在制作 J 型贮袋时，为了使贮袋与肛管松弛吻合，往往选择结扎回结肠动脉，造成只有回肠动脉分支单一供血，极易造成肠管缺血，出现贮袋炎。有学者在制作 J 型贮袋时保留回结肠动脉及其回肠支，保证了两路供血，避免了缺血的可能，显著降低了贮袋炎发生率。国外文献报道，贮袋术后 5 年贮袋炎发生率＞50％。

十字切开无血管区，将小肠系膜游离至胰腺下缘，充分松解末端回肠。将回肠对折，单襻长度 15～20 cm，最低点可达耻骨联合下 4～6 cm，确认回肠贮袋与肛管可行无张力吻合。于回肠对折最低点切开肠壁，置入 80 mm 直线切割吻合器，确认无系膜挤压，行侧侧吻合两次。经贮袋出口灌注生理盐水 200～300 mL，将贮袋充盈，确认吻合处无液体漏出，将贮袋内液体吸出，呈淡血性，确认吻合处无活动性出血。于贮袋出口行荷包缝合后将胶管插入贮袋内，系紧荷包缝合线，并将贮袋自肛门拉出。如果末端回肠不够长，可行 H 型贮袋，但必须保留回结肠动脉及其回肠支。于末端回肠 20 cm 处切断肠管，输入肠管远端 3～5 cm 作为输出端，于回肠中间切开肠壁，分别向近端和远端行侧侧吻合，将中间切口再闭合。由于 S 型和 W 型使用肠管较长，制作复杂，必须手缝，所以现在很少采用。

回肠贮袋与肛管吻合：回肠贮袋与肛管吻合的方法有手缝吻合和双吻合器吻合，吻合的部位有肛直线和齿状线。不同的吻合方法和位置，术后肛门功能不同，这与肛管的解剖特点有关。

肛管解剖：肛管有 3 条解剖标志线，肛缘、齿状线和肛直线。肛缘与齿状线之间的区域称为齿线下区，管内覆以移行和复层扁平上皮，具有脊神经，痛觉敏感，称为皮肤肛管，即解剖肛管。齿状线与肛直线之间的区域称为齿线上区，即 ATZ 区，混合覆以立方、移行和扁平上皮，具有自主神经，感觉末梢丰富，具有痛、冷、压、触、摩擦等多种感受器，使肛门对气体和液体具有精细控便和排便功能。肛缘至肛直线包括齿线下区和上区，管壁全部由肛门括约肌环包绕，称为括约肌肛管,即外科肛管。肛门括约肌环是复合肌群,包括内括约肌、外括约肌、耻骨直肠肌和联合纵肌。

肠贮袋与肛直线手缝吻合:有学者经多年临床实践与观察,创新了回肠贮袋与肛直线手缝吻合。将 270°肛门镜置入肛门直肠内,在肛直线处切开直肠黏膜,于直肠后壁向近端游离 2 cm,切断黏膜下肠壁,将全结肠直肠拉出,再游离直肠前壁黏膜。用可吸收线连续缝合吻合回肠贮袋和肛直线,使吻合口可容纳示指。该方法保留了完整肛门括约肌环,肛门自制功能良好;保留了完整 ATZ 区,肛门精细排便功能良好;同时无直肠黏膜残留,降低了复发和癌变风险,提高了术后生活质量。

回肠贮袋与齿状线手缝吻合:这是早期 IPAA 回肠贮袋与肛管吻合的方法。在齿状线切开直肠黏膜,其他步骤与肛直线手缝吻合相同。该方法保留了完整肛门括约肌环,肛门自制功能良好;无直肠黏膜残留,降低复发和癌变风险;但是完全切除了 ATZ 区,肛门精细排便功能不良,术后肛门皮肤湿疹,影响生活质量。

双吻合器吻合回肠贮袋与肛管:吻合器吻合不能直视下切断直肠。为了保留完整肛门括约肌环和 ATZ 区,吻合器需放置较高位置,术后可保证肛门自制功能和精细排便功能良好;但是会有直肠黏膜残留,增加复发和癌变风险。为了避免直肠黏膜残留,将吻合器需放置较低位置,则会损伤部分肛门内括约肌,术后肛门自制功能欠佳。

尽量完全修复腹腔腹膜:因为 IPAA 手术损伤大,完全腹膜化是为了避免术后出现广泛的腹腔粘连和内疝,预防肠梗阻。

回肠双腔造口还纳手术:一般在前期术后 3~6 个月完成。术前必须行电子结肠镜检查和回肠贮袋病理活检,除外贮袋炎;排粪造影和贮袋肛门压力测定,评价回肠贮袋顺应性和肛门自制功能。如果排粪造影出现贮袋吻合口瘘,或电子结肠镜出现溃疡、贮袋炎表现,都应推迟回肠双腔造口还纳的时间。回肠双腔造口还纳手术一般用 80 mm 直线切割吻合器行回肠侧侧吻合,操作简单,减少吻合口狭窄发生。

(4)IPAA 术后常见并发症及治疗方法。

吻合口瘘:吻合口瘘可以发生在回肠侧侧吻合处和贮袋肛管吻合处,一般术后 1 周内出现。术前患者营养不良,长期大剂量使用激素是主要原因,吻合技术缺陷亦可导致。改善营养状态,充分引流,冲洗贮袋,一般 6 个月可以愈合,也有长期不愈合的。

感染:腹部切口感染与患者术前营养不良,长期大剂量使用激素有关。术后合理肠外营养可以改善营养状态;每天静脉输入 20 g 清蛋白和 10 mg 托拉塞米可以改善组织水肿,促进切口愈合。术中肠腔破溃,污染腹腔是造成腹腔感染的主要原因,术中一旦腹腔污染应及时作细菌培养和药物敏感试验,以便术后尽早合理使用抗生素。

贮袋瘘、贮袋阴道瘘和吻合口狭窄:主要是吻合技术有缺陷造成,一般迟发。贮袋与肛管手缝吻合不严密,或吻合过紧,导致吻合组织缺血坏死,形成肛门周围感染,切开引流或自行破溃后形成贮袋瘘,严重的可以影响肛门括约肌功能,应该注重术后患者肛门不适的主诉,及时指诊检查,可以早期发现和治疗。贮袋阴道瘘多发生在手缝吻合直肠前壁时,牵挂阴道后壁所致,或关闭吻合器时将阴道后壁一并加入,所以一定要注意保护阴道后壁。吻合口狭窄是由于吻合口缺血所致;手缝锁边吻合回肠贮袋和肛管常出现吻合口狭窄,连续或间断缝合并不断扩肛,使吻合口能容纳 1~2 指可避免。

残端直肠炎:直肠黏膜切除不完全,反复出现少量脓血便,电子肠镜显示吻合口远端黏膜糜烂出血,美沙拉秦栓纳肛是有效的治疗方法。

贮袋功能不良:贮袋吻合口瘘可导致盆腔感染,使贮袋顺应性降低,导致贮袋储粪量减少,排便和控便功能不良,所以预防性回肠造口的重要临床价值在于可以减轻或避免贮袋吻合口瘘发生时导致的盆腔感染。

贮袋炎:贮袋炎为远期并发症,国外报道 IPAA 术后 5 年以上有 50% 出现贮袋炎,主要病因是贮袋菌群失调,厌氧菌过度生长所致。表现为脓血便、里急后重、排便次数增加;肠镜显示黏膜糜烂、溃疡和出血,严重者可能需要废弃或切除贮袋,行腹部永久性回肠造口。目前国际公认甲硝唑和左氧氟沙星联合用药是治疗贮袋炎最有效的方法。有学者对 128 例 IPAA 术后患者随访 5 年以上,贮袋炎发生率<5%,我们认为这与中国人习惯吃熟食和软食有关,也与学者在贮袋制作时保留回结肠动脉及其回肠支有关,保证贮袋有回肠动脉和回结肠动脉的双路供血。近期有学者报道,贮袋炎与贮袋供血不足有关。

水吸收障碍导致的腹泻:结肠的主要功能是进一步吸收水分和电解质,使粪便成形、储存和排泄。全结肠直肠切除术后机体水吸收减少,粪便在体内停留时间缩短。所以术后早期可能出现腹泻,经蒙脱石散、利尿剂、补充电解质、益生菌等对症治疗后,回肠可以结肠化,回肠绒毛变短变粗,一般术后 6 个月后 80% 的患者,24 小时排便次数为 3~5 次,其中夜间排便 0~1 次。

慢性肾上腺皮质功能减退导致的腹泻:UC 患者术前长期大剂量糖皮质激素治疗,可导致慢性肾上腺皮质功能减退,使皮质醇分泌不足,胃蛋白酶和胃酸分泌减少,影响消化吸收,出现腹泻。血浆皮质激素降低和 ACTH 增高是诊断的重要依据,后者更稳定可靠。其腹泻特点是:主要发生在小肠;多为吸收不良,分泌性水样便,无脓血,可含有脂肪或电解质;胃肠蠕动加速,肠鸣音亢进,无腹痛或轻度腹痛;抗生素治疗无效,激素替代治疗后症状缓解,口服氢化可的松 20 mg,每 12 小时 1 次,缓慢减量,治疗至少 6 个月。24 小时入量不超过 2 500 mL,其中包括 1 000 mL 电解质口服液(1 000 mL 水,食糖 20 g,食盐 3.5 g,碳酸氢钠 2.5 g),如果粪便量仍 >1 000 mL,尿量少于 1 000 mL,应隔天输液 1 000 mL,预防水电解质酸碱平衡紊乱。

维生素 B_{12} 缺乏导致贫血:食物中的维生素 B_{12} 与蛋白质结合进入人体消化道,在胃酸、胃蛋白酶及胰蛋白酶的作用下,维生素 B_{12} 被释放,并与胃黏膜细胞分泌的一种糖蛋白内因子(IF)结合形成维生素 B_{12}-IF 复合物,在回肠被吸收。维生素 B_{12}-IF 复合物促进红细胞的发育和成熟,使机体造血功能处于正常状态,预防恶性贫血。IPAA 术后早期因为排便次数较多,维生素 B_{12}-IF 复合物在回肠吸收减少,极易出现恶性贫血。减少排便次数是解决这一问题的最好方法,因此要对症治疗,严重腹泻时可以口服肠蠕动抑制剂。

泌尿系统结石:正常人每天排尿量 1 000~1 500 mL,IPAA 术后出现腹泻可导致尿量减少,是形成泌尿系结石的主要原因,术后应该密切观测尿量,及时对症治疗是最好的预防措施。

性功能和排尿功能障碍:虽然 UC 是良性疾病,但分离直肠后壁时,也必须在骶前间隙脏层和壁层之间直视下锐性分离,这样才能保证骶前神经无损伤,避免术后出现性功能和排尿功能障碍。

不孕不育:文献报道女性患者行 IPAA 术后 60% 不孕,主要是术后盆腔粘连导致输卵管不通所致。男性患者行 IPAA 术后可能出现逆行射精。在性发育时期长期大剂量激素治疗,可以导致性器官功能发育障碍,也可以造成不孕不育。术前将卵子和精子储藏是解决不孕不育的有效方法。

(梁经明)

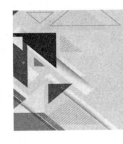

第七章 肝胆外科疾病

第一节 门静脉高压症

一、病因及分类

按门静脉血流受阻部位不同,门静脉高压症可分为肝前型、肝内型和肝后型3类。肝内型在我国最常见,占95%以上。在肝内型,按病理形态的不同又可分为窦前阻塞、肝窦和窦后阻塞三种。窦前型以及窦后型梗阻可以发生在肝内或肝外。这种分类方法的实用价值在于将非肝硬化性门脉高压症(窦前型)与肝细胞损害造成的门脉高压症(窦型和窦后型)区别开来。

(一)肝前型

肝前型主要病因是门静脉主干的血栓形成(或同时有脾静脉血栓形成存在),在儿童约占50%,这种肝前阻塞同样使门静脉系的血流受阻,门静脉压增高。

1.腹腔内的感染

如阑尾炎、胆囊炎等或门静脉、脾静脉附近的创伤都可引起门静脉主干的血栓形成。门静脉血栓形成后,在肝门区形成大量侧支循环血管丛,加之门静脉主干内的血栓机化、再通,状如海绵,因而称为门静脉海绵样变。

2.先天性畸形

如门静脉主干的闭锁、狭窄或海绵窦样病变,也是肝前型门静脉高压症的常见原因。

3.单纯脾静脉血栓形成

常继发于胰腺炎症或肿瘤,结果是胃脾区的静脉压力增高,而此时肠系膜上静脉和门静脉压力正常,左侧胃网膜静脉成为主要侧支血管,胃底静脉曲张较食管下段静脉曲张更为显著,单纯脾切除即可消除门静脉高压,这是一种特殊类型的门静脉高压症,称为左侧门静脉高压症。

这种肝外门静脉阻塞的患者,肝功能多正常或轻度损害,预后较肝内型好。在成年人,最常见的原因是恶性肿瘤引起的门静脉内血栓形成,其他引起门静脉内血栓形成的原因有:红细胞增多症、胰腺炎、门脉周围淋巴结病。这种患者直接门静脉压升高,而肝静脉楔压正常,肝实质无损害。另外由于凝血机制未受损害,这种患者如发生食管静脉曲张破裂出血,往往可以通过非手术治疗得到控制。

(二)肝后型

肝后型是由于肝静脉或/和其开口以及肝后段下腔静脉阻塞性病变引起的,其典型代表就是巴德-吉利亚综合征,这是由肝静脉、下腔静脉直至下腔静脉汇入右心房处任何水平的梗阻引起的一组综合征。其病因不明,但往往与肾上腺和肾肿瘤、创伤、妊娠、口服避孕药、肝细胞瘤、静脉阻塞性疾病、急性酒精性肝炎以及肝静脉内膜网状组织形成有关。临床上首先表现为腹水,伴有轻度肝功能异常。由于肝尾叶静脉多独立于肝内其他静脉汇入下腔静脉,病变往往不累及此静脉,所以肝扫描仅见肝尾叶放射性密集。血管造影可以发现肝静脉或下腔静脉内血栓。肝活检表现为特征性的中央静脉扩张伴小叶中心性坏死。

(三)肝内型

肝内型包括窦前、肝窦和窦后阻塞 3 种。

1.肝内窦前型梗阻

(1)最主要的病因是血吸虫病(世界范围内门脉高压症最常见的病因)。血吸虫病患者血吸虫卵沉积在肝内门静脉,引起门静脉壁肉芽肿性炎症反应,进而发生纤维化及瘢痕化,最终导致终末门静脉梗阻。而患有骨髓增生性疾病时,原始细胞物质在门静脉区的沉积也可以造成窦前型门脉高压症。也表现为直接门静脉压升高,肝静脉楔压正常,肝实质无损害。食管静脉曲张破裂出血,也往往可以通过非手术治疗得到控制。

(2)造成窦前型门脉高压症的另一个常见原因是先天性肝纤维化,这是由于广泛浓密的纤维索条包绕、压迫门静脉,导致其梗阻造成的。

(3)慢性的氯乙烯和砷化物中毒也可以引起肝内门静脉纤维化、肉芽肿形成,压迫门静脉,导致窦前型梗阻。

(4)原发性胆汁性肝硬化在形成再生结节以前,也是由肝内门静脉纤维化造成的窦前型梗阻。

2.肝内窦型梗阻

肝内窦型梗阻往往是由乙型、丙型病毒性肝炎和急性酒精中毒引起的肝硬化发展而来,一般不仅仅是窦型梗阻,多表现为窦前型、窦型、窦后型的复合型梗阻,只是为区别于单独的窦前型梗阻和窦后型梗阻而称之为窦型梗阻。主要病变是肝小叶内纤维组织增生和肝细胞再生。由于增生纤维索和再生肝细胞结节(假小叶)的挤压,使肝小叶内肝窦变或闭塞,以致门静脉血不易流入肝小叶的中央静脉或小叶下静脉,血流淤滞,门静脉压就增高。又由于很多肝小叶内的肝窦变窄或闭塞,导致部分压力高的肝动脉血流经肝小叶间汇管区的动静脉交通支而直接反注入压力低的门静脉小分支,使门静脉压增高。由于患者往往表现为不同程度的肝损害以及凝血机制障碍,食管静脉曲张破裂出血,故一般较难通过非手术治疗控制。

3.肝内窦后型梗阻

肝内窦后型梗阻往往不是一个独立的现象,其处理也往往很困难。其病因包括酒精性和坏死后性肝硬化以及血红蛋白沉着症。病理表现主要是酒精性肝炎引起中心玻璃样硬化以及再生结节压迫肝实质导致小叶内肝小静脉消失。

另外,肝内淋巴管网同样可被增生纤维索和再生肝细胞结节压迫而扭曲、狭窄,导致肝内淋巴回流受阻。肝内淋巴管网的压力显著增高,这对门静脉压的增高也有影响。

二、病理

门静脉高压症形成后,可以发生下列病理变化。

(一)脾大、脾功能亢进

门静脉系压力增高,加之其本身无静脉瓣,血流淤滞,可出现充血性脾大。长期的脾窦充血引起脾内纤维组织增生和脾组织再生继而发生不同程度的脾功能亢进。长期的充血还可引起脾周围炎,发生脾与膈肌间的广泛粘连和侧支血管形成。

(二)交通支扩张

由于正常的肝内门静脉通路受阻,门静脉又无瓣膜,为了疏通淤滞的门静脉血到体循环去,门静脉系和腔静脉系间存在的上述4个交通支(胃底、食管下段交通支,直肠下端、肛管交通支,前腹壁交通支,腹膜后交通支)大量开放,并扩张、扭曲形成静脉曲张。临床上特别重要的是胃冠状静脉、胃短静脉与奇静脉分支间的交通支,也就是食管胃底静脉丛的曲张。它离门静脉和腔静脉主干最近,压力差最大,因而受门静脉高压的影响也最早、最显著。由于静脉曲张导致黏膜变薄所以易被粗糙食物所损伤;又由于胃液反流入食管,腐蚀已变薄的黏膜;特别在恶心、呕吐、咳嗽等使腹腔内压突然升高,门静脉压也随之突然升高时,就有可能引起曲张静脉的突然破裂,导致急性大出血。其他交通支也可以发生扩张,如直肠上、下静脉丛的扩张可以引起继发性痔;脐旁静脉与腹上、下深静脉交通支的扩张,可以引起腹壁脐周静脉曲张,所谓"海蛇头";腹膜后静脉丛也明显扩张、充血。

(三)腹水

门静脉压力升高,使门静脉系统毛细血管床的滤过压增加,组织液吸收减少并漏入腹腔而形成腹水。特别在肝窦和窦后阻塞时,肝内淋巴液产生增多,而输出不畅,因而促使大量肝内淋巴自肝包膜表面漏入腹腔,是形成腹水的另一原因。但造成腹水的主要原因还是肝损害,血浆清蛋白的合成减少,引起血浆胶体渗透压降低,而促使血浆外渗。肝损害时,肾上腺皮质的醛固酮和垂体后叶的抗利尿激素在肝内分解减少,血内水平升高,促进肾小管对钠和水的再吸收,因而引起钠和水的潴留。以上多种因素的综合,就会形成腹水。

(四)门静脉高压性胃病

约20%的门静脉高压症患者并发门静脉高压性胃病,并且占门静脉高压症上消化道出血的5%。在门静脉高压时,胃壁淤血、水肿,胃黏膜下层的动-静脉交通支广泛开放,胃黏膜微循环发生障碍,导致胃黏膜防御屏障的破坏,形成门静脉高压性胃病。

(五)肝性脑病

门静脉高压症是由于自身门体血流短路或手术分流,造成大量门静脉血流绕过肝细胞或因肝实质细胞功能严重受损,导致有毒物质(如氨、硫醇和 γ-氨基丁酸)不能代谢与解毒而直接进入人体循环,从而对脑产生毒性作用并出现精神神经综合征,称为肝性脑病,或称门体性脑病。门静脉高压症患者自然发展成为肝性脑病的不到10%,常因胃肠道出血、感染、过量摄入蛋白质、镇静药、利尿药而诱发。

三、临床表现

门静脉高压症多见于中年男子,病情发展缓慢。症状因病因不同而有所差异,但主要是脾大和脾功能亢进、呕血或黑便、腹水。

(一)脾大和脾功能亢进

所有患者都有不同程度的脾大,大者脾可达盆腔。巨型脾大在血吸虫病性肝硬化中尤为多见。早期,脾质软、活动;晚期,由于纤维组织增生而脾的质地变硬,如脾周围发生粘连可使其活动度减少。脾大常伴有脾功能亢进,白细胞计数降至 $3 \times 10^9/L$ 以下,血小板计数减少至 $(70 \sim 80) \times 10^9/L$,逐渐出现贫血。

(二)食管静脉曲张、破裂出血

呕血或/和黑便,半数患者有呕血或黑便史,出血量大且急。由于肝损害使凝血酶原合成发生障碍,又由于脾功能亢进使血小板减少,以致出血不易自止。患者耐受出血能力远较正常人差,约 25% 患者在第 1 次大出血时可直接因失血引起严重休克或因肝组织严重缺氧引起肝急性衰竭而死亡。由于大出血引起肝组织严重缺氧,容易导致肝性脑病。部分患者出血虽然自止,但常又复发,约半数患者在第 1 次出血后 1～2 年内,约半数患者可再次大出血。

(三)腹水

约 1/3 患者有腹水,腹水是肝损害的表现。大出血后,往往因缺氧而加重肝组织损害,常引起或加剧腹水的形成。有些"顽固性腹水"很难消退。此外,部分患者还有黄疸、肝大等症状。

体检时如能触及脾,就可能提示有门静脉高压。如有黄疸、腹水和前腹壁静脉曲张等体征,表示门静脉高压严重。如果能触到质地较硬、边缘较钝而不规整的肝脏,肝硬化的诊断即能成立,但有时肝硬化缩小而难以触到。还可有慢性肝病的其他征象如蜘蛛痣、肝掌、男性乳房发育、睾丸萎缩等。

四、诊断及鉴别诊断

根据病史(肝炎或血吸虫)和 3 个主要临床表现:脾大和脾功能亢进,呕血或黑便以及腹水,一般诊断并不困难。但由于个体反应的差异和病程的不同,实验室检查和其他辅助检查有助于确定诊断。下列辅助检查有助于诊断。

(一)血液学检查

脾功能亢进时,血细胞计数减少,以白细胞和血小板计数减少最为明显。出血、营养不良、溶血或骨髓抑制都可以引起贫血。

(二)肝功能检查

常反映在血浆清蛋白降低而球蛋白增高,清蛋白、球蛋白比例倒置。由于许多凝血因子在肝合成,加上慢性肝病患者有原发性纤维蛋白溶解,所以凝血酶原时间可以延长。谷草转氨酶和谷丙转氨酶超过正常值的 3 倍,表示有明显肝细胞坏死。碱性磷酸酶和 γ-谷氨酸转肽酶显著增高,表示有淤胆。在没有输血因素影响的情况下,血清总胆红素＞51 $\mu mol/L$(3 mg/dL),血浆清蛋白＜30 g/L,说明肝功能严重失代偿。

肝功能检查并进行分级,可评价肝硬化的程度和肝储备功能,还应做乙型肝炎病原免疫学和甲胎蛋白检查。肝炎后肝硬化患者,HBV 或 HCV 常为阳性。

(三)B 超和多普勒超声

B 超和多普勒超声可以帮助了解肝硬化的程度、脾是否增大、有无腹水以及门静脉内有无血栓等。门静脉高压时,门静脉内径通常≥1.3 cm,半数以上患者肠系膜上静脉和脾静脉内径≥1 cm。通过彩色多普勒超声测定门静脉血流量是向肝血流还是逆肝血流,对确定手术方案有重要参考价值。Child 肝功能分级 ABC;血清胆红素($\mu mol/L$)＜34.2、34.2～51.3、＞51.3;血浆清蛋白(g/L)>35、30~35、<30;腹水无、易控制、难控制;肝性脑病无、轻昏迷、重昏迷;营养状态优、良、差。

(四)食管钡剂 X 线造影检查

在食管为钡剂充盈时,曲张的静脉使食管的轮廓呈虫蚀状改变;排空时,曲张的静脉表现为蚯蚓样或串珠状负影,阳性发现率为 70%~80%。

(五)腹腔动脉造影的静脉相或直接肝静脉造影

腹腔动脉造影的静脉相或直接肝静脉造影可以使门静脉系统和肝静脉显影,确定静脉受阻部位及侧支回流情况,对于预备和选择分流手术术式等有参考价值。

(六)胃镜检查

胃镜检查能直接观察到曲张静脉情况以及是否有胃黏膜病变或溃疡等,并可拍照或录影。

(七)CT、MRI 和门静脉造影

如病情需要,患者经济情况许可,可选择 CT、MRI 和门静脉造影检查。

1.螺旋 CT

螺旋 CT 可用于测定肝的体积,肝硬化时肝体积明显缩小,如<750 cm³,分流术后肝性脑病发生率比肝体积>750 cm³ 者高 4.5 倍。

2.MRI

MRI 不仅可以重建门静脉、准确测定门静脉血流方向及血流量,还可将门静脉高压患者的脑生化成分做出曲线并进行分析,为制订手术方案提供依据。

3.门静脉造影及压力测定

经皮肝穿刺门静脉造影,可以确切地了解门静脉及其分支情况,特别是胃冠状静脉的形态学变化,并可直接测定门静脉压。经颈内静脉或股静脉穿刺,将导管置入肝静脉测定肝静脉楔入压(WHVP),同时测定下腔静脉压(IVP),计算肝静脉压力梯度(HVPG)。由于肝窦和门静脉均无瓣膜,因此肝静脉WHVP可以较准确地反映门静脉压,而 HVPG 则反映门静脉灌注压。

当急性大出血时,应与胃十二指肠溃疡大出血等鉴别。

五、治疗

治疗门静脉高压症,主要是针对门静脉高压症的并发症进行治疗。

(一)非外科治疗

肝硬化患者中仅有 40%出现食管胃底静脉曲张,而有食管胃底静脉曲张的患者中有 50%~60%并发大出血。这说明有食管胃底静脉曲张的患者不一定发生大出血。临床上还看到,本来不出血的患者,在经过预防性手术后反而引起大出血。尤其鉴于肝炎后肝硬化患者的肝损害多较严重,任何一种手术对患者来说都有伤害,甚至引起肝功能衰竭。因此,对有食管胃底静脉曲张但并没有出血的患者,不宜做预防性手术,重点是内科的护肝治疗。外科治疗的主要目的在于紧急制止食管胃底静脉曲张破裂所致的大出血,而决定食管胃底曲张静脉破裂出血的治疗方案,要依据门静脉高压症的病因、肝功能储备、门静脉系统主要血管的可利用情况和医师的操作技能及经验。评价肝功能储备,可预测手术的后果和非手术患者的长期预后。目前常用 Child 肝功能分级来评价肝功能储备。Child A 级、B 级和 C 级患者的手术死亡率分别为 0~5%、10%~15%和超过 25%。

1.非手术治疗的禁忌证和适应证

(1)对于有黄疸、大量腹水、肝严重受损的患者发生大出血,如果进行外科手术,死亡率可为60%~70%。对这类患者应尽量采用非手术疗法。

(2)上消化道大出血一时不能明确诊断者,要一边进行积极抢救,一边进行必要的检查,以明确诊断。

(3)作为手术前的准备工作。食管胃底静脉曲张破裂出血,尤其是对肝功能储备 Child C 级的患者,尽可能采用非手术治疗。

2.初步处理

(1)输血、输液、防止休克:严密观测血压、脉搏变化。如果收缩压<10.7 kPa(80 mmHg),估计失血量以达 800 mL 以上,应立即快速输血。适当地输血是必要的,但切忌过量输血,更不能出多少输多少,绝不能认为输血越多越好,因为过多过快地输血,使血压迅速恢复到出血前水平,常可使因低血压已暂时停止出血的曲张静脉再次出血。必要时可输入新鲜冷冻血浆、血小板,但应避免使用盐溶液,这是因为肝硬化患者多表现为高醛固酮血症,水盐代谢紊乱,盐溶液的输入可以促进腹水的产生。患者如在加强重症监护室(ICU)监护及处理,必要时放置 Swan-Ganz管,以监测患者的循环状态,指导输液。

(2)血管升压素:可使内脏小动脉收缩,血流量减少,从而减少了门静脉血的回流量,短暂降低门静脉压,使曲张静脉破裂处形成血栓,达到止血作用。常用剂量:每分钟 0.2~0.4 U 持续静脉滴注,出血停止后减至每分钟 0.1 U,维持 24 小时。使门静脉压力下降约 35%,一半以上的患者可控制出血。对高血压和有冠状血管供血不足的患者不适用。如必要,可联合应用硝酸甘油以减轻血管升压素的不良反应。特利加压素的不良反应较轻,近年来较多采用。生长抑素能选择性地减少内脏血流量,尤其是门静脉系的血流量,从而降低门静脉压力,有效地控制食管胃底曲张静脉破裂大出血,而对心排血量及血压则无明显影响。首次剂量为 250 μg 静脉冲击注射,以后每小时 250 μg 持续滴注,可连续用药 3~5 天。生长抑素的止血率(80%~90%)远高于血管升压素(40%~50%),不良反应较少,是目前治疗食管胃底静脉破裂出血的首选药物。

(3)三腔管压迫止血:原理是利用充气的气囊分别压迫胃底和食管下段的曲张静脉,以达止血目的。通常用于对血管升压素或内镜治疗食管胃底曲张静脉出血无效的患者。该管有三腔,一通圆形气囊,充气 150~200 mL 后压迫胃底;一通椭圆形气囊。充气 100~150 mL 后压迫食管下段;一通胃腔,经此腔可行吸引、冲洗和注入止血药。Minnesota 管还有第 4 个腔,用以吸引充气气囊以上口咽部的分泌物。

三腔管压迫止血法:先将 2 个气囊各充气约 150 mL,气囊充盈后,应是膨胀均匀,弹性良好。将气囊置于水下,证实无漏气后,即抽空气囊,涂上液状石蜡,从患者鼻孔缓慢地把管送入胃内;边插边让患者做吞咽动作,直至管已插入 50~60 cm,抽到胃内容物为止。先向胃气囊充气 150~200 mL 后,将管向外提拉,感到管子不能再被拉出并有轻度弹力时予以固定,或利用滑车装置,在管端悬以重量约 0.5 kg 的物品,做牵引压迫。接着观察止血效果,如仍有出血,再向食管气囊注气 100~150 mL[压力 1.3~5.3 kPa(10~40 mmHg)]。放置三腔管后,应抽除胃内容物,并用生理盐水反复灌洗,观察胃内有无鲜血吸出。如能清除胃内积血及血凝块,则可利于早期的内镜检查和采取进一步的止血治疗。如无鲜血,同时脉搏、血压渐趋稳定,说明出血已基本控制。有人认为洗胃时加用冰水或血管收缩药,但近来普遍认为这并不能起到止血作用。

三腔管压迫可使 80% 的食管胃底曲张静脉出血得到控制,但约一半的患者排空气囊后又立即再次出血。再者,即使技术熟练的医师使用气囊压迫装置,其并发症的发生率也有 10%～20%,并发症包括吸入性肺炎、食管破裂及窒息。故应用三腔管压迫止血的患者,应放在监护室里监护,要注意下列事项:患者应侧卧或头部侧转,便于吐出唾液,吸尽患者咽喉部分泌物,以防发生吸入性肺炎;要严密观察,谨防气囊上滑堵塞咽喉引起窒息;三腔管一般放置 24 小时,如出血停止,可先排空食管气囊,后排空胃气囊,再观察12～24 小时,如确已止血,才将管慢慢拉出。放置三腔管的时间不宜持续超过 5 天,否则,可使食管或胃底黏膜因受压迫太久而发生溃烂、坏死、食管破裂。因此,每隔 12 小时应将气囊放空 10～20 分钟;如有出血即再充气压迫。

3.内镜治疗

经纤维内镜将硬化剂(国内多选用鱼肝油酸钠)直接注射到曲张静脉腔内,使曲张静脉闭塞,其黏膜下组织硬化,以治疗食管静脉曲张出血和预防再出血。纤维内镜检查时可以见到不同程度的食管静脉曲张。曲张静脉表面黏膜极薄、有多个糜烂点处极易发生破裂大出血。硬化剂的注射可在急性出血期或在出血停止后 2～3 天内进行。注射后如出血未止,24 小时内可再次注射。注射疗法只有短暂的止血效果,近期效果虽较满意,但再出血率较高,可高达 45%,且多发生在治疗后 2 个月内。对于急性出血的疗效与药物治疗相似,长期疗效优于血管升压素和生长抑素。主要并发症是食管溃疡、狭窄或穿孔。食管穿孔是最严重的并发症,虽然发生率仅 1%,但病死率却高达 50%。比硬化剂注射疗法操作相对简单和安全的是经内镜食管曲张静脉套扎术。方法是经内镜将要结扎的曲张静脉吸入到结扎器中,用橡皮圈套扎在曲张静脉基底部。最近发现,此法治疗后近期再出血率也较高。硬化剂注射疗法和套扎术对胃底曲张静脉破裂出血无效。

4.经颈静脉肝内门体分流术

经颈静脉肝内门体分流术(TIPS)是采用介入放射方法,经颈静脉途径在肝内肝静脉与门静脉主要分支间建立通道,置入支架以实现门体分流,展开后的支架口径通常为 7～10 mm。TIPS实际上与门静脉-下腔静脉侧侧吻合术相似,只是操作较后者更容易、更安全,能显著地降低门静脉压,控制出血,特别对顽固性腹水的消失有较好的效果。TIPS 适用于食管胃底曲张静脉破裂出血经药物和内镜治疗无效,肝功能失代偿(Child C 级)不宜行急诊门体分流手术的患者。TIPS 最早用于控制食管胃底曲张静脉破裂出血和防止复发出血。特别适用于出血等待肝移植的患者。

TIPS 的绝对禁忌证包括右心衰竭中心静脉压升高、严重的肝功能衰竭、没有控制的肝性脑病、全身细菌或真菌感染以及多囊肝。TIPS 的相对禁忌证包括肝肿瘤和门静脉血栓。

对于经内镜硬化或结扎治疗效果不满意,肝功能储备较差(Child B 或 C 患者)或不能耐受手术治疗的患者,可采用 TIPS 治疗。TIPS 治疗的目的是控制出血和作为将来肝移植的过渡治疗。

TIPS 用于控制出血的目的主要是改善患者的生存质量,对于延长生存期并没有帮助。其存在的问题主要是再出血率较高,原因主要是支架管堵塞或严重的狭窄。TIPS 1 年内支架狭窄和闭塞发生率高达 50%。为什么在有些患者支架管可长期保持通畅,而在有些患者很快堵塞?因此,研究方向主要是如何改进支架管以及放置技术,保证其长期通畅。

对于适合进行肝移植的患者,作为过渡性治疗方法,TIPS 可以使患者有机会等待供体,同时由于降低了门脉压力可减少肝移植术中出血。但为这部分患者进行 TIPS,技术要求更高,应当保证支架管位于肝实质内,避免其游走进入肝上下腔静脉、门静脉甚至肠系膜上静脉内,否则将对日后的肝移植带来很大的困难。

(二)手术疗法

对于没有黄疸和明显腹水的患者(Child A、B 级)发生大出血,应争取及时手术;或经非手术治疗24~48 小时无效者即行手术。因为,食管胃底曲张静脉一旦破裂引起出血,就会反复出血,而每次出血必将给肝带来损害。积极采取手术止血,不但可以防止再出血,而且是预防肝性脑病的有效措施。可在食管胃底曲张静脉破裂出血时急诊施行,也可为预防再出血择期手术。手术治疗可分为分流术和断流术,目前仍是国内治疗门静脉高压症最为常用和经典的 2 种手术方法。通过各种不同的分流手术,以降低门静脉压力;通过阻断门奇静脉间的反常血流,从而达到止血目的。

1.门体分流术

门体分流术可分为非选择性分流、选择性分流和限制性分流 3 类。

(1)非选择性门体分流术:是将入肝的门静脉血完全转流入体循环,代表术式是门静脉与下腔静脉端侧分流术,将门静脉肝端结扎,防止发生离肝门静脉血流;门静脉与下腔静脉侧侧分流术是离肝门静脉血流一并转流入下腔静脉,减低肝窦压力,有利于控制腹水形成。

非选择性门体分流术治疗食管胃底曲张静脉破裂出血效果好,但肝性脑病发生率为 30%~50%,易形成肝功能衰竭。由于破坏了第一肝门的结构,为日后肝移植造成了困难。

非选择性门体分流术还包括肠系膜上静脉与下腔静脉"桥式"(H 形)分流术和中心性脾-肾静脉分流术(切除脾,将脾静脉近端与左肾静脉端侧吻合)等,但术后血栓形成发生率高。上述任何一种分流术,虽然一方面降低了门静脉的压力,但另一方面也会影响门静脉血向肝的灌注,术后肝性脑病的发生率仍达 10% 左右。现已明确,肝性脑病与血液中氨、硫醇和 γ-氨基丁酸等毒性物质升高有关。例如,分流术后由于肠道内的氨(蛋白质的代谢产物)被吸收后部分或全部不再通过肝进行解毒、转化为尿素,而直接进入血液循环,影响大脑的能量代谢,从而引起肝性脑病,且病死率高。

(2)选择性分流术:选择性门体分流术旨在保存门静脉的入肝血流,同时降低食管胃底曲张静脉的压力,以预防或治疗出血。

以远端脾-肾静脉分流术为代表,即将脾静脉远端与左肾静脉进行端侧吻合,同时离断门-奇静脉侧支,包括胃冠状静脉和胃网膜静脉。但国内外大量临床应用结果表明这种术式的治疗之良好效果难以被重复,故已极少应用。并且有大量腹水及脾静脉口径较小的患者,一般不选择这一术式。

(3)限制性门体分流术:目的是充分降低门静脉压力,制止食管胃底曲张静脉出血,同时保证部分入肝血流。代表术式是限制性门-腔静脉分流(侧侧吻合口控制在 10 mm)和门-腔静脉"桥式"(H 形)分流(桥式人造血管口径为 8~10 mm)。前者随着时间的延长,吻合口径可扩大,如同非选择性门体分流术;后者,近期可能形成血栓,需要取出血栓或溶栓治疗。

附加限制环、肝动脉强化灌注的限制性门腔静脉侧侧分流术是限制性门体分流术的改进与发展,有保持向肝血流、防止吻合口扩大、降低门静脉压、保肝作用和肝性脑病发生率均较低等多种效果。

2.断流术

手术阻断门奇静脉间的反常血流,同时切除脾,以达到止血的目的。手术的方式也很多,阻断部位和范围也各不相同,如食管下端横断术、胃底横断术、食管下端胃底切除术以及贲门周围血管离断术等。在这些断流术中,食管下端横断术、胃底横断术,阻断门奇静脉间的反常血流不够完全,也不够确切;而食管下端胃底切除术的手术范围大,并发症多,死亡率较高。其中以贲门周围血管离断术开展的较为普遍,近期效果不错。这一术式还适合于门静脉循环中没有可供与体静脉吻合的通畅静脉,肝功能差(Child C 级),既往分流手术和其他非手术疗法失败而又不适合分流手术的患者。在施行此手术时,了解贲门周围血管的局部解剖十分重要。贲门周围血管可分为 4 组。

(1)冠状静脉:包括胃支、食管支及高位食管支。胃支较细,沿着胃小弯行走,伴行着胃右动脉。食管支较粗,伴行着胃左动脉,在腹膜后注入脾静脉;其另一端在贲门下方和胃支汇合而进入胃底和食管下段。高位食管支源自冠状静脉食管支的凸起部,距贲门右侧 3~4 cm 处,沿食管下段右后侧行走,于贲门上方 3~4 cm 或更高处进入食管肌层。特别需要提出的,有时还出现"异位高位食管支",它与高位食管支同时存在,起源于冠状静脉主干,也可直接起源于门静脉左干,距贲门右侧更远,在贲门以上 5 cm 或更高处才进入食管肌层。

(2)胃短静脉:一般有 3 或 4 支,伴行着胃短动脉,分布于胃底的前后壁,注入脾静脉。

(3)胃后静脉:起始于胃底后壁,伴着同名动脉下行,注入脾静脉。

(4)左膈下静脉:可单支或分支进入胃底或食管下段左侧肌层。

门静脉高压症时,上述静脉都显著扩张,高位食管支的直径常为 0.6~1.0 cm,彻底切断上述静脉,包括高位食管支或同时存在的异位高位食管支,同时结扎、切断与静脉伴行的同名动脉,才能彻底阻断门奇静脉间的反常血流,达到即刻而确切的止血,这种断流术称为"贲门周围血管离断术"。

贲门周围血管离断术后再出血发生率较高,主要原因有二:首先是由于出血性胃黏膜糜烂引起,这种患者,大多有门静脉高压性胃病。手术后患者处于应激状态,导致胃黏膜的缺血、缺氧、胃黏膜屏障破坏,门静脉高压性胃病加重,发生大出血。对于这一类的出血,原则上采用非手术疗法止血;其次是第 1 次手术不彻底,遗漏了高位食管支或异位高位食管支,又引起了食管胃底静脉的曲张破裂。对于这种情况要争取早期手术,重新离断遗漏了的高位食管支或异位高位食管支。最重要的是断流后门静脉高压仍存在,但交通支出路已断,没有出路,这就必然发生离断后的再粘连、交通血管再生。另外需要指出的是,在选择手术方式时还要考虑到每个患者的具体情况以及手术医师的经验和习惯。

3.分流加断流的联合术

由于分流术和断流术各有特点,治疗效果因人而异,难以判断孰优孰劣。不同学者各有偏好,也存在着争议。近年来,分流加断流的联合术式,如贲门周围血管离断加肠腔静脉侧侧分流术,脾次全切除腹膜后移位加断流术等,正引起人们的浓厚兴趣。初步的实验研究和临床观察显示,联合术式既能保持一定的门静脉压力及门静脉向肝的血供,又能疏通门静脉系统的高血流状态,是一种较理想的治疗门静脉高压症的手术方法。

既往对于术式的改进一直囿于在确切止血的基础上尽可能地保留门静脉向肝血流方面,未能取得突破性的进展。近年来,有学者基于"门脉高压症的本在于肝硬化"的认识,并提出应注意增加肝动脉血流,提高肝供氧量以达到保护肝的目的,为门脉高压症术后肝功能保护提供了一种新的思路。而单纯的分流术或断流术很难满足上述要求,故有关单一术式的研究报道已相对减少,而分流加断流的联合术式正引起人们的浓厚兴趣。常见的术式有贲门周围血管离断加肠腔静脉侧侧分流术、脾次全切除腹膜后移位加断流术、门腔静脉侧分流加肝动脉强化灌注术等。

附加限制环、肝动脉强化灌注的门腔静脉侧侧分流术就是一个很好的开端。通过附加限制环的门腔静脉侧分流,取得理想的门脉减压效果并可防止吻合口扩大;而通过结扎胃左、右动静脉、胃十二指肠动脉和脾动脉(脾切除),使腹腔动脉的全部血流都集中供给肝动脉。这就增加了肝血、氧供给而起到了保肝作用。因此,它在一定程度上克服了传统门腔分流术的不足。它在集分流术和断流术优点的同时,使其对于肝血流动力学的改变趋于合理。通过强化肝动脉血流灌注改善肝血供,益于术后恢复,又不影响肠系膜静脉区向肝血流,相对增加了来自胰腺和胃肠道的营养物质对肝的供给;对肝功能起到一定的维护作用,能明显改善术后肝纤维化的程度。另外,本术式在分流术基础上,结扎胃左、右动静脉、胃十二指肠动脉,没有增加手术难度。

4.肝移植

上述的各种治疗方法均是针对门静脉高压症食管胃底曲张静脉破裂出血的措施,对导致门静脉高压症的根本原因肝硬化则无能为力,甚至可能导致进一步的肝损害。肝移植手术无疑是治疗门静脉高压症最为彻底的治疗方法,既替换了病肝,又使门静脉系统血流动力学恢复到正常。在过去的20年,肝移植已经极大地改变了门静脉高压症患者的治疗选择。同其他器官移植所面临问题一样,目前影响肝移植发展的主要障碍是供肝严重不足,尽管劈离式肝移植技术可以部分缓解肝供需间的矛盾,但仍难以彻底解决供肝紧张的局面。目前,全球等待肝移植的患者每年增加达15倍之多,而实施肝移植者只增加3倍,供肝严重缺乏。活体肝移植虽然也有较大发展,仅我国自1995年1月—2008年8月,活体肝移植已达925例,但也只是杯水车薪。亲属部分肝移植由于存在危及供者健康和生命的危险,病例选择不得不慎之又慎。利用转基因动物进行异种肝移植的研究虽有希望彻底解决供肝来源的问题,但由于涉及技术和伦理学方面的问题,短时间内难以应用于临床。

影响肝移植术对肝硬化门静脉高压症治疗效果的另一因素是移植肝病毒性肝炎复发。尽管近年来抗病毒药物研究的进展已使病毒性肝炎的复发率明显降低,但其仍是每一个从事肝移植工作的外科医师必须认真对待的问题。

肝移植手术高昂的治疗费用也是影响其广泛应用的因素之一。即使在一些发达国家,肝移植手术的费用亦非普通患者个人所能轻易负担。在我国目前的经济发展水平下,这一因素甚至已成为影响肝移植手术临床应用的首要因素。肝移植手术无疑是治疗门脉高压症最为彻底的治疗方法,是今后发展的方向。但在目前情况下,是否将我们有限的医疗卫生资源用于肝硬化的预防上,值得认真思考。

综上所述,我们不难发现,门静脉高压症的外科治疗取得了很大进展,但仍存在诸多不足之处。保护肝功能、微创外科的应用以及肝移植的研究将是门静脉高压症外科在今后相当一个时期内研究的难点和重点。必须指出的是,事实上我国人口众多,肝炎患者多乃至肝硬化、门静脉高压症、食管静脉曲张破裂出血的患者也相应地多。相比之下肝源极少,因此今后在相当长的时期内,非肝移植的上述治疗诸法仍然是主要治疗的手段。

5.严重脾大,合并明显的脾功能亢进的外科治疗

最多见于晚期血吸虫病,也见于脾静脉栓塞引起的左侧门静脉高压症。对于这类患者单纯行脾切除术效果良好。

6.肝硬化引起的顽固性腹水的外科治疗

有效的治疗方法是肝移植。其他疗法包括 TIPS 和腹腔-静脉转流术。放置腹腔-静脉转流管,有窗孔的一端插入腹腔,通过一个单向瓣膜,使腹腔内的液体向静脉循环单一方向流动,管的

另一端插入上腔静脉。尽管放置腹腔静脉转流管并不复杂,然而有报道手术后的死亡率高达20%。放置腹腔-静脉转流管后腹水再度出现说明分流闭塞。如果出现弥散性血管内凝血、曲张静脉破裂出血或肝功能衰竭,就应停止转流。

(三)食管胃底静脉曲张破裂大出血非手术治疗失败的治疗原则

食管胃底静脉曲张破裂大出血非手术治疗包括狭义的内科药物、物理等方法治疗;广义还包括了内镜下套扎、注射,经股动脉、颈静脉置管介入等治疗。

食管胃底静脉曲张破裂大出血非手术治疗失败,能否手术?手术条件、手术时期和手术方式如何掌握和选择?

食管胃底静脉曲张破裂大出血非手术治疗失败,也就是又发生了无法控制的大出血时就必须实施紧急止血手术或于静止期择期手术。

急诊手术的死亡率要高出择期手术数倍,我们20世纪80年代经统计发现急诊手术死亡率是择期手术的10倍。因此,还是尽可能地选择择期手术治疗。

主要手术方式有分流手术、断流术和肝移植。

1.分流手术

分流手术是采用门静脉系统主干及其主要分支与下腔静脉及其主要分支血管吻合,使较高压力的门静脉血液分流入下腔静脉中去,由于能有效地降低门静脉压力,是防治大出血的较为理想的方法。

分流的方式很多,如较为经典的门腔静脉吻合术、脾肾静脉吻合术、肠系膜上静脉下腔静脉吻合术。目前应该说既有止血效果好又有一定保肝作用的"附加限制环及肝动脉强化灌注的门腔静脉侧侧吻合术"的效果最为满意。

2.断流术

一般包括腔内食管胃底静脉结扎术、贲门周围血管离断术、冠状静脉结扎术。因一般只要能够掌握胃大部切除术的外科医师既能实施贲门周围血管离断术,故此,目前此种手术的开展最为普及。

3.肝移植

这是治疗终末期肝病的(不包括晚期肿瘤)好办法,在西方已被普遍采用。但在我国,因乙丙型肝炎后肝硬化、门静脉高压症、食管胃底静脉曲张破裂出血的患者较多,而供肝者少,故不能广泛开展,仍以分流术及断流术为主。

内镜下套扎、注射,经股动脉、颈静脉置管介入等治疗属非手术治疗范畴,这里不予赘述。

(亓立升)

第二节 肝 囊 肿

一、病因与病理

肝囊肿临床上较为常见,分先天性与后天性两大类,后天性多为创伤、炎症或肿瘤性因素所致,以寄生虫性如肝棘球蚴感染所致最多见。先天性肝囊肿又称真性囊肿,最为多见,其发生原因不明,可由先天性因素所致,可能与肝内迷走胆管与淋巴管在胚胎期的发育障碍,或局部淋巴管因炎性上皮增生阻塞,导致管腔内分泌物滞留所致。可单发,亦可多发,女性多于男性,从统计学资料来看,多发性肝囊肿多有家族遗传因素。

肝囊肿多根据形态学或病因学进行分类,Debakey根据病因将肝囊肿分为先天性和后天性两大类,其中先天性肝囊肿又可分为原发性肝实质肝囊肿和原发性胆管性肝囊肿,前者又可分为孤立性和多发性肝囊肿;后者则可分为局限性肝内主要胆管扩张和Caroli病。后天性肝囊肿可分为外伤性、炎症性和肿瘤性,炎症性肝囊肿可由胆管炎性或结石滞留引起,也可与肝包囊病有关。肿瘤性肝囊肿则可分为皮样囊肿、囊腺瘤或恶性肿瘤引起的继发性囊肿。

孤立性肝囊肿多发生于肝右叶,囊肿直径一般从数毫米至30 cm不等,囊内容物多为清晰、水样黄色液体,呈中性或碱性反应,含液量一般在500 mL以上,囊液含有清蛋白、黏蛋白、胆固醇、白细胞、酪氨酸等,少数与胆管相通者可含有胆汁,若囊内出血可呈咖啡样。囊壁表面平滑反光,呈乳白色或灰蓝色,部分菲薄透明,可见血管走行。囊肿包膜通常较完整,囊壁组织学可分三层。①纤维结缔组织内层:往往衬以柱状或立方上皮细胞。②致密结缔组织中层:以致密结缔组织成分为主,细胞少。③外层为中等致密的结缔组织,内有大量的血管、胆管通过,并有肝细胞,偶可见肌肉组织成分。

多发性肝囊肿分两种情况,一种为散在的肝实质内很小的囊肿,另一种为多囊肝,累及整个肝脏,肝脏被无数大小不等的囊肿占据。显微镜下囊肿上皮可变性扁平或缺如;外层为胶原组织,囊壁之间可见为数较多的小胆管和肝细胞。多数情况下合并多囊肾、多囊脾,有的还可能同时合并其他脏器的先天性畸形。

二、临床表现

由于肝囊肿生长缓慢,多数囊肿较小且囊内压低,临床上可无任何症状。但随着病变的持续发展,囊肿逐渐增大,可出现邻近脏器压迫症状,如上腹饱胀不适,甚至隐痛、恶心、呕吐等,少数患者因囊肿破裂或囊内出血而出现急性腹痛。晚期可引起肝功能损害而出现腹水、黄疸、肝大及食管静脉曲张等表现,囊肿伴有继发感染时可出现畏寒、发热等症状。体检可发现上腹部包块,肝大,可随呼吸上下移动、表面光滑的囊性肿物以及脾大、腹水及黄疸等相应体征。

肝囊肿巨大时X线平片可有膈肌抬高,胃肠受压移位等征象。

B超检查见肝内一个或多个圆形、椭圆形无回声暗区,大小不等,囊壁菲薄,边缘光滑整齐,后方有增强效应。囊肿内如合并出血、感染,则液性暗区内可见细小点状回声漂浮,部分多房性囊肿可见分隔状光带。

CT表现为外形光滑、境界清楚、密度均匀一致。平扫CT值在0~20 Hu,增强扫描注射造影剂后囊肿的CT值不变,周围正常肝组织强化后使对比更清楚。

MRI图像T_1加权呈极低信号,强度均匀,边界清楚;质子加权多数呈等信号,少数可呈略低信号;T_2加权均呈高信号,边界清楚;增强后T_1加权囊肿不强化。

三、诊断

肝囊肿诊断多不困难,结合患者体征及B超、CT等影像学检查资料多可作出明确诊断,但如要对囊肿的病因作出明确判断,需密切结合病史,应注意与下列疾病相鉴别。①肝棘球蚴囊肿:有疫区居住史,嗜伊红细胞增多,Casoni试验阳性,超声检查可在囊内显示少数漂浮移动点或多房性、较小囊状集合体图像。②肝脓肿：有炎症史，肝区有明显压痛、叩击痛，B超检查在未液化的声像图上，多呈密集的点状、线状回声，脓肿液化时无回声区与肝囊肿相似，但肝脓肿呈不规则的透声区，无回声区内见杂乱强回声，长期慢性的肝脓肿，内层常有肉芽增生，回声极不规则，壁厚，有时可见伴声影的钙化强回声。③巨大肝癌中心液化：有肝硬化史以及进行性恶病质，B超、CT均可见肿瘤轮廓，病灶内为不规则液性占位。

四、治疗

对体检偶尔发现的小而无症状的肝囊肿可定期观察，无须特殊治疗，但需警惕其发生恶变。对于囊肿近期生长迅速，疑有恶变倾向者，宜及早手术治疗。

(一)孤立性肝囊肿的治疗

1.B超引导下囊肿穿刺抽液术

B超引导下囊肿穿刺抽液术适用于浅表的肝囊肿，或患者体质差，不能耐受手术，囊肿巨大有压迫症状者。抽液可缓解症状，但穿刺抽液后往往复发，需反复抽液，有继发出血和细菌感染的可能。近年有报道经穿刺抽液后向囊内注入无水酒精或其他硬化剂的治疗方法，但远期效果尚不肯定，有待进一步观察。

2.囊肿开窗术或次全切除术

囊肿开窗术或次全切除术适用于巨大的肝表面孤立性囊肿，在囊壁最菲薄、浅表的地方切除1/3左右的囊壁，充分引流囊液。

3.囊肿或肝叶切除术

囊肿在肝脏的周边部位或大部分突出肝外或带蒂悬垂者，可行囊肿切除。若术中发现肝囊肿较大或多个囊肿集中某叶或囊肿合并感染及出血，可行肝叶切除。此外，对疑有恶变的囊性病变，如肿瘤囊液为血性或黏液性或囊壁厚薄不一，有乳头状赘生物时，可即时送病理活检，一旦明确，则行完整肝叶切除。

4.囊肿内引流

术中探查如发现有胆汁成分则提示囊肿与肝内胆管相通，可行囊肿空肠 Roux-en-Y 吻合术。

(二)多发性肝囊肿的治疗

多发性肝囊肿一般不宜手术治疗，若因某个大囊肿或几处较大囊肿引起症状时，可考虑行一处或多处开窗术，晚期合并肝功能损害，有多囊肾、多囊膜等，可行肝移植或肝、肾多脏器联合移植。

(亓立升)

第三节　肝　脓　肿

一、细菌性肝脓肿

(一)流行病学

细菌性肝脓肿通常指由化脓性细菌引起的感染，故亦称化脓性肝脓肿。本病病原菌可来自胆管疾病(占 16％～40％),门静脉血行感染(占 8％～24％),经肝动脉血行感染报道不一,最多者为 45％,直接感染者少见,隐匿感染占 10％～15％。致病菌以革兰阴性菌最多见,其中 2/3 为大肠埃希菌,粪链球菌和变形杆菌次之;革兰阳性球菌以金黄色葡萄球菌最常见。临床常见多种细菌的混合感染。细菌性肝脓肿 70％～83％发生于肝右叶,这与门静脉分支走行有关。左叶者占 10％～16％;左右叶均感染者为 6％～14％。脓肿多为单发且大,多发者较少且小。少数细菌性肝脓肿患者的肺、肾、脑及脾等亦可有小脓肿。尽管目前对本病的认识、诊断和治疗方法都有所改进,但病死率仍为 30％～65％,其中多发性肝脓肿的病死率为 50％～88％,而孤立性肝脓肿的病死率为 12.5％～31％。本病多见于男性,男女比例约为2：1。但目前的许多报道指出,本病的性别差异已不明显,这可能与女性胆管疾病发生率较高,而胆源性肝脓肿在化脓性肝脓肿发生中占主导地位有关。本病可发生于任何年龄,但中年以上者约占 70％。

(二)病因

肝由于接受肝动脉和门静脉双重血液供应,并通过胆管与肠道相通,发生感染的机会很多。但是在正常情况下由于肝的血液循环丰富和单核吞噬细胞系统的强大吞噬作用,可以杀伤入侵的细菌并且阻止其生长,不易形成肝脓肿。但是如各种原因导致机体抵抗力下降时,或当某些原因造成胆管梗阻时,入侵的细菌便可以在肝内重新生长引起感染,进一步发展形成脓肿。化脓性肝脓肿是一种继发性病变,病原菌可由下列途径进入肝。

1.胆管系统

这是目前最主要的侵入途径,也是细菌性肝脓肿最常见的原因。当各种原因导致急性梗阻性化脓性胆管炎,细菌可沿胆管逆行上行至肝,形成脓肿。胆管疾病引起的肝脓肿占肝脓肿发病率的21.6％～51.5％,其中肝胆管结石并发肝脓肿更多见。胆管疾病引起的肝脓肿常为多发性,以肝左叶多见。

2.门静脉系统

腹腔内的感染性疾病,如坏疽性阑尾炎、内痔感染、胰腺脓肿、溃疡性结肠炎及化脓性盆腔炎等均可引起门脉属支的化脓性门静脉炎,脱落的脓毒性栓子进入肝形成肝脓肿。近年来由于抗生素的应用,这种途径的感染已大为减少。

3.肝动脉

体内任何部位的化脓性疾病,如急性上呼吸道感染、亚急性细菌性心内膜炎、骨髓炎和痈等,病原菌由体循环经肝动脉侵入肝。当机体抵抗力低下时,细菌可在肝内繁殖形成多发性肝脓肿,多见于小儿败血症。

4.淋巴系统

与肝相邻部位的感染如化脓性胆囊炎、膈下脓肿、肾周围脓肿、胃及十二指肠穿孔等,病原菌可经淋巴系统进入肝,亦可直接侵及肝。

5.肝外伤后继发感染

开放性肝外伤时,细菌从创口进入肝或随异物直接从外界带入肝引发脓肿。闭合性肝外伤时,特别是中心型肝损伤患者,可在肝内形成血肿,易导致内源性细菌感染。尤其是合并肝内小胆管损伤,则感染的机会更高。

6.医源性感染

近年来,由于临床上开展了许多肝脏手术及侵入性诊疗技术,如肝穿刺活检术、经皮肝穿刺胆管造影术(PTC)、内镜逆行胰胆管造影术(ERCP)等,操作过程中有可能将病原菌带入肝形成肝的化脓性感染。肝脏手术时由于局部止血不彻底或术后引流不畅,形成肝内积血积液时均可引起肝脓肿。

7.其他

有一些原因不明的肝脓肿,如隐源性肝脓肿,可能肝内存在隐匿性病变。当机体抵抗力减弱时,隐匿病灶"复燃",病菌开始在肝内繁殖,导致肝的炎症和脓肿。Ranson指出,25%隐源性肝脓肿患者伴有糖尿病。

(三)临床表现

细菌性肝脓肿并无典型的临床表现,急性期常被原发性疾病的症状所掩盖,一般起病较急,全身脓毒性反应显著。

1.寒战和高热

寒战和高热多为最早也是最常见的症状。患者在发病初期骤感寒战,继而高热,热型呈弛张型,体温在38～40 ℃,最高可达41 ℃,伴有大量出汗,脉率增快,1天数次,反复发作。

2.肝区疼痛

由于肝增大和肝被膜急性膨胀,肝区出现持续性钝痛;出现的时间可在其他症状之前或之后,亦可与其他症状同时出现,疼痛剧烈者常提示单发性脓肿;疼痛早期为持续性钝痛,后期可呈剧烈锐痛,随呼吸加重者提示脓肿位于肝膈顶部;疼痛可向右肩部放射,左肝脓肿也可向左肩部放射。

3.乏力、食欲缺乏、恶心和呕吐

由于伴有全身毒性反应及持续消耗,患者可出现乏力、食欲缺乏、恶心、呕吐等消化道症状。少数患者还出现腹泻、腹胀以及顽固性呃逆等症状。

4.体征

肝区压痛和肝增大最常见。右下胸部和肝区叩击痛;若脓肿移行于肝表面,则其相应部位的皮肤呈红肿,且可触及波动性肿块。右上腹肌紧张,右季肋部饱满,肋间水肿并有触痛。左肝脓肿时上述症状出现于剑突下。并发于胆管梗阻的肝脓肿患者常出现黄疸。其他原因的肝脓肿,一旦出现黄疸,表示病情严重,预后不良。少数患者可出现右侧反应性胸膜炎和胸腔积液,可查及肺底呼吸音减弱、啰音和叩诊浊音等。晚期患者可出现腹水,这可能是由于门静脉炎以及周围脓肿的压迫影响门静脉循环及肝受损,长期消耗导致营养性低蛋白血症引起。

(四)诊断

1.病史及体征

在急性肠道或胆管感染的患者中,突然发生寒战、高热、肝区疼痛、压痛和叩击痛等,应高度怀疑本病的可能,做进一步详细检查。

2.实验室检查

白细胞计数明显升高,总数达$(1～2)×10^{10}$/L或以上,中性粒细胞在90%以上,并可出现核左移或中毒颗粒,谷丙转氨酶、碱性磷酸酶升高,其他肝功能检查也可出现异常。

3.B超检查

B超检查是诊断肝脓肿最方便、简单又无痛苦的方法,可显示肝内液性暗区,区内有"絮状回声"并可显示脓肿部位、大小及距体表深度,并用以确定脓腔部位作为穿刺点和进针方向,或为手术引流提供进路。此外,还可供术后动态观察及追踪随访。能分辨肝内直径2 cm以上的脓肿病灶,可作为首选检查方法,其诊断阳性率可达96%以上。

4.X 线片和 CT 检查

X 线片检查可见肝阴影增大、右侧膈肌升高和活动受限、肋膈角模糊或胸腔少量积液,右下肺不张或有浸润,以及膈下有液气面等。肝脓肿在 CT 图像上均表现为密度减低区,吸收系数介于肝囊肿和肝肿瘤之间。CT 可直接显示肝脓肿的大小、范围、数目和位置,但费用昂贵。

5.其他

如放射性核素肝扫描(包括 ECT)、选择性腹腔动脉造影等对肝脓肿的诊断有一定价值。但这些检查复杂、费时,因此在急性期患者最好选用操作简便、安全、无创伤性的 B 超检查。

(五)鉴别诊断

1.阿米巴性肝脓肿

阿米巴性肝脓肿的临床症状和体征与细菌性肝脓肿有许多相似之处,但两者的治疗原则有本质上的差别,前者以抗阿米巴和穿刺抽脓为主,后者以控制感染和手术治疗为主,故在治疗前应明确诊断。阿米巴肝脓肿常有阿米巴肠炎和脓血便的病史,发生肝脓肿后病程较长,全身情况尚可,但贫血较明显。肝显著增大,肋间水肿,局部隆起和压痛较明显。若粪便中找到阿米巴原虫或滋养体,则更有助于诊断。此外,诊断性肝脓肿穿刺液为"巧克力"样,可找到阿米巴滋养体。

2.胆囊炎、胆石症

此类病有典型的右上部绞痛和反复发作的病史,疼痛放射至右肩或肩胛部,右上腹肌紧张,胆囊区压痛明显或触及增大的胆囊,X 线检查无膈肌抬高,运动正常。B 超检查有助于鉴别诊断。

3.肝囊肿合并感染

这些患者多数在未合并感染前已明确诊断。对既往未明确诊断的患者合并感染时,需详细询问病史和仔细检查,亦能加以鉴别。

4.膈下脓肿

膈下脓肿往往有腹膜炎或上腹部手术后感染史,脓毒血症和局部体征较化脓性肝脓肿为轻,主要表现为胸痛,深呼吸时疼痛加重。X 线检查见膈肌抬高、僵硬、运动受限明显,或膈下出现气液平。B 超可发现膈下有液性暗区。但当肝脓肿穿破合并膈下感染者,鉴别诊断就比较困难。

5.原发性肝癌

巨块型肝癌中心区液化坏死而继发感染时易与肝脓肿相混淆。但肝癌患者的病史、发病过程及体征等均与肝脓肿不同,如能结合病史、B 超和 AFP 检测,一般不难鉴别。

6.胰腺脓肿

有急性胰腺炎病史,脓肿症状之外尚有胰腺功能不良的表现;肝无增大,无触痛;B 超以及 CT 等影像学检查可辅助诊断并定位。

(六)并发症

细菌性肝脓肿如得不到及时、有效的治疗,脓肿破溃后向各个脏器穿破可引起严重并发症。右肝脓肿可向膈下间隙穿破形成膈下脓肿;亦可再穿破膈肌而形成脓肿;甚至能穿破肺组织至支气管,脓液从气管排出,形成支气管胸膜瘘;如脓肿同时穿破胆管则形成支气管胆瘘。左肝脓肿可穿破入心包,发生心包积脓,严重者可发生心脏压塞。脓肿可向下穿破入腹腔引起腹膜炎。有少数病例,脓肿穿破入胃、大肠,甚至门脉、下腔静脉等;若同时穿破门静脉或胆管,大量血液由胆管排出十二指肠,可表现为上消化道大出血。细菌性肝脓肿一旦出现并发症,病死率成倍增加。

(七)治疗

细菌性肝脓肿是一种继发疾病,如能及早重视治疗原发病灶可起到预防的作用。即便在肝脏感染的早期,如能及时给予大剂量抗生素治疗,加强全身支持疗法,也可防止病情进展。

1.药物治疗

对急性期,已形成而未局限的肝脓肿或多发性小脓肿,宜采用此法治疗。即在治疗原发病灶的同时,使用大剂量有效抗生素和全身支持治疗,以控制炎症,促使脓肿吸收自愈。全身支持疗法很重要,由于本病的患者中毒症状严重,全身状况较差,故在应用大剂量抗生素的同时应积极补液,纠正水、电解质紊乱,给予 B 族维生素、维生素 C、维生素 K,反复多次输入少量新鲜血液和血浆以纠正低蛋白血症,改善肝功能和输注免疫球蛋白。目前多主张有计划地联合应用抗生素,如先选用对需氧菌和厌氧菌均有效的药物,待细菌培养和药敏结果明确再选用敏感抗生素。多数患者可望治愈,部分脓肿可局限化,为进一步治疗提供良好的前提。多发性小脓肿经全身抗生素治疗不能控制时,可考虑在肝动脉或门静脉内置管滴注抗生素。

2.B 超引导下经皮穿刺抽脓或置管引流术

该术式适用于单个较大的脓肿,在 B 超引导下以粗针穿刺脓腔,抽吸脓液后反复注入生理盐水冲洗,直至抽出液体清亮,拔出穿刺针。亦可在反复冲洗吸净脓液后,置入引流管,以备术后冲洗引流之用,至脓腔直径<1.5 cm 时拔除。这种方法简便,创伤小,疗效亦满意。特别适用于年老体虚及危重患者。操作时应注意:①选择脓肿距体表最近点穿刺,同时避开胆囊、胸腔或大血管。②穿刺的方向对准脓腔的最大径。③多发性脓肿应分别定位穿刺。但是这种方法并不能完全替代手术,因为脓液黏稠,会造成引流不畅,引流管过粗易导致组织或脓腔壁出血,对多分隔脓腔引流不彻底,不能同时处理原发病灶,厚壁脓肿经抽脓或引流后,脓壁不易塌陷。

3.手术疗法

(1)脓肿切开引流术:适用于脓肿较大或经非手术疗法治疗后全身中毒症状仍然较重或出现并发症者,如脓肿穿入腹腔引起腹膜炎或穿入胆管等。常用的手术途径有以下几种。①经腹腔切开引流术:取右肋缘下斜切口,进入腹腔后,明确脓肿部位,用湿盐水垫保护手术野四周以免脓液污染腹腔。先试穿刺抽得脓液后,沿针头方向用直血管钳插入脓腔,排出脓液,再用手指伸进脓腔,轻轻分离腔内间隔组织,用生理盐水反复冲洗脓腔。吸净后,脓腔内放置双套管负压吸引。脓腔内及引流管周围用大网膜覆盖,引流管自腹壁戳口引出。脓液送细菌培养。这种入路的优点是病灶定位准确,引流充分,可同时探查并处理原发病灶,是目前临床最常用的手术方式。②腹膜外脓肿切开引流术:位于肝右前叶和左外叶的肝脓肿,与前腹膜已发生紧密粘连,可采用前侧腹膜外入路引流脓液。方法是做右肋缘下斜切口或右腹直肌切口,在腹膜外间隙,用手指推开肌层直达脓肿部位。此处腹膜有明显的水肿,穿刺抽出脓液后处理方法同上。③后侧脓肿切开引流术:适用于肝右叶膈顶部或后侧脓肿。患者左侧卧位,左侧腰部垫一沙袋。沿右侧第12 肋稍偏外侧做一切口,切除一段肋骨,在第 1 腰椎棘突水平的肋骨床区做一横切口,显露膈肌,有时需将膈肌切开到达肾后脂肪囊区。用手指沿肾后脂肪囊向上分离,显露肾上缘与肝下面的腹膜后间隙直达脓肿。将穿刺针沿手指方向刺入脓腔,抽得脓液后,用长弯血管钳顺穿刺方向插入脓腔,排出脓液。用手指扩大引流口,冲洗脓液后,置入双套管或多孔乳胶管引流,切口部分缝合。

(2)肝叶切除术适用于:①病期长的慢性厚壁脓肿,切开引流后脓肿壁不塌陷,长期留有无效腔,伤口经久不愈合者。②肝脓肿切开引流后,留有窦道长期不愈者。③合并某肝段胆管结石,因肝内反复感染、组织破坏、萎缩，失去正常生理功能者。④肝左外叶内多发脓肿致使肝组织严重破坏者。肝叶切除治疗肝脓肿应注意术中避免炎性感染扩散到术野或腹腔，特别对肝断面的处理要细致妥善，术野的引流要通畅，一旦局部感染，将导致肝断面的胆瘘、出血等并发症。肝脓肿急诊切除肝叶，有使炎症扩散的危险，应严格掌握手术指征。

(八)预后

本病的预后与年龄、身体素质、原发病、脓肿数目、治疗及时与合理以及有无并发症等密切相关。有人报道多发性肝脓肿的病死率明显高于单发性肝脓肿。年龄超过50岁者的病死率为79%，而50岁以下则为53%。手术死亡率为10%～33%。全身情况较差，肝明显损害及合并严重并发症者预后较差。

二、阿米巴性肝脓肿

(一)流行病学

阿米巴性肝脓肿是肠阿米巴病最多见的主要并发症。本病常见于热带与亚热带地区。好发于20～50岁的中青年男性，男女比例约为10∶1。脓肿以肝右后叶最多见，占90%以上，左叶不到10%，左右叶并发者亦不罕见。脓肿单腔者为多。国内临床资料统计，肠阿米巴病并发肝脓肿者占1.8%～20%，最高者可达67%。综合国内外报道4 819例中，男性为90.1%，女性为9.9%。农村高于城市。

(二)病因

阿米巴性肝脓肿是由溶组织阿米巴原虫所引起，有的在阿米巴痢疾期间形成，有的发生于痢疾之后数周或数月。据统计，60%发生在阿米巴痢疾后4～12周，但也有在长达20～30年或之后发病者。溶组织阿米巴是人体唯一的致病型阿米巴，在其生活史中主要有滋养体型和虫卵型。前者为溶组织阿米巴的致病型，寄生于肠壁组织和肠腔内，通常可在急性阿米巴痢疾的粪便中查到，在体外自然环境中极易破坏死亡，不易引起传播；虫卵仅在肠腔内形成，可随粪便排出，对外界抵抗力较强，在潮湿低温环境中可存活12天，在水中可存活9～30天，在低温条件下其寿命可为6～7周。虽然没有侵袭力，但为重要的传染源。当人吞食阿米巴虫卵污染的食物或饮水后，在小肠下段，由于碱性肠液的作用，阿米巴原虫脱卵而出并大量繁殖成为滋养体，滋养体侵犯结肠黏膜形成溃疡，常见于盲肠、升结肠等处，少数侵犯乙状结肠和直肠。寄生于结肠黏膜的阿米巴原虫，分泌溶组织酶，消化溶解肠壁上的小静脉，阿米巴滋养体侵入静脉，随门静脉血流进入肝；也可穿过肠壁直接或经淋巴管到达肝内。进入肝的阿米巴原虫大多数被肝内单核-吞噬细胞消灭；仅当侵入的原虫数目多、毒力强而机体抵抗力降低时，其存活的原虫即可繁殖，引起肝组织充血炎症，继而原虫阻塞门静脉末梢，造成肝组织局部缺血坏死；又因原虫产生溶组织酶，破坏静脉壁，溶解肝组织而形成脓肿。

(三)临床表现

本病的发展过程一般比较缓慢，急性阿米巴肝炎期较短暂，如不能及时治疗，继之为较长时期的慢性期。其发病可在肠阿米巴病数周至数年之后，甚至可长达30年后才出现阿米巴性肝脓肿。

1.急性肝炎期

在肠阿米巴病过程中，出现肝区疼痛、肝增大、压痛明显，伴有体温升高(持续在38～39 ℃)，脉速、大量出汗等症状亦可出现。此期如能及时、有效治疗，炎症可得到控制，避免脓肿形成。

2.肝脓肿期

临床表现取决于脓肿的大小、位置、病程长短及有无并发症等。但大多数患者起病比较缓慢,病程较长,此期间主要表现为发热、肝区疼痛及肝增大等。

(1)发热:大多起病缓慢,持续发热(38～39 ℃),常以弛张热或间歇热为主;在慢性肝脓肿患者体温可正常或仅为低热;如继发细菌感染或其他并发症时,体温可高达 40 ℃以上;常伴有畏寒、寒战或多汗。体温大多晨起低,在午后上升,夜间热退时有大汗淋漓;患者多有食欲缺乏、腹胀、恶心、呕吐,甚至腹泻、痢疾等症状;体重减轻、虚弱乏力、消瘦、精神不振、贫血等亦常见。

(2)肝区疼痛:常为持续性疼痛,偶有刺痛或剧烈疼痛;疼痛可随深呼吸、咳嗽及体位变化而加剧。疼痛部位因脓肿部位而异,当脓肿位于右膈顶部时,疼痛可放射至右肩胛或右腰背部;也可因压迫或炎症刺激右膈肌及右下肺而导致右下肺肺炎、胸膜炎,产生气急、咳嗽、肺底湿啰音等。如脓肿位于肝的下部,可出现上腹部疼痛症状。

(3)局部水肿和压痛:较大的脓肿可出现右下胸、上腹部膨隆,肋间饱满,局部皮肤水肿发亮,肋间隙因皮肤水肿而消失或增宽,局部压痛或叩痛明显。右上腹部可有压痛、肌紧张,有时可扪及增大的肝脏或肿块。

(4)肝增大:肝往往呈弥漫性增大,病变所在部位有明显的局限性压痛及叩击痛。右肋缘下常可扪及增大的肝,下缘钝圆有充实感,质中坚,触痛明显,且多伴有腹肌紧张。部分患者的肝有局限性波动感,少数患者可出现胸腔积液。

(5)慢性病例:慢性期疾病可迁延数月甚至 1～2 年。患者呈消瘦、贫血和营养性不良性水肿甚至胸腔积液和腹水;如不继发细菌性感染,发热反应可不明显。上腹部可扪及增大坚硬的包块。少数患者由于巨大的肝脓肿压迫胆管或肝细胞损害而出现黄疸。

(四)并发症

1.继发细菌感染

继发细菌感染多见于慢性病例,致病菌以金黄色葡萄球菌和大肠埃希菌多见。患者表现为症状明显加重,体温上升至 40 ℃以上,呈弛张热,白细胞计数升高,以中性粒细胞为主,抽出的脓液为黄色或黄绿色,有臭味,光镜下可见大量脓细胞。但用抗生素治疗难以奏效。

2.脓肿穿破

巨大脓肿或表面脓肿易向邻近组织或器官穿破。向上穿破膈下间隙形成膈下脓肿;穿破膈肌形成脓胸或肺脓肿;也有穿破支气管形成肝-支气管瘘,常突然咳出大量棕色痰,伴胸痛、气促,胸部 X 线检查可无异常,脓液自气管咳出后,增大的肝可缩小;肝右叶脓肿可穿破至心包,呈化脓性心包炎表现,严重时引起心脏压塞;穿破胃时,患者可呕吐出血液及褐色物;肝右下叶脓肿可与结肠粘连并穿入结肠,表现为突然排出大量棕褐色黏稠脓液,腹痛轻,无里急后重症状,肝迅速缩小,X 线显示肝脓肿区有积气影;穿破至腹腔引起弥漫性腹膜炎。Warling 等报道 1122 例阿米巴性肝脓肿,破溃 293 例,其中穿入胸腔 29%,肺 27%,心包 15.3%,腹腔 11.9%,胃 3%,结肠 2.3%,下腔静脉 2.3%,其他 9.25%。国内资料显示,发生破溃的 276 例中,破入胸腔 37.6%,肺 27.5%,支气管 10.5%,腹腔 16.6%,其他 7.6%。

3.阿米巴原虫血行播散

阿米巴原虫经肝静脉、下腔静脉到肺,也可经肠道至静脉或淋巴道入肺,双肺呈多发性小脓肿。在肝或肺脓肿的基础上易经血液循环至脑,形成阿米巴性脑脓肿,其病死率极高。

(五)辅助检查

1.实验室检查

(1)血液常规检查:急性期白细胞总数可达$(10\sim20)\times10^9/L$,中性粒细胞在80%以上,明显升高者应怀疑合并有细菌感染。慢性期白细胞计数升高不明显。病程长者贫血较明显,血沉可增快。

(2)肝功能检查:肝功能多数在正常范围内,偶见谷丙转氨酶、碱性磷酸酶升高,清蛋白下降。少数患者血清胆红素可升高。

(3)粪便检查:仅供参考,因为阿米巴包囊或原虫阳性率不高,仅少数患者的新鲜粪便中可找到阿米巴原虫,国内报道阳性率约为14%。

(4)血清补体结合试验:对诊断阿米巴病有较大价值。有报道结肠阿米巴期的阳性率为15.5%,阿米巴肝炎期为83%,肝脓肿期可为92%~98%,且可发现隐匿性阿米巴肝病,治疗后即可转阴。但由于在流行区内无症状的带虫者和非阿米巴感染的患者也可为阳性,故诊断时应结合具体患者进行分析。

2.超声检查

B超检查对肝脓肿的诊断有肯定的价值,准确率在90%以上,能显示肝脓性暗区。同时B超定位有助于确定穿刺或手术引流部位。

3.X线检查

由于阿米巴性肝脓肿多位于肝右叶膈面,故在X线透视下可见到肝阴影增大,右膈肌抬高,运动受限或横膈呈半球形隆起等征象。有时还可见胸膜反应或积液,肺底有云雾状阴影等。此外,如在X线片上见到脓腔内有液气面,则对诊断有重要意义。

4.CT

CT可见脓肿部位呈低密度区,造影强化后脓肿周围呈环形密度增高带影,脓腔内可有气液平面。囊肿的密度与脓肿相似,但边缘光滑,周边无充血带;肝肿瘤的CT值明显高于肝脓肿。

5.放射性核素肝扫描

放射性核素肝扫描可发现肝内有占位性病变,即放射性缺损区,但直径<2 cm的脓肿或多发性小脓肿易被漏诊或误诊,因此仅对定位诊断有帮助。

6.诊断性穿刺抽脓

这是确诊阿米巴肝脓肿的主要证据,可在B超引导下进行。典型的脓液呈巧克力色或咖啡色,黏稠无臭味。脓液中滋养体的阳性率很低(为3%~4%),若将脓液按每毫升加入链激酶10 U,在37 ℃条件下孵育30分钟后检查,可提高阳性率。从脓肿壁刮下的组织中,几乎都可找到活动的阿米巴原虫。

7.诊断性治疗

如上述检查方法未能确定诊断,可试用抗阿米巴药物治疗。如果治疗后体温下降,肿块缩小,诊断即可确立。

(六)诊断及鉴别诊断

对中年男性患有长期不规则发热、出汗、食欲缺乏、体质虚弱、贫血、肝区疼痛、肝增大并有压痛或叩击痛,特别是伴有痢疾史时,应疑为阿米巴性肝脓肿。但缺乏痢疾史,也不能排除本病的可能性,因为40%阿米巴肝脓肿患者可无阿米巴痢疾史,应结合各种检查结果进行分析。应与以下疾病相鉴别。

1.原发性肝癌

同样有发热、右上腹痛和肝大等,但原发性肝癌常有传染性肝炎病史,并且合并肝硬化占 80%以上,肝质地较坚硬,并有结节。结合 B 超检查、放射性核素肝扫描、CT、肝动脉造影及 AFP 检查等,不难鉴别。

2.细菌性肝脓肿

细菌性肝脓肿病程急骤,脓肿以多发性为主,且全身脓毒血症明显,一般不难鉴别(表 7-1)。

表 7-1　细菌性肝脓肿与阿米巴性肝脓肿的鉴别

鉴别点	细菌性肝脓肿	阿米巴性肝脓肿
病史	常先有腹内或其他部位化脓性疾病,但近半数不明	40%～50%有阿米巴痢疾或"腹泻"史
发病时间	与原发病相连续或隔数天至 10 天	与阿米巴痢疾相隔 1～2 周,数月至数年
病程	发病急并突然,脓毒症状重,衰竭发生较快	发病较缓,症状较轻,病程较长
肝	肝增大一般不明显,触痛较轻,一般无局部隆起,脓肿多发者多	增大与触痛较明显,脓肿多为单发且大,常有局部隆起
血液检查	白细胞和中性粒细胞计数显著增高,少数血细菌培养阳性	血细胞计数增高不明显,血细菌培养阴性,阿米巴病血清试验阳性
粪便检查	无溶组织阿米巴包囊或滋养体	部分患者可查到溶组织内阿米巴滋养体
胆汁	无阿米巴滋养体	多数可查到阿米巴滋养体
肝穿刺	黄白或灰白色脓液能查到致病菌,肝组织为化脓性病变	棕褐色脓液可查到阿米巴滋养体,无细菌,肝组织可有阿米巴滋养体
试验治疗	抗阿米巴药无效	抗阿米巴药有效

3.膈下脓肿

膈下脓肿常继发于腹腔继发性感染,如溃疡病穿孔、阑尾炎穿孔或腹腔手术之后。本病全身症状明显,但腹部体征轻;X 线检查肝向下推移,横膈普遍抬高和活动受限,但无局限性隆起,可在膈下发现液气面;B 超提示膈下液性暗区而肝内则无液性区;放射性核素肝扫描不显示肝内有缺损区;MRI 检查在冠状切面上能显示位于膈下与肝间隙内有液性区,而肝内正常。

4.胰腺脓肿

本病早期为急性胰腺炎症状。脓毒症状之外可有胰腺功能不良,如糖尿、粪便中有未分解的脂肪和未消化的肌纤维。肝增大亦甚轻,无触痛。胰腺脓肿时膨胀的胃挡在病变部前面。B 超扫描无异常所见,CT 可帮助定位。

(七)治疗

本病的病程长,患者的全身情况较差,常有贫血和营养不良,故应加强营养和支持疗法,给予高糖类、高蛋白、高维生素和低脂肪饮食,必要时可补充血浆及蛋白,同时给予抗生素治疗,最主要的是应用抗阿米巴药物,并辅以穿刺排脓,必要时采用外科治疗。

1.药物治疗

(1)甲硝唑:为首选治疗药物,视病情可给予口服或静脉滴注,该药疗效好,毒性小,疗程短,除妊娠早期均可适用,治愈率 70%～100%。

(2)依米丁(吐根碱):由于该药毒性大,目前已很少使用。对阿米巴滋养体有较强的杀灭作用,可根治肠内阿米巴慢性感染。本品毒性大,可引起心肌损害、血压下降、心律失常等。此外,还有胃肠道反应、肌无力、神经痛、吞咽和呼吸肌麻痹。故在应用期间,每天测量血压。若发现血压下降应停药。

(3)氯喹:本品对阿米巴滋养体有杀灭作用。口服后肝内浓度高于血液 200～700 倍,毒性小,疗效佳,适用于阿米巴性肝炎和肝脓肿。成人口服第 1、第 2 天每天 0.6 g,以后每天服 0.3 g,3～4 周为 1 个疗程,偶有胃肠道反应、头痛和皮肤瘙痒。

2.穿刺抽脓

经药物治疗症状无明显改善者,或脓腔大或合并细菌感染病情严重者,应在抗阿米巴药物应用的同时,进行穿刺抽脓。穿刺应在 B 超检查定位引导下和局部麻醉后进行,取距脓腔最近部位进针,严格无菌操作。每次尽量吸尽脓液,每隔 3～5 天重复穿刺,穿刺术后应卧床休息。如合并细菌感染,穿刺抽脓后可于脓腔内注入抗生素。近年来也加用脓腔内放置塑料管引流,收到良好疗效。患者体温正常,脓腔缩小为 5～10 mL 后,可停止穿刺抽脓。

3.手术治疗

常用术式有两种。

(1)切开引流术:下列情况可考虑该术式。①经抗阿米巴药物治疗及穿刺抽脓后症状无改善者。②脓肿伴有细菌感染,经综合治疗后感染不能控制者。③脓肿穿破至胸腔或腹腔,并发脓胸或腹膜炎者。④脓肿深在或由于位置不好不宜穿刺排脓治疗者。⑤左外叶肝脓肿,抗阿米巴药物治疗不见效,穿刺易损伤腹腔脏器或污染腹腔者。在切开排脓后,脓腔内放置多孔乳胶引流管或双套管持续负压吸引。引流管一般在无脓液引出后拔除。

(2)肝叶切除术:对慢性厚壁脓肿,引流后腔壁不易塌陷者,遗留难以愈合的无效腔和窦道者,可考虑做肝叶切除术。手术应与抗阿米巴药物治疗同时进行,术后继续抗阿米巴药物治疗。

(八)预后

本病预后与病变的程度、脓肿大小、有无继发细菌感染或脓肿穿破以及治疗方法等密切相关。根据国内报道,抗阿米巴药物治疗加穿刺抽脓,病死率为 7.1%,但在兼有严重并发症时,病死率可增加 1 倍多。本病是可以预防的,主要在于防止阿米巴痢疾的感染。只要加强粪便管理,注意卫生,对阿米巴痢疾进行彻底治疗,阿米巴肝脓肿是可以预防的;即使进展到阿米巴肝炎期,如能早期诊断、及时彻底治疗,也可预防肝脓肿的形成。

(亓立升)

第四节　肝血管瘤

一、概述

肝血管瘤是肝脏常见的良性肿瘤,肿瘤生长缓慢,病程长达数年以上。本病可发生于任何年龄,但以 30～50 岁居多。女性多见。多为单发,也可多发;左、右肝的发生率大致相等。肿瘤大小不一,大者可达十余千克,小者仅在显微镜下才能确诊。

二、病因

血管瘤的病因学仍然不清楚,大多数研究人员认为,它们是良性的、先天性的错构瘤。肿瘤的生长是进行性膨胀的结果,而非源于增生或者肥大,血管瘤压迫周围肝脏组织,保持一个可以解剖的平面。在怀孕或者口服避孕药期间肿瘤生长和出现症状,同时血管瘤组织内雌激素受体含量明显高于周围正常肝组织,提示雌激素可能在肿瘤的生长过程中起重要作用。

三、病理及病理生理学

肝血管瘤可分为海绵状血管瘤和毛细血管瘤,前者多有血栓。它在尸检中的检出率为0.4%~20%。肝血管瘤大小不一,最小者需在显微镜下确认,巨大者下界达盆腔。当病变>4 cm时称为巨大血管瘤。肿瘤可发生于肝脏任何部位,但常位于肝右叶包膜下,多数为单发,多发者约占10%。肉眼观察呈紫红色或蓝紫色,不规则分叶状。质地柔软或弹性感,亦可较坚硬,与周围肝实质分界清楚,切面呈网状。血管瘤内并发血栓形成时有炎症改变。多数血管瘤常可见到退行性病理变化,如包膜纤维性硬化、陈旧的血栓机化、玻璃样变伴有胶原增加,甚至钙化等。

四、分型

根据纤维组织多少可将其分为四型。

(一)肝脏海绵状血管瘤

此型最多见。肿瘤切面呈蜂窝状,由充满血液及机化血栓的肝血窦组成。血窦壁内衬以内皮细胞,血窦之间有纤维间隔,大的纤维隔内有小血管和残余胆管分布。纤维隔和管壁可发生钙化或静脉石。瘤体与正常肝组织分界明显,有一纤维包膜。

(二)硬化性血管瘤

血管塌陷或闭合,间隔纤维组织极丰富,血管瘤呈退行性改变。

(三)肝毛细血管瘤

以血管腔狭窄、纤维间隔组织丰富为其特点,此型少见。

(四)血管内皮细胞瘤

此型罕见,为起源于血管内皮细胞的肝肿瘤。病因未明。女性占60%。肿瘤由树枝状细胞和上皮样细胞组成,间质显著硬化,其特征为多源性和广泛的窦样和脉络样浸润。常因腹痛就诊或因剖腹探查时偶然发现。肿瘤生长缓慢,30%的患者有5年生存期。lshak认为,本型肯定恶变,几乎均伴有肝内蔓延,属良性血管瘤和肝血管内皮细胞肉瘤的中间型,并将其单列为上皮样血管内皮细胞瘤。

五、临床表现

(一)症状

常无明显的自觉症状,直径>4 cm的病变中有40%的病例引起症状,而直径>10 cm的病例中90%引起症状。压迫邻近器官时,可出现上腹部不适、腹胀、上腹隐痛、嗳气等症状。由血栓引起的症状也可以是间歇性的。疼痛的原因可能包括梗死和坏死、相邻结构受压、肝包膜膨胀或血液流速过快。

(二)体征

腹部肿块与肝相连,表面光滑,质地柔软,有囊性感及不同程度的压痛感,有时可呈分叶状,但是血管瘤较小且位于肝脏内部时,常不可触及。有时血管瘤内可听见血管杂音。自发性破裂罕见,在巨大血管瘤病例中,可能会出现消耗性凝血病,患者出现弥散性血管内凝血和Kasabaeh-Merrit综合征(血管瘤伴血小板减少综合征)。

六、辅助检查

(一)超声

单用超声检查对于80%的直径<6 cm的病变能够作出明确的诊断。

1.二维灰阶超声检查

显示肝内强回声病变(67%～79%),边界大多清楚,或病变区内强回声伴不规则低回声,病变内可见扩张的血窦,较大血管瘤异质性更强,需要进一步的影像学检查。

2.彩色多普勒

肝血管瘤的血流显示多在边缘出现,且血管走行较为平滑,色彩均匀,无彩色镶嵌图像。频谱多普勒多表现为低速中等阻力指数的血流频谱。

3.超声造影

动脉期呈周边环状增强伴附壁结节状突起,门脉期呈缓慢向心性充填,瘤体可完全充填或不完全充填,回声高于周围肝组织,此方式与增强CT表现一致,当对比剂充填不完全时,瘤体内可能存在血栓或纤维化改变。少数血管瘤在动脉期、门脉期及延迟期呈无增强,考虑瘤体内为血栓或纤维化改变。

(二)CT检查

对于直径>2 cm以上病变诊断的敏感性和特异性超过90%。三相螺旋CT能增加良性病变的检出率。

1.平扫

多表现为结节状或者肿块状的低密度影,直径<4 cm的肿瘤边界清楚,密度均匀;直径>4 cm者,边界可分叶,少数扫描层面瘤内出现不多的密度更低区,肿瘤大而瘤内密度更低,这与肝细胞肝癌多数层面出现多数密度更低区的特征有明显不同。海绵状血管瘤瘤内的密度更低区在病理上是血栓机化,故增强后扫描仍显示低密度。

2."两快一长"增强扫描

本病的CT特征,主要表现在"两快一长"增强扫描上。典型表现是快速注射碘对比剂后1分钟,在瘤的周边或者一侧边缘出现数目不等、密度高于同层正常肝或近似主动脉的小结节强化。注药后2分钟见上述瘤边的高密度强化向瘤中心扩大,密度仍高于同层正常肝或近似主动脉的小结节强化,其后,随着时间的推移,注药后5～7分钟,上述瘤周的强化渐扩大到全瘤范围内。强化密度从高于至渐等于正常肝,并保持等密度至注药后10～15分钟或者更长。上述碘对比剂充盈"快进慢出"的特征,与肝细胞肝癌碘对比剂充盈的"快进快出"表现不同,有鉴别诊断意义。

3.常规增强扫描

可出现"两快一长"增强扫描注药后某一段时间内的CT特征。具体表现由肿瘤在肝内的部位以及扫描速度而定。在肝上部的肿瘤,常规增强扫描时,肿瘤层面多落在手推法注药后的

1～2分钟。但如果用高压注射器以 3 mL/s 速度注射,则肝上部肿瘤可落在注药后的 1 分钟之内的层面,故肿瘤边缘可见多数的小结节强化。在肝下部的肿瘤,因 CT 机扫描速度慢,肿瘤所在的层面可能落在注药后的 5 分钟,故肿瘤可表现为全瘤强化。

4.动态增强扫描

在常规 CT 的同层动态增强扫描或螺旋 CT 的全肝双期增强扫描上,多表现为动脉期瘤内边缘有少数小点状或小结节状的强化灶,强化密度高于周围正常肝组织,近似同层主动脉的密度。门脉期瘤内的边缘性强化灶略微增大变多,密度仍高于周同正常肝组织,近似同层主动脉的密度。如加扫注药开始后 5 分钟或以后的延时扫描,可出现全瘤强化,并逐渐降为等密度。上述动态增强扫描表现与"两快一长"增强扫描大体相同,不同的是,动态增强扫描的动脉期时间比手推法注药的"两快一长"增强扫描提前 30～60 秒,故瘤内的边缘性强化的病灶可能比"两快一长"注完药后第 1 分钟内的强化灶要少。

(三)MRI

准确、无创,但价格昂贵,敏感度＞90％。

1.平扫

T_1WI 上病灶直径≤4 cm,多为圆形、卵圆形低密度影,边界清楚。大的病灶可以分叶,信号可不均匀,其中可见更低的信号或者混杂影,为瘤内发生囊变、纤维瘢痕、出血或者血栓等改变所致。T_2WI 多回波技术对于肝海绵状血管瘤的检出和定性有重要作用。随着 TE 的延长,肿瘤信号逐渐增高,在重 T_2WI 上,病灶信号最高,边界锐利,称"亮灯征",为肝海绵状血管瘤的特征性表现。

2.增强

多期增强的典型表现为动脉期肿瘤周边环型或一侧边缘小点状或小结节状强化灶,门脉期边缘性强化灶增多、增大,强化区域逐渐向中央扩展,延迟期为高信号或者等信号充填。较小的病灶,动脉期可表现为全瘤的强化,但门脉期和延迟期始终为高信号。较大的病灶由于有时有纤维瘢痕、出血或者栓塞,中心可始终无强化。

3.少见表现

厚壁型海绵状血管瘤,血管腔隙之间纤维组织多,血管腔隙小,造影剂不易进入或者进入很慢,在动脉期、门脉期及延迟期上始终无明显强化。加长延时期可见病灶逐渐大部分或者全部充填。

(四)核素显像

肝血管瘤由血窦构成,静脉注入 ^{99m}Tc-红细胞后,需要一定时间后才能在血窦中原有的未标记的红细胞混匀,故有缓慢灌注的特点。小的血管瘤往往在 5～10 分钟即达到平衡,之后放射性不再增强。较大的血管瘤有时需要 1～2 小时以后才能达到平衡,放射性明显增高,接近心血池强度。因此,常规需要早期和延迟两种显像。大的血管瘤由边缘向中心缓慢填充,如瘤内有纤维化,则表现为放射性缺损,但整个病灶区放射性强度高于周边正常肝组织。平衡后血池期如病变显示不清或可疑时,加做血池层显像可提高病变检出率。部分肝血管瘤病例表现为血流、血池显像相匹配。即病变在动脉相有充盈,静脉相仍可见,达到平衡后血池相时,逐渐填充增浓。而另有些病例变现血流、血池不相匹配,即病变区动脉相不充盈,静脉相也往往有放射性缺损,到平衡后血池相,放射性随时间的增强而逐渐增浓。几乎所有病例病变区的放射性活度在平衡后期均明显高于肝组织。肝血池显像病变局部过度充盈,对于肝血管瘤的诊断具有相当的特异性,假阳性很少。

(五)血管造影

肝血管瘤血管造影的表现取决于瘤体的组织学类型,薄壁者血管腔隙宽,进入造影剂多,形成血管湖。由于腔壁内无肌肉组织,进入腔内的造影剂时间比较长,且可逐渐弥散,甚至充盈整个瘤体。厚壁者血管腔隙窄,进入造影剂少。事实上,瘤体内薄壁和厚壁者并存,所以,图像上见大小不等的血管湖。肝血管瘤血管造影表现主要有:血管瘤的肿瘤血管呈团状或丛状,没有血管包绕、侵及和静脉早期显影,血管瘤内血流停滞缓慢,最多停留 30 秒,血管瘤的肝动脉和分支未增粗,仅血管瘤供血动脉增粗。

(六)实验室检查

肝脏血清学指标在没有肝脏基础性病变时常在正常范围,但肿瘤较大压迫引起梗阻性黄疸时,可能会有肝酶水平升高、胆红素含量增加。

七、诊断

本病的诊断主要依靠临床表现以及影像学检查来确诊。以往对于较小的血管瘤术前诊断比较困难,目前由于影像学诊断技术的发展,临床诊断符合率大大提高。

(一)临床表现上

肿瘤生长缓慢,病程长,较大的肿瘤表面光滑,质地中等有弹性感可压缩。

(二)B 超检查

可见有血管进入或血管贯通征。巨大肿瘤,扫查中探头压迫肿瘤,可见肿瘤受压变形。

(三)CT 检查

主要表现为平扫表现为境界清楚的低密度区,增强扫描表现为"早出晚归"的特征。

(四)核磁检查

可出现所谓的"灯泡征"。

(五)肝血管造影

可发现肿瘤有较粗的供应血管,具有特征性表现。

八、鉴别诊断

(一)原发性肝癌

有肝炎或肝硬化背景或证据;肝痛、上腹肿块、食欲缺乏、乏力、消瘦、不明原因发热、腹泻或右肩痛、肝大、结节感或右膈抬高;少数以癌结节破裂急腹症、远处转移为首发症状;AFP阳性。

(二)继发性肝癌

继发性肝癌可在腹腔脏器恶性肿瘤手术前或手术时发现;亦可在原发癌术后随访时发现。超声显像、核素肝扫描、CT、磁共振成像(MRI)或选择性肝动脉造影等显示散在性实质性占位,占位常为大小相仿、多发、散在,CT 或血池扫描无填充,^{99m} Tc-PMT 扫描阴性,超声示"牛眼征",难以解释的 CEA 增高等,鉴别并不困难。

(三)肝脓肿

不规则发热,尤以细菌性肝脓肿更显著。肝区持续性疼痛,随深呼吸及体位移动而增剧。体检发现肝脏多有肿大(肝脏触痛与脓肿位置有关),多数在肋间隙相当于脓肿处有局限性水肿及明显压痛。白细胞及中性粒细胞计数升高可达$(20\sim30)\times10^9/L$,阿米巴肝脓肿患者大便中偶可找到阿米巴包囊或滋养体,酶联免疫吸附(ELISA)测定血中抗阿米巴抗体可帮助确定脓肿的性质,阳性率为$85\%\sim95\%$。肝穿刺阿米巴肝脓肿可抽出巧克力色脓液;细菌性可抽出黄绿色或黄白色脓液,培养可获得致病菌。早期脓肿液化不全时,增加与肝血管瘤鉴别难度,尤其是低回声型血管瘤。CT检查可见单个或多个圆形或卵圆形界限清楚、密度不均的低密区,内可见气泡。增强扫描脓腔密度无变化,腔壁有密度不规则增高的强化,称为"环月征"或"日晕征"。MRI T_1WI脓液为低信号,脓肿壁厚薄不一,脓液壁外侧有低信号的水肿带,T_1W1脓液为高信号,脓肿壁厚薄不一,呈稍高信号,脓液壁外侧的水肿带也呈高信号。核素显像表现为放射性缺损区。

(四)肝局灶性结节增生(FNH)

一般也无症状,与肝血管瘤主要靠影像学来鉴别诊断。超声表现:可以有低、高或混合回声,缺乏特征性,可见纤维分隔。CT表现,平扫:肝内低密度或等密度改变,边界清楚。当中心存在纤维性瘢痕时,可见从中心向边缘呈放射状分布的低密度影像为其特征。增强:可为高密度、等密度或低密度不等,主要因其供血情况而不同。病变内纤维分隔无增强,动脉晚期病变呈低密度。血管造影:典型病变可表现为血管呈放射状分布,如轮辐样和外围血管的抱球现象。同位素^{99m}Tc胶体硫扫描:65%的病变可见有核素浓聚,因该种病变内有肝巨噬细胞,所以能凝聚核素,这点和肝血管瘤不同,因而有较高诊断价值。

九、治疗

肝血管瘤生长缓慢,经长期随访仅有大约10%的血管瘤会进行性增大,其余无明显变化,并且不会恶变。因此,需要经手术治疗者仅为少数。对肝血管瘤治疗的原则:直径$<5\text{ cm}$,者不处理,定期观察;直径$\geq10\text{ cm}$主张手术切除;直径$6\sim9\text{ cm}$者依情而定;有以下情况者可考虑手术:年轻患者尤其是育龄期妇女,瘤体继续生长机会大者;肿瘤靠近大血管,继续生长估计会压迫或包绕大血管给手术增加难度者;患者症状较明显,尤其是精神负担重者;合并有其他上腹部良性疾病(如胆囊结石等)需手术可一并处理者;随访中发现瘤体进行性增大者。而有以下情况者,则不主张手术,年龄超过60岁的中老年患者;重要脏器有严重病变不能耐受手术者。

常见治疗方法如下。

(一)肝血管瘤切除术

较小的血管瘤一般采用沿其假包膜剥离或沿瘤体周边正常肝组织切除等方法,可达到出血少、彻底切除病灶的目的。很少需采用全肝血流阻断术。

(二)肝血管瘤捆扎术

血管瘤捆扎术对较小的瘤体是一种安全、有效、简便的治疗方法。近年来,随着血管瘤切除率的提高,采用捆扎术治疗的患者逐渐减少。目前,常用于多发性血管瘤主瘤切除后较小瘤体的捆扎,或其他疾病行上腹部手术时对较小血管瘤的顺便处理。

(三)肝动脉结扎加放疗术

肝血管瘤主要由肝动脉供血,结扎肝动脉后可暂时使瘤体缩小变软,结合术后放疗可使瘤体机化,减轻症状,但长期效果有限。主要用于无法切除的巨大血管瘤,近年来,由于新技术的采用,以往认为不能切除的血管瘤已能顺利切除,故该种方法已很少应用。

(四)术中血管瘤微波固化术

主要用于无法切除的巨大血管瘤。采用此疗法的重要步骤之一是必须阻断第一肝门,减少瘤体内血液流动,使微波热能不会被血流带走而能集中于被固化瘤体的周围。术中微波固化术已很少采用。

(五)肝动脉插管栓塞术(TAE)

经过栓塞后部分血管瘤可缩小机化。一般栓塞剂碘化油、吸收性明胶海绵等对较大的瘤体效果较差,无水乙醇、鱼肝油酸钠、平阳霉素对管内皮具有强烈刺激性的栓塞剂应用后,可达到使血管瘤内皮细胞变性、坏死,血管内膜增厚,管腔闭塞的目的。治疗后瘤体能不同程度的缩小。但是,由于栓塞剂对血管的强烈刺激性,在对血管瘤起栓塞作用的同时,也常常累及到肝门部血管及正常肝内血管,造成一些严重的并发症,常见的有肝细胞梗死、肝脓肿、胆道缺血性狭窄及胆管动脉瘘等。TAE 治疗肝血管瘤仍有争议,其原因有:TAE 对小血管瘤的效果较好,但 5 cm 及 5 cm 以下的血管瘤往往不需治疗;大血管瘤的 TAE 治疗长期效果差,难以达到瘤体缩小机化的目的。TAE 术后瘤体与肝裸区、网膜等建立了广泛的侧支循环,增加了手术难度及出血量;TAE 可造成肝脏坏死、肝脓肿、胆道缺血性狭窄等严重并发症。

目前,真正难处理的是那些多发性、弥漫性或生长在肝实质内的中央型血管瘤,而生长在肝表面、肝脏一叶或半肝以上的巨大血管瘤,均能获得完整切除(包括尾叶血管瘤),由于血管瘤极少合并肝硬化,因此,行肝小叶切除也很少发生肝功能衰竭。对肝血管瘤的处理不能像肝癌那样积极,虽然许多用于肝癌治疗的方法也可用于血管瘤的治疗,但两种疾病的性质不同,不能认为对血管瘤治疗有效就认为其治疗合理。如果指征不明确,宁愿观察也不要随意治疗,以免造成严重的后果。

(亓立升)

第五节　原发性肝癌

一、原发性肝癌的病因学

目前认为肝炎病毒有 A、B、C、D、E、G 等数种以及 TTV。已经有大量的研究证明,与肝癌有关的肝炎病毒为乙、丙型肝炎病毒。即 HBV 与 HCV 慢性感染是肝癌的主要危险因素。

(一)乙型肝炎病毒与肝癌发病密切相关

HBV 与肝癌发病间的紧密联系已得到公认,国际癌症研究中心已经确认了乙型肝炎在肝癌发生中的病因学作用。据估计,全球有 3.5 亿慢性 HBV 携带者。世界范围的乙型肝炎表面抗原(HBsAg)与肝癌关系的生态学研究发现,HBsAg 的分布与肝癌的地理分布较为一致,即亚洲、非洲为高流行区。当然在局部地区,HBsAg 的分布与肝癌的地理分布不一致,例如格陵兰 HBsAg 的流行率很高,但肝癌发病率却很低。病例研究发现,80% 以上的肝癌患者都有 HBV 感染史。分子生物学研究发现,与 HBV 有关的 HCC 中,绝大多数的病例可在其肿瘤细胞 DNA 中检出 HBV DNA 的整合。研究发现,慢性 HBV 感染对肝癌既是启动因素,也是促进因素。

(二)丙型肝炎病毒(HCV)与肝癌发病的关系

据估计全球有 1.7 亿人感染 HCV。丙型肝炎在肝癌发生中的重要性首先是由日本学者提出的。IARC 的进一步研究也显示了肝癌与丙型肝炎的强烈的联系。

但有研究发现,HCV 在启东 HCC 及正常人群中的感染率并不高,因此 HCV 可能不是启东肝癌的主要病因。最近启东的病例对照研究显示,HCV 在启东 HBsAg 携带者中的流行率也不高(2.02%),HBsAg 携带者中肝癌病例与对照的 HCV 阳性率并无显著差别。

二、诊断和分期

(一)肝癌的分期

原发性肝癌的临床表现因不同的病期而不同,其病理基础、对各种治疗的反应及预后相差较大,故多年来许多学者都曾致力于制订出一个统一的分型分期方案,以利于选择治疗、评价结果和估计预后。与其他恶性肿瘤一样,对肝癌进行分期的目的是:①指导临床制订合理的治疗计划。②根据分期判断预后。③评价治疗效果并在较大范围内进行比较。因此,理想的分期方案应满足以下两个要求:①分期中各期相应的最终临床结局差别明显。②同一分期中临床结局差别很小。

1.Okuda 分期标准

日本是肝癌高发病率国家。Okuda 等根据 20 世纪 80 年代肝癌研究和治疗的进展,回顾总结了850 例肝细胞肝癌病史与预后的关系,认为肝癌是否已占全肝的 50%、有无腹水、清蛋白是否>30 g/L 及胆红素是否少于 30 mg/L 是决定生存期长短的重要因素,并以此提出三期分期方案(表 7-2)。

表 7-2　Okuda 肝癌分期标准

分期	肿瘤大小		腹水		清蛋白		胆红素	
	>50% (+)	<50% (-)	(+)	(-)	<0.3 g/L (3 g/dL)(+)	>0.3 g/L (3 g/dL)(-)	>0.175 μmol/L (3 mg/dL)(+)	<0.175 μmol/L (3 mg/dL)(-)
Ⅰ	(-)		(-)		(-)		(-)	
Ⅱ	1 或 2 项(+)							
Ⅲ	3 或 4 项(+)							

与非洲南部的肝癌患者情况不同,日本肝癌患者在确诊前大多已经合并了肝硬化,并有相应的症状。而且随着 20 世纪 80 年代诊断技术的提高,小肝癌已可被诊断和手术切除。因此Okuda 等认为以清蛋白指标替代 Primack 分期中的门脉高压和体重减轻来进行分期的方案更适用于日本的肝癌患者。Okuda 称 Ⅰ 期为非进展期,Ⅱ 期为中度进展期,Ⅲ 期为进展期。对850 例肝癌患者的分析表明,Ⅰ、Ⅱ、Ⅲ期患者中位生存期分别为 11.5 个月、3.0 个月和 0.9 个月,较好地反映了肝癌患者的预后。

2.国际抗癌联盟制定的 TNM 分期

根据国际抗癌联盟(UICC)20 世纪 80 年代中期制定并颁布的常见肿瘤的 TNM 分期,肝癌的 TNM 分期如表 7-3。

表 7-3　UICC 肝癌 TNM 分期

分期	T	N	M
I	T_1	N_0	M_0
II	T_2	N_0	M_0
IIIA	T_3	N_0	M_0
IIIB	$T_1 \sim T_3$	N_1	M_0
IVA	T_4	N_0, N_1	M_0
IVB	$T_1 \sim T_4$	N_0, N_1	M_1

表中，T——原发肿瘤、适用于肝细胞癌或胆管(肝内胆管)细胞癌。

T_x:原发肿瘤不明。

T_0:无原发病证据。

T_1:孤立肿瘤，最大直径在 2 cm 或以下，无血管侵犯。

T_2:孤立肿瘤，最大直径在 2 cm 或以下，有血管侵犯;或孤立的肿瘤，最大直径超过 2 cm，无血管侵犯;或多发的肿瘤，局限于一叶，最大的肿瘤直径在 2 cm 或以下，无血管侵犯。

T_3:孤立肿瘤，最大直径超过 2 cm，有血管侵犯;或多发肿瘤，局限于一叶，最大的肿瘤直径在 2 cm或以下，有血管侵犯;或多发肿瘤，局限于一叶，最大的肿瘤直径超过 2 cm，有或无血管侵犯。

T_4:多发肿瘤分布超过一叶;或肿瘤侵犯门静脉或肝静脉的一级分支;或肿瘤侵犯除胆囊外的周围脏器;或穿透腹膜。

注:依胆囊床与下腔静脉之投影划分肝脏之两叶。

N——区域淋巴结，指肝十二指肠韧带淋巴结。

N_x:区域淋巴结不明。

N_0:区域淋巴结无转移。

N_1:区域淋巴结有转移。

M——远处转移。

M_x:远处转移不明。

M_0:无远处转移。

M_1:有远处转移。

3.我国通用的肝癌分型分期方案

根据肝癌的临床表现，1977 年全国肝癌防治研究协作会议上通过了一个将肝癌分为 3 期的方案。该方案如下。

I 期:无明确的肝癌症状与体征者。

II 期:介于 I 期与 III 期之间者。

III 期:有黄疸、腹水、远处转移或恶病质之一者。

此项方案简单明了，便于掌握，在国内相当长的时间内被广泛采用，并于 1990 年被收录入中华人民共和国卫计委医政司编制的《中国常见恶性肿瘤诊治规范》，作为我国肝癌临床分期的一个标准。

4.1999 年成都会议方案

1977 年的 3 个分期的标准虽简便易记，但 I ~ III 期跨度过大，大多数患者集中在 II 期，同期中病情有较大出入。因此中国抗癌协会肝癌专业委员会 1999 年在成都第四届全国肝癌学术会议上提出了新的肝癌分期标准(表 7-4),并认为大致可与 1977 年标准及国际 TNM 分期相对应。

表 7-4 成都会议原发性肝癌的分期标准

分期	数量、长径、位置	门静脉癌栓 (下腔静脉、胆管癌栓)	肝门、腹腔 淋巴结肿大	远处 转移	肝功能 Child 分级
Ⅰ	1 或 2 个、<5 cm、在 1 叶	无	无	无	A
Ⅱa	1 或 2 个、5~10 cm、在 1 叶,或<5 cm、在 2 叶	无	无	无	A 或 B
Ⅱb	1 或 2 个、>10 cm,或 3 个、<10 cm、在 1 叶, 或 1 或 2 个、5~10 cm、在 2 叶	无或分支有	无	无	A 或 B
Ⅲ	癌结节>3 个,或>10 cm,或在 2 叶,或 1 或 2 个、>10 cm、在 2 叶	门静脉主干	有	有	C

此分期的特点是:①未采用国际 TNM 分期中关于 T 的划分,认为小血管有无侵犯是一个病理学分期标准,肝癌诊断时多数不能取得病理学检查,难以使用此项标准。②肝功能的好坏明显影响肝癌的治疗选择与预后估计,因而肝功能分级被列入作为肝癌分期的一个重要指标。严律南等分析 504 例肝切除患者资料,认为此分期与国际 TNM 分期在选择治疗方法、估计预后方面作用相同,且应用简便,值得推广。

5.2001 年广州会议方案

在 1999 年成都会议肝癌分期标准基础上,中国抗癌协会于 2001 年年底广州全国肝癌学术会议提出了新的分期标准,建议全国各肝癌治疗中心推广使用。分期方案如下。

Ⅰa:单个肿瘤直径<3 cm,无癌栓、腹腔淋巴结及远处转移;Child A。

Ⅰb:单个或两个肿瘤直径之和<5 cm,在半肝,无癌栓、腹腔淋巴结及远处转移;Child A。

Ⅱa:单个或两个肿瘤直径之和<10 cm,在半肝或两个肿瘤直径之和<5 cm,在左右两半肝,无癌栓、腹腔淋巴结及远处转移;Child A。

Ⅱb:单个或多个肿瘤直径之和>10 cm,在半肝或多个肿瘤直径之和>5 cm,在左右两半肝,无癌栓、腹腔淋巴结及远处转移;Child A。

有门静脉分支、肝静脉或胆管癌栓或/和 Child B。

Ⅲa:肿瘤情况不论,有门脉主干或下腔静脉癌栓、腹腔淋巴结或远处转移之一;Child A 或 B。

Ⅲb:肿瘤情况不论,癌栓、转移情况不论;Child C。

(二)肝癌的临床表现

1.首发症状

原发性肝癌患者首先出现的症状多为肝区疼痛,其次为食欲缺乏、上腹肿块、腹胀、乏力、消瘦、发热、腹泻、急腹症等。也有个别患者以转移灶症状为首发症状,如肺转移出现咯血,胸膜转移出现胸痛,脑转移出现癫痫、偏瘫,骨转移出现局部疼痛,腹腔淋巴结或胰腺转移出现腰背疼痛等。肝区疼痛对本病诊断具有一定的特征性,而其他症状缺乏特征性,常易与腹部其他脏器病变相混淆而延误诊断。

2.常见症状

(1)肝区疼痛:最为常见的症状,主要为肿物不断增长,造成肝被膜张力增大所致。肿瘤侵及肝被膜或腹壁、膈肌是造成疼痛的直接原因。肝区疼痛与原发性肝癌分期早晚有关,早期多表现为肝区隐痛或活动时痛,中、晚期疼痛多为持续性胀痛、钝痛或剧痛。疼痛与肿瘤生长部位有关,右叶肿瘤多表现为右上腹或右季肋部痛,左叶肿瘤可表现为上腹偏左或剑突下疼痛。当肿瘤侵及肝被膜时,常常表现为右肩背疼痛。当肿瘤突然破裂出血时,肝区出现剧痛,迅速波及全腹,表现为急腹症症状,伴有生命体征变化。

(2)消化道症状:可出现食欲减退、腹胀、恶心、呕吐、腹泻等。食欲减退和腹胀较为常见。食欲减退多为增大的肝脏或肿物压迫胃肠道及患者肝功能不良所致。全腹胀往往为肝功能不良伴有腹水所致。腹泻多较为顽固,每天次数可较多,为水样便或稀软便,易与慢性肠炎相混淆。大便常规检查常无脓血。

(3)发热:大多为肿瘤坏死后吸收所致的癌热,表现为午后低热,无寒战,小部分患者可为高热伴寒战。吲哚美辛可暂时退热。部分患者发热为合并胆管、腹腔、呼吸道或泌尿道感染所致。经抗生素治疗多可控制。

(4)消瘦、乏力、全身衰竭:早期患者可无或仅有乏力,肿瘤组织大量消耗蛋白质及氨基酸,加之患者胃肠道功能失调特别是食欲减退、腹泻等,使部分患者出现进行性消瘦才引起注意。当患者进入肿瘤晚期,可出现明显的乏力,进行性消瘦,直至全身衰竭出现恶病质。

(5)呕血、黑便:较为常见,多与合并肝炎后肝硬化、门静脉高压有关,也可为肿瘤侵入肝内门静脉主干造成门静脉高压所致。食管、胃底静脉曲张破裂出血可引起呕血,量较大。门脉高压所致脾大、脾亢引起血小板减少是产生出血倾向的重要原因。

(6)转移癌症状:肝癌常见的转移部位有肺、骨、淋巴结、胸膜、脑等。肿瘤转移到肺,可出现咯血;转移至胸膜可出现胸痛、血性胸腔积液;骨转移常见部位为脊柱、肋骨和长骨,可出现局部明显压痛、椎体压缩或神经压迫症状;转移至脑可有神经定位症状和体征。肿瘤压迫下腔静脉的肝静脉开口时可出现 Budd-Chiari 综合征。

3.常见体征

(1)肝大与肿块:肝大与肿块是原发性肝癌最主要、最常见的体征。肿块可以在肝脏局部,也可全肝大。肝表面常局部隆起,有大小不等的结节,质硬。当肝癌突出于右肋下或剑突下时,可见上腹局部隆起或饱满。当肿物位于膈顶部时,X 线可见膈局部隆起,运动受限或固定。少数肿物向后生长,在腰背部即可触及肿物。

(2)肝区压痛:当触及肿大的肝脏或局部性的肿块时,可有明显压痛,压痛的程度与压迫的力量成正比。右叶的压痛有时可向右肩部放射。

(3)脾大:常为合并肝硬化所致。部分为癌栓进入脾静脉,导致脾淤血而肿大。

(4)腹水:多为晚期征象。当肝癌伴有肝硬化或癌肿侵犯门静脉时,可产生腹水,多为漏出液。当肿瘤侵犯肝被膜或癌结节破裂时,可出现血性腹水。肝癌组织中的肝动脉-门静脉瘘引起的门脉高压症临床表现以腹水为主。

(5)黄疸:多为晚期征象。当肿瘤侵入或压迫大胆管时或肿瘤转移至肝门淋巴结而压迫胆总管或阻塞时,可出现梗阻性黄疸,黄疸常进行性加重,B 超或 CT 可见肝内胆管扩张。当肝癌合并较重的肝硬化或慢性活动性肝炎时,可出现肝细胞性黄疸。

(6)肝区血管杂音:肝区血管杂音是肝癌较特征性体征。肝癌血供丰富,癌结节表面有大量网状小血管,当粗大的动脉突然变细,可听到相应部位连续吹风样血管杂音。

(7)胸腔积液:常与腹水并存,也可为肝肿瘤侵犯膈肌,影响膈肌淋巴回流所致。

(8)Budd-Chiari 综合征:当肿物累及肝静脉时,可形成癌栓,引起肝静脉阻塞,临床上可出现肝大、腹水、下肢肿胀等,符合 Budd-Chiari 综合征。

（9）转移灶体征：肝癌肝外转移以肺、骨、淋巴结、脑、胸膜常见，转移至相应部位可出现相应体征。

4.影像学检查

（1）肝癌的超声诊断：肝癌根据回声强弱（与肝实质回声相比）可分为如下 4 型。①弱回声型：病灶回声比肝实质为低，常见于无坏死或出血、质地相对均匀的肿瘤，提示癌组织血供丰富，一般生长旺盛。该型较常见，约占 32.1％。②等回声型：病灶回声强度与同样深度的周围肝实质回声强度相等或相似，在其周围有明显包膜或者晕带围绕，或出现邻近结构被推移或变形时，可有助于病灶的确定。该型最少见。约占 5.6％。③强回声型：其内部回声比周围实质高。从组织学上可有两种不同的病理学基础，一种是回声密度不均匀，提示肿瘤有广泛非液化性坏死或出血，或有增生的结缔组织；另一种强回声密度较均匀，是由其内弥漫性脂肪变性或窦状隙扩张所致。强回声型肝癌最常见，约占 42.7％。④混合回声型：瘤体内部为高低回声混合的不均匀区域，常见于体积较大的肝癌，可能是在同一肿瘤中出现各种组织学改变所致。此型约占 15.5％。

肝癌的特征性图像。①晕征：>2 cm 的肿瘤随着肿瘤的增大，周边可见无回声晕带，一般较细而规整，晕带内侧缘清晰是其特征，是发现等回声型肿块的重要指征。声晕产生的原因之一为肿瘤周围的纤维结缔组织形成的假性包膜所致；也可能是肿块膨胀性生长，压迫外周肝组织形成的压缩带；或肿瘤本身结构与正常肝组织之间的声阻差所致。彩超检查显示，有的晕圈内可见红、蓝彩色动静脉血流频谱，故有的声晕可能由血管构成。声晕对于提示小肝癌的诊断有重要价值。②侧方声影：上述晕征完整时，声束抵达小肝癌球体的侧缘容易发生折射效应而构成侧方声影。③镶嵌征：在肿块内出现极细的带状分隔，把肿瘤分成地图状，有时表现为线段状，此特征反映了癌组织向外浸润性生长与纤维结缔组织增生包围反复拮抗的病理过程，多个癌结节也可形成这样的图像。镶嵌征是肝癌声像图的重要特征，转移癌则罕见此征象。④块中块征：肿块内出现回声强度不同、质地不同的似有分界的区域，反映了肝癌生长发育过程中肿块内结节不同的病理组织学表现，如含肿瘤细胞成分、脂肪、血供等不同的结构所形成的不同回声的混合体。

（2）肝癌的 CT 表现：现在从小肝癌和进展期肝癌的 CT 表现及肝癌的 CT 鉴别诊断三方面分别讲述。

小肝癌的 CT 表现（图 7-1、图 7-2）：小肝癌在其发生过程中，血供可发生明显变化。增生结节、增生不良结节以及早期分化好的肝癌以门脉供血为主，而明确的肝癌病灶几乎均仅以肝动脉供血。其中，新生血管是肝癌多血供的基础。因此，肝脏局灶性病变血供方式的不同是 CT 诊断及鉴别诊断的基础。小的明确的肝癌表现为典型的高血供模式：在动脉期出现明显清晰的增强，而在门静脉期对比剂迅速流出。早期分化好的肝癌、再生结节或增生不良结节均无此特征，而表现为与周围肝组织等密度或低密度。

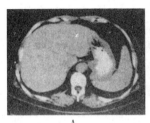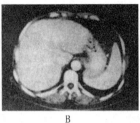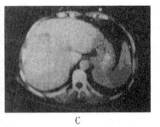

A　　　　　　　　　　　　B　　　　　　　　　　　　C

图 7-1　小肝癌（直径约 2 cm）CT 扫描影像（一）

A.平扫显示肝脏右叶前上段圆形低密度结节影；B.增强至肝静脉期，病灶
为低密度，其周围可见明确的小卫星结节病灶；C.延迟期，病灶仍为低密度

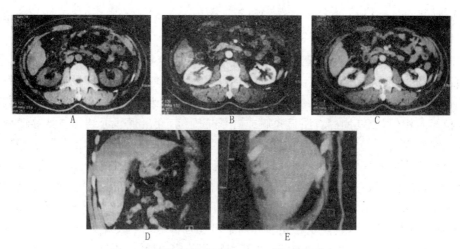

图 7-2　小肝癌(直径约 2 cm)CT 扫描影像(二)

A.平扫,可见边缘不清的低密度灶;B.动脉晚期,病变呈中度不规则环形增强;C.门脉期,病变内对比剂
流出,病变密度减低;D.冠状位重建影像,可清晰显示病变;E.矢状位重建影像,病变呈不规则环形增强

形态学上,小肝癌直径<3 cm,呈结节状,可有假包膜。病理上 50%～60%的病例可见假包膜。由于假包膜较薄,其 CT 检出率较低。CT 上假包膜表现为环形低密度影,在延迟的增强影像上表现为高密度影。

进展期肝癌的 CT 表现:进展期肝癌主要可分为 3 种类型(巨块型、浸润型和弥漫型)。①巨块型肝癌边界清楚,常有假包膜形成。CT 可显示 70%～80%的含有假包膜的病例,表现为病灶周围环形的低密度影,延迟期可见其增强;癌肿内部密度不均,尤其在分化较好的肿瘤有不同程度的脂肪变性。②浸润型肝癌表现为不规则、边界不清的肿瘤,肿瘤突入周围组织,常侵犯血管,尤其是门静脉分支,形成门脉瘤栓。判断有无门脉瘤栓对于肝癌的分期及预后至关重要。③弥漫型肝癌最为少见,表现为肝脏多发的、弥漫分布的小癌结节,这些结节大小和分布趋向均匀,彼此并不融合,平扫为低密度灶。

(3)肝癌的 MRI 表现:肝癌可以是新发生的,也可以由不典型增生的细胞进展而来。在肝硬化的肝脏,肝癌多由增生不良结节发展而来。近来,一个多中心的研究结果显示,增生不良结节为肝癌的癌前病变。过去肝癌在诊断时多已为进展期病变,但近年来随着对肝硬化及病毒性肝炎患者的密切监测、定期筛查,发现了越来越多的早期肝癌。

组织学上,恶性细胞通常形成不同厚度的梁或板,由蜿蜒的网状动脉血管腔分隔。肝癌多由肝动脉供血,肝静脉和门静脉沿肿瘤旁增生,形成海绵状结构。

影像表现(图 7-3、图 7-4):肝癌的 MRI 表现可分为三类。孤立结节/肿块的肝癌占 50%,多发结节/肿块的肝癌占 40%,而弥漫性的肝癌占不到 10%。肿瘤内部有不同程度的纤维化、脂肪变、坏死及出血等使肝癌 T_1、T_2 加权像的信号表现多种多样。肝癌最常见的表现是在 T_1 加权像上为略低信号,在 T_2 加权像上为略高信号,有时在 T_1 加权像上也可表现为等信号或高信号。有文献报道 T_1 加权像上表现为等信号的多为早期分化好的肝癌,而脂肪变、出血、坏死、细胞内糖原沉积或铜沉积等均可在 T_1 加权像上表现为高信号。此外,在肝血色病基础上发生的肝癌亦表现为在所有序列上相对的高信号。T_2 加权像上高信号的多为中等分化或分化差的肝癌。有文献报道 T_2 加权像上信号的高低与肝硬化结节的恶性程度相关。肝癌的继发征象有门脉瘤栓或肝静脉瘤栓、腹水等,在 MRI 上均可清晰显示。

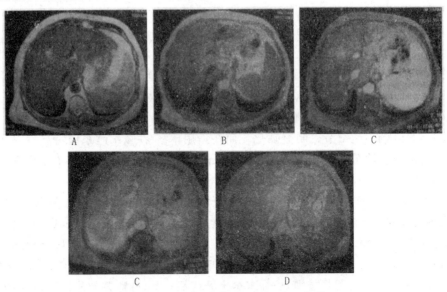

图 7-3 小肝癌(直径约 2 cm)MRI 表现

A.T_2 加权像,可见边界不光滑之结节影,呈高信号;B.屏气的梯度回波的 T_1 加权像,病灶呈略低于肝脏的信号;C.动脉期,病灶明显均匀强化,边缘不清;D.门脉期,病灶内对比剂迅速流出,病变信号强度降低;E.延迟期,未见病灶强化

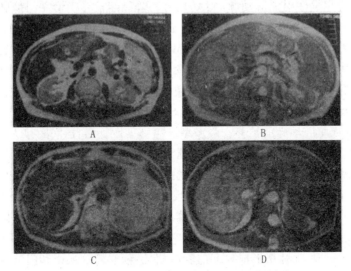

图 7-4 肝硬化(多年,多发肿块/结节型肝癌)表现

A、C 为 T_2 加权像,B、D 为 T_1 加权像;A、B 上可见肝左叶较大的不规则肿块影,边缘不光滑,呈略低 T_1 信号,略高 T_2 信号;C、D 上肝右叶前段可见小结节,呈略低 T_1 信号,略高 T_2 信号

早期肝癌常在 T_1 加权像上表现为等/高信号,在 T_2 加权像上表现为等信号。可能是由于其中蛋白含量较高所致。直径<1.5 cm 的小肝癌常在 T_1 加权像和 T_2 加权像上均为等信号,因此只有在针剂动态增强的早期才能发现均匀增强的病变。肝动脉期对于显示小肝癌最为敏感,该期小肿瘤明显强化。但此征象并不特异,严重的增生不良结节也表现为明显强化。比较特异的征象是增强后 2 分钟肿瘤信号快速降低,低于正常肝脏的信号,并可在晚期显示增强的假包

膜。有学者报道,肝硬化的实质中出现结节内结节征象提示早期肝癌,表现为结节外周低信号的铁沉积和等信号的含铁少的中心。

肝癌多血供丰富。对比剂注射早期的影像观察有助于了解肿瘤的血管结构。由于 MRI 对针剂比 CT 图像对碘剂更加敏感,所以 MRI 有助于显示肝癌,尤其是直径<1.5 cm 的肿瘤。Oi 等比较了多期螺旋 CT 和动态针剂增强的 MRI,结果显示早期针剂增强影像检出 140 个结节,而早期螺旋 CT 发现 106 个结节。在动态增强的 MRI 检查中,肝细胞特异性对比剂的应用改善了病变的显示情况。如 Mn-DPDP 的增强程度与肝癌的组织分化程度相关,分化好的比分化差的病变强化明显,良性的再生结节也明显强化。而在运用单核-吞噬细胞系统特异性对比剂 SPIO 时,肝实质的信号强度明显降低,肝癌由于缺乏 Kupffer 细胞,在 T_2 加权像上不出现信号降低,相对表现为高信号。

(4)肝癌的 DSA 表现:我国原发性肝癌多为肝细胞癌(HCC),多数有乙肝病史并合并肝硬化。肝癌大多为富血管性的肿块,少数为乏血管性。全国肝癌病理协作组依据尸检大体病理表现,将肝癌分为三型:①巨块型,为有完整包膜的巨大瘤灶,或是由多个结节融合成的巨块,直径多在 5 cm 以上,占 74%。②结节型,单个小结节或是多个孤立的大小不等的结节,直径<3 cm 者称为小肝癌,约占 22%。③弥漫型,病灶占据全肝或某一叶,肝癌常发生门静脉及肝静脉内瘤栓,分别占 65% 和 23%。也可长入肝胆管内。

肝脏 DSA 检查可以确定肿块的形态、大小和分布,显示肝血管的解剖和供血状态,为外科切除或介入治疗提供可靠的资料。由于肝癌的供血主要来自肝动脉,故首选肝动脉 DSA,对已疑为结节小病变者可应用慢注射法肝动脉 DSA,疑有门静脉瘤栓者确诊需门静脉造影。

肝癌的主要 DSA 表现如下。①异常的肿瘤血管和肿块染色:这是肝癌的特征性表现。肿瘤血管表现为粗细不等、排列紊乱、异常密集的形态,主要分布在肿瘤的周边。造影剂滞留在肿瘤毛细血管内和间质中,则可见肿块"染色",密度明显高于周边的肝组织。肿瘤较大时,由于瘤体中心坏死和中央部分的血流较少,肿瘤中心"染色"程度可减低。②动脉分支的推压移位:瘤体较大时可对邻近的肝动脉及其分支造成推移,或形成"握球状"包绕。瘤体巨大时甚至造成胃十二指肠动脉、肝总动脉或腹腔动脉的推移。弥漫型肝癌则见血管僵直、间距拉大。③"血管湖"样改变:其形成与异常小血管内的造影剂充盈有关,显示为肿瘤区域内的点状、斑片状造影剂聚积、排空延迟,多见于弥漫型肝癌。④动-静脉瘘形成:主要是肝动脉-门静脉瘘,其次是肝动脉-肝静脉瘘。前者发生率很高,有学者统计高达 50% 以上,其发生机制在于肝动脉及分支与门静脉相伴紧邻,而肿瘤导致二者沟通。DSA 可检出两种类型。一为中央型,即动脉期见门脉主干或主枝早期显影;一为外周型,即肝动脉分支显影时见与其伴行的门脉分支显影,出现"双轨征"。下腔静脉的早期显影提示肝动-静脉瘘形成。⑤门静脉瘤栓:依瘤栓的大小和门静脉阻塞程度出现不同的征象,如腔内局限性的充盈缺损、门脉分支缺如、门脉不显影等。

上述造影征象的出现随肿瘤的病理分型而不同。结节型以肿瘤血管和肿瘤染色为主要表现,肿块型则还有动脉的推移,而弥漫型则多可见到血管湖和动-静脉瘘等征象。

5.并发症

(1)上消化道出血:原发性肝癌多合并有肝硬化,当肝硬化或门静脉内癌栓引起门静脉高压时,常可导致曲张的食管胃底静脉破裂出血。在手术应激状态下或化疗药物作用下,门静脉高压性胃黏膜病变可表现为大面积的黏膜糜烂及溃疡出血。上消化道出血往往加重患者的肝性脑病,成为肝癌患者死亡的原因之一。上消化道出血经保守治疗可有一部分患者症状缓解,出血得到控制。

(2)肝癌破裂出血:为肿瘤迅速增大或肿瘤坏死所致,部分为外伤或挤压所致肿瘤破裂出血,常出现肝区突发剧痛。肝被膜下破裂可出现肝脏迅速增大、肝区触痛及局部腹膜炎体征,B 超或 CT 可证实。肝脏完全破裂则出现急腹症,可引起休克,出现移动性浊音,腹穿结合 B 超、CT 检查可证实。肝癌破裂出血是一种危险的并发症,多数患者可在短时间内死亡。

(3)肝性脑病:常为终末期表现,多由肝硬化或肝癌多发引起门静脉高压、肝功能失代偿所致,也可因上消化道出血、感染或电解质紊乱引起肝功能失代偿所致,常反复发作。

(4)旁癌综合征:原发性肝癌患者由于肿瘤本身代谢异常而产生或分泌的激素或生物活性物质引起的一组综合征称为旁癌综合征。了解这些疾病对于肝癌的早期发现有一定现实意义。治疗这些疾病有利于缓解患者痛苦,延长患者生存期。当肝癌得到有效治疗后,这些症状可恢复正常或减轻。

低血糖症:原发性肝癌并发低血糖的发生率达 8%～30%。按其临床表现和组织学特征大致分为两型。A 型为生长快、分化差的原发性肝癌病程的晚期,患者有晚期肝癌的典型临床表现,血糖呈轻中度下降,低血糖易控制;B 型见于生长缓慢、分化良好的原发性肝癌早期,患者无消瘦、全身衰竭等恶病质表现,但有严重的低血糖,而且难以控制,临床上需长期静脉滴注葡萄糖治疗。发生低血糖的机制尚未完全明确,可能包括:①葡萄糖利用率增加,如肿瘤释放一些体液性因素具有类似胰岛素样作用,或肿瘤摄取过多的葡萄糖。②肝脏葡萄糖产生率降低,如肿瘤置换大部分正常肝组织或肝癌组织葡萄糖代谢改变,并产生抑制正常肝脏代谢活性的物质。

红细胞增多症:原发性肝癌伴红细胞增多症,发生率为 2%～12%,肝硬化患者出现红细胞生成素增多症被认为是发生癌变的较敏感指标。其与真性红细胞增多症的区别在于白细胞与血小板正常、骨髓仅红系增生、动脉血氧饱和度减低。红细胞增多症患者的红细胞(男性高于 $6.5\times10^{12}/L$,女性>$6.0\times10^{12}/L$)、血红蛋白(男性>175 g/L,女性>160 g/L)、血细胞比容(男性>54%,女性>50%)明显高于正常人。少数肝硬化伴晚期肝癌患者红细胞数不高,但血红蛋白及血细胞比容相对增高,可能与后期血清红细胞生成素浓度增高,反馈抑制红细胞生成有关,患者预后较差。原发性肝癌产生红细胞增多症机制不明,可能的解释为:①肝癌细胞合成胚源性红细胞或红细胞生成素样活性物质。②肝癌产生促红细胞生成素原增多,并释放某种酶,把促红细胞生成素转变为有生物活性的红细胞生成素。

高钙血症:肝癌伴高血钙时。血钙浓度大多>2.75 mmol/L,表现为虚弱、乏力、口渴、多尿、厌食、恶心,如血钙>3.8 mmol/L 时,可出现高血钙危象,造成昏迷或突然死亡。此高血钙与肿瘤骨转移时的高血钙不同,后者伴有高血磷,临床上有骨转移征象。高血钙症被认为是原发性肝癌旁癌综合征中最为严重的一种。高血钙产生的可能原因为:①肿瘤分泌甲状旁腺激素或甲状旁腺激素样多肽,它通过刺激成骨细胞功能,诱导骨吸收增强,使骨钙进入血流;它能使肾排泄钙减少而尿磷增加,因此出现高血钙与低血磷症。②肿瘤和免疫炎症细胞产生的许多细胞活素具有骨吸收活性。③肿瘤可能制造过多的活性维生素 D 样物质,它们促进肠道钙的吸收而导致血钙增高。

高纤维蛋白原血症:高纤维蛋白原血症可能与肝癌有异常蛋白合成有关,约有 1/4 可发生在 AFP 阴性的肝癌患者中。当肿瘤被彻底切除后,纤维蛋白原可恢复正常血清水平,故可以作为肿瘤治疗彻底与否的标志。

血小板增多症:血小板增多症的产生机制可能与促血小板生成素增加有关。它和原发性血小板增多症的区别在于血栓栓塞、出血不多见,无脾大,红细胞计数正常。

高脂血症:高脂血症可能与肝癌细胞自主合成胆固醇有关。伴有高脂血症的肝癌患者,血清胆固醇水平与 AFP 水平平行,当肿瘤得到有效治疗后,血清胆固醇与 AFP 可平行下降,当肿瘤复发时,可再度升高。

降钙素增高:肝癌患者血清及肿瘤中降钙素含量可增高,可能与肿瘤异位合成降钙素有关。当肿瘤切除后,血清降钙素可恢复至正常水平。肿瘤分化越差,血清降钙素水平越高。伴高血清降钙素水平的肝癌患者,生存期较短,预后较差。

性激素紊乱综合征:肝癌组织产生的绒毛膜促性腺激素,导致部分患者血清绒毛膜促性腺激素水平增高。原发性肝癌合并的性激素紊乱综合征主要有肿瘤性青春期早熟、女性化和男性乳房发育。性早熟可见于儿童患者,几乎均发生于男性,其血清及尿中绒毛膜促性腺激素活性增高。癌组织中可检出绒毛膜促性腺激素,血中睾酮达到成人水平,睾丸正常大小或轻度增大,Leydig 细胞增生,但无精子形成。女性化及乳房发育的男性患者,血中催乳素及雌激素水平可增高,这与垂体反馈调节机制失常有关。当肿瘤彻底切除后,患者所有女性的特征均消失,血清中性激素水平恢复正常。

三、治疗

(一)治疗原则

原发性肝癌采用以手术为主的综合治疗。

(二)具体治疗方法

1.手术切除

手术切除是目前治疗肝癌最有效的方法。

(1)适应证:肝功能无显著异常,肝硬化不严重,病变局限,一般情况尚好,无重要器官严重病变。

(2)禁忌证:黄疸、腹水、明显低蛋白血症和肝门静脉或肝静脉内癌栓的晚期肝癌患者。

(3)手术方式:局限于一叶,瘤体直径<5 cm,行超越癌边缘 2 cm,非规则的肝切除与解剖性肝切除,可获得同样的治疗效果。伴有肝硬化时,应避免肝三叶的广泛切除术。全肝切除原位肝移植术不能提高生存率。非手术综合治疗后再行二期切除或部分切除,可以获得姑息性效果。

2.肝动脉插管局部化疗和栓塞术

目前多采用单次插管介入性治疗方法。

(1)适应证及禁忌证:癌灶巨大或弥散不能切除;或术后复发的肝癌,肝功能尚可,为最佳适应证,或作为可切除肝癌的术后辅助治疗。对不可切除的肝癌先行局部化疗及栓塞术,肿瘤缩小后再争取二期手术切除。亦可用于肝癌破裂出血的患者。严重黄疸、腹水和肝功能严重不良应视为禁忌证。

(2)插管方法:经股动脉,选择性肝动脉内置管。

(3)联合用药:顺铂(80 mg/m²)、多柔比星(50 mg/m²)、丝裂霉素(10 mg/m²)、替加氟(500 mg/m²)等。

(4)栓塞剂:采用碘油或吸收性明胶海绵并可携带抗癌药物,或用药微球作栓塞剂。

(5)局部效应:治疗后肿瘤可萎缩(50%~70%)。癌细胞坏死,癌灶有假包膜形成,瘤体或变为可切除,术后患者可有全身性反应,伴有低热,肝区隐痛和肝功能轻度异常,1 周内均可恢复。

3.放疗

放疗适用于不宜切除、肝功能尚好的病例。有一定姑息疗效,或结合化疗提高疗效,对无转移的局限性肿瘤也有根治的可能。亦可作为转移灶的对症治疗。

4.微波、射频、冷冻及乙醇注射治疗

这些方法适用于肿瘤较小而又不宜手术切除者。在超声引导下进行,优点是安全、简便、创伤小。

5.生物学治疗

生物学治疗主要是免疫治疗。方法很多,疗效均不确定,可作为综合治疗中的一种辅助疗法。

(三)治疗注意事项

(1)肝癌术后是否给予预防性介入治疗,存在争议。

(2)目前手术是公认的治疗肝癌最有效的方法,要积极争取手术机会,可以和其他治疗方法配合应用。

(3)肝癌的治疗要遵循适应患者病情的个体化治疗原则。

(4)各种治疗方法要严格掌握适应证,综合应用以上治疗方法可以取得更好的疗效。

(5)肝癌患者治疗后要坚持随访,定期行 AFP 检测及超声检查,以早期发现复发转移病灶。

(亓立升)

第六节　急性胆囊炎

急性胆囊炎是胆囊发生的急性炎症性疾病,在我国腹部外科急症中位居第二,仅次于急性阑尾炎。

一、病因

多种因素可导致急性胆囊炎,如胆囊结石、缺血、胃肠道功能紊乱、化学损伤、微生物感染、寄生虫、结缔组织病、过敏性反应等。急性胆囊炎中 90%～95% 为结石性胆囊炎,5%～10% 为非结石性胆囊炎。

二、病理生理

胆囊结石阻塞胆囊颈或胆囊管是大部分急性结石性胆囊炎的病因,其病变过程与阻塞程度及时间密切相关。结石阻塞不完全且时间较短者,仅表现为胆绞痛,阻塞完全且时间较长者,则发展为急性胆囊炎,按病理特点可分为 4 期:水肿期为发病初始 2～4 天,由于黏膜下毛细血管及淋巴管扩张,液体外渗,胆囊壁出现水肿;坏死期为发病后 3～5 天,随着胆囊内压力逐步升高,胆囊黏膜下小血管内形成血栓,堵塞血流,黏膜可见散在的小出血点及坏死灶;化脓期为发病后7～10 天,除局部胆囊壁坏死和化脓,病变常波及胆囊壁全层,形成壁间脓肿甚至胆囊周围脓肿,镜下见有大量中性粒细胞浸润和纤维增生。如果胆囊内压力持续升高,胆囊壁血管因压迫导致血供障碍,出现缺血坏疽,则发展为坏疽性胆囊炎,此时常并发胆囊穿孔;慢性期主要指中度胆囊炎反复发作以后的阶段,镜下特点是黏膜萎缩和胆囊壁纤维化。

严重创伤、重症疾病和大手术后发生的急性非结石性胆囊炎由胆囊的低血流量灌注引起,胆囊黏膜因缺血缺氧损害和高浓度胆汁酸盐的共同作用而发生坏死,继而发生胆囊化脓、坏疽甚至穿孔,病情发展迅速,并发症率和死亡率均高。

三、临床表现

(一)症状

急性结石性胆囊炎患者以女性多见,起病前常有高脂饮食的诱因,也有学者认为与劳累、精神因素有关。其首发症状多为右上腹阵发性绞痛,可向右肩背部放射,伴恶心、呕吐、低热。当胆囊炎病变发展时,疼痛转为持续性并有阵发性加重。出现化脓性胆囊炎时,可有寒战、高热。在胆囊周围形成脓肿或发展为坏疽性胆囊炎时,腹痛程度加剧,范围扩大,呼吸活动及体位改变均可诱发腹痛加重,并伴有全身感染症状。约1/3患者可出现轻度黄疸,多与胆囊黏膜受损导致胆色素进入血液循环有关,或因炎症波及肝外胆管阻碍胆汁排出所致。

(二)体征

体检可见腹式呼吸受限,右上腹有触痛,局部肌紧张,Murphy征阳性,大部分患者可在右肋缘下扪及肿大且触痛的胆囊。当胆囊与大网膜形成炎症粘连,可在右上腹触及边界欠清、固定压痛的炎症包块。严重时胆囊发生坏疽穿孔,可以出现弥漫性腹膜炎体征。

(三)实验室检查

主要有白细胞计数和中性粒细胞比值升高,程度与病情严重程度有一定的相关性。当炎症波及肝组织可引起肝细胞功能受损,血清 ALT、AST 和碱性磷酸酶(AKP)升高,当血总胆红素升高时,常提示肝功能损害较严重。

(四)超声检查

超声检查是目前诊断肝胆道疾病最常用的一线检查方法,对急性结石性胆囊炎诊断的准确率高达85%～90%。超声检查可显示胆囊肿大,囊壁增厚,呈现“双边征”,胆囊内可见结石,胆囊腔内充盈密度不均的回声斑点,胆囊周边可见局限性液性暗区。

(五)CT

可见胆囊增大,直径常>5 cm;胆囊壁弥漫性增厚,厚度>3 mm;增强扫描动脉期明显强化;胆囊内有结石和胆汁沉积物;胆囊四周可见低密度水肿带或积液区(图 7-5)。CT 扫描可根据肝内外胆管有无扩张、结石影鉴别是否合并肝内外胆管结石。

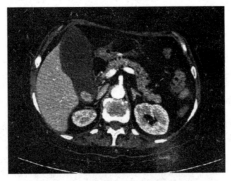

图 7-5 胆囊结石伴急性胆囊炎

(六)核素扫描检查

可应用于急性胆囊炎的鉴别诊断。经静脉注入^{99m}Tc-EHIDA,被肝细胞摄取并随胆汁从胆道排泄清除。因急性胆囊炎时多有胆囊管梗阻,故核素扫描时一般胆总管显示而胆囊不显影,若造影能够显示胆囊,可基本排除急性胆囊炎。

四、诊断

结合临床表现、实验室检查和影像学检查,即可诊断。注意与上消化道溃疡穿孔、急性胰腺炎、急性阑尾炎、右侧肺炎等疾病鉴别。当合并黄疸时,注意排除继发性胆总管结石。

五、治疗

(一)非手术治疗

为入院后的急诊处理措施,也为随时可能进行的急诊手术做准备。包括禁食,液体支持,解痉止痛,使用覆盖革兰阴性菌和厌氧菌的抗生素,纠正水电解质平衡紊乱,严密观察病情,同时处理糖尿病,心血管疾病等并发症。60%～80%的急性结石性胆囊炎患者可经非手术治疗获得缓解而转入择期手术治疗。而急性非结石性胆囊炎多病情危重,并发症率高,倾向于早期手术治疗。

(二)手术治疗

急性结石性胆囊炎最终需要切除病变的胆囊,但应根据患者情况决定择期手术、早期手术或紧急手术。手术方法首选腹腔镜胆囊切除术,其他还包括开腹手术、胆囊穿刺造瘘术。

1. 择期手术

对初次发病且症状较轻的年轻患者,或发病已超过72小时但无急症手术指征者,可选择先行非手术治疗。治疗期间密切观察病情变化,尤其是老年患者,还应注意其他器官的并存疾病,如病情加重,需及时手术。大部分患者通过非手术治疗病情可获得缓解,再行择期手术治疗。

2. 早期手术

对发病在72小时内的急性结石性胆囊炎,经非手术治疗病情无缓解,并出现寒战、高热、腹膜刺激征明显、白细胞计数进行性升高者,应尽早实施手术治疗,以防止胆囊坏疽穿孔及感染扩散。对于60岁以上的老年患者,症状较重者也应早期手术。

3. 紧急手术

对急性结石性胆囊炎并发穿孔应进行紧急手术。术前应尽量纠正低血压、酸中毒、严重低钾血症等急性生理紊乱,对老年患者还应注意处理高血压、糖尿病等并发症,以降低手术死亡率。

(三)手术方法

1. 腹腔镜胆囊切除术

腹腔镜胆囊切除术(laparoscopic cholecystectomy,LC)为首选术式。

(1)术前留置胃管、尿管。采用气管插管全身麻醉。

(2)患者取头高脚低位,左倾15°。切开脐部皮肤1.5 cm,用气腹针穿刺腹腔建立气腹,CO_2气腹压力1.6～1.9 kPa(12～14 mmHg)。经脐部切口放置10 mm套管及腹腔镜,先全面探查腹腔。手术采用三孔或四孔法,四孔法除脐部套管外,再分别于剑突下5 cm置入10 mm套管,右锁骨中线脐水平和腋前线肋缘下5 cm各置入5 mm套管,三孔法则右锁骨中线和腋前线套管任选其一(图7-6和图7-7)。

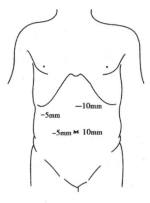

图 7-6　四孔法 LC 套管位置

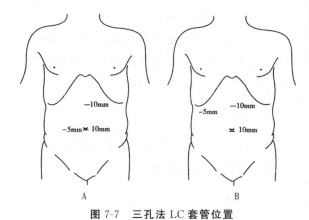

图 7-7　三孔法 LC 套管位置

(3)探查胆囊:急性胆囊炎常见胆囊肿大,呈高张力状态。结石嵌顿于胆囊颈部,胆囊壁炎症水肿,甚至化脓、坏疽,与网膜和周围脏器形成粘连。先用吸引器结合电钩分离胆囊周围粘连,电钩使用时一定要位于手术视野中央。

(4)胆囊减压:于胆囊底部做一小切口吸出胆汁减压,尽可能取出颈部嵌顿的结石。

(5)处理胆囊动脉:用电钩切开胆囊浆膜,大部分急性胆囊炎的胆囊动脉已经栓塞并被纤维束包裹,不需刻意骨骼化显露,在钝性分离中碰到索条状结构,紧贴壶腹部以上夹闭切断即可。

(6)处理胆囊管:沿外侧用吸引器钝性剥离寻找胆囊管,尽量远离胆总管,确认颈部与胆囊管连接部后,不必行骨骼化处理,确认"唯一管径"后,靠近胆囊用钛夹或结扎锁夹闭胆囊管后离断。对于增粗的胆囊管可用阶梯施夹法或圈套器处理。胆囊管里有结石嵌顿则需将胆囊管骨骼化,当结石位于胆囊管近、中段时,可在结石远端靠近胆总管侧胆囊管施夹后离断;当结石嵌顿于胆囊管汇入胆总管部时,需剪开胆囊管大半周,用无创伤钳向切口方向挤压,尝试将结石挤出,不能直接钳夹结石,以避免结石碎裂进入胆总管。确认结石完整挤出后,夹闭胆囊管远端。

(7)处理胆囊壶腹内侧:急性炎症早期组织水肿不严重,壶腹内侧一般容易剥离。但一些肿大的胆囊壶腹会延伸至胆总管或肝总管后壁形成致密粘连无法分离,此时不能强行剥离,可试行胆囊大部分或次全切除,切除的起始部位应选择壶腹-胆囊管交接稍上方,要保持内侧与后壁的完整,切除胆囊体和底部。残留的壶腹部黏膜仍保留分泌功能,需化学烧灼或电灼毁损,防止术后胆瘘,电灼时间宜短。

(8)剥离胆囊:胆囊炎症可波及肝脏,损伤肝脏易出现难以控制的出血,应"宁破胆囊,勿损肝脏",可允许部分胆囊黏膜残留于胆囊床,予电凝烧灼即可。剥离胆囊后胆囊床渗血广泛,可用纱块压迫稍许,然后电凝止血。单极电凝无效可改用双极电凝。

(9)取出胆囊:将胆囊及结石装入标本袋,由剑突下或脐部套管孔取出,亦可放置引流管后才取出胆囊。遇到巨大结石时,可使用扩张套管。

(10)放引置流管:冲洗手术创面,检查术野无出血、胆瘘,于 Winslow 孔放置引流管,由腋前线套管孔引出并固定。解除气腹并缝合脐部套管孔。

(11)术中遇到下列情况应中转开腹:①胆囊组织质地偏硬,不排除癌变可能。②胆囊三角呈冰冻状,组织致密难以分离,或稍做分离即出现难以控制的出血。③胆囊壶腹内侧粘连紧密,分离后出现胆汁漏,怀疑肝总管、左右肝管损伤。④胆囊管-肝总管汇合部巨大结石嵌顿,有 Mirrizi 综合征可能。⑤胆肠内瘘。⑥胆管解剖变异,异常副肝管等。

（12）术后处理：包括继续抗生素治疗，外科营养支持，治疗并存疾病等。24～48 小时后观察无活动性出血、胆瘘、肠瘘等情况后拔除引流管。

2.其他手术方法

（1）部分胆囊切除术：术中胆囊床分离困难或可能出现大出血者，可采用胆囊部分切除法，残留的胆囊黏膜应彻底电凝烧灼或化学损毁，防止残留上皮恶变、形成胆瘘或包裹性脓肿等。

（2）超声或 CT 引导下经皮经肝胆囊穿刺引流术（percutaneous transhepatic gallbladder drainage，PTGD）：适用于心肺疾病严重无法接受胆囊切除术的急性胆囊炎患者，可迅速有效地降低胆囊压力，引流胆囊腔内积液或积脓，待急性期过后再择期手术。禁忌证包括急性非结石性胆囊炎、胆囊周围积液（穿孔可能）和弥漫性腹膜炎。穿刺后应严密观察患者，警惕导管脱落、胆汁性腹膜炎、败血症、胸腔积液、肺不张、急性呼吸窘迫综合征等并发症。

六、几种特殊类型急性胆囊炎

（一）急性非结石性胆囊炎

胆囊有明显的急性炎症但其内无结石，多见于男性及老年患者。病因及发病机制尚未完全清楚，推测发病早期由于胆囊缺血及胆汁淤积，胆囊黏膜因炎症、血供减少而受损，随后细菌经胆道、血液或淋巴途径进入胆囊内繁殖，发生感染。急性非结石性胆囊炎往往出现在严重创伤、烧伤、腹部大手术后、重症急性胰腺炎、脑血管意外等危重患者中，患者常有动脉粥样硬化基础。

由于并存其他严重疾病，急性非结石性胆囊炎容易发生漏诊。在危重患者，特别是老年男性，出现右上腹痛或/和发热时，应警惕本病发生。及时行 B 超或 CT 检查有助于早期诊断。B 超影像特点：胆囊肿大，内无结石，胆汁淤积，胆囊壁增厚＞3 mm，胆囊周围有积液。当存在肠道积气时，CT 更具诊断价值。

本病病理过程与急性结石性胆囊炎相似，但病情发展更快，易出现胆囊坏疽和穿孔。一经确诊，应尽快手术治疗，手术以简单有效为原则。在无绝对禁忌证时，首选腹腔镜胆囊切除术。若病情不允许，在排除胆囊坏疽、穿孔情况下，可考虑局麻行胆囊造瘘术，术后严密观察炎症消退情况，必要时仍需行胆囊切除术。术后给予抗休克，纠正水、电解质及酸碱平衡紊乱等支持治疗，选用广谱抗生素或联合用药，同时予以心肺功能支持，治疗重要脏器功能不全等。

（二）急性气肿性胆囊炎

临床上不多见，指急性胆囊炎时胆囊内及其周围组织内有产气细菌大量滋生产生气体积聚，与胆囊侧支循环少、易发生局部组织氧分压低下有关。发病早期，气体主要积聚在胆囊内，随后进入黏膜下层，致使黏膜层剥离，随病情加重气体可扩散至胆囊周围组织，并发败血症。本病易发于老年糖尿病患者，临床表现为重症急性胆囊炎，腹部 X 线检查及 CT 检查有助诊断，可发现胆囊内外有积气。注意与胆肠内瘘，十二指肠括约肌功能紊乱引起的胆囊积气，及上消化道穿孔等疾病相鉴别。气肿性胆囊炎患者病情危重，可并发坏疽、穿孔、肝脓肿、败血症等，死亡率较高，15%～25%，应尽早手术治疗，手术治疗原则与急性胆囊炎相同。注意围术期选用对产气杆菌有效的抗生素，如头孢哌酮与甲硝唑联用。

（三）胆囊扭转

胆囊体以胆囊颈或邻近组织器官为支点发生扭转。胆囊一般由腹膜和结缔组织固定于胆囊床，当胆囊完全游离或系膜较长时，可因胃肠道蠕动、体位突然改变或腹部创伤而发生顺时针或逆时针扭转。病理上主要以血管及胆囊管受压嵌闭为特征，病变严重性与扭转程度及时间密切相关。扭转 180°时,胆囊管即扭闭,胆汁淤积,胆囊肿大。超过 180°为完全扭转,胆囊静脉受压回流受阻,表现为胆囊肿大,胆囊壁水肿增厚,继而动脉受累,胆囊壁出现坏疽、穿孔。当扭转达 360°时,胆囊急性缺血,胆囊肿大,呈暗红甚至黑色,可有急性坏疽,但穿孔发生率较低。

本病临床罕见,误诊率高,扭转三联征有助提示本病。①瘦高的老年患者,特别是老年女性,或者合并脊柱畸形。②典型的右上腹痛,伴恶心、呕吐,病程进展迅速。③查体可扪及右上腹肿块,但无全身中毒症状和黄疸,可有体温脉搏分离现象。扭转胆囊在 B 超下有特殊影像:胆囊锥形肿大,呈异位漂浮状,胆囊壁增厚。由于胆囊管、胆囊动静脉及胆囊系膜扭转和过度伸展,在胆囊颈的锥形低回声区混杂有多条凌乱的纤细光带,但后方无声影。CT 检查见胆囊肿大积液,与肝脏分离。磁共振胰胆管造影(MRCP)可清晰显示肝外胆管因胆囊管扭转牵拉呈"V"形。

高度怀疑或确诊胆囊扭转均应及时手术,首选腹腔镜胆囊切除术。因胆囊扭转造成胆囊三角解剖关系扭曲,可先复原正常胆囊位置,以利于保护胆总管。

(亓立升)

第七节　慢性胆囊炎

慢性胆囊炎是胆囊慢性炎症性病变。大多数合并胆囊结石,也有少数为非结石性胆囊炎。临床上可表现为慢性反复发作性上腹部隐痛、消化不良等症状。

一、病因和发病机制

(一)病因

慢性胆囊炎多发生于胆石症的基础上,且常为急性胆囊炎的后遗症。其病因主要是细菌感染和胆固醇代谢失常。常见的病因有下面几条。

1.胆囊结石

结石可刺激和损伤胆囊壁,引起胆汁排泌障碍。约 70% 慢性胆囊炎的患者胆囊内存在结石。

2.感染

感染源常通过血源性、淋巴途径、邻近脏器感染的播散和寄生虫钻入胆道而逆行带入。细菌、病毒、寄生虫等各种病原体均可引起胆囊慢性感染。慢性炎症可引起胆管上皮及纤维组织增生,引起胆管狭窄。

3.急性胆囊炎的延续

急性胆囊炎反复迁延发作,使胆囊纤维组织增生和增厚,病变较轻者,仅有胆囊壁增厚,重者可以显著肥厚,萎缩,囊腔缩小以至功能丧失。

4.化学刺激

当胆总管和胰管的共同通道发生梗阻时,胰液反流进入胆囊,胰酶原被胆盐激活并损伤囊壁的黏膜上皮。另外,胆汁排泌发生障碍,浓缩的胆盐又可刺激囊壁的黏膜上皮造成损害。

5.代谢紊乱

由于胆固醇的代谢发生紊乱,而致胆固醇沉积于胆囊的内壁上,引起慢性炎症。

(二)发病机制

1.胆管嵌顿

胆囊是胆囊管末端的扩大部分,可容胆汁 30～60 mL,胆汁进入胆囊或自胆囊排出都要经过胆囊管,胆囊管长 3～4 cm,直径 2～3 mm,胆囊管内黏膜又形成 5～7 个螺旋状皱襞,使得管腔较为狭小,这样很容易使胆石、寄生虫嵌入胆囊管。嵌入后,胆囊内的胆汁就排不出来,这样,多余的胆汁在胆囊内积累,长期滞留和过于浓缩,对胆囊黏膜直接刺激而引起发炎。

2.胆囊壁缺血、坏死

供应胆囊营养的血管是终末动脉,当胆囊的出路阻塞时,由于胆囊黏膜仍继续分泌黏液,造成胆囊内压力不断增高使胆囊膨胀、积水。当胆囊缺血时,胆囊抵抗力下降,细菌就容易生长繁殖,趁机活动起来而发生胆囊炎。

3.胆汁蓄积

由于胆囊有储藏胆汁和浓缩胆汁的功能,因此胆囊与胆汁的接触时间比其他胆道长,而且,接触的胆汁浓度亦高,当此时人的胆道内有细菌时,就会发生感染,形成胆囊炎的机会当然也就增多了。

二、临床表现

(一)症状

许多慢性胆囊炎患者可无临床症状,只是在手术、体格检查时发现,称为无痛性胆囊炎。本病的主要症状为反复发作性上腹部疼痛。腹痛多发于右上腹或中上腹部,腹痛常发生于晚上和饱餐后,常呈持续性疼痛。当胆总管或胆囊管发生胆石嵌顿时,则可发生胆绞痛,疼痛一般经过 1～6 小时可自行缓解。可伴有反射性恶心、呕吐等症状,但发热和黄疸不常见,于发作的间歇期可有右上腹饱胀不适或胃部灼热、嗳气、反酸,厌油腻食物、食欲缺乏等症状。当慢性胆囊炎伴急性发作或胆囊内浓缩的黏液或结石进入胆囊管或胆总管而发生梗阻,呈急性胆囊炎或胆绞痛的典型症状。

(二)体征

体格检查可发现右上腹部压痛,发生急性胆囊炎时可有胆囊触痛或 Murphy 征阳性。当胆囊膨胀增大时,右上腹部可扪及囊性包块。

三、诊断要点

(一)症状和体征

有部分患者可无特殊症状,一般主要症状为反复发作性上腹痛。可伴有恶心呕吐等症状,于间歇期有胃部灼热,反酸等胃肠道症状,但发热黄疸不常见。查体上腹部压痛,当胆囊膨胀增大时,右上腹部可扪及囊性包块。

(二)实验室检查

血常规:白细胞总数升高。

(三)影像学检查

1.超声检查

超声检查是最重要的辅助手段,可测定胆囊和胆总管的大小,胆石的存在及囊壁的厚度,尤其对结石的诊断比较准确可靠。见图 7-8。

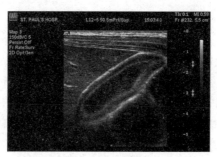

图 7-8　慢性胆囊炎

2.放射学检查

腹部 X 片可显示胆囊膨胀和阳性结石的征象,罕见的胆囊钙化(瓷瓶胆囊)有并发胆囊癌的特殊临床意义。胆囊、胆道造影术可以发现胆石胆囊变形缩小及胆囊浓缩和收缩功能不良等慢性胆囊炎征象,口服双倍量造影剂有利于胆囊显影及测定胆囊浓缩和收缩功能。

(四)放射性核素扫描

用 ^{99m}Tc-PMT 静脉注射行肝胆动态显像,如延迟超过 1～4 小时才显示微弱影像,而肠道排泄正常,首先考虑慢性胆囊炎。如静脉注射辛卡利特(sincalide,人工合成缩胆囊素)0.02 mg/kg,或缩胆囊素(cholecystokinin,CCK)后 30 分钟,如胆囊排除率＜40％,支持慢性胆囊炎伴胆囊收缩功能障碍的诊断。

四、治疗原则

(一)内科治疗

非结石性慢性胆囊炎患者以及结石性慢性胆囊炎患者症状较轻无反复发作者,可内科保守治疗。嘱患者平时低脂饮食,可口服消炎利胆片 6 片每天 3 次或33％～50％硫酸镁 10 mL 每天 3 次,另外可口服一些溶石或排石的中药。腹痛明显者可用抗胆碱能药物解除平滑肌痉挛。经常保持愉快的心情,注意劳逸结合,寒温适宜。劳累、气候突变、悲观忧虑均可诱发慢性胰腺炎急性发作。

(二)外科治疗

对于有症状特别是反复急性发作的慢性胆囊炎,伴有较大结石,胆囊积水或有胆囊壁钙化者以及反复发作胆绞痛、胆囊无功能者行胆囊切除术是一个合理的根本治疗方法,但对仅有胆绞痛的胆囊病变较轻的患者,行胆囊切除后症状多不能缓解。

手术适应证有以下几点。

(1)临床症状严重,药物治疗无效,病情继续恶化,非手术治疗不易缓解的患者。

(2)胆囊肿大或逐渐增大,腹部压痛明显,腹肌严重紧张或胆囊坏疽及穿孔,并发弥漫性腹膜炎者。

(3)急性胆囊炎反复发作,诊断明确,经治疗后腹部体征加重,有明显腹膜刺激征者。

(4)化验检查,血中白细胞计数明显升高,总数在 $20×10^9$/L 以上者。

(5)黄疸加深,属胆总管结石梗阻者。

(6)畏寒,寒战,高热并有中毒休克倾向者。

(亓立升)

第八节 胆囊息肉样病变

胆囊息肉样病变,或称胆囊隆起样病变,是指向胆囊腔内突出的胆囊壁局限性病变,随着B超技术的进步,胆囊隆起样病变的检出率明显增加。

胆囊息肉样病变分为两大类:①真性肿瘤:包括腺瘤、癌等;②假性肿瘤:包括腺肌增生症、胆固醇性息肉、黄色肉芽肿等。

一、胆固醇息肉

(一)诊断

1.症状和体检

大部分患者无症状,可有右上腹或中上腹隐痛不适,合并结石或息肉位于胆囊颈部有较长蒂时,可有胆绞痛。多无体征。

2.实验室检查

多无异常。

3.辅助检查

B超是首选检查。B超表现为高回声或等回声团,无声影,不随体位移动。

(二)鉴别诊断

1.胆囊结石

可有发作性右上腹痛或无症状,B超表现为后方伴声影的强回声光团,有助鉴别诊断。部分胆囊息肉样病变患者可合并有胆囊结石。

2.其他性质的胆囊息肉样病变

B超是主要鉴别手段。多个小息肉多为胆固醇息肉;单发息肉,直径<1 cm,多为炎性息肉或腺瘤。

3.胆囊癌

早期无特异症状,晚期可表现为右上腹包块、黄疸。早期病变不易鉴别,主要依靠B超检查。直径>1 cm,无蒂,回声不均应考虑胆囊癌。CT表现为隆起样病变、基底较宽,或胆囊壁增厚,囊壁不规则,向腔内外生长的肿物。

(三)治疗原则

有症状的胆囊息肉,原则上应行胆囊切除术;合并有胆囊结石的胆囊息肉样病变也应行胆囊切除术;无症状者,如病变多发,有蒂,直径<1 cm,可定期复查B超随诊;直径>1 cm,基底较宽,边缘不规则,回声不均者,或随诊中直径有增大,形态恶变者,应手术治疗。术中应注意检视胆囊标本,肉眼观察可疑恶性病变者应在术中送冰冻病理检查。病理证实恶性病变时应及时中转开腹行胆囊癌根治术。

二、胆囊腺肌增生症(GBA)

(一)诊断

GBA 可分为 3 型:①弥漫型:整个胆囊壁呈弥漫性增厚;②节段型:在增厚的胆囊壁中出现环状狭窄,把胆囊分隔成相互连通的腔;③局限型(基底型):又称胆囊腺肌瘤,胆囊底部囊壁呈局限性增生。

1.症状和体检

各型均无特异性症状,常合并胆囊结石及胆囊炎,主要表现为胆囊结石和胆囊炎症状,可有反复发作的右上腹痛,大部分患者可无症状。多无体征。

2.实验室检查

多无异常。

3.辅助检查

术前诊断主要依赖于影像学检查,诊断的主要依据是胆囊壁增厚及罗-阿窦显影。B 超检查主要表现为明显增厚的胆囊壁内可见点状或小圆形无回声或强回声区,部分可见彗星尾征。CT 及 MRI 较 B 超有更高的诊断准确率。MRI 在显示胆囊壁病变、罗-阿窦显影上均优于 CT。

(二)鉴别诊断

1.胆囊结石及胆囊炎

部分患者可合并存在。胆囊炎时有炎症性改变,结合 B 超及 CT、MRI 等影像学检查,有助鉴别诊断。

2.胆囊癌

早期病变有时影像学鉴别诊断较困难。

(三)治疗原则

目前认为胆囊腺肌增生症,尤其是节段型 GBA,有恶变可能,一旦考虑胆囊腺肌增生症诊断,对于合并胆囊结石、胆囊炎者,节段型 GBA,肿物直径超过 1 cm,以及中老年患者,应积极行手术治疗。单纯胆囊切除术是有效的治疗方法,术后标本应常规送病理检查。

三、胆囊腺瘤

(一)诊断

1.症状和体检

大部分患者可无症状,合并有胆囊结石或胆囊炎时可有反复发作的右上腹痛。多无体征。

2.实验室检查

多无异常。

3.辅助检查

诊断主要依靠影像学检查,特别是 B 超检查,B 超能显示胆囊腺瘤的大小、形态、内部血流、基底情况、是否随体位变化、是否合并胆囊结石等,可与其他胆囊息肉样病变鉴别,但常较困难。

(二)鉴别诊断

1.胆囊结石及胆囊炎

部分患者可合并胆囊结石,胆囊炎时有炎症性改变。

2.胆囊癌

B超可从大小、形态、基底、血流多方面特征加以鉴别,但早期病变有时影像学鉴别诊断较困难。

(三)治疗原则

胆囊腺瘤是胆囊腺癌的癌前病变,一经诊断胆囊腺瘤应及早手术治疗。手术方式为胆囊切除术。术中应检视胆囊标本,如怀疑恶性病变应送术中冰冻病理检查。如证实为恶性病变应根据肿瘤侵犯深度决定是否中转开腹行胆囊癌根治术。

(亓立升)

第九节　胆　石　症

胆石症是胆道系统的常见病,因急性症状而住院的胆石症占外科急腹症的第2~3位。

一、流行病学

胆石症的发病率在不同地区、国家及民族差别很大。在美国成年人中胆石症。可达10%,其中印第安人的发病率更高。北欧、中美与南美皆为高发地区,日本的成年人中胆石症的发病率<5%,而在东非胆石症极为少见。亚太地区原发性胆管结石的发病率明显高于欧美国家。黄耀权等调查天津市胆石症的总自然发生率为8.2%,并发现易患因素是:①胆囊结石易患因素与年龄、居住地、性别和营养有密切关系,$P<0.05$,其密切关系,其顺序:年龄>居住>性别>营养;②胆管结石发生率与农民、居住地、年龄和工人有密切关系,其顺序:农民>年龄>居住地>工人;③胆囊合并胆管结石自然人群发生率与居住地、工人、营养和年龄4种易患因素有关,其顺序为居住地>工人>营养>年龄。

西方国家的胆石症以女性,40岁以上肥胖者为多见,胆固醇结石为主。

我国胆石症患者女性稍多于男性,年龄范围较宽。据国内尸检材料统计,胆石症检出率约为7%,80岁以上的老年人可高达23%。根据国内26个省市146所医院经手术治疗的11 298例的分析,胆囊结石最为多见,共5 967例,占52.8%;胆囊、胆总管结石1 245例,占11.0%;肝外胆管结石2 268例,占20.1%;肝内胆管结石1 818例,占16.1%,原发性肝内、外胆管结石发病率为36.2%,较20世纪60年代报道的50%已有所降低。胆石症患者占普外住院患者总数的10.05%。在这一大组病例中,男3707例,女7 635例,男女之比为1∶2。在西北及华北地区,男女之比为1∶3,但在华南地区则为1∶1。发病年龄最小者仅3岁,最高者为92岁,平均年龄为48.5岁。胆石症发病的高峰年龄为50~60岁。在我国的西安、兰州等西北地区以胆固醇为主要成分的胆囊结石为多,胆囊癌的发病率亦较高。

近年来,在我国一些中心城市胆囊结石与原发性胆管结石的比例已经发生了明显的变化。胆囊结石与胆管结石的比例,在北京为3.4∶1,在上海为3.2∶1,在天津为4.5∶1。胆固醇结石在天津市占64.8%,在上海占71.4%,北京地区胆固醇结石与胆红素缩石之比为1∶0.98,但在广大农村、边远地区及个别胆石症高发地区,仍以胆管结石及胆红素结石为最常见。这些情况显然与食品结构及结石的发病原因不同有关。

二、病因与发病机制

胆石症形成的机制是十分复杂的。近年的研究表明,临床上常见的两大类结石(胆色素与胆固醇结石)的形成机制不同。

(一)胆色素结石

胆色素结石多呈棕色或橘色,形状、大小不一,易碎,切面呈层状,常遍布于肝内、外胆管系统。胆石的成分,以胆色素钙为主,胆固醇的含量一般不超过20%。

胆色素结石形成机制与胆道的慢性炎症、细菌感染、胆汁淤滞、营养因素等有关。常见的致病因素有复发性化脓性胆管炎、胆道阻塞、胆道寄生虫病(最常见的是胆道蛔虫病和中华分支睾吸虫感染)。感染是导致结石形成的首要因素,感染细菌主要是肠道菌属,大多数患者的胆汁培养均有细菌生长,其中最主要的是大肠埃希菌,厌氧性细菌亦较常见。胆汁淤滞是原发性胆管结石形成时的必要条件之一,因为只有在淤滞条件下,胆汁中成分才能沉积并形成结石。引起胆汁淤滞的原因是多方面的:胆总管下端炎症、狭窄是常见的原因,有时胆总管下端可能并无机械性梗阻,但并不排除由胆管炎所引起的胆管下端水肿和Oddi括约肌痉挛时所致的功能性梗阻,在梗阻的近端,胆道内压力升高,胆管扩张,胆流缓慢,因而有利于结石形成。在此种情况下,胆道寄生虫病能促使结石形成,在不少患者中可见到以虫体或虫卵为核心所形成的结石。

正常胆汁中,胆红素主要是水溶性的胆红素二葡萄糖醛酸酯的结合型胆红素,但结石中的胆红素主要是不溶于水的游离胆红素。因而,胆汁中结合型胆红素的去结合化是形成结石的原因。胆道感染时,大肠埃希菌属和一些厌氧杆菌感染能产生β-葡萄糖醛酸酶,此酶在pH为7.0条件下,能将结合型胆红素水解生成游离胆红素,游离胆红素与钙离子结合形成不溶于水的胆红素钙,形成了胆色素结石。另外,胆汁中有来自组织的内源性葡萄糖醛酸苷酶,它的最适pH为4.6,在适宜情况下,亦能水解胆汁中的结合型胆红素。此外,胆汁中的黏蛋白、酸性黏多糖、免疫球蛋白等大分子物质,炎性渗出物,脱落的上皮细胞、细菌、寄生虫、胆汁中的金属离子等,均参与结石的形成。

(二)胆固醇结石

该类结石与胆固醇代谢障碍有关。种种原因使胆固醇含量增多或/和胆盐、卵磷脂减少,使胆固醇浓度相对增多,则胆固醇就会从胆汁中析出而形成结石。1968年Admirand和Small用三角坐标来表示胆汁中胆固醇、胆盐和卵磷脂的相互关系。三角坐标中的任何一点都同时反映3种物质在胆汁中的含量百分比(指其中一种物质占3物质总含量的百分比)。正常胆汁的各点都应在三角坐标的曲线以下,而胆固醇和混合结石患者的各点都在曲线上或曲线以上。

造成过饱和胆固醇沉淀的原因与以下因素有关:①肝脏胆固醇代谢异常;②肝肠循环障碍使胆酸池缩小;③饮食因素;④胆囊黏膜上皮脱落、雌性激素的影响等。

然而,近年来许多学者的研究发现,不但胆固醇结石患者胆囊胆汁中的胆固醇多呈过饱和状态,而且有40%~80%的正常人胆囊胆汁也常是过饱和的。此外,肝胆汁的胆固醇浓度往往比胆囊胆汁高得多,胆固醇结石却大都在胆囊内形成。这样,人们已认识到Admirand-Small三角还不能充分地说明结石形成的机制。近十年来胆固醇结石形成机制的研究主要在以下方面。

1.胆汁动力学平衡体系的研究

胆固醇在胆汁中主要以微胶粒和泡两种形式维持其溶解状态。微胶粒由胆固醇、磷脂、胆盐组成。泡是胆固醇、磷脂组成的复合体,两者相互联系,可以相互转化,在胆汁中形成一个动力学平衡体系,对胆固醇的溶解和析出起调节作用。泡可以溶解80％以上的肝胆汁中的胆固醇,是胆汁中胆固醇溶解及转运的主要形式。薄片是新发现的胆固醇、磷脂组成的聚合体,可以溶解一部分胆固醇,其作用机制尚待进一步研究。胆盐通过转运蛋白所产生电化学梯度分泌进入毛细胆管,而胆固醇与磷脂结合,以泡的形式由细胞支架(微管、微丝等)转运通过毛细胆管上皮细胞细胞膜,两个过程在一定程度上相互独立。当泡进入肝胆汁后,才与胆盐相互作用形成微胶粒,在成石性胆汁中泡与微胶粒同时存在。在某些情况下,如胆汁胆固醇分泌增加,胆盐分泌减少,以及某些促成核因子作用下等。胆固醇可以从微胶粒向泡转移,并使泡体积增大,不稳定,并容易发生聚集融合,从单层小泡到大泡进而形成复层大泡,析出胆固醇晶体,并可进一步形成胆固醇单水结晶,而单水结晶的生长和聚集是胆固醇结石的雏形。各种研究表明,由于胆汁胆固醇动力学平衡体系被破坏而产生的胆固醇过饱和是结石形成的基础。

2.胆固醇过饱和胆汁产生的机制

过饱和胆汁是胆固醇结石产生的先决条件。80％的胆固醇在肝脏代谢,而胆固醇结石患者肝胆汁成核时间比胆囊胆汁短,故而肝脏是胆固醇过饱和胆汁的产生场所。过饱和胆汁产生的机制很复杂,主要有以下几个途径。

(1)胆固醇分泌增加:目前认为造成胆固醇分泌增加的因素主要有:①HMG-辅酶A还原酶活性增高,导致肝细胞合成分泌胆固醇增加。20世纪70年代,Salen G、Cogne等发现胆固醇结石患者的HMG-辅酶A还原酶活性增高,以后Key、Maton等也从不同角度证实了这一结果;②酰基辅酶A-胆固醇酰基转移酶(acyl coenzyme A-cholesterol acyltransferase,ACAT)的系统活性降低,致使胆固醇转化为胆固醇酯减少。ACAT是胆固醇酯化过程中的限速酶,广泛存在于肝脏及胆囊黏膜中,20世纪80年代以来,陆续报道ACAT在胆固醇结石患者的肝脏中活性降低,从而致使游离胆固醇分泌增加,促使结石形成;③脂类代谢紊乱。20世纪80年代以来,不少学者报道胆固醇结石患者存在着明显的脂类代谢紊乱,主要是:低密度脂蛋白(low-density lipoprotein,LDL)及乳糜微粒(chylomicron,CM)含量或/和具有活性的受体数目增加;极低密度脂蛋白胆固醇(very low densitylipoprotein-cholesterol,VLDL-C)含量增加;胆固醇逆向转运的载体高密度脂蛋白(HDL)含量或/和其在肝细胞膜上的受体数目减少;④由于7-α羟化酶活性降低,导致胆固醇合成胆酸减少,胆固醇分泌过多,年龄是一个重要因素。

(2)胆酸代谢障碍:胆汁酸是胆汁的主要成分,也是胆固醇体内代谢的最终产物。在肝细胞内质网微粒体酶系统作用下,胆固醇可逐步衍化为胆酸,7-α羟化酶为这一过程的限速酶。大部分胆固醇结石患者存在胆酸代谢障碍,主要表现在以下几方面。①肝脏合成胆酸下降:胆酸合成主要受限速酶胆固醇7-α羟化酶及另外两个关键酶:12-α羟化酶、27-羟胆固醇-7-α羟化酶的调节,也受胆固醇以及肝脏胆酸流量的反馈调节。胆固醇7-α羟化酶、12-α羟化酶等都是细胞色素P450家族成员(CYP7A),在胆固醇结石患者中活性降低。②胆盐肠肝循环被破坏:对胆汁酸代谢动力学变化与胆固醇结石病的关系有过不少研究,表明胆盐肠肝循环被破坏可使体内胆酸池下降,从而导致结石形成。③胆盐成分改变:近年来国内外学者对胆盐成分变化对成石的影响进行了一系列的研究。胆固醇结石胆汁中去氧胆酸(DCA)的比例增加;胆酸(CA)鹅脱氧胆酸(CDCA)比例升高;甘氨结合胆酸增多而牛磺酸结合胆酸减少(G/T比例升高)。

3.促、抗成核因子

肝胆汁的胆固醇饱和度比胆囊胆汁高,但胆固醇结石很少在肝胆管内形成,从而提示在胆囊胆汁中存在着促成核因子,而40％～80％正常人胆囊胆汁为过饱和胆汁,却未形成结石,所以胆囊胆汁中还存在着抗成核因子。

(1)促成核因子:能促使胆固醇结晶析出的胆汁蛋白质中,有黏蛋白性和非黏蛋白性的糖蛋白,而后者有选择性与刀豆蛋白凝结素 A 结合的特性。大部分为免疫球蛋白、磷脂酶、纤维连接蛋白等。①黏蛋白:胆囊黏膜上皮细胞分泌一种黏蛋白,可促使胆固醇成核。过饱和胆汁、胆盐、前列腺素、阿司匹林及炎症刺激等均可影响黏蛋白分泌。黏蛋白分泌过多时,可形成黏性弹力凝胶具有很强的胶着性,可使胆固醇结晶处于胶体状中,并促使其产生聚集,也有可能促进泡融合,形成复层泡,并减弱泡之间的排斥力;②免疫球蛋白:Harvey 等分离、提纯了 ConA 结合蛋白,其中一部分被证实为免疫球蛋白,主要为 IgM 和 IgA 以后,这一研究小组的报道指出 IgG 也具有明显的促成核活性,在胆固醇结石存在的胆囊胆汁中,IgG 的平均浓度是色素结石组或对照组的 3 倍,并且与 CSI 关系密切,当 CSI 处于 1.2～1.4 时 IgG 浓度最高。胆盐,尤其是 DC 可刺激 IgG 分泌,就成核活性而言,$IgM > IgG > IgA$;③其他促成核糖蛋白:近年来,国内外学者应用亲和层析、高效液相等技术,提纯到许多具有促成核活性的糖蛋白;如 130 kDa 糖蛋白,42 kDa 糖蛋白、纤维连接蛋白等。

(2)抗成核因子:20 世纪 80 年代初,Seuell 等人就在胆固醇结石患者的胆囊胆汁中发现多种载脂蛋白,Ktbe 等将 Apo Ai、Apo A2 加入模拟胆汁中,可使成核时间延长 1 倍。另外,12、58、63 kDa 的糖蛋白,以及胆汁蛋白的片段等被认为具有抗成核作用。

4.胆囊动力学异常

早在 1856 年 Meckel von、Hensbach 就已提出胆汁淤滞是胆石一个重要发病因素。

胆囊运动过缓导致胆囊剩余容积增大,当胆囊胆汁处于过饱和状态,且滞留在胆囊内时间过长时,可沉淀在胆囊黏膜表面,并且刺激黏蛋白的分泌,促使胆固醇成核。大量的动物实验表明,在结石形成之前,胆囊收缩力就已减弱。Carey 等发现,正常人 50% 的肝胆汁进入胆囊,另 50% 排入十二指肠;而在胆固醇结石患者中,只有 30% 肝胆汁进入胆囊,70% 则排入十二指肠,从而说明胆固醇结石患者胆囊排空容积减少,利用现代影像技术,如超声波、核素扫描等发现胆固醇结石患者的空腹胆囊容积、餐后或静脉注射缩胆囊素(CCK)后残余容积均较正常人大,胆囊排空也延迟。

5.胆固醇结石的免疫学研究

胆固醇结石患者往往伴有急、慢性胆囊炎提示感染也可能是胆石形成的重要因素,在炎症反应中,细胞因子充当了一个重要角色。TNF-α 可以使肝细胞摄取胆酸,特别是牛磺酸减少。IL-6可抑制体外原代培养的肝细胞摄取胆盐,还抑制牛磺酸的转运蛋白以及 Na^+,K^+-ATP 酶的活性,TNF、IL-2、IL-4 等可降低细胞色素 P450(如 CYP2A、CYP3A 等)的活性,而胆酸合成的限速酶 7-α 羟化酶就是 CYP7a。

6.胆固醇结石的分子遗传病因学研究

胆固醇结石患者有明显的家族聚集倾向。多数学者认为,胆固醇结石是具有遗传背景的多基因疾病。与胆固醇结石成因关系密切的 7-α 羟化酶、载脂蛋白、胆固醇转运蛋白等均发现存在基因多态性。寻找胆固醇结石成因的独立候选基因已成为当前的一个研究热点。

(三)黑色结石

近年来黑色结石受到普遍的重视,有人称之为第 3 结石。根据日本东北大学第一外科的报道,在20 世纪 60-70 年代,黑色结石仅占 10% 以下,但到 20 世纪 80 年代已增加到 22%,现在已知,黑色结石的形成往往与并存的疾病背景和施行过某些特定的手术有关。

1.肝硬化与胆石

根据佐藤寿雄的报道,在肝硬化的患者中并发胆石者为13.3%,约为一般成年人的两倍。在这些结石中黑色结石占半数以上。在推论肝功能障碍与黑色结石形成的关系时,有学者认为,肝硬化患者常有高胆红素血症,有利于结石的形成;另外,由于充血性脾大及脾功能亢进,可增加红细胞的破坏及溶血或为黑色结石的来源。

2.溶血性黄疸与胆石

溶血性黄疸的患者,由于高胆红素血症存在常并发胆囊黑色结石。在佐藤寿雄报道的因溶血性黄疸而施行脾切除术的58例中,有28例(48%)已发生胆石,其中黑色结石23例,占82%。

3.胃切除术后的胆石症

许多报道证实在胃次全切除术后胆石症的发病率明显增高。佐藤寿雄等对胃切除前没有胆石的300例,进行了术后随访,术后发生结石者58例,占19.3%。樱庭等对120例因胃癌而进行胃次全切除术的患者进行了随访。在随访半年以上的43例中,有11例发生了结石,发生率为26%。一些学者认为,胃切除术后的时间与胆石发生率之间似无明显的关系,术后两年之内胆石的发生率已达20%左右,说明在术后短期内即开始有结石形成。从结石的部位来看,仍以胆囊结石为主。从结石种类来分析,黑色结石约占40%,其次为胆固醇结石,胆色素钙结石约占17.4%。樱庭等的研究表明,在胃切除术后胆囊收缩功能低下,多呈弛缓性扩张,经过3~6个月后运动功能才大体上恢复到术前水平。该学者认为胆囊收缩功能低下,胆汁排出延缓,进而引起炎症,是术后结石形成的主要原因。如果对胃癌的患者进行胆道周围淋巴结清除术,由于胆囊周围粘连,会进一步加重排空障碍,从而结石形成的机会也进一步增加。

4.心脏瓣膜替换术后的结石

瓣膜替换术后胆石的发生率明显增高。Mevendins报道,胆石的发生率高达31%,均为黑色结石。佐藤寿雄等对日本东北大学胸外科进行过瓣膜替换手术1年以上的103例患者进行了随访观察,发生胆石者17例,占16.5%。替换机械瓣膜的胆石发生率高于生物瓣。因机械瓣更易产生溶血。结石以黑色结石为主。

除上述4种特殊情况外,有的报道还表明,在Ⅳ型高脂血症胆石的发生率增高。Ahl-learg等的研究表明,此类患者肝HMG-辅酶A还原酶的活性增高,约为正常人的两倍,故此类患者的胆汁多属于胆固醇超饱和胆汁,这可能是胆石发生率高的主要原因。糖尿病患者胆石发生率亦较高。佐藤寿雄等报道,男性发生率为14%,女性为16%。成石的原因可能是多方面的,有人认为与糖尿病患者胆囊收缩功能低下有关,还有人报道糖尿病患者胆汁酸浓度下降,从而引起胆固醇的超饱和。

三、病理生理

胆石症发生后,可引起胆道系统、肝脏以及全身一系列病理解剖及病理生理改变,主要有以下几项。

(一)胆囊

由于胆石的长期刺激及继发感染可引起急性或慢性胆囊炎,胆囊管发生梗阻后可导致胆囊积水,若继发细菌感染,则可形成胆囊积脓。胆囊坏死穿孔后则出现胆汁性腹膜炎。胆囊颈部结石可对肝总管形成压迫,甚至导致肝总管梗阻、坏死、穿孔,临床上可发生感染、黄疸,称为米瑞兹(Mirizzi)综合征。

(二)胆管

胆管结石造成胆管梗阻后使胆汁流通不畅,出现胆道压力增高,临床上表现为梗阻性黄疸。若有继发性细菌感染则可出现轻重不同的胆管炎。

(三)肝脏

胆石症引起的继发性肝损害与胆石的部位、胆管梗阻的程度与持续时间有关。据临床肝脏活体组织检查所见,胆管结石的患者几乎百分之百、胆囊结石则有70%以上的患者肝脏形态学改变,病变程度可由轻微的炎细胞浸润直至胆源性肝脓肿、间质性肝炎、局灶性肝萎缩病和胆汁性肝硬化。

(四)全身损害

当胆石症并发严重感染及梗阻性黄疸时,可引起败血症等一系列全身性损害,甚至导致多器官系统衰竭。

四、胆石症的分类

(一)根据结石形态特点分类

1.结石部位

按部位分为:①胆囊结石;②胆总管及肝总管结石;③肝内胆管结石。

2.结石大小

按大小分为:①泥沙样结石及微结石(横径<0.3 cm);②小结石(横径<0.5 cm);③中结石(横径0.5~1.5 cm);④大结石(横径≥1.5 cm)。

3.结石形状

圆形、梭形、多角形、不规则形等。

4.结石数量

单发结石、多发结石。

(二)根据结石成分和结石表面、剖面的特点分类

1.放射状石

灰白、透明,剖面呈放射柱状,由结晶组成,核心多为少量色素颗粒团块。

2.年轮状石

多为棕黄色,切面有放射状结晶,同时具有多个同心圆的深棕色年轮纹,此年轮纹非真正层次不能分离。

3.岩层状叠层石

淡黄或灰白,呈致密光滑的叠层状,可以剥离,实体镜下为片状胆固醇结晶组成,各层间夹有细线状结构,为胆红素颗粒或黑色物质组成。

4.铸形无定形石

多为深棕色结右,其形态由于所在解剖部位不同而各异,切面无定形结构。电镜下为大量胆红素颗粒和一些胆固醇结晶所构成。

5.沙层状叠层石

剖面呈松弛的同心圆层状,为大小相仿的胆红素颗粒组成,各层间被白色颗粒分离,经定性大部分为胆固醇,少数结石的间隔为黑色物质所组成。

6.泥沙状石

棕色、易碎、小块或泥沙状,电镜下皆为稀疏的胆红素颗粒集聚。

7.黑色结石

黑色结石即所谓"纯色素"石,见于胆囊内,直径约为 0.5 cm,黑色有光泽、硬、表面不规则,切面如柏油状。电镜下为片状颗粒状结构,排列极为致密。

第 1~3 类结石的主要成分为胆固醇,此类结石多发生于胆囊内。第 4~6 类结石主要成分为胆红素钙结石,此类结石可以发生在胆道的任何部位,但以肝内胆管与胆总管为多见,结石无一定形状,有时呈泥沙或胆泥状,硬度不一,常易压碎。

(三)根据中医辨证特点分类

(1)气滞型(肝郁气滞型)。

(2)湿热型(湿热蕴结型)。

(3)毒热型(热毒积聚型)。

(4)血瘀型(肝郁血瘀型)。

(四)根据临床特点分类

1.胆囊结石

(1)无症状胆囊结石。

(2)有症状胆囊结石(绞痛性、急性及慢性胆囊炎)。

(3)胆囊与胆管结石:①以胆囊结石症状为主的胆石症;②以胆管症状为主的胆石症。

(4)伴有严重并发症的胆囊结石:①胆囊管狭窄;②胆囊积水;③胆囊积脓;④胆囊胰腺炎;⑤Mirizzi综合征;⑥并发胆囊癌的胆囊结石;⑦并发 Oddi 括约肌狭窄的胆囊结石。

2.胆管结石

(1)胆总管下端结石:①伴括约肌狭窄;②无括约肌狭窄。

(2)胆总管结石。

(3)肝内胆管结石:①右肝管结石;②左肝管结石;③多发性肝内胆管结石。

(4)胆囊与胆管结石。

(5)伴有严重并发症的胆管结石:①梗阻性黄疸;②急性梗阻性化脓性胆管炎(AOSC);③胆管炎性肝脓肿;④胆道出血;⑤胰腺炎;⑥胆汁性肝硬化;⑦并发胆管癌变。

(五)胆囊结石的 B 超分类

CT 和 B 超波均能够初步满足这种分类的要求。由于 B 超波费用低廉且可进行多次重复检查,故更受到医学界的重视。

日本千叶大学第一内科土屋幸浩等提出了如下的分类方法,很有参考价值。

1.大结石

直径在 1.0 cm 以上的结石为大结石,根据其超声影像的特点分为 3 型。

(1)Ⅰ型结石:胆石表面呈现较浊回声的光团影像,向内部逐渐减弱,结石下面可出现声影,根据光团的形状又可分为Ⅰa(球型)、Ⅰb(半月型)及Ⅰc(新月型)。此类结石为胆固醇结石,无钙化。

(2)Ⅱ型结石:在结石的浅部出现一个狭窄的强回声光团,伴有一个强声影此为Ⅱa,如在结石的中心部又出现一个强光点则为Ⅱb。多为伴有钙化的混合结石,呈层状结构。

(3)Ⅲ型结石:结石虽可显示,但光团较弱,声影亦较模糊不清。此类结石为色素结石,多容易伴有细菌感染。

2.小结石

直径在 1.0 cm 以下的结石属于小结石,多发性为主,根据其占据胆囊容积的大小及结石群体结构又可分为:①充满型结石;②堆积型结石;③游离型结石;④浮游型结石;⑤块状型结石。充满型结石及堆积型结石除表示结石数量多以外,也反映胆囊运动功能已经丧失或严重障碍。小结石容易引起胆囊管的梗阻及容易引发胰腺炎。

五、临床表现

胆石症的症状和体征与胆石的部位、大小、胆管梗阻的程度以及并发症的有无等因素有关,现将主要临床表现分述如下。

(一)临床症状

1.腹痛

腹痛是胆石症的主要临床表现之一。胆石症发作时多有典型的胆绞痛,为上腹和右上腹阵发性痉挛性疼痛,伴有持续性加重,常向右肩部或肩胛部放射。腹痛的原因是胆石从胆囊移动至胆囊管或胆管内结石移动至胆总管下端或从扩张的胆总管移行至壶腹部时结石嵌顿所引起。由于胆囊管或胆道梗阻使胆囊或胆管内压升高,胆囊或胆总管平滑肌扩张及痉挛,企图将胆石排出而产生剧烈的胆绞痛。90%以上的胆绞痛为突然发作,常发生在饱餐、过劳或激烈运动之后。除剧烈胆绞痛外,患者常表现坐卧不安;甚至辗转反侧,心烦,常大汗淋漓,面色苍白,恶心呕吐。每次发作持续时间可以数十分钟到数小时。如此发作往往需持续数天才能完全缓解。疼痛缓解和消失表示结石退入胆囊或嵌顿于胆管下端的结石移动或通过松弛的括约肌排出胆道,此时其他症状亦随之消失。由于结石所在部位的不同,腹痛的临床表现特征也有所不同。

(1)胆囊结石:胆囊内结石(尤其是较大结石)不一定均产生绞痛,有的可以终生无症状,称之为安静胆囊结石。胆囊颈部结石极易引起急性梗阻性胆囊炎。胆囊袋,又称哈德门袋,是胆囊颈部一个袋状结构,极易堆积结石而产生胆绞痛。除胆绞痛外,还可出现恶寒、发热等感染症状,严重病例由于炎性渗出或胆囊穿孔可引起局限性或弥漫性腹腔炎,因而出现腹膜刺激症状。部分病例可在腹部检查时触及胀大的胆囊。如结石不大或胆囊管直径较粗时,从胆囊排出的结石进入胆总管,但可能嵌顿在壶腹部引起胆绞痛、梗阻性黄疸、化脓性胆管炎,甚至出血性坏死性胰腺炎。

(2)胆总管结石:约 75%的患者有上腹部或右上腹部阵发性剧烈绞痛,继疼痛之后约 70%的患者出现黄疸,黄疸的深浅随结石嵌顿的程度而异,且有波动性升降、如胆石阻塞胆道合并胆道感染时,可同时出现腹痛、寒战与高热、黄疸三联征症状。病变在胆总管时,疼痛多局限在剑突下区,如感染已波及肝内小胆管时,可出现肝区胀痛和叩击痛。

(3)肝内胆管结石:常缺乏典型的胆绞痛,发作时常有患侧肝区持续性闷胀痛或叩击痛,伴有发热、寒战与不同程度的黄疸。一侧肝内胆管结石多无黄疸。如结石位于肝右叶疼痛可放散至右肩及背部;左侧肝胆管结石放散至剑突下、下胸部。如结石梗阻于肝左、右胆管或二、三级胆管,亦可引起高位梗阻性化脓性胆管炎的表现。

2.胃肠道症状

胆石症急性发作时,继腹痛后常有恶心、呕吐。呕吐内容物为胃内容物,此后腹痛并不缓解。急性发作后常有厌油腻食物、腹胀和消化不良等症状

3.寒战与发热

与胆道感染的程度有关:胆囊炎多继发于胆囊结石,它们之间有互为因果的关系,可出现不同程度的发热,梗阻性坏疽性胆囊炎可有寒战及高热,胆管结石常并发急性胆管炎,而出现腹痛、寒战高热和黄疸三联征。当胆总管或肝内胆管由于结石、蛔虫和胆管狭窄等造成胆管急性完全梗阻时,胆管扩张,胆管内压升高,管腔内充满脓性胆汁,大量细菌和内毒素滞留于肝内,通过肝窦状隙进入血液循环而导致败血症和感染性休克,此种病变称之为急性梗阻性化脓性胆管炎(AOSC)。典型的 AOSC 除上述三联征外,还可出现血压降低(四联征),如再出现神志障碍则称之为 Reynald 五联征。

4.黄疸

胆囊结石一般不出现黄疸,但约有10%的患者可以出现一过性黄疸。发生黄疸的原因可有以下几种:①胆囊炎同时并发胆管炎或结石排出至胆总管;②肿大的胆囊压迫胆总管,引起部分性梗阻,即 Mirizzi 综合征;③由于感染引起肝细胞一过性损害,在合并胆总管结石时,70%以上的患者可以出现黄疸,黄疸呈波动性,如不清除结石或解除梗阻,虽经各种药物治疗亦消退很慢,迁延日久可引起胆汁性肝硬化。

(二)体格检查

胆囊结石的体征与胆道梗阻的有无及炎症的严重程度密切相关。

1.全身检查

在发作期呈急性病容,感染严重者有体温升高及感染中毒征象,如伴有呕吐或进食困难可有脱水、酸中毒表现,当引起胆道梗阻时巩膜与皮肤有黄染。

2.腹部检查

胆囊结石的腹部压痛多局限于剑突偏右侧或/和右上腹胆囊区,胆囊复发性梗阻时可触及胀大的胆囊,随着炎症的加重,也可出现肌紧张与反跳痛。墨菲征在胆囊结石引起的胆囊炎中多呈阳性。

胆管结石的腹部压痛多在剑突下偏右侧,可能触及胀大的胆囊;位于肝内胆管的结石压痛在右肝区,有时伴有肝大;左肝管结石压痛位于剑突或左上腹部。

六、诊断与鉴别诊断

(一)诊断

根据病史、体检及必要的特殊检查,胆石症的诊断多无困难。对于少数缺乏明确病史及典型症状的病例,特别是老年患者,需借助于超声波或 X 线检查加以确诊。在出现梗阻性黄疸时,要结合实验室和其他胆道图像检查加以确诊。对胆石症的诊断,不能仅仅满足于是否有胆石的初级层次诊断,还应对结石的部位、结石的大小及数目、胆囊的形态与功能改变、胆总管下端(包括 Oddi 括约肌)有无梗阻,以及是否合并有其他并发症等作出明确的判断。现将常用的诊断方法及检查程序分述如下。

1.病史与临床表现

除无症状的胆石症外,70%以上的患者有典型的胆绞痛或胆道感染的病史,部分患者可有胆道手术史。为了能全面明确胆石症的诊断,必须仔细询问胆绞痛发作的情况,以及胆绞痛与其他症状如恶心呕吐、发热寒战、黄疸等之间的关系。腹部检查要注意压痛点的位置、右上腹饱满和胀大的胆囊。

2.实验室检查

(1)在胆石症的发作间歇期,实验室检查多无阳性发现。

(2)发作期的检查所见与急性胆囊炎、急性胆管炎或 AOSC 相同。

(3)如出现梗阻性黄疸可见血清胆红素增高,血清碱性磷酸酶和 r-谷氨酰转肽酶升高。黄疸持续时间较长,可有不同程度的肝功能损害,严重者可出现凝血机制障碍。对梗阻性黄疸患者要按"半急症"对待,尽可能在较短时间完成各项检查并采取有效的治疗措施。

3.十二指肠引流液检查

十二指肠液中查到胆沙或胆固醇结晶,有助于诊断,若查到细菌或寄生虫卵则更有参考价值。胆汁缺乏说明胆囊管有梗阻或者胆囊功能已经丧失。

4.超声波检查法

该法是一种无创伤性的检查方法,是胆石症的首选诊断方法。除能发现胆石的光团和声影外,还能了解胆管扩张的程度、胆囊的大小和炎症程度,对疾病能作出定性定量的诊断,对选择治疗方法很有帮助。

5.内镜逆行胆胰管造影术(ERCP)检查

ERCP 为一种诊断与介入治疗的理想方法。ERCP 常能显示胆管的内部病变,如结石阴影、胆管扩张的程度以及胆管下端有无梗阻等。

6.经皮肝穿刺胆道造影术(PTC)检查

PTC 是梗阻性黄疸的重要检查方法。一般在 CT 或 B 超波导向指引下进行 PTC,可显示胆管扩张的程度和梗阻部位。肝内胆管扩张达 0.5 cm 以上者,PTC 的成功率可达 95% 上。

7.手术中胆管造影、胆道镜检查与 B 超检查

胆管结石的术中检查也十分重要,除常规检查外,应用手术中胆道造影与胆道镜检查可以大大减少残余结石的发生率。胆道镜检查还能直接观察胆道黏膜,作出胆管炎的形态学分类,对胆管的其他病变,如胆管狭窄、肿瘤等也能作出准确的判断。

术中 B 超检查已在越来越多的临床单位中应用于临床。此种检查方法更便于肝内胆管结石的定位,同时还可较具体的了解肝、胰等邻近器官的病理损害,对于提高胆石症的手术效果有十分重要的实用价值。值得注意的是,上述几种特殊检查除需要有专用设备外,进行这些检查还延长了手术时间,增加了手术污染的机会,故应严重选择适应证,注意无菌操作,以免给患者增加额外负担。

(二)鉴别诊断

胆石症的鉴别诊断亦十分重要。

1.发作期需要鉴别的疾病

先天性胆总管囊性扩张、胆道蛔虫病、胆道运动障碍、溃疡病穿孔、胰腺炎、肠梗阻、右侧肾结石、右下肺炎或胸膜炎等。

2.非发作期需要鉴别的疾病

肝炎、肝硬化、肝或胆囊癌、胆管癌、壶腹周围癌、慢性胰腺炎、胰腺癌等。值得提出的是,胆石症常常伴发或继发于许多其他消化道疾病,如肝硬化、溃疡病、先天性胆总管囊性扩张、胆囊癌等。这些都增加胆石症的诊断与鉴别诊断上的困难性。

七、治疗

回顾我们治疗胆石症的历史,不难发现,20世纪50年代以前基本上是采用外科手术治疗,20世纪60年代在中草药治疗的基础上出现了排石疗法,20世纪70年代许多单位开展了溶石疗法。之后,随着现代化诊断设备与技术的引进,人们发现原来采用的中药治疗对某些病例存在较大的盲目性,疗效也不肯定。而对于胆道感染、胆道功能性疾病疗效甚佳,因此在中西医结合围术期、胆道感染、胆道术后应用中药防止结石再生等方面有广泛应用并获良好临床结果。

胆石症治疗方法的选择,要根据患者的周身情况,发病原因,以及结石的位置、大小、伴随的病变等,进行合理的选择,有时还需要几种治疗方法配合使用。

(一)合理的选择治疗方法

1.胆囊结石

原则上宜采用手术治疗,但也要区分不同情况,灵活对待。

(1)无症状胆囊结石:对这类结石是不是需要施行预防性胆囊切除术,目前尚有不同意见。主张不做胆囊切除术的理由是,这类患者术前无症状或仅有轻微上腹部疼痛,如贸然手术,于术后症状有时比术前还要多。多数外科医师认为,凡确属在查体中发现的无症状结石,均可采用定期随诊的方法进行观察,待有明确的手术指征时再考虑手术。口服溶石药物对肝功能有一定损害,一般不主张采用。如有急性发作,应立即进行手术治疗,切除胆囊。

(2)症状性胆囊结石。①伴急性胆囊炎的胆囊结石:除并发急性梗阻性坏疽性胆囊炎的胆囊结石需采用急性期手术治疗外,多数病例均先采用中西医结合非手术治疗以控制急性症状。然后进行胆道系统的全面检查,根据检查结果再决定施行手术治疗或非手术治疗。②伴慢性胆囊炎的胆囊结石:若患者已有反复发作,胆道系统检查有多发或较大结石者,宜采用手术治疗。对于3 mm以下的微小结石,直径<0.5 cm的小结石,有人认为是一种危险结石,因游动性大,容易嵌顿在胆囊管内或引起胰腺炎等严重并发症,宜早期手术。③胆囊结石伴有继发性胆总管结石:这类结石原则上宜采用手术治疗,但在具备较好内镜条件的单位,应先行内镜括约肌切开术(EST),先取出胆总管结石然后再行腹腔镜胆囊切除术,可缩小手术范围,减少住院时间。④伴有严重并发症的胆囊结石:这类结石应及时采用手术治疗,术前应尽量将病变的性质和程度判定清楚,以便选用合理的手术术式并最大限度地避免手术并发症的发生。

2.胆管结石

胆管结石的适应证选择,大致可分为以下两类情况。

(1)非手术治疗适应证:肝胆管泥沙样结石、胆总管结石直径<2.0 cm,均可采用十二指肠镜取石,一些内镜中心具有胆道镜的"子母镜",更可以取出肝内胆管的结石。

当胆总管下端的狭窄段不超过2 cm,结石直径不超过2 cm者,可先行经内镜括约肌切开术(EST),用网篮取出结石,对较小分散的结石可给予复方大柴胡汤以增加胆汁分泌,冲刷胆道,可取得良好的治疗效果。较大结石可采用液电碎石或激光碎石的方法1次或数次取出结石。据天津市中西医结合急腹症研究所一组病例统计,在施行EST及中药治疗的115例中,排出结石者114例,占99.1%,其中完全排净者105例;结石排净率为91.3%。

(2)手术治疗的适应证:对于有一叶或一段肝组织萎缩、肝内胆管多发结石、伴有胆管(肝内或肝外)狭窄以及其他并发症的胆管结石,应采用手术治疗。

(二)非手术治疗方法

1.排石疗法

在 20 世纪 80 年代,有人将具有疏肝利胆、通里攻下作用的中药与具有解痉止疼效果的针刺疗法和能促进排便作用的硫酸镁按时间顺序联合给予,称之为排石的"总攻疗法",以增加疗效。

该种"排石"方法在 20 世纪七八十年代广为应用,对适应证选择较好的病例有一定疗效,但在排石过程中还应密切观察病情变化。如患者先有腹痛加重,随后突然缓解、体温下降或黄疸消退,往往提示为排石现象;若腹痛持续不止,体温升高,脉搏加快,血压下降,黄疸加重,则是病情加重,服用通便药物时,切忌太过,对体质虚弱者还要适当补液。排石过程中还进行常规的大便筛石。遇有结石过大、严重胆道感染、结石与胆管壁粘连等情况,排石可能无效,应及时中转手术。

2.溶石疗法

胆石的溶解剂亦具备以下条件:①具有促进胆固醇、胆色素的溶解能力;②对身体无毒;③能与胆石较长时间接触或能维持一定的浓度。

胆囊结石的溶石疗法:目前最常用口服溶石剂是鹅脱氧胆酸(chenodeoxycholic acid, CDCA)和熊脱氧胆酸(ursodeoxycholic acid, UDCA)。胆囊结石的溶解剂只对无钙化的胆囊胆固醇结石效果较好,而且结石的直径在 0.5 cm 以下、胆囊功能较好的病例。CDCA 的开始剂量为每天 1 000 mg,然后减至每天 500 mg。近年不少报道指出:CDCA 并非治疗胆石症的理想药物,因为溶石率较低(一般在 20%左右)、服药时间长(一般要服半年到 1 年)、停药后结石还会再度形成。重要的是此类胆酸制剂对肝功能有一定损害,要每月进行肝功能检查,一旦有肝功能异常即应停药。

3.内镜取石

由于现代科技的发展,内镜性能的不断改善,在胆石症的治疗中也发挥越来越明显的作用。内镜取石的途径如下。①经十二指肠镜取石:用网篮或取石钳取石;②胆道镜或经皮肝胆道镜取石:胆道镜取石已相当普遍,可手术中取石,也可手术后经过 T 型管窦道进行取石。经皮肝胆道镜取石多用于胆管狭窄或不能接受再次手术的病例;③经腹腔镜胆道镜取石术,即"二镜联合"取石术:这种技术已在一些有条件的医疗中心应用于胆管结石中。首先在腹腔镜下切开胆总管,再以胆道镜进行胆道探查、取石。该术式不仅可用于肝外胆道结石的患者的治疗,亦可用于肝内胆管结石患者。其疗效确切,恢复快,住院时间短,已获得成熟经验;④碎石疗法:多用于胆道术后的残余结石中,可通过十二指肠镜进行,其碎石方法有:机械碎石、电气水压碎石、ND-YAG 激光碎石。

4.胆囊结石的体外冲击波碎石

体外冲击波碎石自 1985 年开始应用于临床,最初始于德国慕尼黑大学,现已有不少国家开始应用。最初的体外冲击波碎石装置由冲击波发生装置,超声波或 X 线装置、浴槽、脱气及给水装置以及油压悬动台等。新一代的碎石装置已不必以水浴方式进行操作。体外冲击波碎石主要适用于以下几种情况:①无钙化的胆固醇结石;②单发结石或最多不超过 3 个的多发结石,最大直径不超过 3.0 cm;③当患者体位变化时,可见移动的结石;④胆囊功能较好,适合于服用溶石剂者;⑤无严重系疾病又能耐受冲击波治疗者。患者在硬膜外或全身麻醉后先用 B 超波捕捉结石,随后移动悬动台对好冲击波焦点,再次用 B 型超声波或 X 线核对位置。发射冲击波约1 800 次,治疗时间为 20~45 分钟,冲击波治疗后 2 小时可经口进食,次日生活可转为正常。

在冲击波治疗 1 周前开始口服溶石剂,每天 CDCA 及 UDCA 各 300 mg,一般需服用以碎石完全排净后 3 个月为止。

根据德国 Sackmann 的报道,97 例患者进行了 101 次冲击波碎石治疗,除 1 例外均取得了良好的碎石效果。碎石的排出还需要一定的时间:1 个月内排净者仅 30%,3 个月为 56%;6 个月为 75%。在碎石及排石的过程中患者可出现一定的反应,在 Sackmann 报道的病例中,有 36 例(37.1%)有偶发的肚腹痛,有一个患者并发了轻度胰腺炎。

经近 30 年的临床应用,体外碎石并未显示出早期报道的临床疗效。日本村田等人的报道表明,B 超Ⅰa 型胆石消失率最高,可达 70%,Ⅰb 型为 38.9%,Ⅰc 型则仅为 15.4%。结石愈大消失率愈低,10~14 mm 结石的消失率 83.3%,15~19 mm 者为 61.5%,20~24 mm 者为 35%,25~29 mm 者仅为 33.3%。

体外冲击波碎石为胆囊结石的治疗开辟了一条可能的新途径,但还必须正确地选择治疗适应证及进一步改进碎石及排石措施,否则也难取得满意的疗效。

(三)手术疗法

手术疗法是治疗胆石症十分重要的手段。由于我国胆石症在发病上的一些特点,如肝内胆管结石多、胆管狭窄多等,在胆石症的手术疗法上也积累了十分丰富的经验,治疗效果也不断提高。

手术时机:胆石症的手术时机,应根据胆道伴随病变的不同情况来选定。在可能的情况下,应尽量选择择期手术,避免急症手术。只是在胆道伴随有严重急性病变、难于用非手术疗法控制时,方考虑急症或早期手术,如胆囊结石伴有急性坏疽性胆囊炎,胆管结石并发急性梗阻性化脓性胆管炎等。

在有下列两种情况时,可考虑分期手术。

1.胆囊结石的分期手术

胆囊结石并发急性坏疽性胆囊炎,因患者周身情况较差或伴有其他重要器官并发症或因胆囊周围解剖关系不清,难于采用胆囊切除术时,可先行经皮肝胆囊穿刺引流术(PTGD)或胆囊造瘘术,待病情好转后(一般为术后 3 个月左右),进行第 2 次手术。

2.胆管结石的分期手术

在胆管结石合并急性梗阻性化脓性胆管炎(AOSC)或急性高位梗阻性化脓性胆管炎(AHOSC)时,以及布满胆管的肝内与肝外胆管结石(还常伴有胆管狭窄或肝叶的萎缩等),也很难采用 1 期手术予以解决。第 1 期手术通常要解决严重的感染或对肝脏影响较大的肝内梗阻问题,第 2 期手术再解决胆道的残余结石或建立新的胆肠引流。

(亓立升)

第十节　胆　囊　癌

胆囊癌为胆系原发性恶性肿瘤中最常见的疾病,占全部胃肠道腺癌中的 20%。其发病率占全部尸检中的 0.5%,占胆囊手术的 2%。主要发生在 50 岁以上的中老年人,发病率为 5%~9%,而 50 岁以下发病率为 0.3%~0.7%。女性多见,男女之比为 1:3。胆囊癌的病因并不清楚,一般认为与胆囊结石引起的慢性感染所造成的长期刺激有关。本病属于中医学黄疸、胁痛、腹痛、积聚等范畴,其主要病因病机为肝气郁结,疏泄不利,脾气虚弱,水湿不化,致痰湿互结,湿热交蒸,瘀毒内阻,日久而形成。

一、诊断

(一)诊断要点

1.病史

上腹部疼痛不适或有胆囊结石。胆囊炎病史。

2.症状

主要表现为中上腹及右上腹疼痛不适,进行性加重,在后期可见持续性钝痛,腹痛可放射至右肩、背、胸等处。可有乏力、低热、食欲缺乏、嗳气、恶心、腹胀、体重减轻等,晚期可伴有恶病质表现。当癌肿侵犯十二指肠时可出现幽门梗阻症状。

3.体征

腹胀:50%以上有右上腹压痛。当胆囊管阻塞或癌肿转移至肝脏或邻近器官时,有时可在右上腹扪及坚硬肿块。

黄疸:晚期可见巩膜、皮肤黄染等。

4.并发症

急性胆囊炎:因癌肿阻塞胆囊管引起的继发感染。

阻塞性黄疸:约50%患者癌肿侵犯胆总管可引起阻塞性黄疸。

5.实验室检查

化验检查对早期诊断意义不大。口服胆囊造影剂85%以上不显影,仅1%~2%可有阳性征象,个别情况下X线平片发现"瓷胆囊",则有诊断意义。

(1)生化检查。①血常规:可呈白细胞计数增高,中性粒细胞增高,有些病例红细胞及血红蛋白下降。②血沉增快。③血生化计数:部分患者胆红素增高,胆固醇增高,碱性磷酸酶增高。④腹水常规可呈血性。

(2)影像学检查。①胆囊造影:可通过口服法,静脉法或逆行胰胆管造影或经皮肝穿胆管造影法显示胆囊。如胆囊显影,则呈现胆囊阴影不完整,腔内可有充盈缺损,或有结石阴影,对诊断有一定价值。②B超检查:诊断率50%~90%,可发现胆囊内有实质性光团、无身影,或胆囊壁有增厚和弥漫性不规则低回声区,有时能发现肝脏有转移病灶,B超是早期发现胆囊癌的较好方法。③CT检查:可显示胆囊有无肿大及占位性病变影。诊断准确率为70%~80%。④PET、PET-CT检查:适用于胆囊肿块良、恶性的鉴别诊断、分期、分级以及全身状况的评估;治疗前后疗效评估;为指导组织学定位诊断及选择正确的治疗方案提供可靠依据。

(3)纤维腹腔镜检查:可见胆囊表面高低不平,或有结石,浆膜失去正常光泽,胆囊肿大或周围粘连,肝门区可有转移淋巴结肿大,但因胆囊区不宜做活检,同时周围粘连往往观察不够满意。所以此方法有一定局限性。

(4)病理学检查:手术探察中标本经病理切片,或腹腔穿刺活检以进行病理学诊断,证实胆囊癌。经腹穿胆囊壁取活组织做细胞学检查,对胆囊癌诊断正确率为85%左右。

(二)鉴别诊断

本病需与慢性胆囊炎、胆囊结石鉴别。

胆囊癌早期表现不明显或表现为右上隐痛、食欲缺乏等，与慢性胆囊炎和胆囊结石相似，可通过B超、CT检查明确诊断，必要时行腹腔镜检查、PET-CT检查，均有助于诊断。

二、辨证

(一)肝气郁结证

右胁隐痛、钝痛及胃脘胀痛，嗳气，恶心，腹胀，食欲缺乏，或口干苦，或目黄、身黄，小便黄赤，苔薄，脉弦。

(二)痰瘀互结证

右胁胀痛或刺痛，胸闷纳呆，恶心呕吐，腹胀乏力，胁肋下或见积块，或身目俱黄，苔白腻，舌有瘀斑，脉弦滑。

(三)肝胆湿热证

右胁胀痛，或向右肩胛放射痛，胸闷且痛，恶心呕吐，口苦，身目发黄，小便黄赤，大便不畅，苔黄腻，脉弦滑。

(四)肝胆实火证

黄疸胁痛，高热烦躁，口苦口干，胃纳呆滞，腹部胀满，恶心呕吐，大便秘结，小便黄赤，苔黄糙，脉弦滑数。

(五)脾虚湿阻证

身目俱黄，黄色较淡，右胁隐痛或胀痛绵绵，脘闷腹胀，食欲缺乏，肢软，大便溏薄，苔白腻，舌淡体胖，脉沉细或濡细。

三、综合治疗

胆囊癌的治疗方法有手术、化疗、放疗、介入治疗等。对 Nevin Ⅰ、Ⅱ、Ⅲ、Ⅳ 期的胆囊癌患者，手术是主要手段。即使是 Nevin Ⅴ 期患者，只要没有腹水、低蛋白血症、凝血障碍和心、肺、肝、肾的严重器质性病变，也不应放弃手术探查的机会。

(一)手术治疗

1.纯胆囊切除术

纯胆囊切除术仅适用于术后病理显示胆囊壁癌灶局限于黏膜者或虽然累及肌层，但癌灶处于胆囊底、体部游离缘者。对位于胆囊颈、胆囊管的早期胆囊癌，或累及肌层而位于胆囊床部位者，应再次手术，将胆囊床上残留的胆囊壁、纤维脂肪组织清除，同时施行胆囊三角区和肝十二指肠韧带周围淋巴清除术。

2.根治性胆囊切除术

根治性胆囊切除术适用于 Nevin Ⅱ、Ⅲ 期胆囊癌患者。切除范围包括完整的胆囊切除；胆囊三角区和肝十二指肠韧带骨骼化清除；楔形切除胆囊床深度达 2 cm 的肝组织。

3.胆囊癌扩大根治性切除术

胆囊癌扩大根治性切除术适用于 Nevin Ⅴ 期胆囊癌患者，手术方式视癌肿累及的脏器不同而异。

4.胆囊癌姑息性手术

为解除梗阻性黄疸，可切开肝外胆管，于左、右肝管内植入记忆合金胆管内支架，或术中穿刺胆管置管外引流。为解除十二指肠梗阻，可施行胃空肠吻合术。

（二）放疗

为防止和减少局部复发，一些欧美国家积极主张将放疗作为胆囊癌的辅助治疗。国内已有少数报道，认为术前放疗可略提高手术切除率，且不会增加组织脆性和术中出血，术中放疗具有定位准确，减少或避免正常组织器官受放射损伤的优点，该方法对不能切除的晚期患者有一定的疗效，放疗被认为是最有希望的辅助治疗手段，放、化疗结合使用不仅可以控制全身转移，且放疗疗效可因一些放射增敏剂，如5-FU的使用而改善。目前国内病例资料尚少，有待于不断地总结和积累经验。

日本学者高桥等对14例胆囊癌进行了总剂量为30 Gy的术前放疗，结果发现接受术前放疗者其手术切除率略高于对照组，且不会增加组织脆性和术中出血。术中放疗的优点是定位准确、减少邻近正常组织不必要的放射损伤。照射范围应包括手术切面、肝十二指肠韧带和可疑有残留癌组织的部位。外照射是胆囊癌放疗中最常用的方法。常在术后13～39天进行。仪器包括^{60}Co，45兆电子回旋加速器，直线加速器和光子治疗。照射范围为肿瘤周围2～3 cm的区域，包括胆囊床、肝门至十二指肠乳头胆管、肝十二指肠乳韧带、胰腺后、腹腔干和肠系膜上动脉周围淋巴结。常用总剂量为40～50 Gy，共20～25次，每周5次。

Todoroki等对85例Ⅳ期者行扩大切除术（包括肝叶切除和肝脏胰腺十二指肠切除术），12例术后无残留（turnor residue，RT_0），47例镜下残留（RT_1），26例肉眼残留（RT_2）。所有患者中有9例加外照射，1例行近距放疗，37例行术中放疗（平均剂量21 Gy）。术中放疗的37例中有9例再加外照射。结果辅助性放疗组局部控制率比单纯手术组明显升高（59.1%：36.1%），总的5年生存率明显增加（8.9%：2.9%）。辅助性放疗对镜下残留（RT1）组效果最好（5年生存率为17.2%，而单纯手术组为0），对无残留组（RT0）和肉眼残留组（RT2）无明显效果。

（三）化疗

1.单药化疗

胆囊癌对多种传统的化疗药物均不敏感。如氟尿嘧啶（5-FU）、丝裂霉素（MMC）、卡莫司汀（BCNU）和顺铂（DDP）等单药疗效都比较低，尚无公认的好的化疗药物，而新一代细胞毒性化疗药的相继问世正在改变这一局面。

鉴于吉西他滨（GEM）与胰腺和胆管组织具有亲和性及多篇报道GEM治疗胆囊癌或胆管癌有效，已经开展了多项Ⅱ期临床研究。一般采用常规剂量，即800～1 200 mg/m²，静脉滴注30分钟，第1、8、15天，每4周重复；药物耐受性好，Ⅳ度血液学毒性≤5%，非血液学毒性不常见，相当比例的有症状患者症状减轻或/和体重增加。

临床前研究显示伊立替康（CPT-11）对胆系肿瘤具有活性。因此，Alberts等设计了一项Ⅱ期临床试验，以评估其临床价值。总共39例患者入选，36例可以评价，均经病理组织学或细胞学检查确诊为局部晚期或转移的胆管癌或胆囊癌。CPT-11 125 mg/m²，静脉滴注，每周1次，连续应用4周，间隔2周。结果：获得CR 1例，PR 2例，ORR 8%。提示CPT-11单药对胆系肿瘤疗效欠佳。毒副反应发生率高，但无特殊和不可预期的毒副反应发生。

2.联合化疗

如上所述，Ⅱ期临床试验提示GEM单药对于胆系肿瘤安全有效，已经有报道GEM与DDP、奥沙利铂（L-OHP）、多西他赛（DCT）、CPT-11、Cap、MMC或5-FU静脉持续滴注等组成联合方案，可以提高疗效，尚需进行随机研究证实联合化疗在疗效和生存上的优势。常用方案有

GP 方案和 MF 方案。

(四)介入胆道引流术

胆囊癌胆囊切除术后出现的阻塞性黄疸是难以手术治疗的,因为往往已有肝门的侵犯。通过内窥镜括约肌切开术放置引流管和金属支架管于胆总管的狭窄处可缓解胆道阻塞的症状。PTCD 方法也可缓解胆道阻塞的症状。施行肝内扩张胆管或胆总管与空肠吻合及做 U 管引流也是有效的减黄手术方法。

(亓立升)

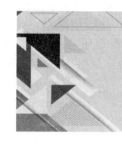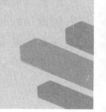

第八章 胰腺外科疾病

第一节 急性胰腺炎

一、概述

急性胰腺炎(acute pancreatitis,AP)是外科临床常见的急腹症之一,从轻症急性胰腺炎到重症急性胰腺炎,由于两者严重度不一,所以预后相差甚远。在急性胰腺炎中,约80%为轻型胰腺炎,经非手术治疗可以治愈。而另20%表现为病情严重,伴有局部和全身并发症,出现一个或多个脏器功能衰竭,甚至导致患者死亡,被称为重症急性胰腺炎(severe acute pancreatitis,SAP)。

重症急性胰腺炎即使给予及时治疗(包括外科的干预),仍有30%左右的病死率。

二、病因与发病机制

急性胰腺炎病因众多,发病机制尚未完全明确。

胆道疾病、酗酒、高脂血症和医源性创伤都可以诱发胰腺炎,其中,最常见的病因是胆道疾病,约占50%。其次,则是酗酒及医源性的创伤包括手术损伤、内镜操作等。近年来,高脂血症诱发的急性胰腺炎逐渐增多。其他的病因还有外伤、十二指肠病变如十二指肠憩室、高钙血症、药物因素(如硫唑嘌呤、氨基水杨酸、磺胺、皮质激素等)的诱发等。另外,有部分急性胰腺炎找不到原因,称特发性胰腺炎。特发性急性胰腺炎,多为胆道微结石诱发。

胰腺是人体重要消化器官,具有内、外分泌功能。胰腺外分泌液由各种消化酶和碱性液体构成。正常情况下,胰腺腺泡分泌的消化酶并不能引起自身消化,主要是有一系列的保护机制运作:①胰腺导管上皮有黏多糖保护;②胰酶在胰腺内以没有活性的胰酶原形式存在;③各种胰酶原以酶原颗粒的形式存在于胰腺腺上皮细胞内,酶原颗粒呈弱酸性,可以保持胰蛋白酶原的稳定形式;④在胰腺实质和胰管之间,胰管和十二指肠之间的胰液分泌压和胆管中的胆汁分泌压之间均存在正常的压力梯度,维持胰管内胰液的单向流动,使胰液不会发生反流,Oddi括约肌和胰管括约肌也是保证压力梯度存在、防止反流的重要因素。总之,保持胰酶在胰腺内的非活化形式存在是维持胰腺正常运转的关键,任何原因诱发了酶原在胰腺内不适时地激活都将会启动急性胰腺炎的病程。

急性胰腺炎的发病机制复杂,在病情发展过程中,还有新的因素参与,促使病情进一步变化。至今,确切的发病机制尚不完全清楚,有众多学说推测急性胰腺炎的发病机制,包括胰酶自身消化学说、炎性因子学说、微循环障碍学说、氧化应激、肠道细菌易位、胰腺腺泡内钙超载等学说。其中胰酶自身消化学说是急性胰腺炎最基本的发病机制。

(一)急性胰腺炎的启动因素

1.胰酶被异常激活的机制

80%正常人群存在胆胰管的共同通道,共同通道受阻,可造成胆汁反流入胰管和胰管内压力升高。胆管内结石、胆管癌、胰头癌、十二指肠乳头病变,十二指肠镜逆行性胰胆管造影(ERCP)都可以导致共同通道受阻。反流入胰管的胆汁游离脂肪酸可以直接损伤胰腺组织,也可以激活胰液中磷脂酶原A,产生活化的磷脂酶A,使胆汁中卵磷脂成为有细胞毒性的溶血卵磷脂,引起胰腺组织的坏死。磷脂酶A除作用于胰腺局部,还作用于全身,引起呼吸和循环的功能障碍。弱碱性的胆汁也可以激活胰管内胰酶颗粒中的各种酶原,提前启动了胰酶的活性。胰管内压力的上升还可以破坏胰管上皮,使胰液逆向流入胰腺间质内,被激活的各种胰酶对胰腺组织产生自身消化,导致胰腺坏死。急慢性胆道系统炎症也会诱发十二指肠乳头炎性水肿、痉挛和狭窄,造成胆胰管内压力升高,诱发急性胰腺炎。胆源性胰腺炎主要致病因素即共同通道受阻导致胆汁和十二指肠液的逆流。

2.酒精中毒的因素

在西方国家,酒精中毒引起的急性胰腺炎约占总数的25%。酒精中毒导致胰腺炎的机制尚未完全明确,大致为以下几点:①酒精的刺激作用:大量饮酒刺激胰腺分泌增加,同时酒精可引起Oddi括约肌痉挛,使胰管内压升高,导致细小胰管破裂,胰液进入胰腺实质,胰蛋白酶原被胶原酶激活,胰蛋白酶再激活磷脂酶、弹力蛋白酶、糜蛋白酶等,导致胰腺自身消化;②酒精对胰腺的直接损伤作用:血液中的酒精可直接损伤胰腺组织,使胰腺腺泡细胞变性坏死,蛋白合成能力减弱。

3.高脂血症的因素

(1)甘油三酯分解产物对腺泡的直接损伤。高脂血症的患者游离脂肪酸产生过多,超出了清蛋白的结合能力,胰腺内高浓度聚集的游离脂肪酸产生细胞毒性,损伤胰腺腺泡细胞和小血管,导致胰腺炎发生。游离脂肪酸还可以诱发胰蛋白酶原激活加速,加重腺泡细胞的自身消化和胰腺炎的病理损害。

(2)血清内血脂>2.15 mmol/L时,患者的血液黏滞度增高,Ⅶ因子活性、纤溶酶原激活抑制物活性增高,干扰纤溶,易于形成血栓。高脂血症也会激活血小板,产生缩血管物质血栓素A2,导致胰腺血液微循环障碍。而高脂血症中大分子的乳糜微粒可直接栓塞毛细血管,使胰腺缺血坏死。

4.其他因素

急性胰腺炎的起病因素众多,发病机制复杂,目前尚未完全明晰。在不同的国家和地区,主要的发病因素也不相同。除以上较为常见的因素以外,还有暴饮暴食的饮食因素,外伤和医源性损伤的创伤因素,妊娠、高钙血症等代谢因素,以及药物因素、败血症相关的感染因素和精神因素等。

(二)导致急性胰腺炎病变加重的因素

80%的急性胰腺炎患者属于轻型急性胰腺炎,这些患者保守治疗有效,经自限性胰腺炎过程,很快能够恢复。但另外 20％左右患者,患病后快速呈现危及生命的临床表现,随着胰腺组织出血、坏死及后腹膜大量炎性毒素液渗出,病情急剧加重,全身代谢功能紊乱,出现肺、肾、心、脑多脏器功能障碍并继发局部及全身感染,最终导致患者死亡。是什么原因导致这部分患者病情加重,近年来研究揭示,尽管不同的始动因素诱发了急性胰腺炎,但在启动后急性胰腺炎进程上,它的病理生理过程是一致的,导致病变加重的因素也是相同的,而且这些因素又相互交叉、互相作用,使急性胰腺炎病变严重化,病程复杂化。

1.白细胞过度激活和全身炎症反应

胰腺炎是一炎症性疾病,炎症介质和细胞因子过度释放是重症急性胰腺炎病情加重的重要因素。1988 年 Rindernecht 提出急性胰腺炎白细胞过度激活学说。近年来实验研究显示,巨噬细胞、中性粒细胞、内皮细胞和免疫系统均参与急性胰腺炎的病变过程,并诱发了多种细胞因子的级联反应。其中,单核-吞噬细胞在损伤因子刺激下,能够合成和释放多种细胞因子,如 TNF-α、IL-1 等,也释放活性自由基及蛋白酶和水解酶,引起前列环素类物质、白三烯等炎症介质分泌,引起和增强全身炎症反应。细胞因子在炎症反应中,能刺激粒细胞活化,大量释放损伤性炎性介质,其中 PMN-弹力蛋白酶含量增高,它能够降解细胞外基质中的各种成分,水解多种血浆蛋白,破坏功能完好细胞,加重胰腺出血、坏死和胰外脏器损伤,并导致全身代谢功能的严重不平衡,临床上出现急性反应期症状,即形成了全身炎症反应综合征(systemic inflammatory response syndrome,SIRS),最终可导致多器官功能衰竭(MOF),此时是重症急性胰腺炎病程第一阶段,也是重症急性胰腺炎的第一个死亡高峰。

2.感染

患者度过急性胰腺炎急性反应期的全身代谢功能紊乱和多脏器功能不全后,接着要面临的是胰腺坏死灶和胰腺外脂肪组织坏死灶的感染和全身脓毒血症,它是急性坏死性胰腺炎第二阶段的主要病变,也是急性胰腺炎患者的第二个死亡高峰时期。急性胰腺炎患者并发的局部和全身感染多为混合性感染,主要致病菌是来源于肠道的革兰氏阴性杆菌和厌氧菌。肠道菌群移位到胰腺和身体其他部位,是因为肠道黏膜屏障在急性胰腺炎的早期就受到破坏。急性胰腺炎发病早期血流动力学改变,使肠道供血减少、肠黏膜缺氧,黏膜屏障被损伤,早期禁食治疗,使肠黏膜绒毛营养状态下降,加剧了肠道黏膜屏障破坏,使得肠黏膜通透性异常增加,细菌和内毒素移位到胰腺和胰外受侵犯的坏死组织内,导致胰腺坏死灶继发感染、胰腺和胰周脓肿及全身脓毒血症。

3.胰腺供血微循环障碍

有实验研究表明,胰腺供血不足和胰腺微循环障碍可以诱发和加重胰腺炎的发生和发展。在解剖上,胰腺小叶内中央动脉是唯一胰腺腺叶供血动脉,相互间缺少交通支。一旦中央动脉因各种原因导致供血障碍,容易发生胰腺小叶坏死,小叶内腺泡细胞的坏死会产生胰酶颗粒释放和激活。在急性胰腺炎病程中,胰腺血液循环障碍进一步加剧了胰腺坏死发展,使病变加重。

4.急性胰腺炎全身代谢功能改变和对重要脏器的影响

轻型急性胰腺炎病变仅局限在胰腺局部,而重症急性胰腺炎的病变则以胰腺病变和胰外侵犯共同存在为特点。重症急性胰腺炎影响全身多脏器功能的途径是多因素的,大量胰酶释放入血、失控的炎症反应、微循环障碍、再灌注损伤、感染等都可以诱导多脏器功能不全。其中全身炎症反应综合征(SIRS)是多脏器功能不全的共同途径。在重症急性胰腺炎早期,主要表现为循环系统、呼吸系统和肾功能受到影响。而到了感染期则全身多脏器和代谢功能均受伤害。

（1）对循环系统的影响：重症急性胰腺炎患者胰腺、胰周组织、腹膜后大量液体渗出导致全身循环血容量的急剧丧失，造成低血容量性休克。同时，过度释放的损伤性炎性介质带来全身炎症反应综合征，炎症介质对心血管系统的作用和血液分布不均是休克的主要原因。因此临床上单纯的液体补充并不能有效地终止重症胰腺炎患者的休克病程。

（2）呼吸功能的影响：胰腺炎症激活的弹性蛋白酶促使全身免疫细胞释放大量炎症介质，具有细胞毒性的细胞因子和炎症介质导致血管内皮和肺泡上皮的损伤。肺毛细血管内皮损伤后大量血浆成分渗透到肺间质和肺泡内。磷脂酶 A2 的异常释放和激活，使卵磷脂转变成溶血卵磷脂，破坏了肺泡表面活性成分，肺泡表面张力增加。以上原因造成肺的顺应性降低，患者可表现为进行性缺氧和呼吸困难。急性胰腺炎并发的肺损伤（acute lung injury，ALI）或急性呼吸窘迫综合征（acute respiratory distress syndrome，ARDS）是短时间内患者死亡的主要原因，约占死亡总数的 60%。此外，重症胰腺炎患者腹腔内的大量渗出和肠壁水肿、肠蠕动障碍产生腹腔内高压（intra abdominal hypertension，IAH），也迫使横膈抬高，影响了呼吸功能，造成呼吸困难和缺氧，这与 ARDS 有所不同。

（3）肾功能的影响：在重症急性胰腺炎早期，肾前因素是导致肾功能损伤的主要原因。急性炎症反应期的有效循环血量相对或绝对不足引起严重的肾缺血，使肾小球滤过下降，肾组织缺氧。长时间肾供血不足，以及全身炎症反应和感染情况下，炎症介质也可以直接或间接导致肾功能损害，出现急性肾小管坏死。

（4）代谢的改变：重症急性胰腺炎代谢性改变主要表现在低钙血症和高血糖。血钙低于 1.87 mmol/L（7.5 mg/L）预示胰腺炎病变严重，预后不良。低钙血症往往发生在发病后第 3 天。低钙血症的发生主要是因为胰周和腹膜后脂肪坏死区域发生钙盐皂化作用。由于血钙约半数与清蛋白结合，在低蛋白血症时也会导致总钙值降低。此外，胰腺炎时胰高血糖素的分泌增加，通过降钙素的释放和直接抑制钙的吸收可引起低钙血症。血钙的严重降低代表脂肪坏死范围增大，胰腺炎胰周病变严重。

（5）其他：对肝功能的影响是因为胰酶和血管活性物质及炎症介质通过门静脉回流入肝，破坏肝细胞；此外，血容量的不足也导致回肝血量减少损伤肝细胞。胰头水肿可压迫胆总管导致梗阻性黄疸。脑细胞缺血、缺氧以及磷脂酶的作用使中枢神经系统发生病变。在严重感染期，真菌感染也可带来烦躁不安、神志模糊、谵妄等精神神经症状。

胰腺炎全程均可出现高血糖。胰腺炎早期多是因为机体的应激反应，胰高糖素的代偿性分泌所致。后期则是因为胰腺坏死、胰岛细胞广泛受到破坏、胰岛素分泌不足。

三、病理

急性胰腺炎的基本病理改变包括水肿、出血和坏死。任何类型的急性胰腺炎都具有上述 3 种改变，只是程度有所不同。一般急性胰腺炎在病理上分为间质水肿性胰腺炎和坏死性胰腺炎。

(一)间质水肿性胰腺炎

肉眼可见胰腺呈弥漫性和局限性水肿、肿胀、变硬，外观似玻璃样发亮。镜下可见腺泡和间质水肿、炎性细胞浸润，偶有轻度的出血和局灶性坏死，但腺泡和导管基本正常。此型胰腺炎占急性胰腺炎的绝大多数，其预后良好。

(二)坏死性胰腺炎

大体上胰腺肿大，胰腺组织因广泛出血坏死而变软，出血区呈暗红色或蓝黑色，坏死灶呈现灰黄、灰白色。腹腔伴有血性渗液,内含大量淀粉酶,网膜及肠系膜上有小片状皂化斑。镜检:胰腺组织呈大片出血坏死,腺泡和小叶结构模糊不清。胰腺导管呈不同程度扩张,动脉有血栓形成。坏死灶外有炎性区域围绕。当胰腺坏死灶继发感染时,被称为感染性胰腺坏死。肉眼可见胰腺腺体增大、肥厚,呈暗紫色。坏死灶呈现散在或片状分布,后期坏疽时为黑色,全胰坏死较少发生。

四、分类

急性胰腺炎因发病原因众多,病程进展复杂,预后差别极大,因此,分类侧重的方面不同,分类的方法也就有所不同。

(一)病因学分类

1.胆源性胰腺炎

由于胆管结石梗阻或胆管炎、胆囊炎诱发的急性胰腺炎。患者首发症状多起自中上腹或右上腹,临床上 50% 以上的急性胰腺炎都是胆道疾病引起。

2.酒精性胰腺炎

因酗酒引起的急性胰腺炎,国外报道较多,西方国家占急性胰腺炎的 25% 左右。

3.高脂血症性胰腺炎

高血脂诱发的急性胰腺炎。近年来逐渐增多,正常人群如血脂高于 11 mmol/L,易诱发急性胰腺炎。

4.外伤或手术后胰腺炎

胆道或胃的手术、Oddi 括约肌切开成形术,ERCP 后诱发的急性胰腺炎。

5.特发性胰腺炎

病因不明的急性胰腺炎,多数是微小胆石引起。

6.其他

还有药物性急性胰腺炎、妊娠性急性胰腺炎等。

(二)病理学分类

(1)间质水肿型胰腺炎。

(2)坏死型胰腺炎。

(三)病程和严重程度分类

1.轻症急性胰腺炎(mild acute pancreatitis,MAP)

该类型占 AP 的多数,不伴有器官功能衰竭及局部或全身并发症,通常在 1~2 周内恢复,病死率极低。

2.中重症急性胰腺炎(moderately severe acute pancreatitis,MSAP)

伴有一过性(≤48 小时)的器官功能障碍。早期病死率低,后期如坏死组织合并感染,病死率增高。

3.重症急性胰腺炎(severe acute pancreatitis,SAP)

占 AP 的 5%~10%,伴有持续(>48 小时)的器官功能衰竭。SAP 早期病死率高,如后期合并感染则病死率更高。器官功能衰竭的诊断标准依据改良 Marshall 评分系统,任何器官评分 ≥2 分可定义存在器官功能衰竭。

五、临床表现

(一)临床症状

急性胰腺炎起病急骤,临床表现的严重程度和胰腺病变的轻重程度相关,轻型胰腺炎或胆源性胰腺炎的初发症状较轻,甚至被胆道疾病症状所掩盖。而重症胰腺炎在剧烈腹痛的临床表现基础上症状逐渐加重,出现多脏器功能障碍,甚至衰竭。

1.腹痛、腹胀

突然出现上腹部剧烈疼痛是急性胰腺炎的主要症状。腹痛前,多有饮食方面的诱因,如暴饮暴食、酗酒和油腻食物。腹痛常为突然起病,剧烈的上腹部胀痛,持续性,位于中上腹偏左,也可以位于中上腹、剑突下。胆源性胰腺炎患者的腹痛常起于右上腹,后转至正中偏左。可有左肩、腰背部放射痛。病情严重的患者,腹痛表现为全上腹痛。腹痛时,患者常不能平卧,呈弯腰屈腿位。

随病情的进展,腹痛呈一种持续性胀痛,随后转为进行性腹胀加重。部分患者腹胀的困扰超过腹痛,少数老年患者可主要表现为腹胀。胰腺炎患者腹痛腹胀的强度与胰腺病变的程度相一致,症状的加重往往预示着病变严重程度的加重。

2.恶心、呕吐

伴随腹痛而来,恶心、呕吐频繁,呕吐物大多为胃内容物,呕吐后腹痛腹胀症状并不能缓解为其特点。

3.发热

多数情况下中重症急性胰腺炎及重症急性胰腺炎早期体温常在 38 ℃左右,但在胆源性胰腺炎伴有胆道梗阻、化脓性胆管炎时,可出现寒战、高热。此外,在重症急性胰腺炎时由于胰腺坏死伴感染,高热也是主要症状之一,体温可高达 39 ℃以上。

4.休克

在重症急性胰腺炎早期,由于大量的液体渗透到后腹膜间隙、腹腔内、肠腔内或全身的组织间质中,患者出现面色苍白、脉搏细速、血压下降等低血容量性休克症状,并尿量减少。此外,在重症急性胰腺炎的感染期,如果胰腺和胰周坏死感染,组织及化脓性积液不及时引流时,可出现感染性休克。

5.呼吸困难

在重症急性胰腺炎的早期,一方面由于腹胀加剧使横膈抬高影响呼吸,另一方面由于胰源性毒素的作用,使肺间质水肿,影响肺的气体交换,最终导致呼吸困难。患者呼吸急促,呼吸频率常在 30 次/分以上,$PaO_2 < 60$ mmHg。少数患者可出现心、肺、肾、脑等多器官功能衰竭及 DIC。

6.其他

约有 25% 的患者会出现不同程度的黄疸,主要是因为结石梗阻和胰头水肿压迫胆总管所致,也可因胰腺坏死感染或胰腺脓肿未能及时引流引起肝功能不良而产生。此外,随着病情的进展,患者会出现少尿、消化道出血、手足抽搐等症状,严重者可有 DIC 的表现。

(二)体征

1.一般情况检查

患者就诊时呈急腹症痛苦面容,精神烦躁不安或神态迟钝,口唇干燥,心率、呼吸频率较快,大多心率在 90 次/分以上,呼吸频率在 25 次/分以上,一部分患者巩膜可黄染,血压低于正常。

腹部检查:压痛,轻症水肿性胰腺炎,仅有中上腹或左上腹压痛,轻度腹胀,无肌卫,无反跳痛。重症坏死性病例,全腹痛,以中上腹为主,上腹部压痛,伴中重度腹胀,上腹部有肌卫、反跳痛等腹膜炎体征。根据胰腺坏死程度和胰外侵犯范围,以及感染程度,腹膜炎可从上腹部向全腹播散。左侧腰背部也会有饱满感和触痛。有明显的肠胀气,肠鸣音减弱或消失。重症患者可出现腹腔积液,腹腔穿刺常可抽到血性液体,查腹水淀粉酶常超过1 500单位。坏死性胰腺炎进展到感染期时,部分患者有腰部水肿。

一些患者左侧腰背部皮肤呈青紫色斑块,被称为 Grey-Turner 征。如果青紫色皮肤改变出现在脐周,被称为 Cullen 征。这些皮肤改变是胰液外渗至皮下脂肪组织间隙,溶解皮下脂肪,使毛细血管破裂出血所致,出现这两种体征往往预示病情严重。

2.全身情况

胆源性胰腺炎患者如果有结石嵌顿在壶腹部,会出现黄疸。也有少数患者会因为炎症肿大的胰头压迫胆总管产生黄疸,但这种类型的黄疸程度较浅,总胆红素指数很少超过100 mmol/L。

早期或轻型胰腺炎体温无升高或仅有低于 38 ℃的体温。坏死性胰腺炎患者病程中体温超过38.5 ℃,预示坏死继发感染。

患者左侧胸腔常有反应性渗出液,患者可出现呼吸困难。少数严重者可出现精神症状,包括意识障碍、神志恍惚甚至昏迷。

重症坏死性胰腺炎在早期急性反应期就易出现循环功能衰竭、呼吸功能和肾衰竭,此时会出现低血压和休克,以及多脏器功能衰竭的相关表现和体征,如呼吸急促、发绀、心动过速等。

(三)实验室检查

1.淀粉酶的测定

血、尿淀粉酶的测定是胰腺炎诊断最常用和最重要的手段。血清淀粉酶在急性胰腺炎发病的 2 小时后升高,24 小时后达高峰,4~5 天恢复正常。尿淀粉酶在发病的 24 小时后开始上升,下降缓慢,持续1~2 周。血尿淀粉酶在发病后保持高位不能回落,表明胰腺病变持续存在。很多急腹症都会有血清淀粉酶的升高,如上消化道穿孔、胆道炎症、绞窄性肠梗阻等,故只有血尿淀粉酶升高较明显时才有临床诊断的意义。使用 Somogyi 法,血淀粉酶正常值在 40~110 U,超过500 U,有诊断急性胰腺炎的价值。测值越高,诊断的意义越大。

淀粉酶/肌酐清除率比值:淀粉酶清除率/肌酐清除率(%)=(尿淀粉酶/血淀粉酶)/(尿肌酐/血肌酐)×100%,正常人该比值是 1%~5%,一般小于 4%,大于 6%有诊断意义。急性胰腺炎时,肾脏对淀粉酶的清除能力增加,而对肌酐不变,因此,淀粉酶/肌酐清除率比值的测定可以协助鉴别诊断。

2.血清脂肪酶的测定

因血液中脂肪酶的唯一来源是胰腺,所以具有较高的特异性。发现血中淀粉酶和脂肪酶平行升高,可以增加诊断的准确性。

3.C 反应蛋白、PMN-弹力蛋白酶的测定

C 反应蛋白是急性炎症反应的血清标志物,PMN-弹力蛋白酶为被激活的白细胞释放,也反映了全身炎症反应的程度,因此,这两个指标表明急性胰腺炎的严重程度。48 小时的 C 反应蛋白达到 150 mg/L,预示为重症急性胰腺炎。

4.血钙

由于急性坏死性胰腺炎周围组织脂肪坏死和脂肪内钙皂形成消耗了钙,所以,血钙水平的降低也侧面代表了胰腺坏死的程度。血钙降低往往发生在发病后的第 $2\sim3$ 天后,如果血钙水平持续低于1.87 mmol/L,预后不良。

5.血糖

急性胰腺炎早期,血糖会轻度升高,是与机体应激反应有关。后期,血糖维持在高位不降,超过11.0 mmol/L(200 mg/dL),则是因为胰腺受到广泛破坏,预后不佳。

6.血红蛋白和血细胞比容

急性胰腺炎患者血红蛋白和血细胞比容的改变常常反映了循环血量的变化。病程早期发现血细胞比容增加＞40％,说明血液浓缩,大量液体渗入人体组织间隙,表明胰腺炎病情危重。

7.其他

在胰腺炎的治疗过程中,要随时监测动脉血气分析、肝肾功能、血电解质变化等指标,以便早期发现机体脏器功能的改变。

(四)影像学检查

1.超声检查

彩超由于无创、费用低廉、简便易行而成为目前急腹症的一种普查手段。在急性胆囊炎、胆管炎、胆管结石梗阻等肝胆疾病领域,诊断的准确性甚至达到和超过CT。但是,彩超检查结果受到操作者的水平、腹腔内脏器气体的干扰等影响。彩超也是急性胰腺炎的首选普查手段,可以鉴别是否有胆管结石或炎症,是否是胆源性胰腺炎。胰腺水肿改变时,彩超显示胰腺外形弥漫肿大,轮廓线膨出,胰腺实质为均匀的低回声分布,有出血坏死病灶时,可出现粗大的强回声。因坏死性胰腺炎时常常有肠道充气,干扰了彩超的诊断,因此彩超对胰腺是否坏死诊断价值有限。

2.CT检查

平扫和增强CT检查是大多数胰腺疾病的首选影像学检查手段和有效检查方法,Balthazar CT评级、改良的CT严重指数评分(modified CT severityindex,MCTSI)常用于炎症反应及坏死程度的判断。尤其是对于胰腺炎,虽然诊断胰腺炎并不困难,但对于坏死性胰腺炎病变的程度、胰外侵犯范围及对病变的动态观察,则需要依靠增强CT的影像学判断。单纯水肿型胰腺炎,CT表现为:胰腺弥漫性增大,腺体轮廓不规则,边缘模糊不清。出血坏死型胰腺炎,CT表现:肿大的胰腺内出现皂泡状的密度减低区,增强后密度减低区与周围胰腺实质的对比更为明显。同时,在胰周小网膜囊内、脾胰肾间隙、肾前后间隙等部位可见胰外侵犯。目前,CT的平扫和增强扫描已是胰腺炎诊疗过程中最重要的检查手段,临床已接受CT影像学改变作为病情严重程度分级和预后判别的标准之一。

(五)穿刺检查

1.腹腔穿刺

腹腔穿刺是一种安全、简便和可靠的检查方法,对有移动性浊音者,在左下腹和右下腹的麦氏点作为穿刺点,穿刺抽出淡黄色或咖啡色腹水,腹水淀粉酶测定升高对诊断有帮助。

2.胰腺穿刺

胰腺穿刺适用于怀疑坏死性胰腺炎继发感染者。一般在CT或B超定位引导下进行,将吸出液或坏死组织进行细胞学涂片和细菌或真菌培养,对确定是否存在坏死组织感染、何种细菌感染、采用何种抗生素及是否需要手术引流都有一定帮助。

六、诊断

(一)诊断标准

临床上符合以下 3 项特征中的 2 项,即可诊断 AP:①与 AP 相符合的腹痛;②血清淀粉酶和/或脂肪酶活性至少高于正常上限值 3 倍;③腹部影像学检查符合 AP 影像学改变。

急性水肿型胰腺炎,或继发于胆道疾病的水肿型胰腺炎,常不具有典型的胰腺炎临床症状。血尿淀粉酶的显著升高,结合影像学检查结果也可以确立诊断。通常,急性胰腺炎患者血尿淀粉酶大于正常值的 3 倍以上,B 超或 CT 检查胰腺呈现上述改变,可以诊断急性水肿型胰腺炎。

中重症和重症急性胰腺炎,参考 2014 年中华医学会外科学分会胰腺外科组制定的《急性胰腺炎诊治指南(2014)》,以是否出现器官功能障碍和衰竭以及功能障碍和衰竭持续时间为标准。

重症急性胰腺炎伴有脏器功能障碍,或出现坏死、脓肿或假性囊肿的局部并发症者,或两者兼有,腹部体征包括明显的压痛、反跳痛、肌紧张、腹胀、肠鸣音减弱或消失。可有腹部包块,偶见腰胁部皮下瘀斑征(Grey-Turner 征)和脐周皮下瘀斑征(Cullen 征)。可以并发一个或多个脏器功能障碍,也可伴有严重的代谢功能紊乱,包括低钙血症,血钙低于 1.87 mmol/L(7.5 mg/dL)。增强 CT 为诊断胰腺坏死的最有效方法,B 超及腹腔穿刺对诊断有一定帮助。重症急性胰腺炎的 APACHE Ⅱ 评分在 8 分或 8 分以上。Balthazar CT 分级系统在 Ⅱ 级或 Ⅱ 级以上。

(二)重症急性胰腺炎的病程分期

全病程大体可以分为 3 期,但不是所有患者都有 3 期病程,有的只有第一期,有的有两期,有的有 3 期。

1.早期(急性期)

发病至 2 周,此期以 SIRS 和器官功能衰竭为主要表现,常可有休克、呼衰、肾衰、脑病等主要并发症,构成第一个死亡高峰。治疗的重点是加强重症监护、稳定内环境及器官功能保护。

2.中期(演进期)

发病 2~4 周,以胰周液体积聚或坏死性液体积聚为主要表现。此期坏死灶多为无菌性,也可能合并感染。此期治疗的重点是感染的综合防治。

3.后期(感染期)

发病 4 周以后,可发生胰腺及胰周坏死组织合并感染、全身细菌感染、深部真菌感染等,继而可引起感染性出血、消化道瘘等并发症。此期构成重症患者的第二个死亡高峰,治疗的重点是感染的控制及并发症的外科处理。

七、全身及局部并发症

(一)全身并发症

病程进展过程中可引发全身性并发症,包括 SIRS、脓毒症、多器官功能障碍综合征(multiple organ dysfunction syndrome,MDOS)、多器官功能衰竭(multiple organ failure,MOF)及腹腔间隔室综合征(abdominalcompartment syndrome,ACS)等。

(二)局部并发症

1.急性胰周液体积聚(acute peripancreatic fluid collection,APFC)

发生于病程早期,表现为胰周或胰腺远隔间隙液体积聚,并缺乏完整包膜,可以单发或多发。通常依靠影像学检查发现。影像学上为无明显囊壁包裹的急性液体积聚。急性液体积聚多会自行吸收,少数可发展为急性假性囊肿或胰腺脓肿。

2.急性坏死物积聚(acute necrotic collection,ANC)

发生于病程早期,表现为混合有液体和坏死组织的积聚,坏死物包括胰腺实质或胰周组织的坏死。胰腺坏死根据感染与否又分为感染性胰腺坏死和无菌性胰腺坏死。增强 CT 是目前诊断胰腺坏死的最佳方法。在静脉注射增强剂后,坏死区的增强密度不超过 50 Hu(正常区的增强为 50～150 Hu)。

3.包裹性坏死(walled-off necrosis,WON)

包裹性坏死是一种包含胰腺和/或胰周坏死组织、且具有界限清晰的炎性包膜的囊实性结构,多发生于 AP 起病 4 周后。包裹性坏死感染,主要表现为不同程度的发热、虚弱、胃肠功能障碍、分解代谢和脏器功能受累,多无腹膜刺激征,有时可以触及上腹部或腰胁部包块,部分病例症状和体征较隐匿,CT 扫描主要表现为胰腺或胰周包裹性低密度病灶。

4.胰腺假性囊肿

有完整非上皮性包膜包裹的液体积聚,起病 4 周后假性囊肿的包膜逐渐形成。急性胰腺炎患者的假性囊肿少数可通过触诊发现,多数通过影像学检查确定诊断。常呈圆形或椭圆形,囊壁清晰。

以上每种局部并发症存在无菌性及感染性两种情况。

其中 ANC 和 WON 继发感染称为感染性坏死。

八、治疗

近年来,对急性胰腺炎的病理生理认识逐步加深,针对不同病程分期和病因的治疗手段不断更新,使急性胰腺炎治愈率稳步提高。由于急性胰腺炎病因病程复杂,病情的严重程度相差极大,单一模式治疗方案不能解决所有的急性胰腺炎病例,因此,结合手术和非手术治疗为一体的综合治疗才能收到预期的效果。总体来说,以非手术保守治疗为主,在非手术治疗的基础上,有选择的手术治疗才能达到最好的治愈效果。总的治疗原则为:在非手术治疗的基础上,根据不同的病因,不同的病程分期选择有针对性的治疗方案。

(一)非手术治疗

非手术治疗原则:减少胰腺分泌,防止感染,防止病情进一步发展。单纯水肿型胰腺炎,经非手术治疗可基本治愈。

1.禁食、胃肠减压

主要是防止食糜进入十二指肠,阻止促胰酶素分泌,减少胰腺分泌胰酶,打断可能加重疾病发展的机制。禁食、胃肠减压也可减轻患者的恶心、呕吐和腹胀症状。

2.抑制胰液分泌

使用药物对抗胰酶的分泌。包括间接抑制和直接抑制药物。间接抑制药物有 H_2 受体阻滞剂和质子泵抑制剂,如西咪替丁和奥美拉唑,通过抑制胃酸分泌减少胰液分泌。直接抑制药物主要是生长抑素,它可直接抑制胰酶的分泌。有人工合成的生长抑素八肽和生物提取物生长抑素十四肽。

3.镇痛和解痉治疗

明确诊断后,可使用止痛剂,缓解患者痛苦。要注意的是哌替啶可产生 Oddi 括约肌痉挛,故联合解痉药物如山莨菪碱等同时使用。

4.营养支持治疗

无论是急性水肿性胰腺炎还是急性坏死性胰腺炎,起病后,为了使胰腺休息,都需要禁食较长的一段时间,因此营养支持尤为重要。起病早期,患者有腹胀、胃肠道功能障碍,故以全胃肠道外的静脉营养支持为主(TPN)。对不同病因的急性胰腺炎,静脉营养液的配制要有不同。高脂血症型急性胰腺炎,要减少脂源性热量的供给。一旦恢复肠道运动,就可以给予肠内营养。目前的观点认为,尽早采用肠内营养,尽量减少静脉营养,可以选择空肠营养和经口肠内营养。肠内营养的优点在于保护和维持小肠黏膜屏障,阻止细菌肠道移位。在静脉营养、空肠营养和经口饮食三种方法中,鼻肠管(远端在屈氏韧带远端 20 cm 以下)和空肠造瘘营养最适合早期使用。无论是静脉营养还是肠道营养,都要注意热量的供给、水电解质的平衡,避免低蛋白血症和贫血。

5.预防和治疗感染

抗生素的早期预防性使用目前尚有争议。在没有感染出现时使用预防性抗生素,有临床研究证实并未减少胰腺感染的发生和提高急性胰腺炎的治愈率,反而长期的大剂量的抗生素使用加大了真菌感染的机会。我们认为,在急性水肿性胰腺炎,没有感染的迹象,不建议使用抗生素。而急性坏死性胰腺炎,当影像学资料判断胰腺坏死范围超过 30%,可以预防性使用抗生素。首选广谱的、能透过血胰屏障的抗生素如喹诺酮类、三代或四代头孢菌素、碳青霉烯类等。

6.中医中药治疗

中药的生大黄内服和皮硝的外敷,可以促进肠功能早期恢复和使内毒素外排。50 mL 水煮沸后灭火,加入生大黄 15～20 g 浸泡 2～3 分钟,过滤冷却后给药。可以胃管内注入,也可以直肠内灌注。皮硝 500 g,布袋包好外敷于上腹部,一天 2 次,可以促进腹腔液体吸收减轻腹胀和水肿,控制炎症的发展。

(二)针对性治疗方案

在上述急性胰腺炎基本治疗基础上,对不同原因、不同病期的胰腺炎病例,还要有针对性地治疗,包括对不同病因采用不同的治疗手段,对处于不同病期的患者采用个体化的治疗方案。

1.针对不同病因的治疗方案

(1)急性胆源性胰腺炎的治疗:急性胆源性胰腺炎是继发于胆道疾病的急性胰腺炎,它可以表现为胆道疾病为主合并胰腺炎症,也可以表现为以胰腺炎症状为主同时伴有胆道系统炎症。对这类疾病,首先是要明确诊断,判断胆管是否有梗阻。①胆管有梗阻:无论是否有急性胆管炎的症状,都要外科手段解决胆道梗阻。首选手段是 ERCP＋EST、镜下取石,有需要可行鼻胆管引流。内镜治疗不成功,或患者身体条件不适合十二指肠镜检查,可行腹腔镜微创手术或开腹手术。切除胆囊、胆总管切开引流、胆道镜探查并取石。手术一定要彻底解除胆胰管的梗阻,保证胆总管下端和胆胰管开口处的通畅,这与急性梗阻性化脓性胆管炎的处理还是有区别的。②胆管无梗阻:胆囊炎症引起胰腺炎或胆管小结石已排出,胆总管无梗阻表现,可先行非手术的保守治疗,待胰腺炎病情稳定,出院前,可行腹腔镜胆囊切除术。

(2)急性非胆源性胰腺炎的治疗:单纯水肿性胰腺炎可通过上述保守治疗治愈。而急性坏死性胰腺炎,则要对病例进行胰腺炎的分期,针对不同的分期选用不同的方案。

(3)高脂血症性急性胰腺炎的治疗:近年来此类患者明显增多,因此在患者入院时要询问高脂血症、脂肪肝和家族性高脂血症病史,静脉抽血时注意血浆是否呈乳糜状,且早期检测血脂。对于该类患者要限制脂肪乳剂的使用,避免应用可能升高血脂的药物。甘油三酯＞11.3 mmol/L 易发生急性胰腺炎,需要短时间内降到 5.65～6.8 mmol/L 以下。可使用的药物有小剂量的低分子肝素和胰岛素。快速降脂技术有血脂吸附和血浆置换等。

2.对于重症急性胰腺炎,针对不同病期的治疗

(1)针对急性炎症反应期的治疗。

急性反应期的非手术治疗:重症急性胰腺炎,起病后就进入该期,出现早期的全身代谢功能的改变和多脏器功能衰竭,因此该期的非手术治疗主要是抗休克、维持水电解质平衡、对重要脏器功能的支持和加强监护治疗。由于坏死性胰腺炎胰周及腹膜后大量渗出,造成血容量丢失和血液浓缩,同时存在毛细血管渗漏,因此以中心静脉压(CVP)或肺毛细血管楔压(PWCP)为扩容指导,纠正低血容量性休克,并要注意晶体胶体比例,减少组织间隙液体潴留。在血容量不足的早期,快速地输入晶胶体比例在 2∶1 的液体,一旦血容量稳定,即改为晶胶体比例在 1∶1 的液体,以避免液体渗漏进入组织间隙。同时要适当控制补液速度和补液量,进出要求平衡,或者负平衡 $300\sim500$ mL/d,以减少肺组织间质的水肿,达到"肺干燥"的目的。除上述的非手术治疗措施外,针对加重病情的炎性介质和组织间液体潴留,还可以通过血液滤过来清除炎性介质和排出第三间隙过多的体液。即在输入液体到循环血液中保持循环系统的稳定的同时,使组织间隙中的过多积聚的液体排除。

腹腔间隔室综合征(abdominal compartment syndrome,ACS):腹腔内压(intra-abdominal pressure,IAP)增加达到一定程度,一般说来,当 IAP$\geq$25 cmH$_2$O 时,就会引发脏器功能障碍,出现腹腔间隔室综合征。本综合征常是重症急性胰腺炎的重要并发症及死亡原因之一。腹腔内压的测定比较简便、实用的方法是经导尿管膀胱测压法。患者仰卧,以耻骨联合作为 0 点,排空膀胱后,通过导尿管向膀胱内滴入 50 mL 生理盐水,测得平衡时水柱的高度即为 IAP。ACS 的治疗原则是及时采用有效的措施缓解腹内压,包括胃肠道减压及导泻、镇痛镇静、使用肌松剂及床边血滤减轻组织水肿,B超或 CT 引导下腹腔内与腹膜后引流减轻腹腔压力。

ACS 分为胀气型(Ⅰ型)和液体型(Ⅱ型),在处理上要分别对待。对于Ⅰ型,主要采用疏通肠道、负水平衡、血液净化;Ⅱ型则在Ⅰ型的基础上加用外科干预措施引流腹腔液体。在外科手术治疗前,可先行腹腔灌洗治疗。腹腔灌洗治疗方法如下:在上腹部小网膜腔部位放置一进水管,在盆腔内放置一根出水管,持续不断地采用温生理盐水灌洗,每天灌洗量约 10 000 mL,维持 $10\sim14$ 天。这样可以使腹腔内大量的有害性胰酶渗液稀释并被冲洗出来。做腹腔灌洗特别要注意无菌操作,避免医源性感染。还要注意引流管通畅,记录出入液体的量,保持出入液量基本平衡或出水量多于入水量。

治疗中手术治疗的时机:在非手术治疗过程中,若患者出现精神萎靡、腹痛、腹胀加剧,体温升高,体温$\geq$38.5 ℃,白细胞计数$\geq$20$\times$10^9/L 和腹膜刺激征范围$\geq$2 个象限者,应怀疑有感染存在,需做 CT 扫描。判断有困难时可以在 CT 导引下细针穿刺术(FNA),判断胰腺坏死及胰外侵犯是否已有感染。CT 上出现气泡征,或细针穿刺抽吸物涂片找到细菌者,均可判为坏死感染。凡证实有感染者,先作正规的非手术治疗,超过 24 小时病情仍无好转,则应转为手术治疗;若患者过去的非手术治疗不够合理和全面时,则应加强治疗 $24\sim48$ 小时,病情继续恶化者应行手术治疗。手术方法为胰腺感染坏死组织清除术及小网膜腔引流加灌洗,有胰外后腹膜腔侵犯者,应作相应腹膜后坏死组织清除及引流,或经腰侧作腹膜后引流。有胆道感染者,加做胆总管引流。若坏死感染范围广泛且感染严重者,需做胃造瘘及空肠营养性造瘘。必要时创口部分敞开。

(2)针对全身感染期的治疗:①有针对性选择敏感的,能透过血胰屏障的抗生素如喹诺酮类、

三代或四代头孢菌素、碳青霉烯类。②结合临床征象作动态 CT 监测，明确感染灶所在部位，对感染病灶，进行积极的手术处理。③警惕深部真菌感染，根据菌种选用氟康唑或两性霉素 B。④注意有无导管相关性感染。⑤继续加强全身支持治疗，维护脏器功能和内环境稳定。⑥营养支持，胃肠功能恢复前，短暂使用肠外营养，胃排空功能恢复和腹胀缓解后，停用胃肠减压，逐步开始肠内营养。

（3）后期的治疗：①通过窦道造影明确感染残腔的部位、范围及毗邻关系，注意有无胰瘘、胆瘘、肠瘘等消化道瘘存在。②强化全身支持疗法，加强肠内营养支持，改善营养状况。③及时做残余感染腔扩创引流，对不同消化道瘘作相应的处理。

3.针对双重感染，即合并真菌感染的治疗

由于早期使用大剂量的广谱抗生素，加上重症患者机体免疫力低下，因此急性坏死性胰腺炎患者在病程中很容易并发真菌感染。尤其是肺、脑、消化道等深部真菌感染，并没有特异性的症状，临床上真菌感染早期难以判断。在重症胰腺炎患者的治疗过程中，如果出现不明原因的神志改变、不明原因的导管相关出血、气管内出血、胆道出血，不明原因的发热，就要高度怀疑有深部真菌感染存在。临床上寻找真菌感染的证据，是根据咽拭子、尿、腹腔渗液、创面等的涂片检查，以及血真菌培养，如果血真菌培养阳性或以上多点涂片有两处以上发现有统一菌株的真菌，即可诊断深部真菌感染。重症胰腺炎并发的真菌感染多数是念珠菌，诊断确立后，应尽早运用抗真菌药物。抗真菌药物首选氟康唑，治疗剂量为 200 mg，一天 2 次，预防剂量是一天 1 次。氟康唑治疗无效，可选用两性霉素 B。两性霉素 B 是多烯类广谱抗真菌药，主要的不良反应为可逆性的肾毒性，与剂量相关。还有血液系统的毒副作用，临床使用应注意观察血常规、电解质和肾功能。

（三）手术治疗

部分重症急性胰腺炎，非手术治疗不能逆转病情的恶化时，就需要手术介入。手术治疗的选择要慎重，何时手术，做何种手术，都要严格掌握指征。

1.手术适应证

（1）胆源性急性胰腺炎：分梗阻型和非梗阻型，对有梗阻症状的病例，要早期手术解除梗阻。非梗阻的病例，可在胰腺炎缓解后再手术治疗。

（2）重症急性胰腺炎病程中出现坏死感染：有前述坏死感染的临床表现及辅助检查证实感染的病例，应及时手术清创引流。

2.手术方法

胆源性急性胰腺炎胆道梗阻的手术方式可以 ERCP、腹腔镜胆道探查和开放的胆道手术。

胰腺感染性坏死的手术方式可采用 B 超或 CT 引导下经皮穿刺引流（percutaneouscatheter drainage，PCD）、内镜、微创手术和开放手术。微创手术主要包括小切口手术、视频辅助手术（腹腔镜、肾镜等）。开放手术包括经腹或经腹膜后途径的胰腺坏死组织清除并置管引流。

（1）坏死病灶清除引流术：是重症急性胰腺炎最常用的手术方式。该手术主要是清除胰腺坏死病灶和胰外侵犯的坏死脂肪组织以及含有毒素的积液，去除坏死感染和炎性毒素产生的基础，并对坏死感染清除区域放置灌洗引流管，保持术后有效地持续不断地灌洗引流。

术前必须进行增强 CT 扫描，明确坏死感染病灶的部位和坏死感染的范围。患者术前有明确的坏死感染的征象：体温大于 38.5 ℃，腹膜刺激征范围超过 2 个象限以上，白细胞计数超过 20×10^9/L，经积极的抗感染支持治疗病情持续恶化。

通常选用左侧肋缘下切口，必要时可行剑突下人字形切口。进腹后，切开胃结肠韧带，进入小网膜囊,将胃向上牵起,显露胰腺颈体尾各段,探查胰腺和胰周各区域。术前判断胰头有坏死病灶,需切开横结肠系膜在胰头部的附着区。对于胰头后有侵犯,还要切开十二指肠侧腹膜(Kocher 切口)探查胰头后区域。胰外侵犯常见区域主要有胰头后、小网膜囊、胰尾脾肾间隙、左半结肠后和升结肠后间隙,两侧肾周脂肪间隙。胰外侵犯严重的患者,还可以沿左右结肠后向髂窝延伸。对于以上部位的探查,要以小网膜囊为中心,分步进行。必要时可切断脾结肠韧带、肝结肠韧带和左右结肠侧腹膜。尽可能保持横结肠以下区域不被污染。胰腺和胰周坏死病灶常难以区分明显界限,坏死区常呈黑色,坏死病灶的清除以手指或卵圆钳轻轻松动后提出。因胰腺坏死组织内的血管没有完全闭塞,为避免难以控制的出血,术中必须操作轻柔,不能拉动的组织不可硬性拉扯。坏死病灶要尽可能地清除干净。清除后,以对半稀释的过氧化氢溶液冲洗病灶,在坏死病灶清除处放置三腔冲洗引流管,并分别于小网膜囊内、胰尾脾肾间隙、肝肾隐窝处放置三腔管。引流管以油纱布保护隔开腹腔内脏器,可以从手术切口引出,胰尾脾肾间隙引流管也可以从左肋缘下另行戳孔引出。术中常规完成"三造瘘"手术,即胆总管引流、胃造瘘、空肠造瘘。胆总管引流可以减轻 Oddi 括约肌压力,空肠造瘘使术后尽早进行空肠营养成为可能。术后保持通畅、持续地灌洗引流。灌洗引流可持续 3~4 周甚至更长时间。

规则全胰切除和规则部分胰腺切除现已不常规使用。坏死组织清除引流术后患者的全身炎症反应症状会迅速改善。但部分患者在病情好转一段时间后再次出现全身炎症反应综合征的情况,增强 CT 判断有新发感染坏死病灶,需再次行清创引流术。

再次清创引流术前,通过 CT 要对病灶进行准确定位,设计好手术入路,避免进入腹腔内未受污染和侵犯的区域。再次清创引流的手术入路可以从原切口沿引流管进入,也可以选肾切除切口和左右侧大麦氏切口,经腹膜外途径进入感染区域。

(2)胰腺残余脓肿清创引流手术:对于已进入残余感染期的患者,感染残腔无法自行吸收,反而存在有全身炎症反应综合征者,可行残余脓肿清创引流术。操作方法同坏死病灶清除引流术,只要把冲洗引流管放在脓腔内即可,也不需要再行"三造瘘"手术。

(3)急性坏死性胰腺炎出血:出血可以发生在急性坏死性胰腺炎的各个时期。胰腺坏死时一方面胰腺自身消化,胰腺实质坏死胰腺内血管被消化出血;另一方面大量含有胰蛋白酶、弹性蛋白酶和脂肪酶的胰液外渗,腐蚀胰腺周围组织和血管,造成继发出血。当进行胰腺坏死组织清创术时和清创术后,出血的概率更高,即有有活性的胰腺组织被清除时引起的创面出血,但主要是已坏死的组织被清除后,新鲜没有坏死栓塞的血管暴露于高腐蚀性的胰液中,导致血管壁被破坏出血。此外,在重症胰腺炎时,30%的患者会发生脾静脉的栓塞,导致左上腹部门脉高压,左上腹部静脉屈曲扩张,一旦扩张血管被破坏常常导致致命性的出血。急性坏死性胰腺炎造成的出血常常来势凶猛,一旦出现常危及生命。治疗坏死性胰腺炎出血,可分别或联合采用动脉介入栓塞治疗和常规手术治疗。常规手术治疗可采用在药物治疗和介入治疗无效的情况下。手术主要是开腹缝扎止血手术,同时也要及时清除胰腺和周围的坏死组织,建立充分的腹腔和胰床的引流。

(王 波)

第二节 自身免疫性胰腺炎

自身免疫性胰腺炎(autoimmune pancreatitis,AIP)是一类由自身免疫介导,以淋巴细胞、浆细胞(或中性粒细胞)浸润为主继而致胰腺纤维化、肿大、胰管不规则狭窄和胰腺功能障碍为特征的一种特殊类型慢性胰腺炎。

一、流行病学

自身免疫性胰腺炎属于比较少见疾病,总的患病率不高,占慢性胰腺炎的 5%～11%。本病男性罹患较多,男、女比例日本报道为(2～5):1,欧洲报道为 2:1,多数患者年龄＞50 岁。常伴发其他自身免疫病(类风湿关节炎、干燥综合征、原发性胆汁性肝硬化、炎症性肠病等)。50%的 AIP 患者中伴发有糖尿病,以 2 型糖尿病为主。由于自身免疫性胰腺炎的临床表现与癌相似,常被误诊为恶性肿瘤而行手术治疗。在因"壶腹周围癌"或"胰腺癌"而根治性切除的病例中,约有 2%病例术后病理证实为自身免疫性胰腺炎。

自身免疫性胰腺炎可分为两个亚型。Ⅰ型 AIP 最常见,在日本、韩国基本全是Ⅰ型,在美国,80%以上的 AIP 都是Ⅰ型。Ⅱ型在欧洲相对常见,虽然Ⅰ型还是最主要的亚型。

二、临床表现及胰外表现

AIP 起病隐匿,临床表现多样。75%的Ⅰ型 AIP、50%的Ⅱ型 AIP 有梗阻性黄疸。4%的胰腺炎有 AIP 的病因。15%的Ⅰ型 AIP、32%的Ⅱ型 AIP 表现为急性胰腺炎,但大多累及胆道导致梗阻性黄疸和肝酶升高。40%的Ⅰ型 AIP、70%的Ⅱ型 AIP 有轻度腹痛。需要麻醉镇痛剂的慢性疼痛不是 AIP 的表现。事实上,约有 11%的 AIP 患者晚期可出现无痛性慢性胰腺炎的特点。

2%～6%的Ⅰ型 AIP、16%Ⅱ型 AIP 可合并炎症性肠病。年轻人和老年人的临床表现有差别,年轻人多有轻微的腹痛症状及血淀粉酶升高,老年人多有阻塞性黄疸。AIP 无饮酒或胆石等其他慢性胰腺炎易患因素。

Ⅰ型 AIP 常有胰外表现,可能累及胆囊、胆管、肾、肺、唾液腺、胃十二指肠、结肠。可合并原发性硬化性胆管炎、干燥综合征、溃疡性结肠炎、系统性红斑狼疮、糖尿病等自身免疫性疾病。此外,还可有腹膜后纤维变性,胰周动脉或门静脉的狭窄。伴发干燥综合征的 AIP 常为女性,肺部受累可能导致散在或弥漫性的小瘤、浸润灶或肺腺病。在肾脏表现为轻微的肾功能不全。唾液腺功能减低。肺部、肾脏的局灶性病变可包绕大动脉周围,形成软组织影被形容为"炎性假瘤",经过激素治疗后消失。

三、实验室检查

(1)血清 IgG4 是Ⅰ型 AIP 最核心的检查。IgG4 水平升高,通常伴有 IgG、γ 球蛋白升高,这为诊断 AIP 及分型提供了重要证据。

(2)血淀粉酶升高。

(3)外周血嗜酸性粒细胞计数增高。

(4)血清自身抗体检测到 ANA,ASMA,ALF,ACA2Ⅱ部分抗体阳性。

(5)肝功能异常,以 AKP 及 γ-GT 等淤胆型酶类升高为主。

(6)分泌功能异常:胰液分泌量下降、淀粉酶分泌量均可下降。

(7)并发血糖升高。

四、影像学检查

(一)CT

典型的 CT 影像学特点为平扫胰腺呈"腊肠样"弥漫性肿大,以胰头为主,密度均匀,增强后轻微强化。胰腺小叶消失很常见,胰周脂肪间隙变小,但周边呈低密度囊状缘,类似一个包膜,也叫"晕环"征。胰腺周围局部淋巴结轻度肿大也很普遍。主胰管狭窄及胰腺段胆总管狭窄并近端胆管扩张。罕有胰腺钙化或囊肿。

(二)超声内镜(endoscop ic ultrasound,EUS)

胰腺弥漫性或局灶性肿大,伴随弥漫性低回声实质。在 EUS 下粗针穿刺胰腺为 AIP 提供细胞学或组织学依据。

(三)逆行胰胆管造影(ERCP)

特征性的表现为主胰管节段性或弥漫性不规则狭窄,多有胰腺段胆总管的狭窄,局灶病变时狭窄胰管近端可轻度扩张;其中 AIP 累及胆管时表现为节段性胆管狭窄改变。上述改变经激素治疗后可恢复。

(四)磁共振成像(MRI)和磁共振胰胆管造影术(MRCP)

典型表现为胰腺弥漫性肿大,主胰管的弥漫性变细。虽然 MRCP 在显示胰管狭窄方面不如ERCP 清晰,但无侵入性。随着成像技术的提高,MRCP 的应用会越来越广,尤其是后续的随访跟踪。MRI 的 T_2WI或对比剂增强延迟后扫描在胰周边缘也可观察到类似包膜的低信号影,使得胰腺呈"腊肠样"改变。

五、病理

AIP 的病理组织学改变可见胰腺质地变硬,有弥漫性硬结或明显的局部肿块。特征性的组织学改变是中等以上小叶间导管周围有弥漫淋巴细胞和浆细胞浸润,有大量成肌纤维细胞增生,腺泡萎缩,组织间隙纤维化,并可累及腹膜后胰腺组织。胰岛周围浸润的淋巴细胞多为 CD8[+] 和CD4[+] T 细胞。手术切除的标本可获得充分的组织学标本。对于非手术患者,组织病理学活检检查对自身免疫性胰腺炎诊断具有极其重要的价值,通常可通过十二指肠乳头活检或者在内镜超声(EUS)下胰腺细针穿刺获得。另外除胰腺外,胆管、淋巴结、唾液腺等多种器官均有 IgG4[+]浆细胞浸润,且不见于慢性酒精性胰腺炎及干燥综合征,是 AIP 较特有的改变。

六、AIP 分型

自身免疫性胰腺炎可分为两个亚型,组织病理学特征、临床表现及预后均有不同。Ⅰ型 AIP最常见,在日本、韩国基本全是Ⅰ型,在美国,80%以上的 AIP 都是Ⅰ型。Ⅱ型在欧洲相对常见,虽然Ⅰ型还是最主要的亚型。

（一）Ⅰ型 AIP

典型病理表现为淋巴浆细胞性硬化性胰腺炎（lymphoplasmacytic sclerosing pancreatitis，LPSP）。胰外表现常见。60％Ⅰ型 AIP 有其他脏器累及，所有累及脏器中也可 IgG4 阳性淋巴浆细胞富集，同时也对激素治疗敏感。约 80％的Ⅰ型 AIP 血清 IgG4 升高。血清 IgG4 升高，伴有多发胰外脏器累及，催生了新的疾病名称的诞生——IgG4 相关疾病（IgG4-related Disease，IgG4-RD）。Ⅰ型 AIP 是 IgG4-RD 的胰腺表现，被称为 IgG4 相关胰腺炎。

另有 20％的Ⅰ型 AIP 血清 IgG4 并不升高，原因不明，虽然组织中富集 IgG4 阳性细胞。这可能是Ⅰ型 AIP 的亚型，不要被归为Ⅱ型 AIP。

（二）Ⅱ型 AIP

胰腺中存在中性粒细胞，表现为特征性的粒细胞上皮病变（granulocyte-epithelial lesions，GELS），被定义Ⅱ型 AIP。基于临床表现、影像学特征、血清学及其他脏器累及，虽可提示Ⅱ型 AIP，但明确诊断仍需病理。与Ⅰ型 AIP 相比，患病年龄相对年轻。约 1/3 的患者表现为急性胰腺炎。单独的影像学检查，不能鉴别 AIP 的亚型，但Ⅱ型 AIP 更倾向于有局部病灶，没有胰外表现。Ⅱ型 AIP 没有血清 IgG4 升高和组织中富集 IgG4 阳性细胞的表现。16％～30％的患者合并炎症性肠病。组织学确认的Ⅱ型 AIP 对激素治疗有效，不复发。

七、诊断

即使在胰腺诊治中心，自身免疫性胰腺炎的诊断也是有挑战性的。AIP 临床表现酷似胰腺癌，预后却全然不同，而发病率却相对少见。胰腺癌如果误诊为 AIP，延误治疗，对患者而言，后果是灾难性的。但如果能准确及时识别出 AIP，则可避免不必要的手术切除和患者焦虑。

近十年来，多个 AIP 的诊断标准被提出，反映了 AIP 在临床实践和流行病学方面的区域性差别。多数亚洲标准需要基于 ERCP/MRCP 的胰腺导管影像。而反映美国临床实践的梅奥（Mayo）诊所标准，则不包括常规的 ERCP/MRCP 检查。2012 年国际胰腺病协会公布了 AIP 诊断标准国际共识（international consensus diagnostic criteria，ICDC），统一了不同诊断标准，在实践和策略方面的区域性差异。ICDC 标准结合了 Mayo 标准、亚洲/日本标准的突出特点，包括胰腺导管影像（ERCP/MRCP）及壶腹部活检进行 IgG4 染色。ICDC 标准提供了一个统一的框架，允许 AIP 诊断路径的区域弹性，以适应不同区域的可获得的实践模式。这在幅员辽阔及医疗资源不均衡的中国，也有指导意义。

AIP 的临床特点包括 5 个组分：组织学（H）、影像学（I）、血清学（S）、其他脏器累及（OOI）和对激素治疗的反应（Rt）。这些组成了 ICDC 标准的基础。老标准要求通过 CT/MRI 同时检查胰腺实质影像（P）和胰腺导管影像（D），新标准只需其一。每个组分都可提供一级（高度提示）和二级（提示）两个等级水平的诊断证据。如，血清 IgG4 升高超过二倍正常值上限，高度提示 AIP，记为一级证据（S）；血清 IgG4 升高在二倍正常值上限之内，提示 AIP，记为二级证据（S）。

（一）基于 ICDC 诊断标准的诊断组合

1. Ⅰ型 AIP

可通过无创方法得以诊断，采用胰腺组织学诊断，或在选择性病例中采用诊断性激素治疗试验。

（1）无创诊断：适用于以下两种情况。①高度提示的胰腺实质影像（一级 P）证据，如果有其他 AIP 旁证：升高的血清学证据或其他脏器累及［S 或 OOI（一级或两级）］证据。70％的 AIP 疑似患者因此得到明确诊断。②只有提示性的胰腺实质影像(二级 P)证据,排除恶性肿瘤,且至少 2 项 AIP 旁证(>2 项的一级 S 或 OOI)+导管影像(一级或两级 D)证据。

(2)有创诊断:适用于切除或者粗针活检标本上有 LPSP 的特征(一级 H),不管有无旁证,即可明确诊断为 AIP。

(3)选择病例的诊断性激素治疗试验:慎用。满足以下全部标准的病例,若对激素治疗的典型反应,可诊为Ⅰ型 AIP:①提示性的胰腺实质影像(二级 P);②排除恶性肿瘤。

2.Ⅱ型 AIP

由于诊断困难,Ⅱ型 AIP 通常不被认识、报道较少。血清学阴性、相对年轻、没有典型Ⅰ型 AIP 胰外表现的梗阻性黄疸患者,要警惕Ⅱ型 AIP 可能。在排除恶性肿瘤之后,推荐胰腺粗针穿刺。当前Ⅱ型 AIP 的明确诊断有赖于组织学病理(一级 H)证据,必须满足下列两方面。

(1)粒细胞上皮病变,可有或无粒细胞、淋巴浆细胞浸润腺泡。

(2)不存在/罕见 IgG4 阳性细胞。

八、治疗

AIP 对激素治疗特别有效。诊断明确的患者,可给予激素治疗。起始剂量泼尼松 40 mg/d 口服,连续4周,然后开始减量,每周减 5 mg,以完成 11 个周的疗程。治疗反应可通过临床随访、影像学及生化检查得以客观监测。一般治疗开始 2~4 周后应给予 CT 检查,一旦确认对激素治疗有反应,即可开始减量(图 8-1)。

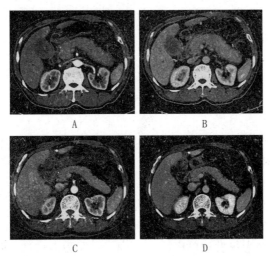

图 8-1　治疗前 CT 增强扫描

注:动脉期(A)及静脉期(B)可见胰腺弥漫性肿大,呈腊肠样,可见"鞘膜征";泼尼松治疗后复查 CT,动脉期(C)及静脉期(D)均显示胰腺肿胀程度明显改善

AIP 通常伴有梗阻性黄疸,是否进行胆道减压,尚无一致意见。日本及亚洲标准常要求 ERCP 以明确诊断,推荐常规胆道减压。而美国标准,如果 AIP 诊断明确,则不需胆道引流,因为黄疸情况也会很快因激素治疗改善。但若 AIP 诊断不确切,则应在激素治疗前开始进行胆道引流。

目前对于激素治疗要维持多久,尚无一致的意见。日本常规采用小剂量激素维持 3 年,因为复发通常在 3 年内发生。多中心研究表明,维持治疗可把复发率从 34% 降至 23%。美国不普遍采用激素维持治疗,因为长期激素治疗的风险要抵消治疗 AIP 的获益。但对于第一次或第二次复发的 AIP,采用硫唑嘌呤(2~2.5 mg/kg)进行维持治疗。最终 30%~40% AIP 患者需要维持治疗以预防反复复发。

监测血清 IgG4 水平,可用来监测治疗效果和监测复发。然而,结果却不令人满意。日本的一项多中心研究表明,63% 的 AIP 患者,治疗后血清 IgG4 水平不会恢复正常。而且,血清 IgG4 持续升高的患者中,只有 30% 复发。而血清 IgG4 恢复正常的患者复发率为 10%。

九、预后

进行年龄、性别标化后,AIP 两个亚型的长期生存情况类似。因此,尽管胰腺功能不足、糖尿病、胰外累及和治疗相关并发症会促进发病,Ⅰ型 AIP、Ⅱ型 AIP 均不影响长期生存。

虽然有零星报道 AIP 患者中发生胰腺癌,但是 AIP 是少见疾病,而胰腺癌也非常少见,两病同时发生的几个病例并不能提示因果关系。当然,也不能排除 AIP 的慢性炎症和纤维化可以导致癌症风险。因此,AIP 患者长期随访,并警惕恶性疾病的发生也是推荐的。

(王　波)

第三节　胰　腺　囊　肿

胰腺囊肿分成真性和假性囊肿两大类:前者较少见,一般囊肿较小,有时不引起临床症状;后者比真性囊肿多见,多发生在急性胰腺炎或外伤之后,常引起症状。

一、病因和病理

(一)真性胰腺囊肿

指其囊壁完整并有上皮覆衬者,少数囊壁覆衬的上皮细胞可因囊内压力过高或受胰酶的消化作用而逐渐消失,致使不易与假性囊肿鉴别。

1.先天性囊肿

先天性囊肿是胰腺外分泌腺的先天性畸形病变,较罕见,可分为孤立性胰腺囊肿、多发性胰腺囊肿、肠源性胰腺囊肿、皮样囊肿、胰腺血管瘤样囊肿等类型。

先天性单个真性囊肿多为单发和单房性,大小不一,偶为多房性,多见于婴幼儿。囊壁由立方形、柱状或复层鳞状上皮组成,囊内为清晰或混浊液体,棕黄色,淀粉酶含量多升高。胰腺多囊性疾病包括有胰腺纤维化囊性病、胰腺多囊性疾病伴小脑肿瘤和视网膜血管瘤(Hippel-Lindau病)、胰腺囊肿伴多囊肾(Osathnondh-Potter病,Ⅰ型或Ⅱ型),常与肾、肝、肺以及中枢神经系统囊肿并发。肠源性胰腺囊肿仅见数例文献报道,其囊壁含有胃壁黏膜上皮和平滑肌纤维。皮样囊肿由胚胎发育异常所致,含有毛发、牙齿、汗腺等,囊壁可有钙化灶。胰腺血管瘤样囊肿极少见,部分囊壁呈海绵样并含有血液,囊壁由内皮细胞组成。

2.后天性囊肿

后天性囊肿包括各种因素引起胰管阻塞导致的潴留性囊肿和胰腺囊性肿瘤。

(1)潴留性囊肿:占胰腺囊肿的 10%~20%,多由于急、慢性炎症所致的胰管狭窄或阻塞引

<<<

起分泌液潴留而成,也可因结石或寄生虫阻塞胰管所致。囊肿多为单发,其内壁常为单层立方或扁平上皮覆盖,囊内为富含胰酶的清亮液体。少数巨大囊肿的内层上皮可由于囊内高压、炎症及胰酶的消化作用而完全失去上皮结构。

(2)胰腺囊性肿瘤:可分成浆液性囊腺瘤、黏液性囊腺瘤和黏液性囊腺癌三类。囊腺瘤约占所有胰腺良性囊肿的 10%,而囊腺癌仅占胰腺恶性肿瘤的 1%。

浆液性囊腺瘤:为最常见的胰腺囊性肿瘤,为良性肿瘤,不恶变,多由多发性小囊肿集聚而成肿块,囊壁由扁平或立方形上皮细胞组成,囊内液体清亮,含有糖原,很少或不含黏液。可发生在胰腺任何部位,但以胰头部多见。

黏液性囊腺瘤:呈单囊或多囊,2～10 cm 大小,呈不规则圆形成分叶状。有明显包膜。囊壁有时附有小囊腔,其中含有混浊黏液,无糖原,囊壁由高柱上皮组成,或呈乳头状排列,有时可见不典型的上皮细胞。黏液性囊腺瘤组织学检查上具有良性肿瘤特征,但具有潜在恶性,部分囊腺瘤可发展成为囊腺癌。好发于胰体尾部。

黏液性囊腺癌:临床表现与黏液性囊腺瘤相似,要注意鉴别。黏液性囊腺癌囊性肿块一般都很大,多囊性,内有大量黏液,良性者囊壁为单层上皮,恶性者则为复层上皮,可见核分裂和不典型细胞。好发于胰体尾部。

(二)假性胰腺囊肿(pancreatic pseudocyst,PPC)

多因胰腺急性炎症或外伤所致胰液外溢致周围组织纤维增生而成,囊壁无上皮细胞覆衬,故称为假性囊肿。假性囊肿形成一般在疾病发生后 2 周以上,囊壁成熟需要 4～6 周时间。假性囊肿多与主胰管或其主要分支相通。囊肿的部分后壁与胰腺相连,囊壁的其他部分由胰腺周围的脏器,如胃、横结肠以及有关的韧带和系膜等组成。囊液含蛋白质、坏死组织、炎性细胞和纤维素等,其中淀粉酶含量很高。如囊内含有脓液,需与胰腺脓肿区别。文献上偶见有原因不明的胰腺假性囊肿的报道。

二、临床表现

(一)真性胰腺囊肿

比较少见,且一般都较小,除赘生性囊肿外多数无症状。先天性囊肿多见于小儿,胰腺纤维性囊肿多因继发的肠梗阻或消化吸收不良始被发现。赘生性囊肿多见于中年以上成人。黏液性囊腺瘤好发于40～59 岁妇女,偶见于年轻女性,囊腺癌患者的发病年龄高于囊腺瘤,大多在60 岁以上。胰腺囊腺瘤和囊腺癌的主要临床表现均为腹痛和腹块,其鉴别靠病理学检查。腹痛通常为隐痛,或仅为饱胀不适感。腹块可小可大,质地从囊性感到坚硬感不定,一般无触痛。伴发囊内出血时,肿块可骤然增大,腹痛加剧和触痛明显。当肿瘤浸润或压迫胆管时,可出现阻塞性黄疸。

(二)假性胰腺囊肿

患者多数有急性胰腺炎或腹部外伤史,潜伏期数十天至数月不等。其症状有囊肿本身引起的,如中上腹或左上腹疼痛,由间歇性逐渐转为持续性钝痛,并向背部或左肩部放射;亦有囊肿压迫引起的症状,如上腹部不适、恶心、呕吐等,压迫胆管可引起胆管扩张和黄疸。出现腹部肿块,呈进行性肿大,位于中上腹,或偏右、偏左,一般呈圆形、光滑,并有紧张感。1%～4%的假性胰腺囊肿患者可能伴发囊内感染,此时可出现发热。个别囊肿可破向胃十二指肠、胸腔或腹前壁,形成腹内、外胰瘘。如直接穿破入腹膜腔,则出现腹膜炎或胰性腹水。有文献报道约 13%的胰腺假性囊肿可合并出血,出血原因一方面是囊肿本身或囊肿内容物侵蚀血管壁引起血管破裂出血,另一方面可能是因为囊肿压迫和血管栓塞引起的门脉高压胃底静脉曲张破裂出血。

三、诊断

胰腺囊肿不引起症状者常不易被发现,有时仅在尸解或手术时始证实其存在。腹部外伤或急性胰腺炎发作后出现腹部肿块,特别在急性胰腺炎后血清、尿淀粉酶值久未降至正常者,应考虑胰腺假性囊肿的可能。为了进一步明确胰腺囊肿的存在及其所在位置,常需作下列影像学检查。

(一)超声检查

囊肿直径 2 cm 以上者,超声探查在回声图上可见到液平段。超声探测仅能证实肿块的囊性性质以及其与胰腺的邻近关系,不能提示囊肿必然源自胰腺,也难以鉴别真性囊肿和假性囊肿。由于操作方便,常列为常规检查。

(二)CT 扫描和 MRI 检查

可显示囊肿与周围的解剖关系,也有助于鉴别囊肿实质肿瘤。CT 检查有助于发现胰腺内囊性病变,从囊肿形态、囊壁厚薄、囊腔内赘生物等可区别假性囊肿与囊性肿瘤。钙化多见于囊性肿瘤,黏液囊性肿瘤囊泡较大,囊内有组织,壁较厚;而浆液性囊腺瘤则呈蜂窝状,囊壁薄而光滑。位于胰外较易诊断为假性囊肿,如假性囊肿位于胰腺内,系多房性,囊内有碎屑、出血、偶有钙化就很难与囊性肿瘤区别。

(三)内镜逆行胰胆管造影(ERCP)检查

可见主胰管受压移位或扭曲伴不同程度的扩张,部分患者的胰管表现为狭窄或受压,但囊性肿瘤与胰管一般都不相通。

(四)胃十二指肠钡餐检查

如能发现胃十二指肠或横结肠受压移位情况符合由小网膜囊长出的囊肿时,提示胰腺囊肿的可能。

(五)超声内镜(EUS)

EUS 是将内镜和超声相结合的消化道检查技术,可以检测到直径小于 1 cm 的小囊肿,并能显示囊壁厚度及其与消化道管腔的位置关系,观察囊肿与胰管的关系,还可以了解囊肿周围的血管情况。EUS 可以应用于假性囊肿的内镜下治疗。

(六)其他检查

细针穿刺检查有助于术前诊断并能鉴别各种不同囊性病变,囊液检查有时对囊腺癌的鉴别有些帮助,如浆液性囊腺瘤囊液含有糖原,CEA 值<4 ng/mL;而黏液性囊性肿瘤的囊液黏度较高,不含糖原,穿刺细胞学检查如发现黏液细胞和癌细胞,诊断可明确,但假阴性率较高。黏液性囊腺瘤与黏液性囊腺癌两者 CEA 均增高(>5 ng/mL),CA125、CA15-3、CA72-4 升高提示恶变。CA19-9 价值不大,因在假性囊肿也可增高。淀粉酶和脂肪酶在黏液性囊性肿瘤多不增高,但在假性囊肿明显增高。

四、治疗

(一)保守治疗

无明显症状的胰腺囊肿,可以先行采取保守治疗。有文献报道,6 cm 及以下的囊肿部分可以自行吸收,故可以定期复查 B 超随访囊肿大小。

(二)外科手术治疗

1.囊肿和胰腺部分切除术

适用于囊腺瘤和某些真性囊肿。囊腺癌者尚需作胰腺大部切除。

2.囊肿内引流术

适用于囊壁较坚厚的假性囊肿,多在发病后 2~3 个月后施行,因这时囊壁已成熟并已纤维化,有利于缝合。一般的假性囊肿很少有完全切除的可能,因其位置深在,囊壁血运丰富,且周围粘连致密,很少有清晰的分界线,切除技术上较为困难。常在囊肿的最低部做横形切开,取空肠与该横切口作 Roux-en-Y 式空肠囊肿吻合术,吻合口应选择低位,保证引流效果。

3.囊肿外引流术

适用于并发感染的囊肿和囊壁脆薄的假性囊肿。假性囊肿大出血和假性囊肿破裂的急症手术也适合采用外引流术。手术简单易行,但其缺点是术后需每天换药,漏出胰液较多,愈合时间较长。术后按胰瘘处理,并补充静脉高价营养,待病情稳定后行内引流术,一般至少等待 3 个月。胰瘘不能愈合者,经半年左右切除瘘,并作胰管与肠道吻合的手术。

4.腹腔镜手术

随着腹腔镜技术的发展,胰体尾切除及囊肿胃肠道吻合术可以在腹腔镜下进行,但临床上尚未广泛开展。

(三)其他方法

包括内镜下经乳头囊肿引流术(endoscopic transpapillary cyst drainage,ETCD),内镜下囊肿胃造瘘术(endoscopic cystogastrostomy,ECG),囊肿十二指肠造瘘术,超声引导下经皮穿刺置管引流等。

(王　波)

第四节　胰腺癌及壶腹部癌

胰腺癌是指胰腺导管上皮来源、预后很差的恶性肿瘤,目前尚无有效的筛查或早期诊断方法,确诊时往往已有转移,手术切除率低,死亡率几乎接近其发病率,所以其预后极差。近年来中国胰腺癌发病率呈上升趋势,我国 1998—2007 年,城市男性粗发病率每年以 1.86% 的比例上升,女性粗发病率每年上升 2.1%。农村男性粗发病率每年上升 7.54%,中国人口标准化率每年上升 4.82%,女性分别上升 7.83% 和 5.48%。研究还显示,农村地区上升明显,城市地区上升速度略缓。据上海市统计,1972—2000 年,男性标化发病率从 4.0/100 000 升至 7.3/100 000,女性从 3.1/100 000 升至 4.9/100 000,发病率和病死率分别从肿瘤顺位排列的第 10 位升至第 8 位和第 6 位。胰腺癌的发病率与年龄呈正相关,50 岁以上年龄组约占总发病数和死亡数的 93%。胰腺癌发病率男性略高于女性,发达国家高于发展中国家,城市高于农村。

壶腹部癌是指胆总管末段、Vater 壶腹和十二指肠乳头的恶性肿瘤,比较少见,其临床表现和诊治措施与胰头癌有很多相似之处,故将其统称为壶腹周围癌。壶腹部癌因其梗阻性黄疸等临床症状出现早,较易及时发现和诊断,且恶性程度明显低于胰头癌,故壶腹部癌的手术切除率及 5 年生存率都明显高于胰头癌。

一、病因

胰腺癌的病因至今尚未明了,发病影响因素包括:①环境因素,包括吸烟、酗酒、高蛋白、高脂肪饮食可促进胰腺癌的发生。吸烟是唯一公认的危险因素,大量研究所证实,长期吸烟,尤其烟龄在 20 年以上者,是导致胰腺癌发病的高危因素;②个人因素,性别、年龄及家族遗传及基因突变因素等。男性多于女性,且以 50 岁以上多见,可能与男性过多暴露于职业环境而过多接触致癌物质,以及不良生活习惯如吸烟、酗酒等有关。胰腺癌发生可能与多种基因突变引起的遗传易感性提高有关,例如 $BRCA1/2$、$MSH2/6$、$MLH1$、PMS、$PM52$、APC、$CFTR$、$PRSS1/2$、$CDKN2A/P16$、$STK11/LKB1$、FA、ATM、$TP53$ 等基因突变能够引起体内多个胚系突变而诱发多种遗传综合征,包括遗传性乳腺癌和卵巢癌、遗传性非息肉性结肠癌、家族性结直肠息肉综合征、囊性纤维性病变、遗传性胰腺炎、家族性多发性黑色素瘤综合征、珀-耶综合征、Fanconi贫血、共济失调-毛细血管扩张综合征及里-费综合征等遗传综合征可以增加胰腺癌发病的危险,约 10% 的胰腺癌患者具有遗传背景,易出现家族遗传倾向;③相关病理因素,糖尿病是胰腺癌的风险因素之一,特别是老年、低身体质量指数、无糖尿病家族史的患者,新发 2 型糖尿病时应注意随访并警惕胰腺癌的可能。另外,降糖药使用(磺胺类药物)可能与糖尿病患者罹患胰腺癌风险之间有一定的相关性,目前还不能确定。研究认为由酒精、胆石症、遗传因素等病因引起的慢性胰腺炎是胰腺癌发病的危险因素,相对危险度为 14;慢性胰腺炎的导管化生是引起胰腺癌的重要原因,其分子机制可能与 $K\text{-}ras$、$PRSS1/2$、$SPINK1$、$CFTR$ 等基因突变和染色体的不稳定性有关。

胰腺癌的发病同多数肿瘤一样,胰腺癌发病受遗传因素、环境因素、疾病因素等多个方面影响,通过对胰腺癌相关临床因素进行筛查、研究,有利于进一步明确胰腺癌的高危人群,达到早期诊断、早期治疗,改善预后的目的。随着肿瘤分子生物学研究的深入,人们认识到胰腺癌的形成和发展,是由多个基因参与、多阶段、渐进性的过程,主要包括:原癌基因($K\text{-}ras$ 等)激活、抑癌基因($p53$、$p16$、$DPC4$ 等)失活和受体-配体系统(EGF、HGF、TGF-β、FGF、VEGF 等)的异常表达。Hruban 等结合病理、遗传学方面的研究成果,提出了胰腺癌演进模型,认为正常导管上皮经过胰管上皮内瘤变(pancreatic ductal intraepithelial neoplasia,Pan IN)的不同阶段,逐步发展成为浸润癌,伴随着多个基因和受体-配体系统的改变(图 8-2)。

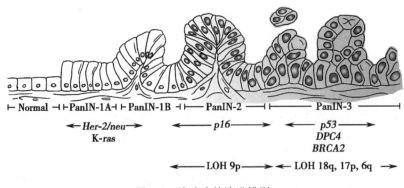

图 8-2　胰腺癌的演进模型

(二)病理

胰腺癌好发于胰头部,约占 70%,其次为胰体部、胰尾部,少数可为全胰癌,约 20% 为多灶性。大多数胰腺癌质地坚硬、浸润性强,与周围组织界限不清,切面呈灰白色或黄白色。胰头癌可侵犯胆总管下端和胰管而出现黄疸,胰体尾癌早期无典型症状,发现时多已有转移。按病理类型分,80%~90% 的胰腺癌为来自导管立方上皮的导管腺癌,其次为来自腺细胞的腺泡细胞癌,常位于胰体尾部,占 1%~2%,其他少见的有:黏液性囊腺癌、胰母细胞瘤、黏液性非囊性癌(胶样癌)、印戒细胞癌、腺鳞癌、巨细胞癌、肉瘤样癌以及神经内分泌癌、平滑肌肉瘤、脂肪肉瘤、浆细胞瘤、淋巴瘤等非上皮来源恶性肿瘤。壶腹部癌以腺癌多见,少见的有黏液腺癌、印戒细胞癌、小细胞癌、鳞状细胞癌、腺鳞癌等。

胰腺癌的转移可有以下多种途径。

1.局部浸润

早期即可浸润邻近的门静脉、肠系膜上动静脉、腹腔动脉、肝动脉、下腔静脉、脾动静脉以及胆总管下端、十二指肠、胃窦部、横结肠及其系膜、腹膜后神经组织等。

2.淋巴转移

不同部位的胰腺癌可有不同的淋巴转移途径,目前我国常用的是日本胰腺协会制订的胰周淋巴结分组及分站。胰腺癌除直接向胰周围组织、脏器浸润外,早期即常见胰周淋巴结和淋巴管转移,甚至在小胰癌(<2 cm),50% 的患者已有淋巴转移。华山医院胰腺癌诊治中心对胰腺癌淋巴转移特点研究后发现,胰头癌转移频率高达 71.2%,16 组阳性的淋巴结均为 16b1 亚组,尤以胰腺钩突部癌更为明显。胰腺癌在肿瘤尚局限于胰腺内时就可以发生淋巴结的转移,并且转移的范围可以较为广泛,故在胰腺癌手术治疗时,不管肿瘤的大小如何,应根据不同部位的肿瘤作出相应的根治性淋巴结清扫。

3.血行转移

可经门静脉转移到肝脏,自肝脏又可经上、下腔静脉转移到肺、脑、骨等处。

4.腹膜种植

肿瘤细胞脱落直接种植转移到大小网膜、盆底腹膜。

(三)诊断

胰腺癌的主要症状包括中上腹部不适、体重减轻、恶心、黄疸、脂肪泻及疼痛等,在肿瘤早期均无特异性表现。对临床上怀疑胰腺癌的患者和胰腺癌的高危人群,应首选无创性检查手段进行筛查,如血清学肿瘤标志物、超声、胰腺 CT 或磁共振成像(MRI)等,必要时可选择 PET/CT。肿瘤标志物的联合检测并与影像学检查结果相结合,可提高诊断的阳性率,有助于胰腺癌的诊断和鉴别诊断。

1.临床表现

(1)腹痛与腹部不适:40%~70% 胰腺癌患者以腹痛为最先出现的症状,壶腹部癌晚期患者多有此现象。引起腹痛的原因有:①胰胆管出口梗阻引起其强烈收缩,腹痛多呈阵发性,位于上腹部;②胆道或胰管内压力增高所引起的内脏神经痛,表现为上腹部钝痛,饭后 1~2 小时加重,数小时后减轻;③肿瘤侵犯神经引起的疼痛:胰腺的神经支配较丰富,神经纤维主要来自腹腔神经丛、左右腹腔神经节、肠系膜上神经丛,其痛觉神经位于交感神经内,若肿瘤浸润及压迫这些神经纤维丛就可致腰背痛,程度剧烈,患者常彻夜取坐位或躬背侧卧,多属晚期表现。胰体尾部癌早期症状少,当出现腰背疼痛就诊时,疾病往往已至晚期,造成治疗困难,这一特点应引起重视。

(2)黄疸：无痛性黄疸是胰头癌侵犯胆管引起梗阻最突出的症状，占30％～50％；胰腺钩突部癌因距壶腹较远，出现黄疸者仅占15％～20％。胰体尾部癌到晚期时因有肝十二指肠韧带内或肝门淋巴结转移压迫肝胆管也可出现黄疸。黄疸呈持续性，进行性加深，同时可伴有皮肤瘙痒、尿色加深、大便颜色变浅或呈陶土色，因难与肝炎鉴别，患者常被收入传染科治疗。而壶腹部癌患者几乎都有黄疸，由于肿瘤可以溃烂、脱落，故黄疸程度可有明显波动。壶腹部癌出现黄疸早，因而常可被早期发现、治疗，故预后要好于胰头癌。

(3)消瘦、乏力：由于食量减少、消化不良和肿瘤消耗所致。

(4)胃肠道症状：多数患者因肿瘤侵犯导致胰管梗阻会出现食欲缺乏、厌油腻食物、恶心、呕吐、腹泻等消化不良等症状。10％壶腹部癌患者因肿瘤溃烂而有呕血和解柏油样便史。

(5)发热：胰腺癌伴发热者不多见，一般为低热，而壶腹部癌患者常有发热、寒战史，为胆道继发感染所致。

(6)其他：无糖尿病家族史的老年人突然出现多饮、多食、多尿的糖尿病"三多"症状，或者糖尿病患者出现血糖控制不佳时，提示可能有胰腺癌发生。少数胰腺癌患者可发生游走性血栓性静脉炎（Trouseau综合征），可能与肿瘤分泌某种促凝血物质有关。

(7)体征：患者出现梗阻性黄疸后可有肝脏淤胆性肿大。约半数患者可触及肿大的胆囊，无痛性黄疸如同时伴有胆囊肿大（Courvoisier征）是壶腹周围癌包括胰头癌的特征，在与胆石症作鉴别时有一定参考价值。晚期胰腺癌常可扪及上腹部肿块，可有腹水征，少数患者还可有左锁骨上淋巴结肿大或其他部位的浅表淋巴结肿大（脐周、腹股沟等）。

要特别注意一些胰腺癌发生的高危因素：①年龄大于40岁，有上腹部非特异性症状，尤其伴有体重明显减轻者；②有胰腺癌家族史者；③突发糖尿病患者，特别是不典型糖尿病；④慢性胰腺炎患者；⑤导管内乳头状黏液瘤；⑥家族性肠瘤息肉病；⑦良性病变行远端胃大部切除者，特别是术后20年以上者；⑧胰腺囊性占位患者，尤其是囊腺瘤患者；⑨有恶性肿瘤高危因素者，包括吸烟、大量饮酒和长期接触有害化学物质等。

2.实验室检查

(1)血清生化检查：胆道梗阻时，血清胆红素可进行性升高，以结合胆红素升高为主，同时肝脏酶类（AKP、γ-GT等）也可升高，但缺乏特异性，不适用于胰腺癌早期诊断。血清淀粉酶和脂肪酶的一过性升高也是早期胰腺癌的信号，部分患者出现空腹或餐后血糖升高，糖耐量试验阳性。

(2)免疫学检查：CA19-9：是由单克隆抗体116Ns19-9识别的涎酸化Lewis-A血型抗原，它是目前公认的对胰腺癌敏感性较高的标志物。一般认为其敏感性约为70％，特异性达90％。CA19-9对监测肿瘤有无复发、判断预后亦有一定价值，术后血清CA19-9降低后再升高，往往提示肿瘤复发或转移。但CA19-9对于早期胰腺癌的诊断敏感性较低。良性疾病如胆道疾病、胰腺炎和梗阻性黄疸时，CA19-9也可升高，但往往呈一过性。

CA242：是一种肿瘤相关性糖链抗原，其升高主要见于胰腺癌，敏感性略低于CA19-9，但在良性疾病中CA242很少升高。

CA50：为糖类抗原，升高多见于胰腺癌和结直肠癌，单独检测准确性不如CA19-9，故通常用于联合检测。

CA72-4：是一种肿瘤相关性糖蛋白抗原，胰腺、卵巢、胃、乳腺等部位的肿瘤中有较高表达，在胚胎组织中亦有表达，而在正常组织中很少表达。测定胰腺囊性肿块液体中CA72-4水平对鉴别黏液性囊腺癌与假性囊肿、浆液性囊腺瘤有一定价值。

CA125：是一种卵巢癌相关的糖蛋白抗原，也可见于胰腺癌。胰腺癌 CA125 的阳性率约为 75%，且与肿瘤分期相关，Ⅰ、Ⅱ期低，Ⅲ、Ⅳ期阳性率较高，因此无早期诊断意义。

POA：胰腺癌胚胎抗原，首先报道存在于胚胎胰腺肿块匀浆中的抗原，在肝癌、结肠癌、胃癌等组织中也可升高，早期敏感性低，中晚期胰腺癌可有较高的敏感性。因其特异性较差，目前应用受限。

PCAA：胰腺癌相关抗原，胰腺癌阳性率为 67%，胰高分化腺癌的阳性率高于低分化腺癌。

CEA：癌胚抗原，特异性低，敏感性 59%～77%。

AFP：甲胎蛋白，升高主要见于胰腺腺泡细胞癌、胰腺肝样腺癌。

其他可用于胰腺癌诊断的还有单克隆抗体 DUPAN-2、恶性肿瘤相关物质 TSGF 等。目前认为通过联合测定 CA19-9、CA242、CA50、CA125 标志物，可以进一步提高胰腺癌诊断的敏感性和特异性，在临床诊治过程中，对可疑患者应予检测，以免遗漏诊断。

(3)基因检测：胰腺癌伴有许多癌基因和抑癌基因的改变，但大多处于实验室研究阶段，目前比较有临床应用价值的是 $K\text{-}ras$，80%～90%的胰腺癌发生 $K\text{-}ras$ 基因第 12 密码子位点的突变，检测常用方法为 PCR-RELP 分析法。临床上采用细针穿刺细胞活检标本或血液、十二指肠液、粪便标本进行检测，而通过 ERCP 获取纯胰液检测 $K\text{-}ras$ 基因突变，能提高胰腺癌诊断的敏感性和特异性。其他研究中的基因有 $p53$、$p16$、Rb、$nm23$、$DPC4$、DCC、$KAI1$ 等。

(4)端粒酶检测：端粒是染色体末端的一种特殊结构。在基因突变和肿瘤形成时，端粒可能表现缺失、融合和序列缩短等，造成遗传物质不稳，使细胞无限增殖，并导致肿瘤发生。端粒酶活性可阻止体细胞的端粒缩短，使其避免死亡而具有无限增殖的能力。端粒酶在正常胰腺和良性胰腺疾病时处于抑制状态，而在胰腺癌中重新被激活，表明端粒酶活化在胰腺癌发生中起重要作用。胰液及胰腺癌组织中的端粒酶活性被认为是胰腺癌早期诊断的重要标志物。通过 ERCP 途径获取胰液简单、易行，通过手术或细针穿刺方法获取组织标本亦可选择性应用。

(5)microRNA：microRNA 在转录后水平调节大量的转录物质，在肿瘤的发生、发展、凋亡以及肿瘤血管生成方面均发挥重要的调节作用。研究发现，microRNA 在胰腺癌发生的早期阶段即出现异常表达，并在胰腺癌患者中的异常表达具有个体异质性，诊断胰腺癌的灵敏度和特异性分别达 89%和 93%，microRNA 的差异表达还具有癌组织特异性，因此认为，microRNA 可以用于胰腺癌与其他脏器组织来源恶性肿瘤的鉴别诊断。

(6)其他分子生物学检测：目前在胰腺癌分子病理诊断方面，至少已涉及几十种癌基因、抑癌基因及其表达的蛋白、生长因子、黏附分子以及凋亡调控基因如 P16、P53、MUC-1、MUC-4 mRNA 等。这些标志物都与胰腺癌的发生发展相关，联合检测这些肿瘤标志物有助于胰腺癌的早期诊断，但目前大多数尚处于实验研究阶段。

3.影像学检查

影像学检查是诊断胰腺癌的重要手段。虽然目前的影像学技术对检测出小于 1 cm 肿瘤的作用不大，但各种影像学技术的综合应用可提高检出率。

(1)经腹超声波检查：经腹壁彩超扫描，无创伤、费用低廉，是诊断胰腺肿瘤筛选的主要方法。据统计资料其敏感性在 80%以上，但对小于 2 cm 的胰腺占位性病变检出率仅为 33%。胰腺癌超声检查表现为胰腺轮廓向外突起或向周围呈蟹足样、锯齿样浸润。较大的胰腺癌则有多种回声表现：多数仍为低回声型，部分可因瘤体内出血、坏死、液化或合并胰腺炎/结石等病理改变，其内出现不均匀的斑点状高/强回声(高回声型),或表现为实质性合并合液性的病灶(混合回声型)以及边界不规则的较大的无回声区(无回声型)等。胰腺癌间接超声影像包括癌肿压迫、浸润周围脏器和转移声像,但检查时要注意腹部胃肠道气体的干扰。可以看到胰头癌压迫和/或浸润胆总管,引起梗阻以上部位的肝内外胆管扩张和胆囊增大;胰腺癌压迫阻塞主胰管,引起主胰管均匀性或串珠状扩张,管壁较光滑,或被癌肿突然截断。由于胆道梗阻后的胆管扩张早于临床黄疸的出现,因此,超声检查可于临床出现黄疸前发现胆道扩张,可能有助于胰头癌的早期诊断。部分晚期胰体、尾癌因肝内转移或肝门部淋巴结转移压迫肝外胆管,也可引起胆道梗阻。如胰头癌挤压下腔静脉可引起下腔静脉移位、变形、管腔变窄、远端扩张,甚至被阻塞中断。胰体、尾癌则可使周围的门静脉、肠系膜上静脉和脾静脉受压、移位及闭塞,有时甚至引起淤血性脾肿大,门静脉系统管腔内也可并发癌栓。

超声造影和超声弹性成像技术:超声造影的原理为通过造影剂进入肿瘤血管后增强血管对比度从而清晰显示血管分布和血流情况,可显示胰腺以及肿瘤的微血管。恶性病变表现为不均质的增强或局限成团,而良性病变则显示为点状、线状和环状增强。弹性成像技术是根据不同组织间硬度的差异,通过外力作用获得回声信号移动,量化为实时彩色图像及弹性系数而获取的信息。内镜超声弹性成像技术作为一种模拟活组织检查的新方法,对胰腺实质性病灶的鉴别诊断具有较高的准确率。联合超声造影和内镜超声弹性成像进行诊断,诊断早期胰腺癌的准确率可提高到90%左右的水平。

(2)内镜超声(EUS):对早期胰腺癌的诊断意义较大,可明显提高检出率,特别是能发现直径小于1 cm以下的小胰癌,对<2 cm诊断率可达85%以上,可弥补体外B超不足,有助于判断胰腺癌对周围血管、淋巴结、脏器的受侵程度,对提高诊断率、预测手术切除性有很大的帮助。EUS通过高频探头近距离观察胰腺,能避免气体、脂肪的干扰,其显示清晰程度与螺旋CT相仿,在评价淋巴结受侵更优于螺旋CT。同时经内镜超声可以进行细针穿刺抽吸细胞活检,尤其适用于不能手术切除胰腺癌的明确诊断,以便指导临床的放化疗。

(3)CT扫描:是易为患者接受的非创伤性检查,故为胰腺癌诊断的首选方法和主要方法。薄层螺旋CT的空间分辨率高,并能对肿瘤进行三维重建,对肿块直径≤2.0 cm胰腺癌的诊断灵敏度和特异性分别为77%和100%。双期增强扫描不但能够明确胰腺癌肿块本身,而且还能够明确胰周动静脉是否受侵及受侵程度、有无淋巴结转移,为临床治疗提供准确的术前评估,提高手术治疗的成功率,因此认为薄层螺旋CT双期或三期(动脉期、胰腺期、肝期)增强扫描是目前诊断早期胰腺癌最理想而无创伤的影像学检查手段。

胰腺癌的CT表现分为直接征象、间接征象和周围浸润征象。

直接征象:肿块是胰腺癌的直接征象。如果肿块偏于一侧则表现为胰腺的局部隆起。根据统计学资料,胰腺癌60%~70%位于胰头部,如胰头增大,钩突圆隆变形,则高度提示胰头癌。胰腺癌肿块边线不清,可呈等密度或不均匀稍低密度改变,增强后有轻度不均匀强化,但强化程度低于正常胰腺。由于胰腺癌的血供相对少,动态或螺旋CT增强扫描对上述征象显示更为清楚,表现为明显强化的胰腺实质内的低密度肿块,动态或螺旋CT增强扫描易于检出小于2 cm的小胰腺癌。少数胰腺癌的血供可较为丰富,双期扫描时仅在动脉期表现为低强化密度,在门静脉期则逐渐强化与胰腺呈等密度改变,故双期螺旋CT增强扫描对发现这类胰腺癌是非常重要的。如果胰腺癌侵犯全胰腺则胰腺轻度不规则弥漫性增粗,较僵硬、饱满。

间接征象:胰管和胆总管扩张是胰头癌的间接征象。胰腺癌多来源于胰腺导管上皮,肿瘤易堵塞胰管造成远端的扩张。胰头癌早期可压迫和侵蚀胆总管壶腹部,表现为肿块局部的胆管管壁不规则,管腔变窄阻塞,出现胆总管、胰管远端扩张,即"双管征"。应用薄层扫描和高分辨扫描可更好地显示胰管和胆管扩张的情况。部分胰腺癌可合并慢性胰腺炎和假性胰腺囊肿。

周围浸润征象:①肿瘤侵犯血管,胰头癌常蔓延侵犯邻近的血管结构,使脾静脉、门静脉、腹腔静脉、肠系膜上动静脉以及肝动脉狭窄、移位和阻塞。胰周大静脉或小静脉的一些分支的阻塞可引起周围的侧支小静脉的充盈和扩张。近年来报道较多的胰头小静脉如胃结肠静脉(>7 mm)、胰十二指肠前上静脉(>4 mm)和胰十二指肠后上静脉(>4 mm)等的扩张是值得重视的胰腺癌胰外侵犯的征象,如出现扩张则提示肿瘤不可切除。螺旋 CT 双期增强扫描可更好地显示胰头血管的受侵犯情况;②胰周脂肪层消失,正常胰腺与邻近脏器之间有低密度的脂肪层。当胰腺癌侵及胰腺包膜和/或胰周脂肪时,脂肪层模糊消失;③胰腺周围结构的侵犯,胰腺癌肿块可推压或侵蚀邻近的胃窦后壁、十二指肠、结肠、肝门、脾门和肾脏等。胰腺癌侵犯腹膜可引起腹水,CT 表现为肝、脾脏外周的新月形低密度带;④淋巴结转移,常发生在腹腔动脉和肠系膜上动脉周围,表现为直径大于 1 cm 的软组织小结节或模糊软组织影。腹主动脉、下腔静脉周围和肝门也是淋巴结转移好发的部位。

(4)经内镜逆行胆胰管造影(ERCP):可显示胆管、胰管的形态,有无狭窄、梗阻、扩张、中断等表现。出现梗阻性黄疸时可同时在胆总管内置入支架,以达到术前减黄的目的,也可收集胰液或用胰管刷获取细胞进行检测。但 ERCP 可能引起急性胰腺炎或胆道感染,需引起重视。

(5)磁共振成像(MRI):可发现大于 2 cm 的胰腺肿瘤,为非侵袭性、安全、不用造影剂的诊断方法,对胰腺癌诊断的准确率为 75%～95%,能清楚显示肿瘤和血管的关系,对胰腺癌手术可切除性的判断具有重要作用,但 MRI 的空间分辨率较差,对早期胰腺癌的诊断作用有限。随着磁共振波谱技术(magnetic resonance spectroscopy,MRS)的研究应用,对胰腺癌的早期诊断及鉴别诊断提供了更客观的定性分析方法。磁共振血管造影(MRA)结合三维成像重建方法能提供旋转 360°的清晰图像,可替代血管造影检查。磁共振胰胆管造影(MRCP)能显示胰、胆管梗阻的部位及其扩张程度,可部分替代侵袭性的 ERCP,有助于发现胰头癌和壶腹部癌。MRI 基于分子基础的磁共振成像、荧光成像以及磁性纳米颗粒制备等技术,仍处于研究阶段。

(6)选择性动脉造影(DSA):对胰腺癌有一定的诊断价值,在显示肿瘤与邻近血管的关系、估计肿瘤的可切除性有很大帮助,同时可以进行经动脉的区域性灌注化疗,目前多为无创的 CTA、MRA 所替代。

(7)正电子发射断层扫描(PET):用 18 氟标记的荧光脱氧葡萄糖(18F-FDG)注入体内,肿瘤部位因葡萄糖消耗、大量摄取氟化脱氧葡萄糖(18F-FDG)增加而呈异常浓聚灶-高代谢病灶,因此对胰腺癌有较高的检出率,且对于胰腺以外转移病灶的早期发现也有较好的价值。PET/CT 对胰腺癌诊断的灵敏度、特异性、准确率均明显高于 CT。但 PET-CT 对慢性胰腺炎活动期、浆液囊腺瘤、腹膜后纤维化以及胰头肿块内淋巴细胞大量聚集等可出现一些假阳性结果,另外,其不能提供精确的解剖学定位,且费用昂贵而限制了临床常规应用。

(8)X 线检查:行钡餐十二指肠低张造影,可发现十二指肠受壶腹部癌或胰头癌浸润和推移的影像。

(9)经皮肝穿刺胆道造影(PTC):可显示梗阻以上部位的胆管扩张情况,对于肝内胆管扩张明显者,可同时行置管引流(PTCD)减黄。

4.其他检查

(1)胰管镜检查(PPS):PPS是近二十年来开发的新技术,它利用母镜技术将超细纤维内镜通过十二指肠镜的操作孔插入胰管,观察胰管内的病变,是唯一不需剖腹便可观察胰管的检查方法。1974年Katagi和Takekoshi首先将经口胰管镜(PPS)应用于临床,20世纪90年代以后,随着技术和设备的不断改善,特别是电子胰管镜的出现,使胰管镜的成像越来越清晰,可早期发现细微的病变。镜身也更加耐用,不易损坏。此外有的胰管镜还增加了记忆合金套管、气囊等附件,使胰管镜的操作更加灵活,并能能够进行活检、细胞刷检。胰腺癌胰管镜下表现为:胰管壁不规则隆起、狭窄或阻塞,黏膜发红发脆、血管扭曲扩张。由于原位癌仅局限于导管上皮,无肿块形成,目前只有PPS可以对其作出诊断。随着内镜技术的不断发展,近年来胰管镜已进入临床使用,它可直接进入胰管内腔进行观察,并可收集胰液、脱落细胞进行分析,检测 *K-ras* 基因等。有报道可早期发现胰腺癌及壶腹部癌。但胰管镜操作复杂,易损坏,只能在有条件的大医院开展。

胰管内超声(PIDUS):PIDUS技术是应用细小的腔内高频超声探头以获取高分辨率影像的一种新型内镜辅助方法。PIDUS是在行ERCP时将带导丝的超声探头引入胰管进行检查,能早期发现原位癌及小胰腺癌。PIDUS能清晰显示肿瘤侵犯血管及胰管情况,在胰腺病灶的鉴别诊断中具有重要意义,对胰腺癌诊断的灵敏度和特异性分别为100%和92%。其缺点是操作难度较大,且一旦肿瘤导致胰管狭窄,超声探头便不易通过。

(2)细针穿刺细胞学检查:在B超、超声内镜或CT的导引下行细针穿刺细胞学检查,80%以上可获得正确的诊断。

5.临床分期

目前分期主要有AJCC提出TNM分期法,还有日本胰腺病协会的分期法。胰腺癌按照最新版美国癌症联合委员会的肿瘤-淋巴结-转移分类法进行分期,该分类法基于采用螺旋CT进行的可切除性评估。T_1、T_2和T_3期肿瘤是有可能切除的,而T_4期肿瘤(累及肠系膜上动脉或腹腔干)是不可切除的。

(1)2002年国际抗癌联盟(UICC)制定的临床分期方法已被广泛接受和采用。T-原发肿瘤:T_x原发肿瘤无法评估,T0无原发肿瘤证据,T_{is}原位癌,T_1肿瘤局限于胰腺,长径≤2 cm,T_2肿瘤局限于胰腺,长径>2 cm,T_3肿瘤向胰腺外扩展,但尚未累及腹腔干或肠系膜上动脉,T_4肿瘤累及腹腔干或肠系膜上动脉;N-区域淋巴结:Nx区域淋巴结转移无法评估,N_0无区域淋巴结转移,N_1有区域淋巴结转移;M-远处转移:M_x远处转移无法评估,M_0无远处转移,M_1有远处转移。

(2)日本胰腺学会(JPS)分期系统于2002年修订后,较以前版本有所简化,故亦被较多学者采用。

(四)治疗

1.手术治疗

外科手术是目前治疗胰腺癌最有效的方法,也是解决患者症状、提高生活质量有效的姑息性措施。胰腺癌根治性手术切除包括胰十二指肠切除、胰体尾切除和全胰切除术,是目前胰腺癌患者主要的切除治疗方式。有效切除肿瘤仍是影响胰腺癌患者预后最重要的独立因素,尽管胰腺癌手术复杂切除组织多、风险高、创伤大、并发症多,但随着外科技术和围术期处理技术的进步,胰腺手术的安全性逐渐提高,目前还存在许多的分歧,主要集中在术前肿瘤可切除性判断、是否需要胰腺癌的扩大切除、微创胰腺手术是否获益等方面。

胰腺癌手术创伤大、并发症高,充分的术前准备和围术期处理十分重要。术前可以采用APACHEⅡ和POSSUM评分系统对胰腺癌手术患者进行危机评分,并给予积极的保护性支持治疗。对胰腺癌伴有黄疸者术前是否要减黄多年来一直有争议,严重黄疸可致肝肾功能损害、凝血机制障碍、免疫功能下降,影响手术的安全性,目前多数学者认为对术前黄疸存在>2周、血清总胆红素大于 171 μmol/L 或者合并急性胆管炎者等可考虑术前减黄。减黄方法有:①PTCD(经皮肝穿刺胆管引流术);②内镜下放置鼻胆管引流;③内镜下逆行置胆道支撑管内引流术;④胆囊或胆总管造瘘术。

(1)胰腺癌术前的诊断分期:术前病理学诊断:对于影像学诊断明确、具有手术指征的患者,行切除术前无需病理学诊断,亦不应因等待病理学诊断而延误手术。对于拟行新辅助治疗或病灶不可切除拟行放化疗的患者,治疗前须明确病理学诊断。获取组织或细胞行病理学诊断的途径包括超声或 CT 引导下经皮穿刺活组织检查、经内镜逆行胰胆管造影(ERCP)胰液细胞刷取、EUS 引导细针穿刺活组织检查(EUSFNA)等。

胰腺癌手术治疗方案的实施依赖于患者就诊时的肿瘤分期状态,现在常规分为可切除、可能切除和不可切除 3 类。胰腺癌术前诊断及鉴别诊断目前多数是在 MDT 模式下,结合患者的年龄、一般状况、临床症状、合并症、血清学及影像学检查结果,综合分析完成,同时也完成胰腺癌可切除性的评估。

胰腺癌可切除标准:①无远处转移;②影像学显示肠系膜上静脉或门静脉形态结构正常;③腹腔动脉干、肝动脉、肠系膜上动脉周围脂肪境界清晰。

胰腺癌可能切除标准:①无远处转移;②肠系膜上静脉或门静脉局限受累,狭窄、扭曲或闭塞,但其远近端正常,可切除重建;③肿瘤包裹胃十二指肠动脉或肝动脉局限性包裹,但未浸润至腹腔动脉干;④肿瘤紧贴肠系膜上动脉,但未超过 180°。

胰腺癌不可切除标准如下。①胰头癌:远处转移;肠系膜上动脉包裹超过 180°,肿瘤紧贴腹腔动脉干;肠系膜上静脉或门静脉受累,不可切除重建;主动脉或下腔静脉浸润或包裹。②胰体尾癌:远处转移;肠系膜上动脉或腹腔动脉干包裹超过 180°;肠系膜上静脉或门静脉受累,不可切除重建;主动脉浸润。

(2)胰腺癌根治性手术的主要方式。

胰十二指肠切除术:适用于可切除的胰头癌和壶腹部癌,切除范围(图 8-3)。

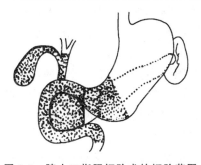

图 8-3 胰十二指肠切除术的切除范围

1935 年由 Whipple 首先提出,适用于Ⅰ、Ⅱ期胰头癌和壶腹部癌。胰十二指肠切除术的切除范围包括胰头(包括钩突部)、肝总管以下胆管(包括胆囊)、远端胃十二指肠及部分空肠,同时清扫胰头周围、肠系膜血管根部,横结肠系膜根部以及肝总动脉周围和肝十二指肠韧带内淋巴结。重建手术包括胰腺-空肠吻合、肝总管-空肠吻合和胃-空肠吻合，重建的方法有多种，最常见的是 Child 法：先吻合胰肠，然后吻合胆肠和胃肠。近年来报道胰十二指肠切除术的切除率为 15%～20%，手术死亡率已降至 5% 以下，5 年生存率为 7%～20%。

保留幽门的胰十二指肠切除术（PPPD 术）：即保留了全胃、幽门和十二指肠球部，其他的切除范围与经典的胰十二指肠切除术相同。优点有：①保留了胃的正常生理功能，肠胃反流受到部分阻止，改善了营养状况；②不必行胃部分切除，十二指肠空肠吻合较简便，缩短了手术时间。但有学者认为该术式对幽门下及肝动脉周围淋巴结清扫不充分，可能影响术后效果，因此主张仅适用于较小的胰头癌或壶腹部癌、十二指肠球部和幽门部未受侵者。

胰体尾切除术：适合胰体尾癌，范围包括胰腺体尾部、脾及脾动静、淋巴清扫，可包括左侧 Gerota 筋膜。胰体尾部癌确诊时常常会累及左侧肾上腺和结肠，需要扩大切除。

全胰切除术（TP）：适用于胰腺多发癌、胰颈体部癌，或者胰腺导管内黏液乳头瘤癌变累及全胰腺。全胰腺切除后从根本上消除了胰十二指肠切除后胰漏并发症的可能性，但有糖尿病和胰外分泌功能不全所致消化吸收障碍等后遗症，要加强围术期血糖管理和营养支持。目前的研究表明选择性全胰切除可以提高手术根治性和患者的生存期，但因手术创伤大、术后并发症多，故应严格掌握适应证。

（3）胰腺癌手术淋巴结清扫：如何合理进行淋巴结清扫，至今尚无前瞻性大宗病例随机对照研究和多中心研究的报道。国际胰腺外科研究组（ISGPS）推荐标准清扫范围：行胰十二指肠切除术时，标准的淋巴结清扫范围包括：No.5、6、8a、12b1、12b2、12c、13a、13b、14a 右侧、14b 右侧、17a 和 17b 淋巴结。标准的远端胰腺切除术淋巴结清扫范围包括 No.10、11 和 18 淋巴结；当肿瘤局限在胰体部时，可考虑清扫 No.9 淋巴结。同时，为确保肿瘤切除及淋巴结清扫的彻底性，建议将脾脏一并切除。

胰腺癌早期时就可发生淋巴结转移，且转移范围可较为广泛，理论上在进行胰腺癌根治性手术中，应作扩大区域性淋巴结清扫（图 8-4）。即在经典胰十二指肠切除术基础上增加：①清扫肝十二指肠韧带区域软组织和淋巴结（肝十二指肠韧带骨骼化）；②清扫腹腔动脉干周围淋巴结（No.7、8、9 淋巴结）；③No.16 淋巴结及其胰头周围软组织清扫（包括自肝下至肾前腹膜及其软组织的清除，腹主动脉及下腔静脉血管鞘及周围软组织和淋巴结）；④清扫肠系膜上动脉周围淋巴脂肪组织，动脉完全骨骼化。在胰体尾手术时应该增加 No.8、14 和 No.16a2、16b1 亚组淋巴结的清扫。限于既往有限的前瞻性临床研究表明，扩大淋巴结清扫虽未显著增加患者围术期并发症发生率及病死率，但未能明显改善患者预后，因此不建议常规进行扩大的腹膜后淋巴结清扫，必须根据具体情况而定。

（4）胰腺癌扩大切除手术：胰腺癌多呈浸润性生长，易侵犯周围邻近脏器和血管（门静脉、肝动脉和肠系膜上动静脉），导致切除率偏低。随着近年来手术方法和技巧的改进以及围术期处理的完善，对部分累及肠系膜上血管、门静脉者施行胰腺癌扩大切除手术，将肿瘤和被累及的脏器一并切除，用自体血管或人造血管重建血管通路。

胰腺癌扩大切除手术的应用指征目前尚缺乏高级别证据支持，与标准手术比较，扩大切除虽然增加了手术时间、术中失血及输血量、住院时间及围术期并发症等，但两组病死率差异无统计学意义；与仅行姑息放化疗的患者比较，扩大切除可显著改善患者预后。须行扩大切除术式的患者，多为局部进展期，可据患者一般状况、临床表现、肿瘤可切除性评估、患者耐受性等综合考量。通过扩大切除，应做到肉眼切缘阴性（R0 或 R1）。

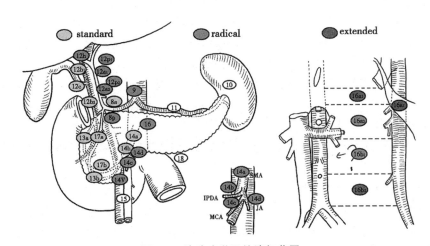

图 8-4　胰腺癌淋巴结清扫范围

注:浅灰:标准清扫;中灰:根治清扫;深灰:扩大清扫

胰腺癌扩大切除手术,除了上述标准手术的切除范围外,主要还包括以下几个部分:①结肠,胰腺肿瘤靠近或易侵及横结肠系膜和/或结肠系膜根部;②血管,对于胰头或胰体部的肿瘤,合并血管切除的比例日趋增加,除切除门静脉、肠系膜上静脉之外,还包括腹腔干、肝动脉和/或肠系膜上动脉等;③肝脏,是指胰腺癌直接侵及需要切除的肝脏,ISGPS 指出肝脏转移肿瘤,行胰腺切除术联合肝脏局部转移灶切除术,不属于扩大的胰腺切除术;④肾上腺,对于胰体尾部肿瘤累及左肾上腺,行远端胰腺切除术时,合并切除左侧肾上腺者,即属于扩大的胰腺切除术;⑤淋巴结,长期以来,扩大淋巴结清扫术一直被归为扩大的胰腺切除术的范畴,ISGPS 建议:扩大的胰腺切除术强调的是切除局部脏器,故单纯行扩大淋巴结清扫不属于扩大的胰腺切除,仅被定义为"扩大的淋巴结清扫术"。

(5)胰腺癌微创手术治疗:随着微创外科理念的发展,腹腔镜手术(3D 腹腔镜技术)和外科手术机器人技术,已经逐步应用到胰腺疾病的诊治。根据胰腺疾病的不同,选择一种合理的微创手术方式,在满足病灶根治性的前提下,尽可能保留患者脏器功能,最大限度地减少对患者的创伤,使微创技术在胰腺疾病外科治疗中的应用意义更大。

腹腔镜远端胰腺切除术(laparoscopic distal pancreatectomy,LDP)的可行性及安全性已得到广泛认可,相关 Meta 分析表明,LDP 目前已成为胰体尾良性或低度恶性疾病治疗的标准术式。腹腔镜胰十二指肠切除术(loparoscopic pancreaticoduodenectomy,LPD)操作全程也可以严格遵循肿瘤根治原则,通过局部视野放大,探查胰腺及腹腔血管周围淋巴结,辅助术者清晰地骨骼化 PV、SMV,但对胰腺钩突部的处理、消化道重建等的技术要求较高,手术者必须拥有丰富的腹腔镜手术及胰腺开腹手术经验。达芬奇机器人手术系统因其操作更灵活,可提供更清晰的立体手术视野等优点受到青睐,拓展了腔镜外科向实用、疑难、高危的大型手术延伸发展。

(6)切缘的判断标准:既往文献以切缘表面有无肿瘤细胞作为判断 R0 或 R1 切除的标准,以此标准,R0 与 R1 患者在预后方面差异无统计学意义,R0 切除患者仍有较高的局部复发率。建议以距切缘 1 mm 内有无肿瘤浸润为判断 R0 或 R1 切除的标准,距切缘 1 mm 组织内如有肿瘤细胞浸润,为 R1 切除;如无肿瘤细胞浸润,为 R0 切除。以 1 mm 为判断原则,R0 与 R1 患者预后之间差异存在统计学意义。由于胰腺癌的解剖部位及与周围血管的毗邻关系,大多数胰腺癌患者为 R1 切除。如肉眼判断切缘即为阳性,为 R2 切除。外科手术的目的是 R0 切除,但由于胰腺的解剖特点及肿瘤的生物学行为,难以避免以 R1 切除为手术结果,仍可改善患者预后。姑息性切除特指 R2 切除,与仅行姑息短路手术的患者比较,R2 切除未能改善患者预后与生活质量,因此在特别开展的临床研究之外,不建议常规开展和应用。

胰头癌胰十二指肠切除标本的标准化检测:在保障标本完整性的前提下,由外科及病理科医师合作完成,对标本的下述切缘分别进行标记及描述,以客观准确地反映出切缘状态。

胰腺前侧(腹侧)切缘、胰腺后侧(背侧)切缘。

胰腺肠系膜上静脉沟槽切缘、胰腺肠系膜上动脉切缘;胰腺断端、胆管切缘、空肠切缘。

如联合肠系膜上静脉或门静脉切除,应对静脉受累状况分别取材报道,并据浸润深度做下述分类:静脉壁外膜受累;累及静脉壁、但内膜未受累;累及静脉壁全层。

(7)姑息性手术:姑息治疗的目的为缓解胆道及消化道梗阻,改善生活质量,延长生命时限。对不能切除的胰头癌或壶腹部癌伴有十二指肠和胆总管梗阻者,可行胃空肠吻合和胆总管或胆囊空肠吻合,以缓解梗阻症状、减轻黄疸,提高生活质量。对手术时尚无十二指肠梗阻症状者是否需作预防性胃空肠吻合术,还有不同看法,目前一般认为预防性胃空肠吻合术并不增加并发症的发生率和手术死亡率。对于不可切除、合并梗阻性黄疸的胰腺癌患者,预计生存期<3 个月者,首选内镜下经十二指肠乳头胆道内置入支架缓解黄疸,支架包括金属支架及塑料支架,可据患者预计生存期及经济条件选择应用。对于开腹探查、术中诊断为不可切除的患者,可切除胆囊并行胆管空肠 Roux-en-Y 吻合,并视情况行预防性胃空肠吻合术。

近年开展的胰管空肠吻合术对于减轻疼痛症状具有明显疗效,尤其适用于胰管明显扩张者。为减轻疼痛,可在术中行内脏神经节周围注射无水乙醇或行内脏神经切断术、腹腔神经节切除术。

2.化学药物治疗

(1)术后辅助治疗:胰腺癌术后辅助化疗可显著改善患者预后,在防止或延缓肿瘤复发方面效果确切,有条件者建议应积极开展实施。术后辅助化疗方案推荐氟尿嘧啶类药物(5-FU、卡培他滨、替吉奥)或吉西他滨单药治疗,对于体能状况良好的患者,亦可考虑以吉西他滨为基础的联合方案化疗。辅助治疗宜尽早开始,建议化疗 6 个周期。术后辅助放疗对延缓复发、改善预后的作用尚存争议,尚缺乏高级别的循证医学证据支持,提倡开展并参与相关临床研究。

除了全身化疗,也可进行区域性动脉介入灌注化疗,可增加局部药物治疗浓度,减少化疗药物的全身毒性作用,研究表明介入化疗可以减少术后肝转移到发生。胰腺血供主要来自腹腔动脉和肠系膜上动脉,介入化疗时选择性地通过插管将吉西他滨、5-FU 等化疗药物注入来自腹腔动脉的胰十二指肠上动脉、来自肠系膜上动脉的胰十二指肠下动脉以及胰背动脉或脾动脉。

(2)不可切除的局部进展期或转移性胰腺癌的治疗:对于不可切除的局部进展期或转移性胰腺癌,积极的化学治疗有助于缓解症状、延长生存期及改善生活质量。根据患者体能状态,可选择的方案包括:吉西他滨单药,氟尿嘧啶单药,吉西他滨+氟尿嘧啶类药物,吉西他滨+清蛋白结合型紫杉醇,FOLFIRINOX 方案等。吉西他滨联合分子靶向治疗亦为可行之选(Category 1)。肿瘤进展者尚可应用奥沙利铂等替代药物。对于全身状况良好的不可切除的局部晚期胰腺癌,采用以吉西他滨或氟尿嘧啶类药物为基础的同步放化疗或诱导化疗后放疗可有效缓解症状及改善患者预后。同步放化疗中放疗剂量为 50～54 Gy,每次分割剂量为 1.8～2.0 Gy。

腹腔化疗:通过腹腔置管或腹腔穿刺将化疗药物注入腹腔,主要适用于肿瘤腹腔转移,而不能耐受全身化疗的患者。

其他治疗包括射频消融、冷冻、高能聚焦超声、γ刀、放射性粒子植入等,目前尚没有明确证据显示其能够延长生存期。对于局部晚期或转移性胰腺癌的综合治疗,方案多有不确定性,提倡开展并参与相关临床研究。

3.放射治疗

近年来随着放疗技术的不断进步,可实现更精确的靶区勾画、照射实施及给予更高的剂量,使得胰腺癌的放疗取得较好的疗效,如影像引导的放射治疗(image-guided radiotherapy,IGRT)、调强放疗(intensity-modulated radiotherapy,IMRT)、立体定向放疗(stereotactic body radiotherapy,SBRT)及术中放疗(intraoperative radiotherapy,IORT)等新技术已经在胰腺癌中广泛应用。

(1)体外放射治疗:可用于术前或术后,尤其是对不能切除的胰腺癌,经照射后可缓解顽固性疼痛。胰腺的位置移动范围较大,通过IGRT可减小靶区外放,从而减小靶区体积,降低危及器官受量。与3DCRT相比,IMRT可降低胰腺周围正常组织的受量,从而降低急性和慢性放疗并发症,同时不降低肿瘤控制率。胰腺癌的SBRT可大大提高局部控制率,并未延长患者的生存时间,SBRT可能会增加迟发的胃肠道毒性,通过分次治疗可降低放疗的毒性;新辅助的SBRT治疗可提高R0切除率,提高生存率;SBRT合理的剂量限制可降低胃和十二指肠的放疗毒性。近年随着三维适形放射治疗(3DCRT)、调强放射治疗(IMRT)、γ射线立体定向治疗(γ-刀)等放射治疗技术的不断发展,使得放射治疗照射定位更精确,正常组织损伤小,对于缓解症状疗效确切。

(2)术中放射治疗:术中切除肿瘤后用高能射线照射胰床,以期杀死残留的肿瘤细胞,防止复发,提高手术疗效。胰腺癌术后行IORT是安全的,可以降低复发率,对生存率的影响并不确切;对局部晚期不可手术的胰腺癌,IORT可以缓解癌痛,提高局部控制率,部分研究显示可延长患者生存时间。

4.其他治疗

(1)免疫治疗:研究表明,肿瘤的发生、发展伴随着免疫功能的低下,胰腺癌也不例外。因此,提高患者的免疫力也是治疗胰腺癌的一个重要环节。通过免疫治疗可以增加患者的抗癌能力,延长生存期。大致可分为3种:①主动免疫:利用肿瘤抗原制备疫苗后注入患者体内,提高宿主对癌细胞的免疫杀伤力;②被动免疫:利用单克隆抗体治疗,如针对VEGFR的单抗bevacizumab、针对EGFR的单抗cetuxirab等;③过继免疫:将具有免疫活性的自体或同种异体的免疫细胞或其产物输入患者,临床上已有报道将从患者体液或肿瘤中分离出的淋巴因子活化的杀伤细胞(LAK细胞)或肿瘤浸润的淋巴细胞(TIL细胞),经体外扩增后回输患者,并取得一定疗效。

临床上除了厄洛替尼和尼妥珠单抗之外,胰腺癌的靶向治疗领域的Ⅲ期临床试验大都是阴性结果。吉西他滨联合贝伐珠单抗,吉西他滨联合贝伐珠单抗和厄洛替尼,吉西他滨联合VEGF受体抑制剂Axitinib,吉西他滨联合西妥昔单抗,吉西他滨联合索拉非尼等临床研究结果均为阴性,提示吉西他滨加用这些靶向药物后较其单药未能获得进一步的生存获益。

(2)基因治疗:基因治疗是肿瘤治疗的研究方向,主要方法有:反义寡核苷酸抑制癌基因复制、抑癌基因导入、自杀基因导入等,目前尚处于实验阶段,基因治疗应用于临床还有待时日。

近年来胰腺癌的免疫治疗研究取得了一些令人瞩目的进展,虽然目前大部分研究仍处于实验或初期临床试验阶段,但随着分子生物学的进一步发展,我们相信胰腺癌的免疫治疗和基因治疗应该可以取得更多的进展,有望在胰腺癌的治疗中取得更好的疗效。

(王　波)

第五节　胰腺囊性肿瘤

近年来,随着影像学诊断技术的发展,临床诊断的胰腺囊性肿瘤(cystic neoplasms of the pancreas,PCN)较过去有了明显的增加。世界卫生组织 2000 年公布的胰腺肿瘤分类中的囊性肿瘤包括浆液性囊性肿瘤、黏液性囊性肿瘤、导管内乳头状黏液性肿瘤、实性假乳头性肿瘤、腺泡细胞囊腺癌、导管腺癌囊性变和胰腺内分泌肿瘤囊性变。其中,浆液性囊性肿瘤,黏液性囊性肿瘤和胰管内乳头状黏液性肿瘤占了 PCN 的 90% 左右。前两者既往俗称为"胰腺囊腺瘤(癌)"。

一、浆液性囊性肿瘤

浆液性囊性肿瘤多见于中年女性,大部分位于胰腺头颈部。浆液性囊腺瘤分 5 个亚型微囊性、寡囊型、混合微囊-寡囊型、Von Hippel-Lindau(VHL)相关型和实质型。临床常见的是寡囊型,由单个或数个直径>2 cm 的囊组成,镜下见囊壁衬以富含糖原的单层立方上皮细胞。

浆液性囊腺瘤绝大部分是良性的,但近年来也有浆液性囊腺癌的个案报道,不过是否由浆液性囊腺瘤发展而来尚不清楚。

浆液性囊腺肿瘤典型 CT 表现为多个直径<2 cm 的囊,构成蜂窝状、中央有星状瘢痕、并有中央型钙化,边界清楚。但只有 30% 的患者有这种特征性的影像。子囊直径>2 cm 的寡囊型浆液性囊腺肿瘤常常与黏液性囊性肿瘤不易鉴别,有时也容易与胰腺假性囊肿相混淆,浆液性囊腺肿瘤的特征是分隔比较薄、分隔轻度强化,一般没有邻近脏器的侵犯。

无症状或小的浆液性囊腺肿瘤可不予处理,定期随访,随访以 CT 或 MRI 为主。而对有症状的,巨大的或与黏液性囊性肿瘤不能鉴别的,应手术治疗。浆液性囊腺肿瘤手术可根据肿瘤的部位行非根治性的胰腺切除术,如胰腺节段切除术(位于胰颈体部肿瘤)、肿瘤摘除术、保留脾脏的胰体尾切除术等。浆液性囊腺肿瘤切除后即能获治愈。

二、黏液性囊性肿瘤

黏液性囊腺瘤多见于胰腺体尾部,为巨囊或多房性。囊腔多在 2 cm 以上,与胰管不相通,囊腔内可见纤维分隔,囊液为黏稠淡黄色液体。镜下见囊壁内衬分泌黏液的柱状上皮,偶见乳头状结构。内衬上皮多为不连续。黏液性囊腺瘤间质呈卵巢型,由较丰富的梭形细胞组成,这是镜下与胰管内乳头状黏液性肿瘤鉴别的主要特征。组织学上黏液性囊腺瘤分为良性(腺瘤),低度恶性(交界瘤)和恶性(囊腺癌)。囊腺癌有非浸润癌和浸润癌之分。Sarr 等报道了 84 例黏液性囊腺瘤,其中腺瘤 54 例(65%),交界瘤和非浸润癌 23 例(27%),浸润癌 7 例(8%)。黏液性囊腺瘤具有高度恶性潜能,瘤体愈大,癌的可能性也愈大。文献报道黏液性囊腺癌的直径均超过 3 cm。

黏液性囊性肿瘤几乎仅见于女性,发病患者年龄分布广,但通常恶性肿瘤患者的年龄大于良性肿瘤,提示存在良性肿瘤恶变的过程。该肿瘤无特征性临床表现,常见症状有腹痛、腹胀不适、食欲缺乏、黄疸、消瘦、腹块、腹泻等。复旦大学附属中山医院的资料显示,浆液性囊腺肿瘤和黏液性囊性肿瘤首发症状以腹痛最多见(21%),其次是腹胀(15%),其他依次为腹块、黄疸、食欲缺乏及消瘦。黄疸及消瘦见于浸润性黏液性囊腺癌。大约38%的患者无临床症状。

黏液性囊性肿瘤的 CT 特征为单房或多房性低密度肿瘤,内有纤维分隔,囊壁较厚,可有结节,偶见高密度的钙化影。如囊壁不规则,分隔厚而不均匀,有乳头状突起,强化较明显和钙化明显,甚至囊壁呈蛋壳样钙化者,或有周围浸润征象者,提示恶性可能。不典型病例,如单囊、无囊壁结节或者囊内有出血坏死者,CT 常不能作出明确的诊断。

黏液性囊性肿瘤有恶变倾向,且临床常不能鉴别其良恶性,需手术治疗。位于胰头部的肿瘤可行经典或保留幽门胰十二指肠切除术。颈或体部肿瘤可行胰腺节段切除术,但切除后需作冷冻切片检查,如为恶性肿瘤,则需作根治性手术。体尾部肿瘤可行远端胰切除术,有时需同时切除脾脏。对术前疑似恶性的肿瘤,不建议作节段胰腺或保脾的手术。Sarr 等对手术切除的 54 例腺瘤和 23 例交界性和非浸润性黏液性囊性肿瘤随访平均 11 年,均未见复发。

浸润性黏液性囊性肿瘤须根据肿瘤部位行胰十二指肠切除术或远端胰腺及脾切除术。需要强调的是,不要因为囊腺癌巨大而轻易放弃手术,巨大肿瘤对大血管主要是推移,直接浸润少见。手术切除的浸润黏液性囊性癌的 5 年生存率可达到 15%～33%。

三、胰管内乳头状黏液性肿瘤

1982 年日本学者首先报道了 4 例起源于胰腺大导管的恶性肿瘤,称之为"胰腺产黏液癌",1996 年,WHO 正式命名为导管内乳头状黏液性肿瘤(IPMNs)。IPMNs 多位于胰头、钩突部,其次为体尾部,也可累及整个胰腺。其基本的病理特征是胰管内出现分泌黏液的异常上皮,导致胰管内大量黏液潴留、胰液淤滞和胰管扩张。根据起源部位肿瘤分为主胰管型、分支胰管型和混合型 3 种类型。肿瘤与胰管相通,切面见主胰管及部分分支显著扩张,并有大量黏液潴留,导管壁部分增厚或有乳头状突起。显微镜下,IPMNs 是由立方或柱状上皮细胞围绕一纤维血管轴心形成的乳头构成的,无卵巢型间质。组织学分型同黏液性囊性肿瘤。导管内乳头状黏液腺瘤有恶变倾向,其中,主胰管型 IPMNs 的恶变率达 60%～92%,分支胰管型的恶变率为 6%～40%。恶性 IPMNs 往往能从镜下观察到从良性腺瘤、不典型增生到恶性肿瘤的连续变化。

胰管内乳头状黏液性肿瘤多见于中老年男性,腹痛是常见的首发症状。在 Sohn 等报道的 136 例 IPMNs 中,51% 表现为腹痛,腹痛可能与胰管堵塞造成的胰管高压有关,也可能是胰管堵塞后继发胰腺炎的表现之一,有些患者可有反复的急性胰腺炎发作。部分致胰管长期阻塞,外分泌和内分泌功能受损,导致特发性的慢性胰腺炎,表现为脂肪泻、糖尿病和体重下降。

主胰管型胰管内乳头状黏液性肿瘤的 CT 检查可发现导管节段性和弥漫性扩张,并见扩张的导管内充满低密度的黏液或多发的乳头状结节。如主胰管直径 >10 mm,或胰管内结节 >10 mm,提示恶性可能。主胰管型胰管内乳头状黏液性肿瘤有时与慢性胰腺炎伴胰管扩张病例很难鉴别,这也是以往常误诊为慢性胰腺炎的主要原因。慢性胰腺炎扩张的胰管呈粗细不等的改变,内无结节,偶有结石;而胰管内乳头状黏液性肿瘤扩张的胰管则规则一致。分支胰管型的 CT 表现为分叶状囊性肿物,包膜薄,境界清,与胰管相通。分支胰管型胰管内乳头状黏液性肿瘤与黏液性囊性肿瘤鉴别的关键是与胰管是否沟通,MRCP 和 ERCP 在这方面更具优势。

对 IPMNs 的治疗,2006 年有了仙台共识,因主胰管型 IPMN 的恶变率为 60%～92%,平均70%,而且 2/3 是侵袭性的,故对主胰管型和混合型 IPMNs,国际上的认识是一致的,即应手术切除所有的病灶,最大限度地减少残留胰腺的复发,根据病变部位行胰十二指肠切除术、远端胰腺切除术或者全胰切除术。

对分支胰管型的治疗原则,学术界尚有争议,仙台共识提出具备下列特征的分枝胰管型IPMNs 可以随访:无症状、体积小于 3 cm、主胰管扩张小于 10 mm,无乳头样结构、细胞学检查阴性。2012 年时,对仙台共识又做了修订,对大于 3 cm 的病灶,如果没有"高危因素"(强化结节或主胰管＞10 mm),可以继续观察;观察过程中如出现下述改变,则建议手术:肿块增大超过 3 cm、管壁增厚/强化、附壁结节、胰管直径超过 5 mm、远端胰腺萎缩和淋巴结肿大。

胰管内乳头状黏液性肿瘤切除后必须根据远切端的冷冻切片决定切除范围,如切缘阳性(PanIn Ⅱ 级),则须扩大切除范围,直至阴性,有时甚至须行全胰切除。但现在也有学者提出不同的观点,长期随访的资料也显示一些当年切缘阳性的患者并未如预料的出现肿瘤的转移或复发,推测可能与胰管内乳头状黏液性肿瘤的进展缓慢有关。对于此类肿瘤,是否有必要因为切缘的不典型增生而行全胰切除术,从而导致终身的胰岛素和胰酶替代,尚有争议。浸润性胰管内乳头状黏液性肿瘤须行淋巴结清扫。文献报道腺瘤和非浸润性胰管内乳头状黏液性肿瘤的 1 年、2 年和 5 年生存率分别为 97％、94％和 77％;而浸润性胰管内乳头状黏液性肿瘤的 1 年、2 年和 5 年生存率分别为 72％、58％和 43％。

四、实性假乳头性肿瘤

胰腺实性假乳头状瘤(SPT)是一种比较少见的低度恶性胰腺肿瘤,占胰腺肿瘤的比例不到 1％,1959 年由 Franz 首先报道,其组织来源尚不清楚。临床表现和组织病理学与其他胰腺肿瘤不同。实性假乳头状瘤为实性或囊实性,多有包膜。较小的肿瘤以实性区为主,较大的肿瘤以充满陈旧血液的囊性区为主,仅在边缘残留少数肿瘤细胞。镜下肿瘤实性区内为实性细胞巢,细胞较均匀一致,血管纤细而稀少,故其特征不同于胰腺内分泌肿瘤。囊性区残留的少量肿瘤成分由均匀细小的假乳头组成,部分瘤细胞空泡变而呈泡沫状,甚至气球状,类似吞噬脂肪的组织细胞。

实性假乳头状瘤属于交界性或低度恶性肿瘤,以膨胀性生长为主,可发生恶变,侵犯、突破包膜,浸润周围组织、血管和器官等。血道转移为主,通过肠系膜上静脉、门静脉首先转移到肝脏,10％～15％的患者就诊时存在肝或腹腔转移。

实性假乳头状瘤好发于 30～40 岁的中青年女性,早期无特异症状,多数患者以腹部肿块为首发表现,就诊时肿瘤体积往往超过 10 cm。偶有上腹部轻微腹痛、腹胀等非特异性消化道症状;部分患者有腹泻、消瘦等症状,即使位于胰头部,也仅有约 4％的患者有黄疸。近 1/3 的 SPT 无症状,因其他疾病或体检行影像学检查时偶然发现。

实性假乳头状瘤对放、化疗均不敏感,手术切除是最有效的治疗方法。肝转移或复发病例,亦可采用手术治疗。如果肿瘤包膜完整,位于胰腺表面,或外生性肿瘤,与周围组织界限清楚,可行肿瘤摘除术。胰腺颈或体部肿瘤大部分位于胰腺实质组织中的可行胰腺节段切除术;胰头部肿瘤则需行胰十二指肠切除术。如肿瘤侵犯门静脉或肠系膜上血管,可予以切除后重建。胰腺体尾部的肿瘤可行胰体尾切除术。手术中应尽量避免肿瘤包膜破裂。如有肝局限性转移者可作肝脏局部切除术。SPT 进展缓慢,预后良好,即使肿瘤发生转移,或者肿瘤仅被部分切除,大部分患者也能获得 5 年以上的生存时间。

（王 波）

第六节　胰　　瘘

胰瘘是急慢性胰腺炎、腹部外伤和腹部外科手术,特别是胰腺手术后的严重并发症之一。此时,胰液由非生理途径流出,常导致腹腔内的感染和出血。若处理不当,胰瘘、感染与出血又会相互影响,形成恶性循环,甚至造成死亡。胰瘘分为胰内瘘和胰外瘘。胰液经引流管或切口流出体表则为胰外瘘,多见于胰腺手术后。2005年胰瘘国际协作组(ISGPF)对并发于胰腺手术后的胰瘘正式命名为术后胰瘘(postoperative pancreatic fistula,POPF),特指胰肠吻合口瘘(如胰十二指肠切除术),或胰腺残端漏(如远端胰腺切除术)。胰内瘘是指漏出的胰液向内通向腹腔、胸腔或各个相邻空腔器官,常见于急慢性胰腺炎。若胰液经破裂的胰管漏出后被周围组织包裹,可形成假性囊肿。如果流入游离腹腔则导致胰源性腹水。有时胰液可流向后方,向上进入胸腔而产生胰源性胸腔积液。罕见情况下,胰液腐蚀周围的肠壁可形成胰肠瘘。

一、术后胰瘘

(一)诊断

ISGPF推荐的术后胰瘘(POPF)的诊断标准为:胰腺手术后3天及3天以上,腹腔引流液淀粉酶浓度大于正常血清淀粉酶上限3倍。此外,2010年中华医学会外科学分会胰腺外科学组发布了《胰腺术后外科常见并发症预防及治疗的专家共识(2010)》。在共识中,胰瘘的诊断标准定义为:术后第3天或以后吻合口或胰腺残端液体引流量>10 mL/d,引流液淀粉酶浓度高于正常血清淀粉酶上限3倍,且连续3天以上;或存在临床症状(如发热等),超声或CT等影像学检查发现吻合口周围液体积聚,穿刺证实液体中淀粉酶浓度高于正常血清淀粉酶上限3倍。同时,依据胰瘘造成的临床后果将术后胰瘘分为三级:①A级,患者无临床症状,而且胰瘘能自行愈合,病程一般不超过3周;②B级,患者可有腹痛、发热和白细胞增高,需要某些临床干预,腹腔引流通畅持续3周以上;③C级,患者出现严重的脓毒症,或伴有多器官功能障碍,需重症监护治疗,必要时需经皮穿刺引流或再次手术。近年来,胰腺外科领域习惯将可自愈的A级胰瘘称为生化瘘,B、C级胰瘘称为临床相关性胰瘘。

Pratt等依据该标准回顾性地分析了256例胰腺手术患者,术后胰瘘的发生率为32.4%,其中A级41例,B级32例和C级10例,分别占胰瘘的49.4%、38.6%和12%。复旦大学附属中山医院对341例胰腺手术患者研究显示,术后胰瘘的病例为156例,发生率为45.7%,其中A级52例,B级97例和C级7例,分别占胰瘘的33.3%、62.2%和4.5%。两组资料提示胰腺术后的胰瘘发生率相当高,但严重而需再手术的胰瘘仅占10%左右,绝大多数在积极治疗后痊愈。

胰腺手术后第一天腹腔引流液中的淀粉酶浓度是术后胰瘘的一项独立危险因素。2007年Molinari等对137例接受胰腺手术患者的前瞻性研究报道指出,术后第一天腹腔引流液淀粉酶浓度≥5 000 U/L,应作为预测术后胰瘘的有价值的指标。此外,最近研究发现术后引流液淀粉酶浓度与胰瘘的严重程度有一定相关性。Ceroni等分析135例行胰十二指肠切除术病例发现,B、C级胰瘘患者引流液淀粉酶的浓度显著高于A级胰瘘,当引流液淀粉酶浓度>2.820 U/L

时,发生严重胰瘘的风险显著增高。

B超、CT或MRI等影像学检查对术后胰瘘的诊断有一定的参考价值。尤其在引流不理想,或出现全身感染症状的情况下,应考虑行B超、CT或MRI检查,了解引流管的位置以及有无胰周积液或脓肿形成。

(二)预防

影响术后胰瘘的危险因素除了患者因素(年龄、伴随疾病、黄疸、低蛋白血症等),疾病因素(胰腺质地、胰管直径、胰腺外分泌功能等)外,胰腺手术的围术期处理和手术相关因素(术中出血量、吻合方式、手术技巧等)尤为重要。

1.抑制胰腺外分泌

生长抑素类制剂具有抑制胰腺分泌的作用,常被用于术后胰瘘的预防,但其预防作用尚有争议。Montorsi的前瞻性对照研究显示,预防性应用生长抑素类制剂奥曲肽(octreotide)能有效降低术后胰瘘的发生;国内学者的回顾性研究结论也多肯定其预防作用。但2014年McMillan等对1 018例胰十二指肠切除术患者进行了回顾性研究,分析显示奥曲肽不仅不能降低术后胰瘘的发生率,反而可以增加中、高危组患者临床相关性胰瘘的发生。

2.提高手术技巧

胰腺手术是复杂的高难手术,手术者的技术和经验是发生术后胰瘘的重要影响因素。术中解剖层次不清,操作粗暴,使胰腺损伤严重,或者直接伤及胰管,则增加了术后发生胰瘘的机会。胰十二指肠切除术时如果钩突未能完全切除,残留的胰腺组织可能在术后发生出血、坏死,导致胰瘘的发生。胰腺残端游离过长、肠管开口过小与胰腺断端不匹配导致吻合口张力高、缝合过密、结扎过紧等,造成吻合口血供不良,都会影响吻合口愈合。

胰腺残端的处理是预防术后胰瘘的关键。胰腺与消化道重建大多采用套入式端-端或端-侧胰空肠吻合、胰管对空肠黏膜(即黏膜对黏膜)端-侧胰空肠吻合和捆绑式胰肠吻合术。胰胃吻合也是一种选择术式。根据目前的文献资料,尚难评价某一吻合方式的优劣。复旦大学附属中山医院的经验是,手术者应选择自己熟悉的吻合方式,依靠精湛的外科技术,提高吻合质量。至于远端胰腺切除术的残端处理,关键是必须缝扎主胰管及大的胰管分支,如果术中采用直线切割闭合器离断胰腺,需要选择合适的钉仓关闭主胰管。

(三)治疗

A级胰瘘为胰液的单纯漏,不引起临床症状,通畅引流即可治愈。B级胰瘘的患者常需要禁食、胃肠减压,给予肠外营养或肠内营养支持。对于伴有腹痛、发热和白细胞升高者,需使用抗生素。腹腔引流通常超过3周。C级胰瘘患者若出现严重的脓毒症,应转入重症监护病房并采取积极的治疗干预措施,包括禁食、胃肠减压、维持水电解质和酸碱平衡、全肠外营养或肠内营养、选用敏感抗生素和生长抑素类制剂。若因腹腔感染和脓肿形成且引流不畅,可先考虑在B超或CT引导下经皮穿刺引流。如引流效果仍不满意,可选择手术放置双套管持续负压吸引。经过及时恰当的处理,常能取得理想的效果。如患者全身状况进行性恶化,出现不同程度多器官功能障碍,需考虑再次手术,行胰周坏死组织清除及更充分的引流。

二、胰内瘘

(一)胰源性胸腔积液和胰源性腹水

胰源性胸腔积液、腹水多由酗酒引起胰管破裂所致,临床上常无胰腺炎病史。胰源性胸腔积液患者通常表现为呼吸困难、胸痛、咳嗽等肺部症状。胰源性腹水患者以无痛性大量腹水为首发症状。可采用 B 超检查并做穿刺淀粉酶和清蛋白含量检测,如淀粉酶浓度>1 000 U/L,清蛋白浓度>30 g/L,即可明确诊断。胰源性胸、腹水患者早期选择非手术治疗,包括禁食、胃肠减压、全肠外营养、使用生长抑素类制剂,以及胸、腹腔穿刺引流,以促进浆膜面粘连。非手术治疗常需持续 2~3 周,无效者可考虑外科治疗。根据胰管造影明确胰管破裂部位后决定手术方案。远端胰管破裂或者胰体尾的囊肿破裂可行远端胰腺切除术或胰管空肠 Roux-en-Y 吻合术。近胰头部的胰管破裂或囊肿破裂可行空肠和破裂部位胰管或囊肿的吻合术。

(二)胰肠瘘

胰腺假性囊肿或脓肿向邻近肠腔破溃造成胰肠瘘后大多数患者会引起出血或感染,此时需要按情况进行手术治疗。

(王 波)

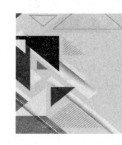
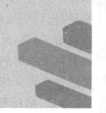

第九章 骨外科疾病

第一节 锁 骨 骨 折

锁骨骨折是临床常见的骨折之一，占全身骨折的 6％左右，各种年龄均可发生，但青壮年及儿童多见。发病部位以中 1/3 处最多见。

一、病因、病机

(一)间接暴力

间接暴力是引起锁骨骨折最常见的暴力，如跌倒时，手掌、肘部或肩部触地，传导暴力冲击锁骨发生骨折，多为横断形或斜形骨折。骨折内侧因胸锁乳突肌的牵拉作用向后上移位，外侧因上肢的重力作用和胸大肌的牵拉作用向前下方移位图（图 9-1）。

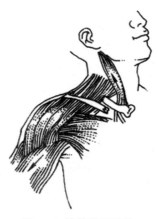

图 9-1　锁骨骨折移位

(二)直接暴力

暴力从前方或上方作用于锁骨，可发生锁骨的横断或粉碎性骨折，幼儿多为横断或青枝骨折。骨折移位严重时可伤及锁骨下方的臂丛神经，锁骨下动、静脉。

二、临床表现

锁骨全长均位于皮下,骨折后局部有肿胀和压痛,触诊可摸到移位的骨折端,可闻及骨擦音和触到异常活动,患肩下沉,并向前、内倾斜。患者常用健侧手掌托起患肢肘部,以减轻因上肢的重量牵引所引起的疼痛;同时头部向患侧偏斜,使胸锁乳突肌松弛而减轻疼痛。患肢活动功能障碍。幼儿因不能自述疼痛部位,畸形可不甚明显。但若不愿活动上肢,且于穿衣伸手入袖或上提患肢有啼哭等症状时,应仔细检查是否有锁骨骨折。锁骨骨折刺破皮肤或损伤臂丛神经及锁骨下血管者也较为常见,且多为青枝骨折。

三、诊断与鉴别诊断

锁骨骨折的患者通过外伤史,临床的症状、体征及 X 线检查诊断并不困难。锁骨外侧 1/3 骨折需与肩锁关节脱位相鉴别。骨折患者一般疼痛、肿胀更加明显,有骨折的特有症状、骨擦音和异常活动等。X 线片可以明确诊断。

四、治疗

(一)儿童青枝骨折及成人无明显移位的骨折

可用三角巾或颈腕吊带悬吊 2～3 周即可痊愈。

(二)锁骨有移位骨折复位法

骨折端局部血肿内麻醉。患者坐在橙子上,两手叉腰挺胸。首先进行牵引。

(1)一助手立于患者背后,用两手反握两肩前下腋侧,两侧向外后上扳提,同时用一个膝部顶住患者背部胸椎棘突,使骨折远侧端在挺胸的作用及助手两手向后上扳提的作用下,使两骨折端被牵引拉开,两骨折端的轴线在一个直线上,多数可自行复位(图 9-2)。

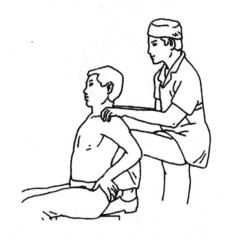

图 9-2　锁骨骨折手法复位

(2)上述的牵引方法,向后上扳提的作用力较大,而向外的牵引力则较弱,常因远侧骨折端向外的牵引力不够,影响手法复位。因此,另一助手一手推顶伤侧胸壁,另一手向外牵拉伤肢上臂,协助第一助手缓缓将远侧骨折牵开,再行手法复位。

(3)手法复位,在助手牵引的情况下,术者立于患者面前,用两拇指及示指摸清并捏住两骨折端向前牵拉,即可使骨折复位。或用两拇指摸清两骨折端,并以一拇指及示指捏住近侧骨折端向前下侧牵拉,同时另一手拇指及示指捏住远侧骨折端向后上方推顶,也可使骨折端复位(图9-3)。

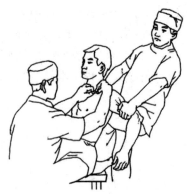

图9-3　锁骨骨折手法复位

手法复位后,将向外的牵引力稍放松一些,使对位的两骨折端互相嵌紧,然后进行外固定。

(三)外固定方法

1."8"字形绷带固定

将棉垫或纸压垫放置于两骨折端的两侧,并用胶布固定;两侧腋窝放置棉垫,用绷带行"8"字形缠绕固定,绷带经患侧肩部腋下,绕过肩前上方,横过背部至对侧腋下,再绕过对侧肩前上方,经背部至患侧腋下,包绕8~12层,缠绕绷带时应使绷带的两侧腋部松紧合适,以免引起血管或神经受压(图9-4)。

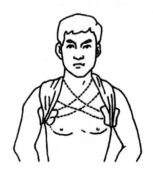

图9-4　锁骨骨折"8"字绷带固定法

2.双圈固定

用绷带缠绕棉花制作好大小合适的绷带圈两只,于手法复位前套于两侧腋部,待骨折复位后,用棉垫或纸垫将两骨折端上下方垫压合适,并用胶布固定。从患者背侧拉紧此两布圈,在其上下各用一布带扎牢,维持两肩向外、向上后伸;另用一布带将两绷带圈于胸前侧扎牢,以免双圈滑脱(图9-5)。

用以上两种固定方法固定后,如出现手及前臂麻木感或桡动脉搏动摸不清,表示固定过紧,有压迫血管或神经的情况,应立即给予固定适当放松,直至症状完全解除为止。

(四)手术治疗

手法治疗难获满意疗效者或多发性骨折等情况,可行手术治疗。

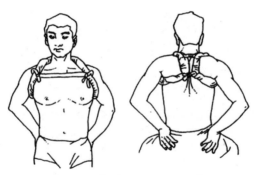

图 9-5 锁骨骨折双圈固定法

五、预防与调护

骨折整复固定后,平时应挺胸抬头,睡觉时应平卧位,肩胛骨间稍垫高,保持双肩后仰,有利于骨折复位。固定初期可作腕、肘关节的屈伸活动。中、后期逐渐作肩关节功能练习,尤其是肩关节的外展和内、外旋运动。肩部长时间固定,易出现肩关节功能受限,所以早期功能锻炼十分必要。

（潘朝晖）

第二节 肩胛骨骨折

肩胛骨位于两侧胸廓后上方,周围有丰厚的肌肉覆盖,骨折较为少见。肩胛骨对上肢的稳定和功能起着重要的作用,骨折后如不能得到正确治疗,可能会对上肢功能造成严重影响。

一、骨折分类

(一)按部位分类

肩胛骨骨折按解剖部位可分为肩胛体骨折、肩胛冈骨折、肩胛颈骨折、肩胛盂骨折、喙突骨折和肩峰骨折等。肩胛体和肩胛冈骨折最为常见,其次为肩胛颈骨折,然后是肩胛盂骨折、肩峰骨折、喙突骨折,不少骨折属于上述各类的联合骨折。另外,还有肌肉和韧带附着点的撕脱骨折、疲劳或应力骨折。

1.肩胛盂关节内骨折

此类骨折可进一步分为 6 型。

(1)Ⅰ型盂缘骨折:通常合并肩关节脱位。

(2)Ⅱ型骨折:是经肩胛盂窝的横形或斜形骨折,可有肩胛盂下方的三角形游离骨块。

(3)Ⅲ型骨折:累及肩胛盂的上1/3,骨折线延伸至肩胛骨的中上部并累及喙突,经常合并肩锁关节脱位或骨折。

(4)Ⅳ型骨折:骨折线延伸至肩胛骨内侧。

(5)Ⅴ型骨折:是Ⅱ型和Ⅳ型的联合类型。

(6)Ⅵ型骨折:肩胛盂的严重粉碎性骨折。

2.喙突骨折

根据骨折线与喙锁韧带的位置关系,可进一步分成两型。

(1)Ⅰ型骨折:位于韧带附着点后方,有不稳定倾向。

(2)Ⅱ型骨折:位于韧带前方,稳定。

(二)按关节内外分类

根据骨折是否累及肩盂关节面,肩胛骨骨折可分为关节内骨折和关节外骨折。关节外骨折根据稳定性,又可进一步分为稳定的关节外骨折和不稳定的关节外骨折两种。

1.关节内骨折

此类骨折为涉及肩胛盂关节面的骨折,常合并肱骨头脱位或半脱位。肩胛盂骨折中只有10％有明显的骨折移位。

2.稳定的关节外骨折

此类骨折包括肩胛体骨折、肩胛冈骨折和一些肩胛骨骨突部位的骨折。单独的肩胛颈骨折,一般较稳定,也属稳定的关节外骨折。

3.不稳定的关节外骨折

此类骨折主要指合并锁骨中段移位骨折的肩胛颈骨折,即"漂浮肩"损伤,该损伤常由严重暴力引起,此种骨折造成整个肩胛带不稳定。由于上臂的重力作用,它有向尾侧旋转的趋势。常合并同侧肋骨骨折,也可损伤神经血管束,包括臂丛神经。

二、临床表现及诊断

肩胛骨骨折根据外伤史、症状、体征及 X 线检查,可明确诊断。

(一)病史

1.体部骨折

常为直接暴力引起,受伤局部常有明显肿胀,皮肤常有擦伤或挫伤,压痛也很明显,由于血肿的刺激可引起肩袖肌肉的痉挛,使肩部运动障碍,表现为假性肩袖损伤的体征。但当血肿吸收后,肌肉痉挛消除,肩部主动外展功能即恢复。喙突骨折或肩胛体骨折时,当深吸气时,由于胸小肌和前锯肌带动骨折部位活动可使疼痛加剧。

2.肩胛盂和肩胛颈骨折

多由间接暴力引起,即跌倒时肩部外侧着地,或手掌撑地,暴力经肱骨传导冲击肩胛盂或颈造成骨折。多无明显畸形,易于漏诊。但肩部及腋窝部肿胀、压痛,活动肩关节时疼痛加重,骨折严重移位者可有肩部塌陷,肩峰相对隆起呈方肩畸形,犹如肩关节脱位的外形,但伤肢无外展、内收、弹性固定情况。

3.肩峰骨折

肩峰突出于肩部,多为自上而下的直接暴力打击,或由肱骨突然强烈的杠杆作用引起,多为横断面或短斜面骨折。肩峰远端骨折,骨折块较小,移位不大;肩峰基底部骨折,远侧骨折块受上肢重量的作用及三角肌的牵拉,向前下方移位,影响肩关节的外展活动。

(二)X 线检查

多发损伤患者或怀疑有肩胛骨骨折时,应常规拍摄肩胛骨 X 线片,常用的有肩胛骨正位、侧位、腋窝位和穿胸位 X 线片。注意肩胛骨在普通胸部正位片上显示不清,因为肩胛骨与胸廓冠状面相互重叠。此外,还可根据需要加拍一些特殊体位平片,如向头侧倾斜 45°的前后位平片可显示喙突骨折。CT检查能帮助辨认和确定关节内骨折的程度和移位,以及肱骨头的移位程度。因为胸部合并损伤的发生率高,胸片应作为基本检查方法的一部分。

(三)合并损伤

诊断骨折的同时,应注意检查肋骨、脊柱以及胸部脏器的损伤。肩胛骨周围有肌肉和胸壁保护,所以只有高能量创伤才会引起骨折。由于肩胛骨骨折多由高能量直接外力引起,因此合并损伤发生率达35%～98%。合并损伤常很严重,甚至危及生命。然而,在初诊时却常常漏诊。最常见的合并损伤是同侧肋骨骨折并发血气胸,其次是锁骨骨折、颅脑闭合性损伤、头面部损伤、臂丛损伤。肩胛骨合并第1肋骨骨折时,因可伤及肺和神经血管,故特别严重。

三、治疗

绝大多数肩胛骨骨折可采用非手术方法治疗,只有少数患者需行手术治疗。由于肩胛骨周围肌肉覆盖多,血液循环丰富,骨折愈合快,骨折不愈合很少见。

(一)肩胛体和肩胛冈骨折

肩胛体和肩胛冈骨折一般采用非手术治疗,可用三角巾或吊带悬吊制动患肢,早期局部辅以冷敷,以减轻出血及肿胀。伤后1周内,争取早日开始肩关节钟摆样功能锻炼,以防止关节粘连。随着骨折愈合,疼痛减轻,应逐步锻炼关节的活动范围和肌肉力量。

(二)肩峰骨折

如肩峰骨折移位不大,或位于肩锁关节以外,用三角巾或吊带悬吊患肢,避免作三角肌的抗阻力功能训练。如骨折块移位明显,或移位到肩峰下间隙,影响肩关节运动功能,则应早期手术切开复位内固定。手术取常规肩部切口,内固定可采用克氏针张力带钢丝,骨块较大时也可选用拉力螺钉内固定。如合并深层肩袖损伤,应同时行相应治疗。

(三)喙突骨折

对不稳定的Ⅰ型骨折应行手术治疗。对单纯喙突骨折可以保守治疗,因为喙突是否解剖复位对骨折愈合及局部功能没有影响。但如合并有肩锁分离、严重的骨折移位、臂丛受压、肩胛上神经麻痹等情况,则需考虑手术复位,松质骨螺钉固定治疗。

(四)肩胛颈骨折

对无移位或轻度移位的肩胛颈骨折,可采用非手术方法治疗。用三角巾制动患肢2～3周,4周后开始肩关节功能锻炼。

肩胛颈骨折在冠状面和横截面成角超过40°或移位超过1 cm时,需要手术治疗。根据骨折片的大小和骨折的类型,内固定物是在单纯的拉力螺钉和支撑接骨板之间选择。使用后入路,单个螺钉可从后方拧入盂下结节。骨折片很大时,应在后方使用1/3管状接骨板支撑固定,使带有关节面的骨片紧贴于肩胛骨近端的外缘。接骨板与直径为3.5 mm的皮质骨拉力螺钉的结合使用,增加了固定的稳定程度。合并同侧锁骨骨折的肩胛颈骨折,即"漂浮肩"损伤,由于肩胛骨很不稳定,移位明显,应采用手术治疗。通常先复位固定锁骨,锁骨骨折复位固定后,肩胛颈骨折常常也可得到大致的复位,如肩胛骨稳定就不需切开内固定肩胛颈骨折;如锁骨复位固定后肩胛颈骨折仍不能有效复位,或仍不稳定,就需进一步手术治疗肩胛颈骨折。

(五)肩胛盂骨折

肩胛盂骨折只占肩胛骨骨折的10%,而其中有明显骨折移位者占肩盂骨折的10%。对大多数轻度移位的骨折可用三角巾或吊带保护,早期开始肩关节活动范围的练习。一般制动6周,去除吊带后,继续进行关节活动范围及逐步开始肌肉力量的锻炼。

1.Ⅰ型盂缘骨折

如骨折块面积占肩盂面积的 25%(前方)或 33%(后方),或移位>10 mm 将会影响肱骨头的稳定并引起半脱位现象,应考虑手术切开解剖复位和内固定。目的在于重建骨性稳定,以防止慢性肩关节不稳。以松质骨螺钉或以皮质骨螺钉采用骨块间加压固定(图 9-6)。如肩盂骨块粉碎,则应切除骨碎片,取髂骨植骨固定于缺损处。小片的撕脱骨折,一般是肱骨头脱位时由关节囊、唇撕脱所致。前脱位时发生在盂前缘,后脱位时见于盂后缘。肱骨头复位后,采用三角巾或吊带保护3～4周。

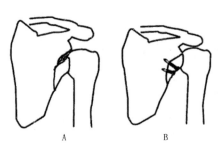

图 9-6　盂缘骨折松质骨螺钉内固定
A.盂缘骨折;B.松质骨螺钉内固定

2.Ⅱ型骨折

如果出现台阶移位 5 mm 时,或骨块向下移位伴有肱骨头向下半脱位,应行手术复位固定。可采用后方入路,复位盂下缘骨折块,以拉力螺钉向肩胛颈上方固定。也可采用易调整外形的重建钢板,置于颈的后方或肩胛体的外缘固定。

3.Ⅲ～Ⅴ型骨折的手术指征

骨折块较大合并肱骨头半脱位,采用肩后方入路,复位盂下缘骨折块,以拉力螺钉向肩胛颈上方固定。也可采用易调整外形的重建钢板,置于肩胛颈的后方或肩胛体的外缘固定;关节面台阶≥5 mm,上方骨块向侧方移位或合并喙突、喙锁韧带、锁骨、肩锁关节、肩峰等所谓肩上部悬吊复合体(SSSC)损伤时,可采用后上方入路复位骨折块,采用拉力螺钉,将上方骨折块固定于肩胛颈下方主骨上。手术目的是防止肩关节的创伤性骨关节炎、慢性肩关节不稳定和骨不愈合。

4.Ⅵ型骨折

较少见,也缺乏大宗病例或对照研究结果指导治疗。由于盂窝严重粉碎,不论骨块移位与否或有无肱骨头半脱位的表现,一般都不行切开复位。可采用三角巾悬吊制动,或用外展支架制动,也采用尺骨鹰嘴牵引,早期活动锻炼肩关节。如果肩上方悬吊复合体有严重损伤,可行手术复位、固定,如此可间接改善盂窝关节面的解剖关系。

5.肩胛盂骨折关节镜手术

修复骨性 Bankart 骨折,先经标准的后方入路施行诊断性关节镜。通常情况下,关节视野最初会被骨折血肿所阻挡。使用关节镜刨刀清除骨折血肿,最终可观察到骨折块。尽可能低地定位前方入路,使得经该入路到达下方肩胛盂具有最大可能性。然后建立前上外侧入路(ASL),该入路不仅是重要的观察入路,也是重要的操作入路。重要的是在所有 3 个关节内入路中都使用关节镜套管,可在各个入路之间便捷地转换关节镜和器械,以获得理想的视野和操作通道。然后确认所有的伴随病变。在发现 Bankart 骨折之后,便必须将其游离。精前方入路或前上外侧入口放入 15°关节镜下剥离器,将骨折块完全抬起并游离。在骨折块完全游离后,应去除所有的软组织使之新鲜花,以求取得最大的骨性愈合。在取得充分游离后,用抓钳进行暂时性复位。然后用螺丝固定骨折块,随后评估固定的牢固性和复位情况。

(六)上肩部悬吊复合体损伤

上肩部悬吊复合体(SSSC)是在锁骨中段和肩胛体的外侧缘间组成的一个骨和软组织环,由肩盂、喙突、喙锁韧带、锁骨远端、肩锁关节和肩峰组成。SSSC 的单处损伤,不会影响其完整性,骨折移位较小,只需保守治疗;两处损伤则会影响其完整性,可能会引起一处或两处明显移位,对骨折愈合不利,影响其功能。对这种骨折,只要有一处或两处存在不能接受的移位,就应行切开复位内固定。即使只固定一处,也有利于其他部位骨折的间接复位和稳定。

(潘朝晖)

第三节 肩 袖 损 伤

一、功能解剖

肩关节外侧有两层肌肉,外侧层为三角肌,内侧层为冈上肌、冈下肌、肩胛下肌及小圆肌。其肌肉和腱性部分在肱骨头的前、上、后方形成袖套样组织,附着于肱骨大结节和解剖颈的边缘,称为肩袖。

肩袖可使肱骨头与肩胛盂紧密接触,使肩关节在运动或静息状态下均能对抗三角肌的收缩,防止肱骨头被拉向肩峰,以三角肌的拮抗作用保持肩关节的稳定。不仅如此,肩袖还以杠杆的轴心作用协助肩关节进行外展和旋转。其中冈上肌能使上臂外展及轻度外旋,冈下肌和小圆肌在肩下垂时能使上臂外旋,肩胛下肌在肩下垂时能使上臂内旋,所以有人将肩袖又称为"旋转袖"。

冈上肌、肩胛下肌的肌腱伸出在喙肩弓的下方,当肩关节在内收、外展、上举、前屈及后伸等大范围运动时(如吊环、蛙泳、体操等),冈上肌与肩胛下肌在喙肩弓下被反复夹挤、频繁碰撞而造成损伤。在解剖上,冈上肌、冈下肌腱止点末端 1.5 cm 长度内是无血管的"危险区",有人认为这是肌腱近侧滋养血管与来自骨膜的微细血管的吻合交接处,此处血供应减弱,是肌腱退行变性和撕裂的好发部位。

二、发病原因

肩袖损伤的发病原因学说较多,主要有以下各点。

(一)撞击学说

肩撞击综合征首先由 Neer(1972)提出,他在解剖 100 例肩关节中发现 11 例的肩盂边缘有骨刺出现和肩峰前突下骨赘增生,这是肩袖与肱骨头多次反复撞击的结果。冈上肌腱从喙肩弓下方穿出向外下方附着于肱骨大结节,肩关节前屈时很容易被肩峰前突所撞击(图 9-7)。

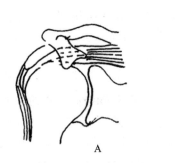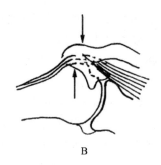

图 9-7　肩袖撞击损伤示意

A.肩自然下垂；B.肩外展撞击

(二)退变学说

肩袖疾病的病因是多方面的,肩袖肌腱维持肱骨头的稳定,其力臂较短,又在肱骨的顶端即突出部分,容易发生肌腱退行变。其病理表现往往是细胞变性坏死,钙盐沉积,纤维蛋白玻璃样变性,肌纤维部分断裂,肩袖止点出现潮线复制及不规则。退变后的肌腱在运动中稍加用力即行断裂,一般在 40 岁以上者易发生。

(三)创伤学说

由于创伤导致肌腱损伤已不容置疑。例如肩关节脱位无其他合并伤,复位后肩关节仍不能外展,其根源很可能就是肩袖损伤。肱骨头大结节撕脱骨折大多伴有不同程度的肩袖损伤。运动损伤在肩袖损伤中占有一定的比例。暴力作用于肩袖造成急性损伤的方式较多,主要有以下几种。

(1)肩部被直接撞伤,造成冈上肌腱损伤。

(2)上臂突然过度内收,冈上肌被极度牵拉而撕裂。

(3)上臂接受纵轴牵拉暴力而使肩袖损伤。

(4)暴力从腋下向上冲击,冈上肌受到顶撞对冲而损伤。

三、损伤机制

体操运动员在单杠、吊环、高低杠上运动时进行"转肩""压十字"动作,标枪投掷运动员上臂上举做反弓爆发力时,因反复外展、急剧转肩,肩袖受到摩擦、劳损、牵拉,造成肌腱纤维反复磨损变性,呈慢性炎症样改变,同时可发生肩峰下滑囊炎症改变和退行性改变。这种情况也可见于游泳时的肩部旋转、举重时的抓举、篮球的转手及排球的扣球动作等。追问病史大多有一次损伤史可以追溯,但也有部分运动员何时损伤难以清晰回忆。

肩袖损伤的病理牵涉到肌腱、关节软骨、滑囊及肩峰。在正常情况下,冈上肌、冈下肌对抗三角肌的收缩力,拉紧肱骨头使其在一定的范围内活动。一旦冈上肌、冈下肌损伤(急性或慢性),三角肌丧失拮抗力量,收缩时肩峰下组织与肩峰撞击,关节盂和肱骨头因机械力量受到破坏,出现关节退行变。肩袖肌腱损伤后发生玻璃样变性或断裂,断端之间充斥瘢痕并发生挛缩。肩袖损伤时因局部渗血、出血及积液,加上机械性压迫和劳损,终于产生肩峰下滑囊炎。滑囊壁玻璃样变性,滑膜浅层出现纤维素,导致组织增生和粘连。由于反复劳损和机械力的重复叩击,肩峰骨膜增厚,刺激成骨细胞产生骨唇,造成肩关节活动受限或疼痛(图 9-8)。

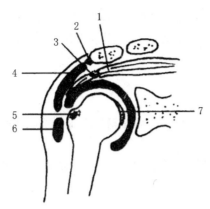

图 9-8　肩袖损伤病理变化

1.肩袖钙化;2.肩峰骨赘;3.肩袖断裂(冈上肌);4.肩峰下滑囊炎;
5.肱骨大结节骨质硬化;6.三角肌下滑囊炎;7.肱骨头软骨退变

四、症状及诊断

(一)慢性损伤

此型较为多见。肩痛不明显,当上臂外展至某一特定部位时突然疼痛而停止活动。平时能全程参加训练,但成绩进步不快,有肩部不舒适的感觉。

(二)亚急性损伤

此型最多见。系反复慢性挫伤积累而形成。检查肩外展试验:伤者伸肘旋后位,做肩部外展运动至 80°～110°时出现肩部疼痛,外展动作突然中止或卡住,这可能是肩袖与喙肩韧带或肩峰摩擦挤压造成。一些病例训练前做好准备活动后外展时无疼痛。多数病例按压肩外侧肱骨大结节部位有压痛,肩关节外展和上臂抗阻内外旋有疼痛。如已迁延时日,未经正规治疗可出现三角肌萎缩现象。

(三)急性损伤

此型少见。大多为一次急性损伤所致。肩部疼痛、活动受限均较显著。检查臂下落试验:将患肩被动外展 90°位去除扶持,患肢不能维持外展,伤臂迅速下落,说明肩袖明显损伤。

五、治疗

(一)非手术治疗

(1)由急性炎症或急性损伤所形成的肩部剧烈疼痛,应暂停训练。可将上臂外展 30°位支架外固定,卧床休息 3 天后可适当活动。

(2)慢性或亚急性损伤,可用 1% 普鲁卡因溶液 10～20 mL 加入泼尼松龙 1 mL 局部封闭,疗效非常理想。

(3)物理治疗:人工太阳灯,紫外线(4～5 生物剂量)及直流电碘离子透入对肩袖损伤的康复有明显的辅助作用。

(4)运动训练适当改变,慢性挫伤可继续一般训练,对于引起疼痛的外展动作可适当减少或避免,要加强三角肌力量训练。

(二)手术治疗

肩袖肌腱断裂如面积较大,断端分离较多,残端缺血或经非手术治疗 4～6 周后症状未见改善,可选择手术治疗。术中可将断端褥式缝合,如不能对合,取阔筋膜修补缝合。也可在肱骨大结节上钻孔缝合肩袖,术后以外展支架将患肢固定于外展、前屈及外旋位,6周后拆除外固定积极进行功能锻炼活动。

六、预防

(1)在进行大范围转肩运动训练前应循序渐进并加强肩关节各组肌肉力量训练,如三角肌肌力加强训练等。

(2)每次训练前应严格认真做好准备活动,以适应运动,减少损伤。

(潘朝晖)

第四节　复发性肩关节脱位

一、病因

复发性肩关节脱位的发生主要取决于初次脱位时的损伤程度。初次脱位的创伤程度、发生年龄、是否顺利复位、复位后的固定等因素均与日后的复发相关。一般来讲,初次脱位的创伤越大、年龄越小、复位困难、复位后的固定不足均易导致复发性脱位的发生。复发性肩关节脱位的病理方面有以下几种原因。

(1)盂唇从关节盂腔的前缘上剥离,肩盂前方或前下方的盂唇一旦剥离,非手术治疗下愈合困难,易导致盂肱关节前方不稳。

(2)肩关节囊过度松弛,盂肱中韧带松弛或断裂,肩关节囊的前壁松弛及膨胀不易修复。随脱位次数增加,其松弛程度加重。

(3)肩关节前脱位时,肱骨头撞向关节盂缘,可导致肱骨头的后外侧面因撞击导致骨缺损。该部位的凹陷性骨缺损,使肱骨头外旋到达一定角度,加上后伸动作即可促使肱骨头的缺损部位自肩盂的边缘向前滑出,导致再次脱位。

二、分型

肩关节脱位可依据以下几方面来进行分型和决定治疗:不稳的方向、程度和病程,引起不稳的原发创伤,患者的年龄、心理状态及伴随疾病情况。

(一)肩关节脱位的分型

1.按方向分型

分为前脱位、后脱位及上、下脱位。约97%的复发性脱位为前脱位,约3%为后脱位,上、下脱位极为罕见。

2.按程度分型

分为半脱位或全脱位。

3.按病程分型

分为急性、亚急性、慢性或复发性。如果肱骨头脱位超过6周,被称为慢性脱位。

4.按与脱位有关的创伤分型

分为创伤性脱位,即由一次单独的创伤即可造成的脱位;微创伤性脱位(获得性的),即肢体运动时反复的创伤造成了关节囊盂唇复合体的塑性变形。

5.随意性脱位

随意性脱位即一些患有后方不稳定的患者能通过选择性地收缩肌肉,使其肩关节随意地脱位。对这些患者应以心理治疗为主。另对患有原发性神经肌肉疾病或综合征而伴发的复发性脱位,应首先进行药物治疗。

(二)患者的年龄

患者的年龄对于预后极为重要。依年龄常分为 20 岁以下、20～40 岁和 40 岁以上。

三、诊断

复发性肩关节脱位,有经常脱位的病史,当上臂外展、外旋和后伸时,即可发生脱位。但肩关节复发性半脱位的患者,症状不典型,有的患者诉说有肩关节滑进与滑出的感觉,有的无任何不适,常被漏诊。检查时应双侧对比,进行双肩关节的全面检查。观察肩部是否有萎缩,有无压痛,压痛部位和程度。检查双肩的主动与被动活动范围,评价三角肌、肩袖与肩胛骨稳定肌肉的肌力。此外,还有一些特殊检查可帮助判断肩关节的稳定性。

(一)肱骨头推移试验

上臂 0°外展位,检查者一手固定肩胛骨,另一只手握住肱骨头施加压力,观察肱骨头在关节盂中前后移位的程度。

(二)陷窝试验

分别在上臂 0°和 45°外展位,牵拉患侧上肢远端,观察肱骨头与肩峰间的陷窝,测量肱骨头与肩峰间距离,并分为三级,<1 cm 为 1＋,1～2 cm 为 2＋,>2 cm 为 3＋,0°外展位时,半脱位更多地提示旋转间隙的松弛;而 45°外展位时,半脱位则提示下盂肱韧带复合体的松弛。

(三)负荷和位移实验

患者仰卧位,在肩胛骨平面,将肢体在各个角度外展、外旋。检查患者的右肩时,检查者的左手握住肱骨近端,右手轻握住肘部。用左手在肱骨近端向前方施压,观测移位程度及脱位点。移位程度被分为0～3级。1级,移位超过对侧正常肢体;2级,肱骨头滑至关节盂缘的上方,但可自行复位;3级,脱位。检查左肩时相反。

(四)前方恐惧试验

将肩关节外展 90°,屈肘 90°,肩部在向前的压力下,轻度外旋上肢。此时患肩关节前侧不稳定的患者一般可产生一种恐惧感。

(五)复位试验

用于检查击球运动员的不稳定,患者仰卧位,肩关节外展 90°并外旋,检查者在肱骨的后部向前方施压,如果患者出现疼痛或脱位的恐惧感,对肱骨施以向后的压力,使肱骨头复位于关节内,疼痛或恐惧感消失,解除向后的压力,疼痛或恐惧感又出现,提示前不稳定。

(六)其他

存在后方不稳定时,要判断患者是否能将肩关节随意脱位。如果患者有掌指关节过伸超过90°、肘膝关节过伸、双肩关节松弛、拇指能被动触及前臂等表现提示存在韧带普遍松弛。

通过病史及体格检查一般能诊断肩关节不稳,常规 X 线检查可进一步支持诊断。X 线检查包括肩关节的前后位与腋窝侧位平片。如仍不能得出结论,必要时可行 MRI 扫描或 CT 关节造影。

四、治疗

(一)复发性肩关节前脱位的治疗

虽然已有 100 多种手术及更多的改良方法来治疗创伤性复发性肩关节前方不稳定,但却没有一种最好的方法。要获取满意效果需依据不同的病理特点选择手术方法。复发性肩关节前脱位的手术方法可分为下列几类:①修复关节囊前壁,加强肩关节前方稳定性的手术,常用的有Bankart 手术和Putti-Platt手术。②肌肉止点移位,加强肩关节前壁的手术,常用的有Magnuson手术。③骨移植术:使用移植骨块修复肩盂的缺损,同时肌肉韧带的"悬吊作用"可有效地防止脱位复发,常用的是 Latarjet 术和 Bristow 术。

1.Bankart 手术

盂唇与关节囊在关节盂缘分离或关节囊较薄时,有行 Bankart 手术的指征。该手术的优点是可矫正盂唇缺损并将关节囊重叠加固;主要缺点是手术操作较困难。

(1)患者体位:患者取仰卧位,患肩垫高,头端摇高 20°,整个肩部消毒并铺单。

(2)切口及显露:从喙突部至腋皱襞作一直切口,于胸大肌、三角肌间沟进入,将头静脉及三角肌牵向外侧,显露喙突及附着其上的肱二头肌短头、喙肱肌与胸小肌联合腱,向内侧牵开联合腱。如果显露困难,可行喙突截骨,先自喙突的尖部沿其纵轴钻一骨孔,以利于喙突重新固定。

(3)手术方法:骨刀截断喙突,将喙突尖与附着的联合腱一起向内下方牵开,注意勿损伤肌皮神经。外旋肩关节,显露整个肩胛下肌肌腱,如发现有裂口,在肱骨头上方修补该裂口,如果打算把肩胛下肌肌腱从关节囊上游离下来,则应在切断肩胛下肌肌腱后,切开关节囊前修补该裂口。如果打算水平切开肩胛下肌及其肌腱,则应在切开肩胛下肌前修补该裂口。切开肩胛下肌的方法有:①二头肌间沟的外侧约 1 cm 处,锐性垂直分离肩胛下肌腱。②仅切开肩胛下肌肌腱的上 3/4,下 1/4 保留于原位以保护腋神经及其下方的血管。③沿肩胛下肌肌纤维方向分开。外旋肩关节打开关节囊,如关节囊松弛或多余,那么在关节囊修补过程中,应收紧松弛部分。外旋肩关节,垂直切开关节囊,如发现有 Bankart 损伤,则通过盂缘的 3 个骨孔将关节囊重新固定于关节盂缘,打孔前,用刮匙刮净肩胛颈边缘及前关节盂缘。促进关节囊附着并与骨组织愈合。骨孔距关节盂缘 4～5 mm。然后将关节囊的外侧部与关节盂缝合。检查肩关节的活动,外旋应能达到30°。缝合前关节囊的所有剩余开口,将肩胛下肌肌腱缝回原位,如截断喙突,则要用 1 枚螺纹钉重新固定。

(4)术后处理:吊带固定肩关节,以防止外旋。第 3 天解除吊带,进行肩关节摆动锻炼。3 周后,开始肌肉等长收缩锻炼。3 个月后,进行抗阻力锻炼。6 个月时应恢复肩关节的全部功能。

2.Putti-Platt 手术

该方法的优点是不论肱骨头外上方是否缺损,不论盂唇是否脱落,均可防止肱骨头再脱位;缺点是术后肩关节外旋受限。

(1)手术方法:大部分与 Bankart 手术相似,主要不同在于重叠缝合关节囊和肩胛下肌肌瓣。用褥式缝合法将关节囊的外侧瓣缝在肩胛骨颈部软组织上,内旋上臂,并下压上臂近端,然后收紧结扎缝线。将关节囊的内侧瓣重叠缝于外侧瓣的浅层,然后将肩胛下肌向外侧移位,缝于肱骨头大结节处的肩袖肌腱上或肱二头肌沟处。缝合后肩胛下肌的张力应以肩关节仅能外旋 35°～

45°为宜。这样就形成一个抵御再脱位的结实的屏障。但当前关节囊组织结构较差或如果后肱骨头缺损较大需行手术以限制外旋时,这种重叠手术的作用极小。

(2)术后处理:同 Bankart 手术。

3.Magnuson-Stack 手术

由 Magnuson 与 Stack 设计,该方法将肩胛下肌的止点由小结节移至大结节,由于这种手术的成功率较高,且简单可行,因而目前非常流行。其缺点是不能矫正盂唇及关节囊的缺损,且术后外旋受限。外旋恢复正常的患者会出现复发。

(1)手术方法:手术入路同 Bankart 手术,显露肩胛下肌后,外旋上臂,沿肩胛下肌的上、下缘做一切口,游离肩胛下肌至小结节的附着部。在肱骨小结节处将肩胛下肌凿开,附着一薄骨片,但不要损伤肱二头肌腱沟,将肩胛下肌向内侧掀起,显露肩关节囊。内旋上臂,显露肱骨大结节,在大结节部位选择新的附着点,其标准是以能限制肩关节 50% 的外旋。选定新附着点后,在新的附着点骨皮质上凿楔形骨槽,骨槽外侧壁钻 3～4 个小孔,将肩胛下肌腱连同附着的骨片用粗丝线缝在骨槽内。将肩胛下肌上、下缘与邻近组织间断缝合,逐层缝合关闭切口。

(2)术后处理:同 Bankart 手术。

4.Bristow 手术

手术指征为关节盂缘骨折、慢性破损或前关节囊肌肉等支持组织结构不良。喙突转位的位置是否正确是手术成败的关键。喙突转位后必须贴近关节盂前缘,而不是超越。手术的关键在于:①喙突转位点在关节盂中线以下,距关节盂内侧缘 5 mm 以内。②固定螺钉应不穿透关节面,并过关节盂后方皮质骨。③喙突与肩胛骨之间产生骨性融合。

该手术的主要缺点:①术后产生内旋挛缩。②不能矫正盂唇或关节囊的病理状况。③可能损伤肌皮神经。④肩胛下肌相对短缩,降低了内旋力量。⑤破坏了肩关节原有的解剖结构,损伤喙肩弓。

(1)手术方法:取肩关节前切口,于胸大肌、三角肌间沟进入,显露喙突及其上附着的联合腱。切断喙突,将喙突尖及与其附着的腹股沟镰与喙肩韧带移向远端,注意保护肌皮神经。然后,找到肩胛下肌的上下界限,顺其肌纤维方向,约在该肌的中下 1/3,由外向内劈开肩胛下肌,显露前关节囊。同法劈开前关节囊。探查关节内的病理变化。如果关节囊及盂唇从关节盂前缘剥离,用缝线将其缝合于新的骨床上。骨膜下剥离,显露肩胛颈前部。转位点位于关节盂中线以下,距关节盂内侧缘5 mm。在这一位置,钻一个直径 3.2 mm 的骨孔,穿过肩胛颈的后部皮质,测深,在喙突尖钻一个同样直径的孔。去除肩胛颈的所有软组织并使其表面粗糙。间断缝合关节囊,将转位的喙突尖及其附着的肌肉穿过肩胛下肌的水平裂隙固定于肩胛颈,用 1 枚适当长度的松质骨螺钉将喙突尖固定于肩胛颈。检查肌皮神经不被牵拉,间断缝合肩胛下肌纵裂,逐层缝合切口。

(2)术后处理:肩关节制动 1 周,然后悬吊制动 3～4 周,并进行肩关节摆动锻炼。6 周后,不负重增加活动范围。3～4 个月时进行非接触性运动。6 个月后进行接触性运动。定期摄片,以观察转位的喙突或螺纹钉位置的变化。螺钉松动,应及时去除。可能仅有50%～70%的患者产生骨愈合,其余患者可产生牢固的纤维连接。

5.关节镜下 Latarjet 术

最近数年,在成功切开 Latarjet 手术以及关节镜技术和器械改进的基础上,国际上开始尝试将高难度的切开 Latarjet 手术在关节镜下完成,既保留了切开手术稳定性好的优点,又采用了微创技术。关节镜 Latarjet 拥有许多优势,包括在肩胛盂前颈部提供了清楚的视野,可以准确地放置骨块和螺钉;可同时治疗伴随病理损伤;降低了肩关节术后粘连和僵硬的风险等。2010 年，Lafosse 报道全关节镜下 Latarjet 手术是一个可行但高难度的技术,需要很长的学习曲线以及一定程度的专业知识和技能。Latarjet 手术区附近有臂丛神经和腋血管,是一个有潜在危险的手术,需要对肩胛下肌、喙突和臂丛神经解剖的完全掌握。这一技术的开展使肩关节复发性前脱位的治疗全面微创化。

(二)复发性肩关节后脱位的治疗

1.保守治疗

肩关节后方不稳定的初期应采用非手术治疗。治疗包括以下内容。

(1)教育指导患者避免特殊的、可引起后方半脱位的随意动作。

(2)进行外旋肌与三角肌后部的肌力锻炼,锻炼恢复肩关节正常的活动范围。经过至少 4～6 个月恰当的康复治疗后仍不能好转,并且疼痛与不稳定影响日常生活和工作,在排除了习惯性脱位且患者的情绪稳定后,则应手术治疗。

2.手术治疗

多年来已有多种类型的手术用于矫正肩关节后方不稳定,包括后关节囊肌腱紧缩术、关节囊后壁修复术,如反 Bankart 与反 Putti-Platt 手术,肌肉转位术,骨阻挡术以及关节盂截骨术。

(1)后关节囊肌腱紧缩术:后关节囊肌腱紧缩术基本上是一种改良的反 Putti-Platt 手术,由 Hawkins 和 Janda 提出。可用于肩关节反复遭受向后的创伤或有一定程度内旋丧失的运动员或体力劳动者。

手术方法:患者取侧卧位,患肢消毒铺单,应使其可被自由搬动。从肩峰后外侧角的内侧 2 cm 处开始做纵向切口,延伸至腋后部。顺肌纤维方向钝性剥离分开下方的三角肌,显露冈下肌与小圆肌。将上肢置于旋转中立位,平行关节线,垂直切开冈下肌肌腱与关节囊,注意保护小圆肌或腋神经。切开关节囊后,缝定位线,将肱骨头半脱位,检查关节,外旋上肢,将关节囊外侧缘缝合于正常的后关节盂盂唇上。如果盂唇已被剥离,在关节盂上钻孔固定关节囊的边缘。将关节囊内侧部与冈下肌向外侧缝合于关节囊外侧缘的表面。上肢应能内旋约 20°。缝合三角肌筋膜,常规缝合切口。

术后处理:上肢用支具或肩"人"字石膏制动于外展 20°并外旋 20°位。非创伤性脱位的患者,制动6周。创伤性脱位的患者,制动 4 周。然后除去支具,开始康复训练,先被动锻炼,后主动锻炼,一般经6个月的积极锻炼,患者才能重新参加体育运动或重体力工作。

(2)关节盂截骨术。①手术方法:患者取侧卧位。切口同后关节囊肌腱紧缩术,显露三角肌肌纤维。在肩峰后角内侧 2.5 cm 处,顺三角肌肌纤维方向向远端将三角肌劈开 10 cm,向内、外侧牵开三角肌,显露下方的冈下肌与小圆肌。然后,将小圆肌向下翻至关节囊水平。切断冈下肌肌腱并将其翻向内外侧,注意勿损伤肩胛上神经。垂直切开关节囊显露关节。于关节盂缘截骨,截骨部位不要超过关节盂面内侧0.6 cm,以免损伤肩胛上神经。骨刀边推进,边撬开截骨部,使后关节盂产生向外侧的塑性变形。截骨不应穿出前方,恰好止于肩胛骨的前侧皮质部,以形成完整的前侧皮质、骨膜软组织链,使移植骨不用内固定即能固定于截骨处。然后从肩峰取约 8 mm×30 mm 的移植骨,用骨刀撬开植骨处,插入移植骨。维持上肢于旋转中立位。将内侧关节囊向外并向上牵拉缝在外侧关节囊的下面。将外侧关节囊向内并加上牵拉缝在内侧关节囊上。然后在上肢旋转中立位修复冈下肌肌腱。②术后处理:术后石膏或支具维持上肢于外展 10°～15°并旋转中立位。6～8 周拆除石膏,循序渐进并始康复锻炼。 **(潘朝晖)**

第五节　肩锁关节脱位

一、病因

肩锁关节脱位通常由暴力自上而下作用于肩峰所致。坠落物直接砸在肩顶部后,锁骨下移,由于第1肋骨阻止了锁骨的进一步下移,如果锁骨未骨折,则肩锁、喙锁韧带断裂,同时可伴有三角肌和斜方肌锁骨附着点的撕裂,肩峰、锁骨和喙突的骨折,肩锁纤维软骨盘的断裂和肩锁关节的关节软骨骨折。锁骨的移位程度取决于肩锁和喙锁韧带、肩锁关节囊以及斜方肌和三角肌的损伤程度。

二、分型

Urist 根据关节面解剖形态和排列方向,把肩锁关节分为 3 种形态(图 9-9):①Ⅰ型,冠状面关节间隙的排列方向自外上向内下,即锁骨端关节面斜形覆盖肩峰端关节面;②Ⅱ型,关节间隙呈垂直型排列,两个关节面相互平行;③Ⅲ型,关节间隙由内上向外下,即肩峰端关节面斜形覆盖锁骨端关节面。Ⅲ型的结构居于稳定型,Ⅰ型属于不稳定型。在水平面上,肩锁关节的轴线方向由前外指向后内。

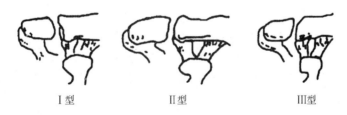

Ⅰ型　　　　　　Ⅱ型　　　　　　Ⅲ型

图 9-9　肩锁关节 3 种形态

三、分类

Rockwood 等将肩锁关节脱位分为Ⅰ～Ⅵ型(图 9-10)。

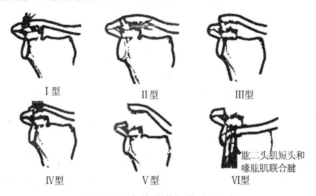

Ⅰ型　　　　Ⅱ型　　　　Ⅲ型

肱二头肌短头和
喙肱肌联合腱

Ⅳ型　　　　Ⅴ型　　　　Ⅵ型

图 9-10　肩锁关节损伤分 6 型

（一）Ⅰ型

Ⅰ型指肩锁关节的挫伤，并无韧带断裂和关节脱位，肩锁关节稳定，疼痛轻微，早期 X 线片阴性，后期可见锁骨远端骨膜的钙化。

（二）Ⅱ型

由更大的外力引起，肩锁韧带和关节囊破裂，但喙锁韧带完好，肩锁关节不稳定，尤其是在前后平面上不稳定。X 线片上可看到锁骨外侧端高于肩峰，但高出的程度小于锁骨的厚度，肩锁关节出现明显的疼痛和触痛，但必须拍摄应力下的 X 线片来确定关节不稳定的程度。

（三）Ⅲ型

损伤肩锁韧带和喙锁韧带以及锁骨远端三角肌附着点的撕裂。锁骨远端高于肩峰至少一个锁骨厚度的高度。

（四）Ⅳ型

损伤的结构与Ⅲ型损伤相同，但锁骨远端向后移位进入或穿过斜方肌。

（五）Ⅴ型

损伤三角肌与斜方肌在锁骨远端上的附着部均从锁骨上分离，肩锁关节的移位程度为 $100\%\sim300\%$，同时在锁骨和肩峰之间出现明显的分离。

（六）Ⅵ型

损伤较少见，由过度外展使肩锁韧带和喙锁韧带撕裂所致，锁骨远端移位至喙突下、肱二头肌和喙肱肌联合腱后。

四、临床表现及诊断

查体有局部疼痛、肿胀及肩锁关节不稳定伴锁骨远端移位，X 线片可以帮助评价损伤的程度。患者直立，摄双侧肩锁关节的前后位平片，然后进行两侧比较。必要时可在患者腕部悬挂 $4.5\sim6.8$ kg 的重物，可以观察到肩锁关节的不稳定，重物最好系在患者腕部，避免让患者用手握，以使上肢肌肉能够完全放松。

五、治疗

（一）非手术治疗

Ⅰ型损伤通常采用吊带制动，配合局部冰敷、止痛药物治疗。Ⅱ型损伤的治疗方法与Ⅰ型相似，如果锁骨远端移位的距离不超过锁骨厚度的 $1/2$，可应用绑扎、夹板或吊带制动 $2\sim3$ 周，但必须在6周以后才能恢复举重物或参加体育运动。

（二）手术治疗

对于Ⅲ、Ⅳ、Ⅴ、Ⅵ型损伤应行手术治疗，手术方法有许多种，可以分为 5 个主要类型：①肩锁关节复位和固定。②肩锁关节复位、喙锁韧带修复和喙锁关节固定。③前两种类型的联合应用。④锁骨远端切除。⑤肌肉转移。常用的手术方法如下所述。

1.喙锁韧带缝合、肩锁关节克氏针内固定术（改良 Phemister 法）

通过肩部前内侧的 Thompson 和 Henry 入路，显露肩锁关节、锁骨外侧端及喙突。探查肩锁关节，去除关节盘或其他妨碍复位的结构，然后褥式缝合肩锁韧带，暂不要打结，接着逆行穿出克氏针，整复脱位的肩锁关节后顺行穿入，使其进入锁骨 $2.5\sim4$ cm。通过前后位和侧位（腋部）X 线片检查克氏针的位置和复位的情况。如二者均满意，于肩峰外侧边缘将克氏针折弯 90° 并剪断,保留0.6 cm的钩状末端以防止其向内侧移位,旋转克氏针,将末端埋于肩峰下软组织内,修复肩锁关节囊和韧带,并将预先缝合喙锁韧带的线收紧打结,修复斜方肌和三角肌止点的损伤。术后处理用肩胸悬吊绷带保护,术后 2 周去除绷带并拆线,开始主动活动,8 周在局麻下拔除克氏针。克氏针的折断和移位是常见的并发症。

2.喙锁关节的缝线固定术

做一个弧形切口显露肩锁关节、锁骨的远端和喙突,显露肩锁关节,彻底清除关节盘或其他碎屑,褥式缝合断裂的喙锁韧带,暂不打结。用直径约为 0.7 cm 的钻头在喙突上方的锁骨上前后位钻两个孔,在喙突基底的下方穿过 1 根不吸收缝线,并向上穿过锁骨的两个孔,复位肩锁关节,打紧缝线,这样缝线就可不绕住整个锁骨,以避免缝线割断锁骨。如果仍有前后向不稳定,可按 Phemister 法用 1 枚克氏针固定肩锁关节,最后收紧打结喙锁韧带的缝线,修复肩锁关节囊,缝合撕裂的三角肌和斜方肌。术后处理同改良 Phemister 法。

3.喙锁关节螺钉内固定及喙锁韧带缝合术(改良 Bosworth 法)

通过前内侧弧形切口显露肩锁关节和锁骨末端,向远外侧牵开三角肌以暴露喙突尖和喙锁韧带(图 9-11)。同 Phemister 法一样,检查肩锁关节,去除关节盘或其他妨碍复位的结构,缝合喙锁韧带,暂不要打结,用直径为 4.8 mm 的钻头在锁骨上垂直钻一个孔,此孔在锁骨复位后应同喙突基底在同一直线上。复位锁骨,用另外一个直径为 3.6 mm 的钻头通过先前在锁骨上钻好的孔在喙突上再钻一个孔,选择一个合适长度的 Bosworth 螺钉穿过两孔,拧紧螺钉使锁骨上表面与肩峰上表面平齐,收紧打结喙锁韧带缝线,修复撕裂的斜方肌和三角肌止点。术后用悬吊带制动,1 周后去除悬吊,开始轻微的主动功能锻炼,2 周拆线,术后 6～8 周取出螺钉,10 周内避免超过 90°的外展运动和举重物。

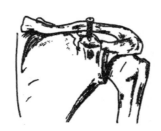

图 9-11　改良 Bosworth 法

4.锁骨远端切除术

通过前方弧形切口显露肩锁关节、锁骨外侧端及喙突,沿锁骨长轴切开关节囊和肩锁上韧带,骨膜下剥离显露锁骨,然后修复关节囊和韧带,用咬骨剪或摆动锯在骨膜下自下外方斜向内上方截除 1 cm 长的锁骨外侧端,挫平上缘残端。褥式缝合损伤的喙锁韧带,暂不打结,交叉穿入 2 枚克氏针,将锁骨外侧端维持在正常位置。术后悬吊制动 1 周,进行轻微的主动环绕运动,2 周拆线,增加活动量,4 周内避免抬举重物,8 周内避免体育活动。

5.喙肩韧带移位加强肩锁关节术

通过前内侧弧形切口显露肩锁关节、锁骨外侧端及喙突,切断喙肩韧带在喙突前外侧缘的起点,向下推压锁骨外侧段,复位肩锁关节,用克氏针 1～2 枚,贯穿固定肩锁关节,将喙肩韧带向前上翻转,固定缝合于锁骨外侧端前方,修复肩锁韧带和喙锁韧带。术后处理同 Stewart 法。

6.喙肩韧带移位重建喙锁韧带术

同 Neviaser 法显露肩锁关节、锁骨外侧端及喙突,切断喙肩韧带在肩峰前内侧缘的起点(图 9-12)。在锁骨外侧端相当于喙突尖的上方行锁骨切骨术,切骨线由内下向外上倾斜,切除锁骨外侧端约 2 cm。在切骨端近侧 1 cm 处,于锁骨前壁钻两个骨孔,以细钢丝或粗丝线在喙肩韧带的肩峰端作褥式缝合,两线端分别经髓腔,从锁骨的骨孔引出。下压锁骨,恢复正常喙锁间距,抽紧缝线,结扎固定,使喙肩韧带移入锁骨断端的髓腔内。

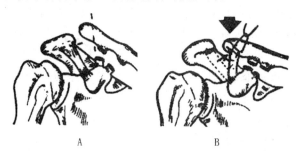

A   B

图 9-12　Weaver 法喙肩韧带移位重建喙锁韧带术

A.切除锁骨外侧端,切断喙肩韧带;B.喙肩韧带移入锁骨断端的髓腔内

术后用 Velpeau 绷带固定患肩 4 周,之后改用三角巾悬吊 4 周,术后 8 周去除悬吊,进行康复训练。

7.Dewar 手术

显露肩峰、肩锁关节及锁骨外侧端,自肩峰和锁骨外侧端前方切断三角肌附着点,行骨膜下剥离,显露肩锁关节。切除破碎的肩锁关节囊,软骨盘,显露锁骨外侧端并切除 1.0 cm。切开喙突上方的锁骨前方骨膜,将锁骨前面 1.5～2.0 cm 的皮质骨制成粗糙面,于骨粗糙面中央由前向后钻孔备用。切开胸肌筋膜,显露喙突及其下方的肱二头肌短头、喙肱肌和胸小肌。在肱二头肌短头、喙肱肌和胸小肌之间作由下而上的逆行分离,至喙突前、中 1/3 交界处,环形切开骨膜,在喙突角部由前向后钻备用。以骨刀在喙突前、中 1/3 处截骨,使喙突骨块连同肱二头肌短头腱和喙肱肌一起向下翻转,以 1 枚适当长度的加压螺钉贯穿固定喙突骨块于锁骨前方原钻孔部位。将三角肌前部重新缝合。

术后三角巾悬吊患臂 3 周,3 周后练习上举及外展活动,6～8 周后即可负重功能训练。

8.锁骨钩钢板内固定、喙锁韧带缝合术

近年采用锁骨钩钢板内固定,喙锁、肩锁韧带缝合治疗肩锁关节脱位(图 9-13)取得满意疗效。该方法固定牢靠,并可早期行肩关节功能锻炼,又无克氏针内固定断裂后游走的危险。

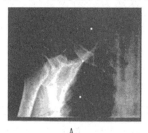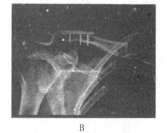

A   B

图 9-13　肩锁关节脱位锁骨钩钢板内固定、喙锁韧带缝合术

A.术前 X 线片;B.术后 X 线片

9.关节镜下微创治疗肩锁关节脱位

随着关节镜技术的发展,微创理念不断的推广,传统的切开复位手术已经逐渐地被小切口微创手术和关节镜手术所取代,关节镜下手术治疗肩锁关节脱位被越来越多的临床医师和患者所接受,并取得了较好的疗效。

(1)关节镜下螺钉固定肩锁关节:采用这种手术方法的优点是,关节镜下直视喙突下面的结构,有助于选择合适长度的空心钉,并将空心钉置于合适的位置。螺钉固定可以防止锁骨脱位,并防止肩锁关节复位不良。还有助于检查肩关节和肩峰下间隙的损伤。

(2)关节镜下喙肩韧带转位重建喙锁韧带:喙肩韧带可以防止肱骨头向上方移位,以及保持前后向的稳定性。因此,对于巨大肩袖损伤的患者不适于此类手术。使用喙肩韧带转位重建喙锁韧带不仅使肩锁关节得到重建,而且喙肩韧带为新生的细胞和胶原纤维提供了支撑结构。此外,这种术式还保留了胸肩峰动脉的肩峰支,有利于组织愈合。术中没有破坏肩锁关节周围的稳定结构,患者术后可早期活动患肢。

(3)关节镜下纽扣钢板重建喙锁韧带:采用ENDOBUTTON(纽扣钢板)重建喙锁韧带,无须再次手术拆除内固定钢板,带襻纽扣钢板生物力学强度大,能够满足生物力学需求,术后对肩关节外展和上举活动影响小,有利于早期功能锻炼,可减少肩锁关节炎和肩关节粘连的发生。

(潘朝晖)

第六节　股骨颈骨折

股骨颈骨折占股骨近端骨折的53％,其中无移位(包括嵌插性骨折)骨折占33％,有移位骨折占67％。股骨颈骨折存在的问题:①骨折不愈合。②股骨头缺血坏死。近年来由于内固定技术的进步,骨折不愈合率大大降低,但股骨头缺血坏死率仍无改善。

一、股骨颈骨折分型

股骨颈骨折分型可归纳为4类:①根据骨折的解剖部位;②根据骨折线的方向(Pauwels分型);③根据骨折移位的程度(Garden分型);④AO分型。

(一)解剖部位分型

将股骨颈骨折分为头下型、经颈型和基底型三型。骨折位置越接近股骨头,缺血坏死发生率越高。但各型的X线表现受投照角度影响很大,影响临床实际的准确评估。目前此类分型已很少应用。

(二)骨折线方向分型

Pauwels(1935)根据骨折线走行提出Pauwels分型(图9-14),认为Pauwels夹角度数越大,即骨折线越垂直,骨折端所受到的剪式应力越大,骨折越不稳定,不愈合率随之增加。

但该分型存在两个问题,第一,投照X线时股骨颈与X线片必须平行,这在临床上难以做到。第二,Pauwels分型与股骨颈骨折不愈合及股骨头缺血坏死无明显对应关系。

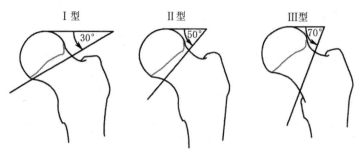

图 9-14 Pauwels 分型

(三)骨折移位程度分型

Garden 分型是目前应用最广泛的股骨颈骨折分型,根据骨折移位程度分为Ⅰ～Ⅳ型(图 9-15)。Ⅰ型:不全骨折。Ⅱ型:完全骨折无移位。Ⅲ型:完全骨折有移位。Ⅳ型:完全骨折完全移位。Garden 发现随着股骨颈骨折移位程度递增,不愈合率与股骨头缺血坏死率随之增加。

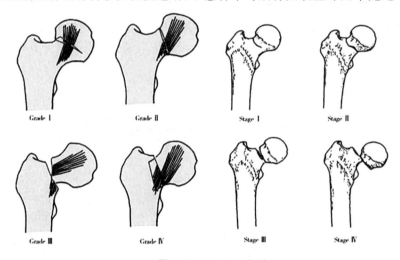

图 9-15 Garden 分型

(四)AO 分型

将股骨颈骨折归类为股骨近端骨折中的 B 型(图 9-16)。

二、股骨颈骨折的治疗原则

无移位及嵌插型股骨颈骨折(GardenⅠ,Ⅱ型)占所有股骨颈骨折的 15%～33%。无移位的股骨颈骨折虽然对位关系正常,但稳定性较差。嵌插型股骨颈骨折端相互嵌插,常有轻度内翻。由于骨折端嵌入松质骨中,其内在的稳定性也不可靠。Lowell 认为嵌插型股骨颈骨折只要存在内翻畸形或股骨头后倾超过 30°便失去了稳定性。由于嵌插型股骨颈骨折的患者症状轻微,肢体外旋、内收、短缩等畸形不明显,骨折端具有一定的稳定性,因此,对此是采取保守治疗还是手术治疗存在争议。

目前认为,对于无移位或嵌插型股骨颈骨折,除非患者有明显的手术禁忌证,均应考虑手术治疗,以防止骨折再移位,并减少患者卧床时间,减少骨折并发症发生。

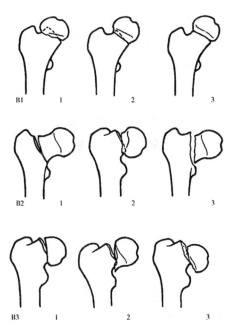

图 9-16 AO 分型

B1 型：头下型,轻度移位。1.嵌插,外翻≥15°;2.嵌插,外翻<15°;3.无嵌插

B2 型：经颈型。1.经颈部基底;2.颈中部,内收;3.颈中部,剪切

B3 型：头下型,移位。1.中度移位,内收外旋;2.中度移位,垂直外旋;3.明显移位

移位型股骨颈骨折(Garden Ⅲ,Ⅳ型)的治疗原则:①解剖复位;②骨折端加压;③稳定的内固定。

移位型股骨颈骨折如患者无手术禁忌证均应采取手术治疗。

手术时机:由于股骨颈骨折的患者多为老年人,尽快手术可以大大减少骨折并发症发生及原有心肺疾病的恶化。目前多数学者主张应在6～12小时之内急症手术。

术前牵引:对于手术之前是否需要牵引争议较大。对于移位型股骨颈骨折,首先应尽早施行手术(6～12小时之内)。如由于某种原有无法急症手术,并非需要常规牵引。如行术前皮肤或骨骼牵引,一定要保持肢体处于中立位或轻度屈曲外旋位,以避免肢体处于伸直内旋位对于血运的继续损害。

股骨颈骨折的复位:骨折的解剖复位是股骨颈骨折治疗的关键因素。直接影响骨折愈合及股骨头缺血坏死的发生。Moore指出,X线显示复位不满意者,实际上股骨颈骨折端接触面积只有1/2。由于骨折端接触面积减少,自股骨颈基底向近端生长的骨内血管减少或生长受阻,因而降低了股骨头颈血运。

复位的方法有两种,闭合复位和切开复位。应尽可能采取闭合复位,只有在闭合复位失败,无法达到解剖复位时才考虑切开复位。

(一)闭合复位

1.McElvenny 法

将患者置于牵引床上,对双下肢一同施行牵引;患肢外旋并加大牵引;助手将足把持住后与术者把持住膝部一同内旋;肢体内旋后将髋关节内收。McElvenny认为解剖复位及外展复位均不稳定,主张使股骨颈骨折远端内侧骨皮质略内移,使其位于股骨头下方,以使其稳定性增加。因此提出在复位完成以后自大转子向内侧用力推骨折远端,至远端内移(图9-17)。

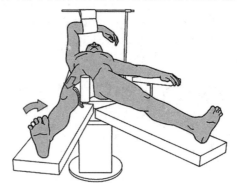

图9-17　McElvenny 法

2.Leadbetter 法

Leadbetter 采用髋关节屈曲位复位方法:首先,屈髋90°后行轴向牵引,髋关节内旋并内收。然后轻轻将肢体置于床上,髋关节逐渐伸直。放松牵引,如肢体无外旋畸形即达到复位(图9-18)。

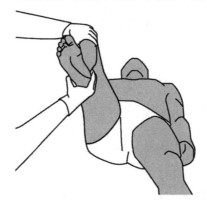

图9-18　Leadbetter 法

(二)复位的评价

X线评价:闭合复位后,应用高质量的 X 线影像对复位的满意程度进行认定。Simon 和 Wyman 曾在股骨颈骨折闭合复位之后进行不同角度 X 线拍片,发现仅正侧位 X 线片显示解剖复位并未真正达到解剖复位。Lowell 提出:股骨头的凸面与股骨颈的凹面在正常解剖情况下可以连成一条 S 型曲线,一旦在 X 线正侧位任何位置上 S 型曲线不平滑甚至相切,都提示未达到解剖复位。

Garden 提出利用"对位指数"(后被称为 Garden Index)对股骨颈骨折复位进行评价。Garden lndex 有两个角度数值:在正位 X 线片上,股骨颈内侧骨小梁束与股骨干内侧骨皮质延长线的夹角正常为 160°,在侧位 X 线片上股骨头中心线与股骨颈中心为一条直线,其夹角为 180°(图9-19)。Garden 研究了大量病例后发现股骨颈骨折复位后,在正侧位 X 线片上 Garden lndex<155°病例组中,股骨头缺血坏死率近为 7%,而 Garden lndex>180°病例组中,股骨头缺血坏死率达 53.8%。Garden 认为,如果复位后 Garden lndex 在 155°~180°之内即可认为复位满意。

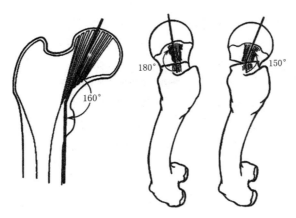

图 9-19　Garden 对位指数

尽管有些学者认为外展位复位可以增加骨折端的稳定性,但目前大多数学者均提出应力求达到解剖复位。只有解剖复位,才可以最大限度地获得股骨头血运重建的可能性。

(三)复位后的稳定性

股骨颈骨折复位后稳定与否很大程度上取决于股骨颈后外侧是否存在粉碎。如果后外侧粉碎则失于后外侧有效的骨性支撑,随后常发生复位失败以致骨折不愈合。因此,对于伴有后外侧粉碎的股骨颈骨折,可考虑一期植骨。

(四)切开复位

一旦闭合复位失败,应该考虑切开复位,即直视下解剖复位。以往认为切开复位会进一步损害股骨头颈血运。近年来,许多学者都证实切开复位对血运影响不大。Banks 的结论甚至认为切开复位后不愈合率及股骨头缺血坏死率均有下降。其理由是,首先切开复位时关节囊切口很小,而解剖复位对血运恢复起到了良好的作用。切开复位可采用前侧切口或前外侧切口(Watson-Jones 切口)。有人提出,如存在股骨颈后外侧粉碎,则应选择后方切口以便同时植骨。但大多数学者认为后方切口有可能损害股骨颈后外侧残留的血运,故应尽量避免。

(五)股骨颈骨折的内固定手术方法

应用于股骨颈骨折治疗的内固定物种类很多。内固定的原则是坚强固定和骨折端加压。但必须强调解剖复位在治疗中至关重要。各种内固定材料均有自身的特点和不足。医师应该对其技术问题及适应证非常熟悉以选择应用。

三翼钉作为治疗股骨颈骨折的代表性内固定物曾被应用多年,由于其本身存在许多问题而无法满足内固定原则的要求,在国际上早已弃用。目前经常应用的内固定材料可分为多针、螺钉、钩钉、滑动螺钉加侧方钢板等。

1.多针

多针固定股骨颈骨折为许多学者所提倡(图 9-20)。多针的种类很多,主要有 Moore,Knowles,Neufeld 等。多针固定的优点主要是可在局麻下经皮操作,从而减少出血、手术死亡及感染的危险。其缺点:①固定强度不足。②在老年骨质疏松的患者中,有在股骨转子下进针入点处造成骨折的报道。③存在固定针穿出股骨头的可能。多针固定总的牢固强度较弱,因此主要试用于年轻患者中无移位的股骨颈骨折(Garden Ⅰ、Ⅱ型)。

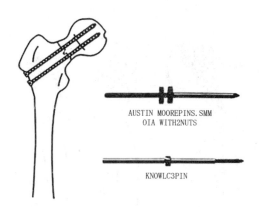

图 9-20　多针固定

2.钩钉

Stromgqvist 及 Hansen 等人设计了一种钩钉治疗股骨颈骨折。该钉插入预先钻孔的孔道后在其顶端伸出一个小钩,可以有效地防止钉杆穿出股骨头及向外退出,手术操作简便,损伤小(图 9-21)。

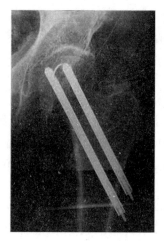

图 9-21　Hansen 钉

3.加压螺钉

多根加压螺钉固定股骨颈骨折是目前主要提倡的方法,其中常用的有 AO 中空加压螺钉、Asnis 钉等(图 9-22)。中空加压螺钉的优点有骨折端可获得良好的加压力;3 枚螺钉固定具有很高的强度及抗扭转能力;手术操作简便,手术创伤小等。由于骨折端获得加压及坚强固定,骨折愈合率提高。但对于严重粉碎性骨折,单纯螺钉固定的支持作用较差,有继发骨折移位及髋内翻的可能。

4.滑动螺钉加侧方钢板

滑动螺钉加侧方钢板主要有 AO 的 DHS 及 Richards 钉(图 9-23)。其特点是对于股骨颈后外侧粉碎,骨折端缺乏复位后骨性支持者提供可靠的支持。其头钉可沿套管滑动,对于骨折端产生加压作用,许多学者指出,单独应用时抗扭转能力较差,因此常在头钉的上方再拧入一颗加压螺钉以防止旋转。

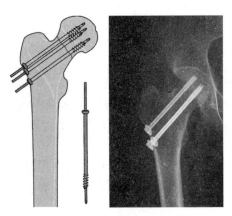

图 9-22　中空加压螺钉

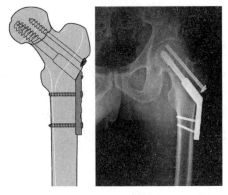

图 9-23　动力髋螺钉(DHS)

5.内固定物在股骨头中的位置

对于内固定物在股骨头中的合理位置存在较大的争议。Cleceland、Bailey、McElvenny 等人均主张在正侧位 X 线片上,内固定物都应位于股骨头中心。任何偏心位置的固定在打入时有可能造成股骨头旋转。另外股骨头中心为关节下,致密的骨质较多,有利于稳定固定。Fielding、Pugh、Hunter 等人则主张内固定物在 X 线片正位上偏下,侧位上略偏后置放,主要是为了避免髋关节内收,外旋时内固定物切割股骨头。Lindequist 等人认为远端内固定物应尽量靠近股骨颈内侧,以利用致密的股骨距来增加其稳定性。尽管存在争议,目前一致的看法是由于血运的原因,内固定物不应置于股骨头上方。关于内固定物进入股骨头的深度,应距离股骨头关节面大约5 mm 为宜。

（潘朝晖）

第七节　股骨转子间骨折

股骨转子间骨折多发生于老年人。女性发生率为男性的 3 倍,老年患者致伤原因多为摔伤。而年轻患者致伤原因多为高能损伤,如交通伤、高处坠落伤等,需注意是否合并股骨头,股骨颈,髋臼骨盆,脊柱及胸腹部损伤。

一、损伤机制

多数患者的股骨转子间骨折为跌倒所致的低能量损伤,并主诉转子部受到直接撞击。由于患者多为老年人。其跌倒的原因与其原有疾病所引起的步态异常有关。如心脑疾病,视力听觉障碍,骨关节疾病等。此类患者中合并其他部位骨折的发生率为7%～15%。常见有腕部,脊柱,肱骨近端及肋骨骨折。

高能量所致的股骨转子间骨折较为少见,多为机动车伤和高处坠落伤,其骨折类型多为逆转子间骨折或转子下骨折。Barquet发现在此类患者中合并同侧股骨干骨折的发生率为15%。如不注意则容易漏诊。

二、放射学诊断

标准的正侧位X线片对于正确诊断尤为重要。正位X线片应包括双侧髋关节。对于患侧应施以轻度内旋牵引,以消除患肢外旋所造成的重叠影像,从而对于骨折线方向,小转子是否累及,骨折粉碎和移位的程度做出正确判断。标准侧位X线片可以显示后侧骨折块及其移位程度。健侧X线片可以帮助医师了解正常的股骨颈干角及骨质疏松情况,以便正确选择治疗方法。多数情况下普通X线足以诊断。极个别患者由于骨折无移位而X线显示阴性,但主诉髋部疼痛并体检高度怀疑时需行CT或MRI检查。

三、骨折稳定性评估

股骨近端所受的生理应力在负重时分解为:①垂直分力,使股骨转子间骨折后的股骨头颈发生内翻移位。②沿股骨颈轴线的分力,使骨折端获得加压(图9-24)。在骨折愈合之前,肢体负重时垂直分力由内固定材料所承载。骨折的稳定性的评估直接关系到骨折的复位,内固定材料的选择决定术后能否肢体负重。骨折的形态决定骨折的稳定性以及骨折复位后的稳定性。内侧弓(小转子)的完整性及外侧壁(大转子)是否累及直接影响骨折的稳定性。

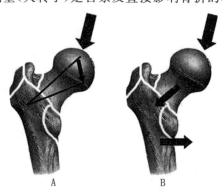

图9-24　骨折所受应力

A.内翻应力;B.轴向应力

四、分型

近50年来文献报告关于股骨转子间骨折的分型超过10种。大致可分为:①基于骨折形态的描述（Evans；Ramadier；Decoulx；Lavarde 等）。②对于骨折稳定性的评估（Tronzo；Ender；Jensen 改良 Evans 分型；AO 等）。

(一)Evans 分型

Ⅰ型：无移位的 2 部分骨折。

Ⅱ型：移位的 2 部分骨折。

Ⅲ型：3 部分骨折，后外侧壁不完整（合并大转子骨折）。

Ⅳ型：3 部分骨折，内侧弓不完整（合并小转子骨折）。

Ⅴ型：4 部分骨折，后外侧壁，内侧弓均不完整（合并小转子骨折）。

R 型：逆转子间骨折。

其中 1,2 型为稳定型。其余均为不稳定型，大小转子的粉碎程度与复位后骨折的稳定性成反比。

(二)AO 分型

将股骨转子间骨折纳入其整体骨折分型系统中。归为 A 类骨折。A1 为简单骨折。A2 为粉碎性骨折。A3 为转子下骨折。每型中根据骨折形态又分为 3 个亚型。AO 分型便于进行统计学分析。

股骨转子间骨折稳定与否取决于两个因素：①内侧弓的完整性（小转子是否累及）。②后侧皮质的粉碎程度（大转子粉碎程度）。另外，逆转子间骨折非常不稳定。小转子骨折使内侧弓骨皮质缺损而失去力学支持，造成髋内翻。大转子骨折则进一步加重矢状面不稳定。其结果造成股骨头后倾。逆转子间骨折常发生骨折远端向内侧移位，复位不良则会造成内固定在股骨头中切割。骨折的不稳定是内固定失用（弯曲，断裂，切割）的因素之一。

五、治疗

股骨转子间骨折多见于老年人，保守治疗所带来的肢体制动和长期卧床使骨折并发症的发生难以避免。牵引治疗无法使骨折获得良好复位，骨折常常愈合于短缩，髋内翻的畸形状态，从而造成患者步态异常。因此，手术治疗，牢固固定是股骨转子间骨折的基本治疗原则。

(一)保守治疗

保守治疗只在某些情况下考虑应用。对于长期卧床肢体无法活动的患者，患有全身感染疾病的患者，手术切口部位皮肤损伤的患者，严重内科疾病无法耐受手术的患者，保守治疗更为安全。保守治疗根据患者治疗后有无可能下地行走可以归为两类方法。对于根本无法行走的患者无须牵引或短期皮牵引。止痛对症治疗。积极护理防止皮肤压疮。鼓励尽早坐起。对于有希望下地行走的患者，骨牵引 8～12 周。力求骨折复位。定期拍 X 线片，对复位和牵引重量酌情进行调整。去除牵引后尽快嘱患者功能练习及部分负重。骨折愈合满意后可行完全负重。

保守治疗并发症较多，如压疮、尿道感染、关节挛缩、肺炎以及血栓等。因此，近年来一致认为，如患者伤前能活动，股骨转子间骨折的治疗原则是骨折的坚强内固定及患者术后早期肢体活动。保守治疗只适于不能耐受麻醉及手术的患者（如近期心肌梗死患者），以及伤前不能活动且伤后无明显不适患者。Horowitz(1966) 报道在转子间骨折患者中，牵引治疗组死亡率达 34.6%，而内固定组死亡率为 17.5%。近年由于手术技术的提高，内固定材料的不断发展，手术并发症的发生大大减少。手术治疗股骨转子间骨折已成为首选方法。

(二)手术治疗

手术治疗的目的是使骨折得以良好复位,牢固固定,以允许患者术后早期肢体活动及部分负重。从而尽快恢复功能。

骨折能否获得牢固固定取决于以下因素:①骨骼质量;②骨折类型;③骨折复位质量;④内固定物的设计;⑤内固定物在骨骼中的置放位置。

(三)手术时机

Bottle 等人的研究显示(2006),24 小时以后手术患者死亡率明显增加。目前多数学者认为伤后 48 小时手术较为安全。在最初 12~24 小时内应该对于患者进行全面检查,对于异常情况予以积极纠正。其中包括血容量的补充,吸氧及原有疾病的相关药物治疗。与此同时,进行充分的术前计划和麻醉准备。

1.骨折复位

骨折的良好复位是下一步治疗的关键。如果复位不佳,不论选择哪种内固定材料都难以获得满意的固定。

对于稳定型骨折,轴向牵引,轻度外展内旋即可获得解剖复位。由于骨折端扣锁后完整的内侧弓可以提供稳定的力学支持,任何内固定物置入后均可得到牢固固定。

对于不稳定骨折,难以达到完全解剖复位。强行将大,小转子解剖复位使手术创伤增加,且解剖复位往往不易维持。目前多数学者主张对于不稳定骨折恢复股骨颈干的解剖关系即可,而无须追求完全解剖复位。

2.内固定材料

近年来治疗股骨转子间骨折的内固定材料不断发展更新,其中常用的标准内固定物可分为两类:①髓外固定(滑动加压螺钉加侧方钢板):Medoff Plate 钉板,Richards 钉板,DHS 等。②髓内固定:Ender 针,PFN,Gamma 钉,PFN-A,Intertan,Asian IMHS,等。

(1)髓外固定材料。

1)滑动加压螺钉加侧方钢板固定:20 世纪 70 年代,滑动加压螺钉加侧方钢板应用于股骨转子间骨折的治疗。其基本原理是将加压螺钉插入股骨头颈部以固定骨折近端,在其尾部套入一侧方钢板以固定骨折远端。由于滑动加压螺钉加侧方钢板系统固定后承受大部分负荷直至骨折愈合;固定后股骨颈干角自然恢复、骨折端特别是骨距部分可产生加压力、目前已成为股骨转子间骨折的常用标准固定方法。如发现大转子粉碎,可加以支持钢板或螺钉等以固定大转子。

2)头钉置放的合理位置:Baumgaertner(1995)首先提出 TAD 值的概念。TAD 值是指正常解剖状态下股骨头颈中轴线在正侧位与股骨头关节面交点与头钉顶点的距离之和。Baumgaertner 等认为 TAD 值(头钉的尖顶距)是可以独立预测头钉切出的最重要因素(不稳定骨折,患者年龄也是头钉切出的预测因素)。他们分析了 198 例转子间骨折患者(其中 16 例头钉切出),发现 TAD 值 ≥27 mm,无头钉切出;TAD 值>45 mm,头钉切出率增加至 60%。他们建议,如术中导针置入后 TAD 值>25 mm,需考虑重新复位或改变导针位置。TAD 值的测量方法如图 9-25 所示。

有学者主张头钉的位置位于股骨头颈中下 1/3(正位),偏后(侧位)。股骨头中下 1/3 偏后部位骨质较密,头钉置入后不易发生切割。Hartog 等人的尸体标本实验结果认为偏心位固定抗旋转力较差。主张以中心位固定为佳。

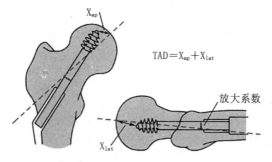

图 9-25　TAD 测量

内上方固定应该避免。其原因:①股骨头内上方骨质薄弱,内固定难以牢固。切割发生率较高。②外侧骺动脉位于股骨头上方偏后,该动脉供应股骨头大部分血运。头钉内上方置放极易损伤外侧骺动脉而引起股骨头缺血坏死。

3)头钉进入的深度:应位于股骨头关节面下方5~12 mm。此区域骨质致密,螺钉拧入后具有良好的把持作用。头钉进入的深度如果距离股骨头关节面12 mm以上则把持作用明显减弱,螺钉松动及切割的发生率增加。

(2)髓内固定:髓内固定可分为顺行髓内针和逆行髓内钉(弹性髓内针)两类。

1)弹性髓内针:1970年Enders等人首先报道应用3根较细而且更有弹性的髓内针治疗股骨转子间骨折,在股骨转子部可分别放置于压力、张力骨小梁处,提高了固定的稳定性,在20世纪70~80年代得到广泛应用。其优点是:①手术时间短,创伤小,出血量少;②患者肢体功能恢复快;③感染率低;④骨折延缓愈合及不愈合率低。缺点有术后膝关节疼痛;髓内针脱出;髓内针穿出股骨头;术后外旋畸形愈合等。近年来,Enders针在成人股骨转子间骨折的应用逐渐减少。仅用于小儿下肢骨干骨折。

2)顺行髓内针:顺行髓内针固定股骨转子间骨折在近年来有很大发展,主要有Gamma钉、PFN,PFN-A,Intertam,Asian IMHS等。其特点是通过髓内针插入一螺栓至股骨头颈(Interlocklng)。其优点:①有固定角度的螺栓可以维持复位后的股骨颈干角;②有效地防止旋转畸形;③骨折闭合复位,髓内固定使骨折端血运干扰减少,提高骨折愈合率;④中心位髓内固定,内固定物所受弯曲应力较钢板减少,内固定物断裂发生率降低。

Gamma钉近端部分直径较大,固定牢固。生物力学结果发现固定之后股骨近端所受应力明显减少而股骨远端所受应力是增加的。因此,在靠近钉尾部的股骨远端常发生继发骨折。文献报道的发生率为1%~8%。另外其头钉较为粗大,又只是单枚螺钉。抗旋转能力较差,螺钉在股骨头中切割的发生率较高。

一般认为髓内固定对于骨折端血运干扰小,手术创伤轻微。骨折愈合率高。但手术操作要求较高。固定之前骨折需获得良好复位。在某种情况下只有外展位才能获得复位而在此位置髓内针则无法打入。另外髓内针操作技术的学习曲线较长。目前普遍认为,对于稳定型股骨转子间骨折髓外固定即可。而对于不稳定型股骨转子间骨折,特别是反转子间骨折,由于髓内针属中心位固定而具有很好的抗弯能力,应视为首选。

(四)在股骨转子间骨折治疗中有几个问题特别需要注意

1.逆转子间骨折

由于该部位本身的力学不稳定性,髓内固定应为首选。并尽可能闭合复位以保留骨折端血供,以保证骨折愈合。如果只能采取髓外固定则应选择 DCS。DCS 对于骨折近端的支持固定可以防止骨折近端向外移位,而 DHS 对于骨折近端没有任何控制作用,股骨头颈的拉力螺钉又可以在套筒内滑动,股骨头颈所受到的轴向应力可以造成骨折近端向外侧移动从而使复位丢失,因此 DHS 在逆转子间骨折应该禁用。

2.外侧壁破裂,不稳定性增加

外侧壁是内固定材料把持的唯一部位,同时也是维持骨折固定后稳定性的重要因素。外侧壁的破裂,使得多数内固定材料(髓内固定,DHS)的近端失去骨性支持而又不存在任何固定,因而骨折端极不稳定。常见的移位有两种:①骨折近端向外侧移位。②骨折发生旋转移位(旋转性切割)。此时头钉并没有穿出股骨头,但在股骨头中的位置明显改变。旋转移位发生后,患者臀中肌肌力减弱因而出现臀肌步态。外侧壁破裂的原因:①原始破裂。②医源性损伤。对于原始存在外侧壁破裂的股骨转子间骨折应该在 DHS 基础上附加转子钢板固定,或采取股骨近端钢板固定,以加强外侧壁的支持。对于外侧壁薄弱存在潜在劈裂风险的股骨转子间骨折,Gotfried 设计并应用 PCCP 钢板,对于控制骨者近端的旋转移位非常有效。

3.股骨转子间骨折钢板固定

目前随着锁定钢板的普及应用,一些医师对于股骨转子间骨折采用锁定钢板固定。很多公司纷纷推出各种股骨近端锁定钢板。应该明确,钢板固定是偏心固定,抗弯曲应力强度较差,不适当的负重后钢板断裂率很高,不应作为常规固定方式。其适应证很严格:①外侧壁严重破裂。②某些翻修手术(如 DHS 失效后股骨头颈中部不适合置放常规头钉)。

4.髓内钉固定后隐性出血

髓内钉的固定曾被认为创伤较小。但临床发现对于软组织的创伤与髓外固定无异。近年来很多医师特别注意到髓内钉固定后隐性出血问题。患者术后明显大腿肿胀,有时伴有大片皮下淤血。血红蛋白明显降低。祝晓忠等在对于 PFNA 固定的股骨转子间骨折患者围术期的研究发现,围术期总出血量 706～937 mL,其中 80% 为隐性出血。Foss 等人的研究显示股骨转子间骨折髓外固定组平均出血量 547 mL 而髓内固定组平均出血量高达 1473 mL。因此老年股骨转子间骨折髓内固定后要密切观察患者血红蛋白,血细胞比容的变化,必要时积极输血纠正。

选择不同的内固定方法,除根据医师操作技术熟练程度、内置物供应情况及价格等因素以外,仅由原始骨折类型、骨折粉碎程度以及骨质疏松严重程度去综合分析,或可得出以下的意见:髓外固定适用于 AO 分类之 A1 和 A2-1 型稳定转子间骨折,如果患者骨折虽然稳定但有严重之骨质疏松亦应选用带锁髓内固定。对于 A2-2、A2-3 型和 A3 型应选用带锁髓内固定。

5.外固定支架

外固定支架治疗股骨转子间骨折时有报道。其优点是手术操作简便,创伤轻微。缺点是术后活动不方便,近端针道感染率较高,膝关节活动受限。需严格进行针道护理。主要应用于严重多发创伤及老年体弱多病,无法耐受内固定手术的患者。

6.人工关节置换

人工关节置换术主要应用于严重粉碎股骨转子间骨折并伴有严重骨质疏松的患者,其目的在于减少卧床时间,早期下地部分或全部负重。由于股骨转子间骨折常累及股骨矩,使得人工关节置换后的稳定性降低,因此适应证的选择非常严格。

(潘朝晖)

第八节　股骨干骨折

股骨干骨折是发生于股骨小转子远侧 5 cm 以远至距股骨内收肌结节 5 cm 以内的骨折,占成人股骨骨折的 36.27%,主要见于 21~30 岁年轻男性和 31~40 女性。在 AO 分型中,A 型占 70.26%,B 型占 18.17%,C 型占 11.57%。其中中段骨折最常见,开放性骨折少见,双侧股骨干骨折往往合并其他系统的损伤,死亡率高达 1.5%~5.6%,少数股骨干骨折会伴有内侧血管的损伤。

一、损伤机制

(一)直接暴力
高能量损伤,如车祸撞击,挤压,枪击等,常见于年轻患者,多导致横行或粉碎性骨折。

(二)间接暴力
(1)高能量损伤,杠杆作用、扭转作用,如高空坠落、疲劳行军等,常见于年轻患者。

(2)低能量损伤,病理性骨折,常见于老年患者。间接暴力多导致斜形或螺旋形骨折。

二、骨折分型

股骨干骨折常用的分型系统为 AO-OTA 分型系统,根据 AO-OTA 分型系统将股骨干骨折分为三型。A 型为简单骨折;A1 亚型为螺旋骨折,A2 亚型为短斜形骨折,A3 亚型为横断骨折。B 型为楔形骨折,B1 亚型为螺旋形蝶形骨块;B2 亚型为斜行蝶形骨块;B3 亚型为粉碎的蝶形骨块。C 型为复杂骨折,C1 亚型为复杂螺旋形骨折;C2 亚型为节段性骨折;C3 亚型为复杂不规则形骨折。

三、治疗方法

(一)非手术治疗
牵引是治疗股骨干骨折历史悠久的方法,可分为皮牵引和骨牵引,皮牵引只在下肢损伤的急救和转运时应用。骨牵引在 1970 年以前是股骨干骨折最常用的治疗方法(图 9-26),现在则只作为骨折早期固定的临时方法,骨牵引有足够的力量作用于肢体使骨折获得复位,通常使用胫骨结节骨牵引或股骨髁上骨牵引,股骨髁上骨牵引比胫骨结节骨牵引能够对骨折端提供更为直接的纵向牵拉,但在骨折愈合后膝关节僵直的发生率较高。

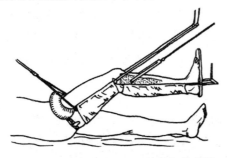

图 9-26　应用 Thomas 架进行骨牵引

虽然股骨干骨折的治疗已转移到手术治疗,但患者偶尔也必须采取牵引治疗,过去几十年在治疗开放和闭合损伤方面取得了成功,仍需要掌握这方面的知识。

(二)手术治疗

1.外固定架

由于外固定架的固定针经常把股四头肌与股骨干固定在一起,所形成的瘢痕能导致永久性的膝关节活动丧失,另外股骨干骨折外固定架固定针横穿髂胫束和股外侧肌的肌腹后针道感染率高达50%,所以现在外固定架不能作为闭合股骨干骨折的常规治疗方法。外固定架可作为一种股骨干骨折临时固定。外固定架固定股骨干骨折最主要适应证常用于多发创伤,这种损伤由于合并其他损伤需要进行快速、稳定的固定;外固定架固定股骨干骨折还用于Ⅲ型开放性骨折。这些患者一旦情况改善,可将其更换为内固定(接骨板或髓内针),多数学者认为2周内更换为内固定是安全的。超过2周应在取出外固定架后全身应用抗生素和局部换药,2周后再更换为内固定。

2.接骨板

切开复位接骨板内固定现在不再是治疗股骨干骨折的首选方法。其手术适应证包括髓腔极度狭窄的骨折;邻近骨折的骨干有畸形;股骨干骨折合并同侧股骨颈骨折;合并血管损伤需广泛暴露以修补血管的严重骨折;多发创伤不能搬动的患者等。

接骨板内固定的优点主要有直视下骨折切开复位可以获得解剖或近解剖复位;不会增加骨折以远部位损伤,如股骨颈骨折和髋臼骨折等;不需要特殊的设备和放射科人员。缺点一是固定所需要广泛剥离软组织、形成股四头肌瘢痕、大量失血。二是接骨板固定属偏心固定,力臂比髓内针长1~2 cm,增加了内固定失效的危险。文献所报告的内固定的失效率是5%~10%,股骨干骨折接骨板内固定的感染率高于保守治疗和闭合复位髓内针内固定,感染率是0~11%。三是由于接骨板下骨皮质的血供受到损害或产生的应力遮挡效应,可造成接骨板取出后发生再骨折。

简单的骨折,最少也应该应用10孔的宽4.5的接骨版。对于粉碎性骨折,骨折端两侧至少有5枚螺丝钉的距离。过去推荐每侧至少8层皮质固定,现在接骨板的长度比螺丝钉的数目更重要。应用长接骨板和少的螺丝钉固定并没有增加手术的创伤,螺丝钉经皮固定接骨板。每侧3枚螺丝钉固定,生物力学最大化,1枚在接骨板的末端,1枚尽可能接近骨折端,1枚在中间增加接骨板和骨的旋转稳定性。横断骨折可以预弯接骨板,通过加压孔加压骨折端。斜型骨折应用通过接骨板的拉力螺丝钉加压骨折端。对于粉碎性骨折采用接骨板固定时应用牵开器复位股骨干骨折以获得正常的力线和长度,不追求绝对的解剖复位,避免了一定要获得解剖复位而对骨折端软组织进行的广泛剥离,也不剥离骨折端,并使用桥接接骨板代替加压接骨板,骨痂由骨膜形成而不是一期愈合,缩短了愈合时间,明显改善了接骨板固定的临床疗效。

尽管接骨板有许多缺点,但只要正确选择其适应证,正确掌握放置接骨板的手术技术,也可取得优良的结果。

3.带锁髓内针

股骨干大致呈直管状结构,是进行髓内针固定的理想部位。髓内针有多个优点:第一,髓内针所受到的负荷小于接骨板,使得它不易发生疲劳折断;第二,骨痂受到的负荷是逐渐增加的,刺激了骨愈合和骨塑形;第三,通过髓内针固定可以避免由于接骨板固定所产生的应力遮挡效应而导致的骨皮质坏死。在理论和实践中,髓内针固定比其他形式的内固定和外固定还有许多优点。

虽然进行闭合髓内针固定需要特殊的设备和放射技术人员,但是它容易插入,而且不需要接骨板固定时的所进行的广泛暴露和剥离。因为闭合髓内针技术没有破坏骨折端的血肿,也没有干扰对骨折愈合早期起关键作用的细胞和体液因子,所以闭合髓内针技术是股骨骨折的一种生物固定,较小的手术剥离和减少感染率。

(1)顺行带锁髓内针(髓内针从近端向远端插入):闭合复位顺行带锁髓内针固定是治疗股骨干骨折的金标准。愈合率可高达99%,而感染率和不愈合率很低(<1%)。顺行带锁髓内针几乎适合于所有股骨干骨折。闭合带锁髓内针的临床结果大部分取决于术前、术中仔细计划。包括髓内针的长度和直径:长度应在股骨残留骺线和髌骨上缘之间,直径不<10 mm;体位、复位方法和是否扩髓和锁钉的数目。精确的髓内针入点是非常关键的,开孔应在转子中线的后侧和大转子窝的转子突出的内侧。这样保证开孔将位于冠状面和矢状面股骨干髓腔轴线上。对于所有骨折进行常规静力锁定可以减少继发于没有认识到的粉碎性骨折的术后内固定失效。

(2)逆行髓内针(髓内针从远端向近端插入):逆行髓内针的主要优点是入点容易,骨折复位不影响其他部位的损伤。主要适应证有同侧股骨干骨折合并股骨颈骨折、髋臼骨折、胫骨骨折、髌骨骨折和胫骨平台骨折。相对适应证是多发创伤的患者,双侧股骨干骨折,肥胖患者和孕妇。对于多发骨折或多器官损伤的患者,平卧位对患者的稳定最好,逆行髓内针插入能够快速地完成,双侧股骨干骨折用逆行髓内针固定不用变换体位,血管损伤的患者需要修复血管,可以快速插入不锁定的髓内针有利于血管修复,肥胖的患者,顺行髓内针入点非常困难,而逆行髓内针较容易。

逆行髓内针的禁忌证是膝关节活动受限和低位髌骨,不能够合适插入髓内针,转子下骨折由于逆行髓内针对稳定性的担心,也不易选用逆行髓内针;开放骨折有潜在的感染的危险,导致膝关节感染,也不可以选择逆行髓内针。

(三)术后康复

1.指导活动

闭合髓内针术后,患者尽早能够忍受的肌肉和关节活动。指导患者股四头肌力量练习和渐渐负重,所有患者应尽早离床活动,对于多发创伤患者,即使仅仅坐起来也可减少肺部并发症。

2.特殊类型骨折的治疗

未合并其他部位骨折和软组织损伤的股骨中段简单的横断和短斜骨折,用闭合髓内针治疗容易。但是多数股骨干骨折的部位和类型复杂可能合并其他损伤,所以多数股骨干骨折治疗时需要在标准髓内针做一些改进,以下常见情况是股骨干骨折特殊治疗。

(1)粉碎性骨折:粉碎性骨折是高能量损伤的标志。粉碎性骨折常伴随大量失血或开放性骨折,发生全身并发症如脂肪栓塞综合征也高。静力锁定带锁髓内针已取代其他方法用于治疗粉碎性骨折。这些髓内针可达到远近端的髓腔,恢复股骨的轴线,没必要复位粉碎性骨折,骨折块自髓腔移位2 cm,不影响骨折愈合,在此部位将形成丰富的骨痂。在系列X线片的研究中,在骨折愈合过程中移位的皮质骨块成角和移位逐渐减少。不建议用髓内针加钢丝捆绑骨折块这种方法,这种方法是引起骨折愈合慢或不愈合的主要原因。

(2)开放性股骨干骨折:股骨干开放性骨折通常是由高能量的损伤引起,还可能合并多个器官的损伤。股骨干开放性骨折过去几十年的临床研究表明积极的手术治疗更能取得明显效果。Ⅰ和Ⅱ型的开放性骨折髓腔没有肉眼污染最好急症用髓内针治疗。ⅢA开放股骨干骨折如果清创在8小时内可行髓内针固定,如果存在清创延迟或ⅢB损伤,可选择外固定架治疗。股骨干开放性骨折合并多发创伤的患者,应用外固定架固定治疗。对于动脉损伤需要修补的骨折（ⅢC)外固定架是最好的稳定,因为它能快速完成血管修复后再调整。肢体血供恢复后,外固定架可以换成接骨板或髓内针。ⅢC 开放性骨折合并多发损伤不稳定的患者,有截肢的相对适应证。

(3)股骨干骨折合并同侧髋部骨折:股骨干骨折合并同侧股骨颈骨折的发生率 1.5%～5%。股骨颈骨折通常为垂直剪切(PauwelⅢ)型,股骨颈骨折移位小和不粉碎。股骨干骨折时因不能用 X 线诊断整个股骨全长,股骨颈骨折常被延迟诊断,1/4 到 1/3 的股骨颈骨折初诊时被漏诊,股骨干骨折合并同侧隐性股骨颈骨折早期漏诊率更高,临床医师应通过对患者的受伤机制分析,应考虑隐性股骨颈骨折的可能,术前可用 CT 明确诊断,行股骨干骨折带锁髓内针时术中和术后密切注意股骨颈骨折存在,可以减少股骨颈骨折的延误诊断。

现在最常用的方法是用逆行髓内针固定股骨干骨折,股骨颈骨折用空心钉或 DHS 固定,还有接骨板加空心钉固定,顺行髓内针加空心钉固定股骨干合并股骨颈骨折,重建髓内针用一内固定物同时有效固定股骨近端和股骨干两骨折,后两项技术的主要并发症是对一些股骨颈骨折不能达到解剖复位。

(4)股骨干骨折合并同侧髋关节脱位:文献报道的这种损伤 50%的髋脱位在初诊时漏诊。髋脱位后平片股骨近端内收,所以对股骨干骨折进行常规骨盆 X 线片检查是避免漏诊的最好方法。股骨干骨折合并同侧髋关节脱位需急症复位髋脱位,以预防发生股骨头缺血坏死,股骨干用接骨板或髓内针进行固定。伤口关闭后闭合复位髋脱位。

(5)股骨干骨折合并同侧股骨髁间骨折:股骨干骨折合并股骨髁间骨折存在 2 种类型。一是股骨髁间骨折近端骨折线与股骨干骨折不连续;二股骨髁间骨折是股骨干骨折远端的延伸。这种损伤有多种方法治疗,包括两骨折切开复位一接骨板固定;两骨折切开复位分别用两接骨板固定;股骨髁间骨折切开复位,而在股骨干插入髓内针进行固定。带锁髓内针对这 2 处损伤可提供良好的固定,特别对股骨髁间骨折无移位者。

(6)髋关节置换术后股骨干骨折:髋关节置换术后股骨干骨折不常见,外伤后,应力集中在股骨假体末端引起骨折,这种骨折分为 3 型:Ⅰ型,螺旋骨折起于柄端的近端,骨折位置被假体末端维持。Ⅱ型,在假体末端的骨折。Ⅲ型,假体末端以下的骨折。治疗根据骨折类型和患者是否能耐受牵引和第 2 次手术,Ⅰ型骨折假体柄维持骨折稳定,骨牵引 6～8 周,这时患者有足够的骨痂也许保护性负重,通常需要带骨盆的股骨支具。Ⅱ型骨折可以保守治疗,也可以把以前的股骨柄换为长柄,Ⅲ型骨折可以保守治疗或切开复位加压接骨板内固定。如Ⅲ型骨折发生在股骨远 1/3,可以用逆行髓内针治疗。

四、并发症

并发症的类型与严重程度和治疗骨折的方法有关。近年随着治疗的改进特别是闭合带锁髓内针出现并发症明显降低。

(一)神经损伤

在治疗股骨干骨折中引起神经损伤有以下几种形式:骨牵引治疗的患者小腿处于外旋状态,腓骨近端受到压迫,腓总神经有可能损伤,特别在熟睡和意识不清的患者容易发生。这种并发症通过调整牵引方向,在腓骨颈部位加用棉垫,鼓励患者自由活动牵引装置来避免。

术中神经损伤的原因:一是复位困难过度牵引,复位困难的原因是手术时间延迟,试图强行闭合复位,牵引的时间长、力量大,一般股骨干骨折3周后闭合复位困难,采取有限切开能够避免这种并发症。二是患者在手术床不适当的体位直接压迫。会阴神经和股神经会受到没有包裹的支柱的压迫。仔细包裹水平和垂直面的支柱可以防止这种损伤。

(二)血管损伤

强大的暴力才能导致股骨干骨折,但血管损伤并不常见。虽然穿动脉破裂常见,在骨折部位形成局部血肿,但股骨干骨折后股动脉损伤<2%,由于血管损伤发生率低往往被忽视。穿动脉破裂术后患者血压不稳定,股骨干局部肿胀可触及波动,应立即手术探查,结扎血管,清除血肿。

股动脉可以是完全或部分撕裂或栓塞和牵拉或痉挛。微小的撕裂可以引起晚期血管栓塞。虽然下肢通过穿动脉有丰富的侧支循环,股动脉栓塞不一定必然引起肢体坏死,但是血管损伤立即全面诊断和治疗对保肢非常重要。

(三)感染

股骨干骨折接骨板术后感染率约为5%,闭合带锁髓内针感染率<1%。感染与骨折端广泛剥离、开放性骨折、污染的程度和清创不彻底有关。多数感染患者在大腿或臀部形成窦道流脓。患者在髓内针后数周或数月大腿有红肿热痛,应怀疑感染。平片可以看到骨膜反应和骨折部位密度增高的死骨,血液检查包括白细胞记数和血沉、C反应蛋白对诊断不重要,对评价以后的治疗有一定帮助。

股骨感染需要手术治疗,如果内固定对骨折稳定坚强应保留,治疗包括彻底清除死骨和感染的软组织、伤口换药和合理应用抗生素。多数股骨干骨折即使存在感染也可在4～6个月愈合,骨折愈合到一定程度可取出髓内针,进行扩髓取出髓腔内感染的膜和骨。如果内固定对骨折不能提供稳定,需考虑其他几种方法。骨折稳定程度通过髓内针锁定或换大直径髓内针来增加。如果股骨干存在大范围死骨,取出髓内针后彻底清创,用外固定架或骨牵引固定,在骨缺损部位放置庆大霉素链珠。患者在伤口无渗出至少3个月后,开始植骨。

(四)迟延愈合和不愈合

骨折不愈合的定义和治疗还存在许多争议,迟延愈合指愈合长于骨折的愈合正常时间。股骨干骨折6个月未获得愈合即可诊断为迟延愈合。诊断不愈合最少在术后6个月结合临床和连续3次X线无进一步愈合的迹象诊断,多数骨不愈合的原因是骨折端血供不良、骨折端不稳定和感染和骨折端分离骨缺损和软组织嵌夹,骨折端血供不良主要原因是开放性骨折和手术操作中对骨折端软组织的广泛剥离,骨折端稳定不够主要是髓内针长度不够和继发的锁钉松动。另外既往有大量吸烟史,术后非甾体抗炎药的应用和多发创伤也是骨折不愈合的因素。

有多种方法治疗骨折不愈合,包括动力化、交换大直径的髓内针、接骨板固定和植骨,或几种方法合并使用。动力化通过去除锁钉的方法治疗骨折不愈合,似乎是一种简单有吸引力的方法,但临床报告很失望,一项报告治疗骨折迟延愈合,在4～12个月动力化,一半以上的患者不愈合,需要其他治疗,问题严重的是一半患者肢体短缩2cm以上,因此常规不推荐动力化。扩髓换大直径髓内针临床报告的区别很大,愈合率有的达96%,有的只有53%。效果不明确。有学者报告取出髓内针后采用间接复位的方法用接骨板固定加自体髂骨植骨的方法取得了明显的疗效。骨折端存在明显不稳定时,在髓内针加侧板稳定旋转不稳定,是一种简单有效经济的方法,报道愈合率可达100%。

(五)畸形愈合

股骨干骨折畸形愈合在文献中被广泛讨论,短缩畸形愈合一般认为短缩>1cm,但>2cm

患者就可能产生症状。成角畸形通常定义为在矢状面(屈-伸)或冠状面(内-外翻)>5°的成角,髓内针固定总发生率在 7%～11%。髓内针固定预防成角畸形应在复位、扩髓、插入和锁钉时注意。正确的入点和保证导针居髓腔中央能够减少成角畸形的发生。如导针偏离中心,可以通过一种称为"挤压"(Poller)螺丝钉的技术矫正。严重的畸形愈合通过截骨矫正,再用带锁髓内针固定。旋转畸形<10°的患者无症状,超过15°可能有明显的症状,表现在跑步和上楼梯有困难。术后发现超过15°的旋转,应立即矫正。

(六)膝关节僵直

股骨干骨折后一定程度的膝关节僵直非常常见,僵直与骨折部位、治疗方法和合并的损伤有关。颅脑损伤和异位骨化都会影响膝关节活动,多数认为接骨板固定会使膝关节僵直。股骨干骨折在屈曲和伸直都受影响,一般表现为被动屈曲和主动伸直受限。屈曲受限主要是股四头肌瘢痕,特别是股内侧肌。积极主动的膝关节活动练习能够有效地预防。股骨干骨折固定后在开始 6～12 周无明显进展,需要考虑麻醉下活动,晚期行膝关节松解术。

(七)异位骨化

髓内针后臀肌部位的异位骨化的确切原因还不清楚。可能与肌肉损伤导致钙代谢紊乱有关,也可能与扩髓碎屑没有冲洗干净有关,但前瞻性研究,冲洗髓内针伤口并未减少异位骨化的发生。异位骨化临床上症状少,很少有异位骨化影响髋关节的活动报道,推荐在股骨干骨折获得愈合和异位骨化成熟后进行治疗,可同时进行髓内针取出和切除有症状的异位骨化,术后用小剂量的放疗或口服吡罗昔康。

(八)再骨折

股骨干骨折愈合后在原部位发生骨折非常少见,多数发生在接骨板取出后 2～3 个月,且多数发生在原螺丝钉钉孔的部位。预防再骨折:一是内固定物一定要在骨折塑形完成后取出,通常接骨板是术后 2～3 年,髓内针是术后 1 年;二是取出接骨板后,应逐渐负重,以使骨折部位受到刺激,改善骨痂质量。股骨干再骨折通常可采用闭合带锁髓内针治疗,一般能够获得愈合,患者可很快恢复完全负重。

(潘朝晖)

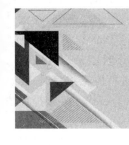

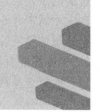

第十章 美容整形

第一节　激光在美容整形方面的应用

一、激光治疗全身多毛症

普通毳毛部及应被毛的皮面存在大量毛发,甚或遍及全身,称全身多毛症。

(一)病因及临床表现

本病有家族史,与内分泌有关,患者的毛囊对正常的游离雄激素水平过敏,起始于青春期到20多岁,导致毛发增多。

临床表现:本病分为先天性全身多毛症和后天性全身多毛症。先天性全身多毛症见于小儿出生后历时不久,全身毛旺盛、与日增长,硬毛如兽毛称为毛孩。后天性全身多毛症在发育期出现硬毛较一般人显著增多,如多囊卵巢综合征,全身毛发加重。局部性多毛症、先天性局部多毛症,与遗传因素有关。可由于各种畸形变化:①年龄畸形,儿童早期发育成熟须髭、腋毛及阴毛生长旺盛。②部位畸形,普通毳毛部生长硬毛,见于骶骨部(常合并先天性脊椎骨破裂)、颜面、肩胛、四肢伸侧或沿行 Voigt 线屡见发生。

后天性局部多毛症,有人认为与内分泌机能障碍有着重要关系,同时将其分为3型。①妊娠性局部多毛症。②停经性多毛症。③肾上腺肿瘤多毛症。如女性肾上腺皮质肿瘤引起的局部多毛症,外貌上显示男性变化。多余的体毛或面部汗毛困扰着数百万的女性,越来越多的男性也为过多的体毛而感到尴尬。

多年来人们尝试了各种各样的方法:剃须刀刮剃、蜡脱、镊取及化学脱毛膏,但都是只能解决一时。电针去毛相对有效,但治疗时的疼痛使患者难以接受。激光脱毛以其方便快速、安全高效的特点成为去除多余毛发的主要手段。

(二)治疗

激光治疗的机制是破坏毛囊中的黑色素,令其吸收激光能量,发生退行性变性、毛囊小型化等,从而达到脱毛的目的。治疗时边做边冷却,一定程度上保护了脱毛处皮肤免于热损伤。

(1)半导体激光治疗机波长为 800 nm,激光治疗去除毛发必须满足两个重要条件:第一,激光充分被毛囊组织吸收;第二,激光能够有效地穿过皮肤到达毛囊所在的位置。半导体波长为

800 nm,处于光谱的近红外区域,黑色素吸收较好,有效地去除人体任何部位和深度的毛发。最佳脱毛效果所需的激光脉冲时间与毛发粗细有关,并且掌握好在毛发生长期内进行。毛发越粗所需的激光治疗时间越长,Light Sheer 半导体激光脱毛机的激光脉冲时间从 5～100 毫秒,在黄种人中属于Ⅱ～Ⅲ类皮肤类型中使用脉宽30～100 毫秒,能量密度值 $10～60 J/cm^2$ 以内均能获得理想的脱毛效果。有自制冷却系统,又能有效保护表皮不受热损伤。对治疗时能量密度的选择,则根据毛发的粗细、密度及皮肤颜色质地而选择不同能量密度,如对发际进行脱毛治疗时,能量密度应选择在$20 J/cm^2$左右开始,在前臂和腿部能量和密度可选择$35～38 J/cm^2$。在选择能量密度时可从小到大,观察数分钟后看其每个毛囊位置上有粉红色小丘疹,为治疗的合适能量。治疗后局部皮肤发红,像被太阳晒过一样,24～48 小时后皮肤颜色恢复正常。不同部位脱毛时间不同,最短几分钟,最长为 1～2 小时,如上唇、腋毛仅需 5～10 分钟,腿部需治疗 1～2 小时。不同部位毛发的生长期不同,间隔治疗时间亦不同。一般面部及腋窝间隔 4～8 周,而腿部间隔 8～12 周,前臂及胸部则需间隔 8～10 周再做下一次治疗。对每个患者的治疗过程要做好相关的记录(主要记录能量密度),为下一次治疗作参考。如果第一次治疗后无不良反应,可根据患者皮肤类型适当增加 $1～3 J/cm^2$,这样做效果会好些。治疗 4～5 次后,75%的人能达到永久脱毛的目的。每次治疗前先将毛发剃除,用冷的耦合剂或冷凝胶涂抹患处后再进行脱毛治疗,每次治疗后给予冰敷 30 分钟以上效果更好。Light Sheer 半导体激光脱毛机又新推出脉宽 200～400 毫秒,其能量和密度可调至 $100 J/cm^2$,适合各种类型的皮肤,对于肤色较深的皮肤选择长脉宽,是对皮肤的一种保护。选择能量密度的原则是,根据毛发的粗细选择不同大小的能量。对于毛发较粗的亚洲人,能量密度选择高一些效果更好些。经过 4～5 次的治疗后,可取得良好的效果。

(2)IPL Quantum SR 光子脱毛机,它的治疗光为红光到近红外光段光谱。临床上可治疗所有类型皮肤的多余毛发,把脱毛临床应用提升到一个新的高度。它的作用更持久,应用更广泛。更大的光斑加快了治疗速度,可为全身任何部位、任何深度和任何颜色毛发的去除。

(3)E 激光治疗脱毛,这项技术充分联合光能和高频电磁波优势互补,通过毛发对光能选择性吸收,E 光有效均匀加热毛干和毛囊,由于 E 光能量特别集中作用于毛囊,从而能更彻底地破坏毛发,对包括浅色和白色在内的任何颜色、任何粗细和深度的毛发都能有效治疗。高频电磁波能量为 $5～25 J/cm^2$,光能量 $10～30 J/cm^2$,光谱范围在 680～980 nm,红光至近红外光进行脱毛治疗。这种 E 光机光斑较 Light Sheer 半导体激光脱毛机光斑大,它的光斑范围是 12 mm×25 mm。治疗时痛苦小、速度快。激光脱毛治疗效果如图 10-1。

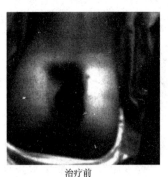 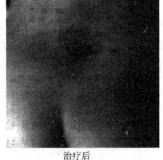

治疗前　　　　　　　　　　　治疗后

图 10-1　激光脱毛治疗效果

（4）飞顿1号治疗仪中650 nm 波长光子脱毛机,脉宽30～50毫秒,能量5～20 J/cm² 可调,一般亚洲人用40毫秒,能量选用13～18 J/cm²,可根据不同部位调节不同的能量。

二、激光去皱术

(一)病因及临床表现

面容的美是以五官端正、平衡、对称为基础的,而颜面部弹性会随年龄、性别不同而变化。一般认为,年龄在30岁以后,人的皮肤开始出现皱纹,如外眦处的眼角纹、额部的额纹等。40岁以后,随日光照射面部皮肤逐渐老化,皮肤衰老现象主要缘于日光照射后产生的紫外线(UV)对皮肤组织结构如胶原组织和弹性纤维的破坏;同时,皮肤表面的改变也受基因、人体内在因素以及疾病变化的影响,而且随着年龄的增长,皮肤也逐渐失去了弹性。面部松弛,皱纹逐渐增多,加深,眼眶、鼻唇沟加深,颞部、颊部脂肪退化而呈凹陷,下颌部皮肤松弛等,主要因为胶原纤维老化弹力降低,使人的面容逐渐变老。

(二)治疗

既往可做面部除皱手术解决治疗问题。除皱手术可根据患者情况而定,有局部除皱和全颜面除皱的不同。但不管是选择哪一种术式,在剥离时都要注意解剖层次,避免损伤面神经而造成不良后果,如可因水肿影响工作和生活,并遗留下瘢痕,影响美观。

近年来,随着激光技术的不断发展,给美容整形外科带来较为先进的光子嫩肤技术,克服了上述不良影响,给人们带来了美的享受。

（1）IPL 光子嫩肤仪,采用的治疗光为黄光到红光段光谱。光子嫩肤仪特定宽光谱的强脉冲光作用于皮肤组织,产生光热和光化学作用,刺激胶原蛋白生成,胶原纤维增生,使深部的胶原纤维和弹力纤维重新排列,并恢复弹性;同时,血管组织功能增强,循环改善。这些作用的共同存在,使面部皮肤皱纹消除或减轻,毛孔缩小;去除因光损伤引起的色素沉着、毛细血管扩张及纹理改变等各种光老化症状。IPL 治疗前先清洗治疗部位,并涂抹特定导光剂,其系统可依据病变的程度、种类和患者肤色的不同进行功能调整。治疗前,先进行1次试验,治疗时能量及脉宽一定要从低逐渐向高调整,以防患者难以承受。治疗时患者有轻微的针刺感,并且皮肤微微发红即可结束治疗,以免烧伤皮肤。使用第一部分时更换560 nm 波长滤光片;使用第二部分时更换590 nm 波长滤光片;使用第三部分时更换640 nm 波长滤光片,使用能量密度为20～45 J/cm²,脉宽6～26毫秒;使用第四部分时更换755 nm 波长滤光片,其能量密度可为15～45 J/cm²,脉宽6～18毫秒,治疗光斑34 mm×8 mm。在进行治疗时,注意不要超过以上能量,如使用一段时间后,可逐渐上升能量值,这样可以避免烧伤皮肤。一般是治疗整个面部,但也可以进行局部治疗。治疗后要对治疗部位进行冰敷冷却10～30分钟,治疗部位会有发红的现象,一般情况下1～2天会完全消失,色素斑治疗后7～10天治疗部位会色素加深,然后逐渐消失,由于光斑较大,操作简单方便,治疗整个面部仅需要用20分钟左右。治疗间隔时间为3周,治疗次数为3～5次,治疗后无需特殊处理,但要防止紫外线照射。

（2）美国生产的 Venusi Er:YAG 激光2940 nm 波长深层除皱技术,可用于不同的能量治疗或深或浅的表皮皱纹。使用单脉冲,平均功率20 W,脉宽300毫秒,单位脉冲能量200～2 000 mJ,光斑大小1～25 mm,可自动调整能量密度,确保治疗安全有效,并有速度快、治疗时间短、效益高的特点。

（3）E 光嫩肤治疗机突破了传统的激光和强脉冲光的治疗。强脉冲光和高频电磁波同时释放能量,通过靶组织对光能的选择性吸收,集中作用于真皮中的各种病变组织,在不损伤正常表皮的前提下安全无创清除面部各种色素性和血管性斑块,同时刺激胶原组织新生,恢复皮肤弹性,使得面部皮肤得到整体提升,重新焕发出健康动人的风采。光谱范围 $580\sim980$ nm。

(4)治疗采用半导体 800 nm 激光可达到一定的效果。

三、体形雕塑术

(一)病因及临床表现

一般地讲,作为躯干以及身体各部位的比例关系,遗传因素起着最主要作用。体形美的基本标准是骨骼发育正常,关节不显得粗大突起;肌肉发达均匀,皮下脂肪适当;双肩对称,男宽女圆;脊柱正视垂直,侧视曲度正常;胸部隆起,背部略呈"V"形;女性乳房丰满,有弹性不下垂,侧视有明显曲线,下腰细而结实,微呈圆柱形,腹部扁平,腿修长、浑圆,线条柔和而富有弹性;臀部圆满适度。其影响体形的原因次是因饮食营养过剩,引起肥胖的主要原因是脂肪堆积。对于局部曲线关系,有些需要从饮食、起居、生活习惯以及针对性锻炼等加以改善,使之完美。上述方法不能收效时,早期腹部可因脂肪组织过度而增厚,或因皮肤肌肉过度松弛而发生腹部臃肿沉坠变形。通过开刀手术做腹壁成型术可较好解决上述问题。而后通过小切口进行脂肪抽吸术。脂肪小丘(cellulite)或脂肪细胞团是由于脂肪细胞在浅筋膜间隔室内膨胀,受到间隔室的限制而形成橘皮样的外形,增生的脂肪细胞形成膨出的脂肪团。皮肤表面如小丘凹凸不平,常常出现在臀、髋和大腿,使大腿上部和臀部过宽过肥,均有峰凹状脂肪团块堆积。这些部位脂肪细胞的脂肪酸成分不同于其他部位的脂肪细胞。有些患者除了体形不美、服饰难选外,还会走路不方便,使大腿内侧皮肤因经常运动发生摩擦而破损;夏季则因大腿内侧与会阴部密贴,因汗渍而发生皮肤湿疹等,痛痒难忍。

(二)治疗

体形雕塑除目前所用的机械性脂肪抽吸术外,还可利用 Lipolite 新型激光 E 光机的新型机器,对峰凹状脂肪团进行治疗。分布在臀部、腰部、腹部的峰凹状脂肪团块经此治疗后大部分消除。Oqee 机器是目前非手术治疗效果最好的方法。Lipolite 新型激光 E 光机的新型机器,有三个组合部分:射频、真空负压、红外激光组成的 E 激光头。其治疗结果不会使重减轻很多,主要是使体型变得曲线更完美,类似局部减肥的效果。每周治疗 2 次,连续治疗 8 周后腰围比治疗前减少 6 cm 左右,臀围减少 5 cm 左右,大腿围减少 4 cm 左右,经过 $2\sim3$ 个月的治疗,平均 70%E 光治疗峰凹状脂肪团块效果满意。治疗效果较稳定后,如果体重不增,体形将会永久保持。

四、激光治疗痤疮

(一)病理及临床表现

痤疮又称为粉刺或青春痘,是青年男女中最常见的一种皮脂腺疾病。损害最初发生于毛囊上部,而不是原发于皮脂腺。痤疮极常见,可高达皮肤科门诊患者的 25%。有 80%~90% 的人在 $15\sim20$ 岁或更大时出现,它将成为青春期的一种早期征象。在青年女性可出现于月经初期前一年,高峰是 $15\sim20$ 岁,以后逐渐减少。男性似略高于女性,而严重的痤疮多见于男性。

1.病因和发病机制

痤疮根本的病因还未明了,目前有人认为是一种多因素疾病。毛囊角化、皮脂的分泌和某些微生物菌丛成为发病机制的主要因素。

初发时的结构变化是以位于毛囊漏斗部下方细胞角化方式出现的。在正常情况下,毛囊管壁角化鳞片排列较疏松,临床上早期形成的细小黑头粉刺角化物质变得致密,细小黑头粉刺细胞互相凝聚似更加紧密,含有不定形物质,可能是来源于角化过程中产生的脂质。痤疮患者较正常人产生过多的皮脂,重型痤疮者较轻型痤疮者分泌的皮脂多。不同类型痤疮患者皮脂的产生可有明显差别,其不仅与皮脂腺的活性有关,皮脂本身亦起到一定作用。包括皮脂可形成黑头粉刺;皮脂渗入皮肤组织可引起炎症反应;新生儿皮脂腺发育良好者可出现痤疮;青春期皮脂腺再度发育又可出现痤疮;痤疮还可受雌激素和 X 线对皮脂腺的抑制物所控制。某些研究资料试图证明,痤疮患者的皮脂成分与正常人的有所区别,但并未得出肯定的结论。有人发现患者皮脂中的亚油酸明显减少,故推测总的脂肪酸的减少可能与发病有关。

毛囊中可能寄存微生物菌丛中最重要的一种厌氧的多形态类白喉杆菌,即痤疮丙酸杆菌。11～15 岁无痤疮者可以没有痤疮丙酸杆菌,而有痤疮发病者,平均每平方厘米的痤疮丙酸杆菌数可达114 800。类似的差别也见于 16～20 岁年龄组。若年龄再大,则发生痤疮或不发生痤疮细菌数相同。葡萄球菌、细球菌和酵母菌虽存在于毛囊内,但无证据表明它们参与了痤疮的发病过程。尽管痤疮丙酸杆菌在痤疮发病中有重要意义,但痤疮不是细菌疾病。痤疮丙酸杆菌可作为致炎症因子,其细胞外产物如脂酶、蛋白酶和透明质酸酶及趋化因子能引起炎症反应。将此细菌悬液注入囊肿可引起脂质溶解和炎症反应。若注入的是死菌则炎症反应很轻微,若将此类活菌注入真皮会引起轻度或中度中性粒细胞浸润。

2.临床表现

痤疮的好发部位在面部,其次为胸、背和肩胛,躯干的皮损倾向于集中在中线附近。痤疮为多数形态皮疹,当以某种类型损害为主时,仔细观察能发现其他类型的皮损。黑头粉刺为面部原发损害,无炎症;若为白头粉刺时较难被发现,它表现为洁白色轻度高起小丘疹,临床上常见不到开口,若将表皮伸展,才能见到。因为这种封闭的粉刺可成为大的炎症损害的前驱体征,有其重要的临床意义。随着毛囊开口的扩大,白头粉刺可演变为黑头粉刺,这种开放的粉刺平坦或略高起,中心毛囊嵌入。痤疮的炎症损害从仅伴有炎症的小丘疹,到出现脓疱和瘢痕形成,以至大的触痛性波动的结节。这些损害真皮内均有炎性浸润。痤疮的病程长短不一,但一般在 25～30 岁后逐渐减轻或自愈,只有极少数患者中年后还迁延不愈。自愈后颜面部会遗留许多细小凹凸不平点状的瘢痕,使肌肤失去光泽和弹性,影响面部的形象美观。

(二)治疗

(1)E 光(Elos™)技术是光能和电能优势作用的联合发挥,为皮肤嫩肤光滑及痤疮治疗提供全新的治疗方案。以 E 光为基础的专利 Acneleve 光动力疗法输出的蓝光、红光和高频电磁波,精确作用于皮脂腺和痤疮等组织,利用蓝光杀死痤疮丙酸杆菌,红光和高频电磁波的联合作用降低皮脂腺活性。用于治疗痤疮的高频电磁波能量选择5～20 J/cm²,光能量选择 6～18 J/cm²,光谱范围400～980 nm。

(2)Clear Light 光子痤疮治疗仪治疗速度快、疗程短,疗效能够立竿见影,总治疗时间是口服用药及局部用药的 1/3。独特光子痤疮治疗技术(APCTM)采用 420 nm 强光,穿透快速杀灭痤疮丙酸杆菌所在皮肤深度,有效且安全。它独特的光谱刺激内源性卟啉大量增生,抑制了痤疮丙酸杆菌生长,从而使痤疮减少。进行痤疮治疗,每周 2 次,共治疗 8 次,总疗程为 4 周,能获得满意疗效。它的能量密度最大 200 mW/cm²,光源类型属于连续光,标准治疗光谱为405～420 nm。对皮肤没有任何刺激,没有光敏现象,治疗过程轻松,无任何痛苦,无不良反应,无需休假。机器操作简单,治疗时间短,单次治疗时间只需 10 分钟,治疗人员无须在旁守候。

(3)飞顿 1 号 420 nm 波长的强光可治疗痤疮。

五、激光治疗妊娠纹和肥胖纹

(一)病因及临床表现

因肥胖及妊娠使皮肤过度扩张而后产生妊娠纹或肥胖纹,或因在青少年时期营养过剩致使体形肥胖者,到一定年龄后体重下降、消瘦后产生的肥胖纹。90%以上孕妇都会出现妊娠纹,由于怀孕期间腹中的胎儿不断生长,腹部不断增大,致使大量弹力纤维断裂,在腹部形成紫红色或紫褐色的皮肤纹理。待胎儿离开母体后腹部逐渐回缩,使其原有紫红色或紫褐色的皮肤纹理逐渐恢复成类似瘢痕组织。随着时间延长妊娠纹形成类似鱼鳞状腹部多层皱纹组织。

(二)治疗

(1)光子妊娠纹治疗仪的波长范围为 290~320 nm 的紫外光。它能够刺激黑色素细胞的移行和增生,同时促进黑色素产生和成熟,从而有效地恢复皮肤脱失色素,让腹部重新恢复均匀的颜色。它的治疗机制,不是使断裂的弹力纤维复生,而是通过紫外光的局部照射,使色素加深,从而获得完好如初的腹壁色泽,形态一致的皮肤。须经多次或十几次治疗才能达到目的。在开始治疗时只有 50%的患者治疗后褪色,所以是一个较费时但也是唯一的治疗方法。本机配有 6 个治疗孔模板,在 24 小时前做预光治疗实验,观察何种红斑反应,然后在每个孔给予不同的治疗能量,每孔增加能量 3~5 mJ/cm² 成阶梯状。如无反应,说明能量过低;如果光斑成暗紫色,说明能量过大,只有红斑才是合适剂量。治疗光斑的大小和形态可根据病变部位的形状调节,直径为 16 mm 的圆形、线形、楔形和弧形。能量密度 50~400 mJ/cm²,10 mJ/cm²,分档可调,脉宽 0.5~2.0 秒,使用其特殊设计的手具将光子数准确传输到治疗部位,光纤传输瞄准光及距离探针,使治疗视野清楚,以提高治疗的准确性。治疗间隔 3~4 周一次,需要治疗 8~10 周以上,历时持久才能使腹部重新恢复青春的活力。

(2)飞顿 1 号治疗仪采用最新的高能紫外光子技术,强脉冲光的波长 295~380 nm,脉宽有 20~50 毫秒,能量密度 0.1~1 J/cm²,直接作用于妊娠纹白斑部位及肥胖纹部位,刺激黑色素细胞再生,同时促进细胞移行至表皮,从而恢复脱失的色素,配合光子嫩肤和激光深层作用,刺激胶原蛋白的增生,有效地改善皮肤弹性,从而使妊娠纹和肥胖纹获得极大改善。

(孙文娟)

第二节　头面部的美容整形

一、头面部应用解剖

(一)颅顶部软组织结构

颅顶部软组织由浅入深分为五层,即皮肤、皮下组织(浅筋膜)、帽状腱膜及颅顶肌(额肌枕肌)、腱膜下疏松结缔组织、颅骨外膜。软组织的神经、血管都走行于浅筋膜内。

1.皮肤

颅顶部的皮肤厚而致密,除额部以外都有头发,并有大量汗腺和皮脂腺,是疖肿和皮脂腺囊肿的好发部位。该部有丰富的血管和淋巴管,故外伤时出血多,但伤口愈合快。

2.皮下组织(浅筋膜)

由脂肪和粗大而垂直的纤维束所构成,纤维束把脂肪分隔成无数的小格。小格内除脂肪外,神经血管也在其内。

3.帽状腱膜及额枕肌

帽状腱膜位于浅筋膜的深层,前连额肌,后连枕肌。帽状腱膜两侧变薄,与颞筋膜的浅层相续。整个帽状腱膜都很厚实坚韧,并与浅层的皮肤和浅筋膜紧密相连,临床上的所谓头皮,就是这三层的合称。

4.腱膜下疏松结缔组织

系连接头皮与颅骨膜的一薄层疏松结缔组织。因此,外伤撕脱头皮时,整个头皮可与深层分离。如有出血或化脓时,可于此层内蔓延至整个颅部。此层内还有导血管,将头皮血管和颅骨板障静脉及颅的硬脑膜静脉窦连接起来。如伤及导血管,可引起这层内严重的血肿。发生炎症时,则感染可经导血管而蔓延到颅骨或颅内,继发颅骨骨髓炎或颅内感染。

5.颅骨外膜

薄而致密,与颅骨借少量结缔组织相连,故手术时较易剥离。但在骨缝处骨膜与骨缝紧密,所以骨膜下感染或胎儿在分娩时易发生骨膜下血肿,脓液或血液仅局限在颅骨的骨膜下,而不会向四周蔓延。

(二)颅顶的动脉和神经

1.前组

有眶上动脉和眶上神经。额动脉和滑车上神经。眶上动脉系眼动脉的分支,和眶上神经伴行。

2.外侧组

耳前组颞浅动脉及其伴行的耳颞神经。颞浅动脉是颈外动脉直接延续的终支之耳颞神经是三叉神经第三支下颌神经的分支。与颞浅动、静脉伴行。颞浅动脉在颧弓上方2~3 cm处分为前、后两支。耳后组包括颈外动脉耳后动脉及面神经的耳后支、颈丛的耳大神经后支和枕小神经。面神经和枕小神经分布于皮肤。

3.后组

枕动脉和枕神经分布于枕部。枕动脉是颈外动脉分支,从颈部向后走行,斜穿枕部一些肌肉而达枕部皮下。枕大神经穿过项深部肌群后,在上项线平面距正中线2 cm处穿斜方肌腱膜,然后和枕动脉伴行,走向颅顶。

(三)面部软组织

面部位于颅脑部的前下方,由软组织和面颅骨构成。具有咀嚼、吞咽、呼吸语言和表情等功能。面部具有血管丰富、神经密布、腔隙繁多、结构复杂等特点。

1.皮肤

面部皮肤薄而柔软,富有弹性。其移动性视与深部组织连接松紧情况而定,脸部疏松,鼻部连接紧密。面部皮肤中含有皮脂腺、汗腺、毛囊,以鼻部附近为最多,为皮脂腺囊肿和疖肿的易发部位。面部皮肤富有血管和神经,血管来自颈外动脉分支,神经则来自三叉神经的感觉纤维和交感神经颈上节的血管运动纤维,后者当情绪波动或疾病时,会使面部皮肤迅速变红变白。由于面部血液供应丰富,手术或外伤时,出血较多;而组织的再生、修复和感染的能力均很强,有利于创口的愈合。面部皮肤具有一定的天然皮纹或皱褶,选择皮肤切口时,原则上应与皮纹或皱褶方向一致,一般不宜做直切口。还应考虑位于皮下的神经主干及分支的走行和表情肌纤维方向。

2.浅筋膜及表情肌

(1)面部浅筋膜由疏松结缔组织构成,并与皮肤间有皮下支持带和肌束相连。皮下支持带状似丝绒有强韧的细丝,一端连于皮肤的真皮乳头,一端连于浅筋膜。面部皮下组织疏松,皮下脂肪少,故心、肾疾病时易在眼睑部出现水肿。面部浅筋膜内有肌肉、血管、神经和淋巴管。

(2)肌肉是表情肌,属皮肌,为一些薄而纤细的肌纤维,一般起于骨或筋膜,止于皮肤,收缩时牵动皮肤,使面部呈现出各种表情。表情肌主要分布于眼、鼻、口等裂孔周围。表情肌全部由面神经支配,如面神经受损伤,即可引起面瘫。表情肌的肌纤维方向,常和面部皮肤的皮纹交错,面部皮肤外伤或切断表情肌后,由于表情肌的牵拉而使伤口裂大,因而对表情肌不但要缝合,而且应当将肌肉准确相对缝合,否则会形成明显的内陷瘢痕,甚至可因瘢痕而皮肤皱成团,严重影响容貌。

3.面部的血管

面部的血管主要为面动脉和面前静脉。

(1)面动脉:面动脉又称颌外动脉,从颈外动脉发出后,上行至咬肌前缘,绕过下颌骨体下缘至面部,于颈阔肌笑肌、颧肌、上唇方肌的深面颊肌和尖牙肌的浅面,经口角和鼻翼外侧,向内上方至内眦,移行于内眦动脉。面动脉在面部经过时,沿途分出:下唇动脉、上唇动脉和鼻外侧动脉。上唇动脉还分出鼻翼支和鼻中隔支;鼻翼支分布于鼻前庭、鼻中隔支参与黎氏动脉血管丛吻合。面动脉的这些分支间互相吻合,并与来自颈外动脉的其他动脉分支均有吻合,故面部的血液供应非常丰富。

(2)面前静脉:面前静脉与面动脉伴行,起于内眦静脉,经鼻翼及口角的外侧,向后下方至咬肌前下角越下颌骨下缘,穿颈深筋膜浅层入颈部,最后在下颌角稍下方与面后静脉的前支合成面总静脉,汇入颈内静脉。面前静脉收集相当面动脉分布区的静脉血,部分走行肌肉中,其腔无静脉瓣,肌肉收缩时血液可逆留。当面部疖、痈等细菌感染时,若处理不当,可由内眦静脉蔓延到颅内海绵窦,导致海绵窦血栓或化脓性脑膜炎。故临床将鼻根和两侧口角之间的三角区域称"危险三角",应予以足够重视。

(3)面部神经:分布面浅层的神经主要为三叉神经和面神经的分支,三叉神经的分支管理面部的感觉,面神经的分支则管理面部表情肌的运动。支配面部皮肤感觉的分支主要是三叉神经的眶下神经和颏神经,前者管理睑裂和口裂之间的区域,后者管理口裂以下的区域。管理面部表情肌运动的分支是面神经的颞支、颧支、颊支、下颌缘支和颈支。

(4)面部淋巴:面部淋巴分布非常丰富,淋巴管连成网状,并有许多淋巴结。①眶下淋巴结。位于眶下孔附近,主要收纳眼睑和睑结膜来的淋巴,其输出管注入下颌下淋巴结。②颊淋巴结。位于口角附近,颊肌表面,主要收纳鼻、颊部皮肤和膜的淋巴,其输出管注入下颌下淋巴结。③颌上淋巴结。位于咬肌前缘,面动脉附近,主要收纳鼻、颊部皮肤和黏膜来的淋巴,其输出管注入下颌下淋巴结。

三、头部瘢痕性秃头美容术

秃发可为生理性,多见于成年男性额发际上方的头皮。也可因头皮撕脱伤、烧伤、电击伤、感染、肿瘤切除等所致。全头皮或头皮大部分秃发,往往需要佩戴假发。头皮部分秃发可以行美容手术治疗。秃发的治疗分为非手术治疗和手术治疗。因营养、内分泌紊乱、遗传因素、精神因素、药物、传染病等原因引起的部分头发脱落,未累及头皮的毛根毛囊,经去除病因,内用和外用药剂,多能部分或完全恢复毛发生长。对于头皮瘢痕性秃发手术治疗方法基本有两类:一是全厚头皮片游离移植,二是头皮瓣转位。头皮扩张法的应用,使秃发治疗多了一个有效方法。

(一)带毛囊全厚头皮片移植术

1.适应证

(1)局限性瘢痕秃发,特别是额发际以上的秃发畸形,具有生长茂盛的正常头皮者。

(2)秃发区皮肤或瘢痕组织下有较丰富的皮下组织,具备血循环良好的移植床者。

2.手术方法

(1)准备受区:首先标出再造的前额发际,应自然整齐,沿发际线切割形成边长各 4 mm 的方形小洞穴,洞穴自发际线向顶后部密集排列,左右间隔 2 mm,前后间距 4 mm 为宜。深达皮下组织层,造成创面,压迫止血,准备接受皮片种植。

(2)切取头皮片:带毛囊头皮片(图 10-2)可做成小方块,细长条,圆柱形等进行游离移植。如下操作:用锐利尖刀在耳上枕后茂密发区,沿毛囊生长方向,平行切开宽度 1～2 cm,长度不限,深达帽状腱膜组织层,切下头皮条(图 10-3)。头部创面拉拢缝合。将取下的头皮条翻转,内面向上平整铺放手术台上,细心修剪掉过厚的脂肪组织,分切成数条宽为 4～5 mm 的细长条,再分割成与宽度相等的小方块游离头皮片,放在湿纱布上备用。在分切过程中不可损伤毛囊,可在手术放大镜下进行。

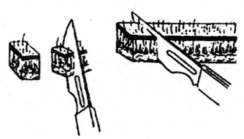

图 10-2　游离小方块头皮片

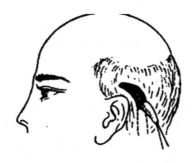

图 10-3　切取带毛囊头皮片

(3)移植皮片:游离的小方块头皮片,分别嵌入秃发区准备好的洞穴内,皮片植入平整,不要突出撬起,嵌入牢固,不致移动,必要时可缝一针固定。植皮区用凡士林纱布覆盖,外加纱布棉垫,加压包扎。

3.术后处理

(1)头部术后应稳固加压包扎,7~10天后首次更换敷料,操作轻细,切忌撕脱、移动已成活的头皮片。

(2)一般皮片成活3个月后开始生长新生头发,如有部分皮片未能成活,可间隔半年后再行补充移植。

(3)应用抗生素防止感染

(二)颞-顶-枕头皮瓣移位术

头皮动脉之间存在丰富吻合,颞浅动脉与枕动脉,不仅在同侧头皮有广泛的交通吻合,而且与对侧头皮的同名动脉之间存在众多交通吻合。这种血管间的吻合结构,提供了以颞浅动脉或枕动脉为蒂的轴型皮瓣,并可形成跨血管供区的超长头皮瓣,可用于秃发畸形的治疗。

1.适应证

(1)额顶部或枕顶部秃发畸形,但有发头皮能健康正常且头发生长茂盛者。

(2)额顶或枕顶部的外伤后秃发畸形,颞浅动脉、枕动脉正常无损。

2.术前准备

(1)用多普勒血流计探测颞浅动脉主干及顶支和枕动脉血管的行径,用美兰标出。

(2)剃头发,术前2天起用1∶5 000新洁尔灭溶液洗头,每天2次。

(3)根据秃发畸形情况,确定重建的前额发际线,并标出。

3.手术方法

(1)设计皮瓣:沿颞浅动脉顶支、枕动脉主干为轴心线,自颞侧耳上经顶结节附近弧形转向枕外粗隆外侧,画出皮瓣轮廓,蒂部位耳上颞侧,瓣宽3~4 cm,长度可为宽度的5~7倍(图10-4),既考虑供区能直接缝合,又必须包含轴心血管。

(2)掀起皮瓣:沿设计线切开头皮,深达帽状腱膜层,连同帽状腱膜组织一起掀起皮瓣,结扎切断枕动脉,边掀起皮瓣,边止血,边观察皮瓣血运,直达蒂部。供皮瓣区两侧略作分离后拉拢缝合。

(3)皮瓣转移(图10-5):根据掀起的头皮瓣能覆盖秃发区的最大面积,沿重建前额发际线切开秃发皮肤向顶后掀起,切除相应的条形瘢痕。将头皮瓣自枕部旋向前额覆盖创面,在无张力下间断缝合全层头皮瓣形成额发际。放置引流,加压包扎。

4.术后处理

(1)密切观察皮瓣血运,及时发现和处理血运障碍。

(2)应用抗素预防感染。术后3天更换敷料,8~10天拆线。

(三)瘢痕秃发头皮扩张修复术

应用医用硅橡胶制成的皮肤软组织扩张器置于正常头皮下,通过定期向扩张囊内注入生理盐水,使其不断扩张,从而使头皮逐渐膨胀伸展,以提供"额外"的正常头皮组织来修复头皮缺损。此扩张术适用头部瘢痕性秃发、头皮缺损、颅骨外露、头皮肿瘤切除后创面的修复,效果优于其他各种手术方法,特别对头部瘢痕性秃发提供含有头发的正常头皮修复,效果极佳。

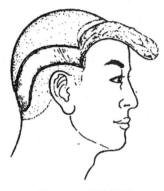

图 10-4 　皮瓣切取

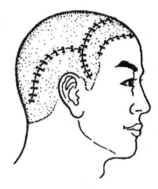

图 10-5 　皮瓣转移

1.适应证

烧伤、烫伤后瘢痕性秃发、感染后瘢痕性秃发、创伤后头皮缺损植皮修复后的秃发。

2.术前准备

(1)备头皮:一般要求剃发,如不愿意剃发可于术前 3 天开始每天洗头 2 次,手术当天晨用 0.5‰～1‰新洁尔灭洗头一次。

(2)备血:儿童及埋置 2 个以上扩张器者,术前常规配血,依每个扩张区失血 100～150 mL 计算。

(3)选择扩张器:一般选用肾形、长方形及圆形扩张器,预扩张容量可按每平方厘米秃发面积 3.0～3.5 mL,依其总容量计算所需扩张器的数量及大小。

(4)选择扩张区:秃发区周围不易受压的部位。

3.手术方法

(1)扩张器一期埋植术:①碘伏消毒全头面、颈部,或 2%碘酒、75%酒精消毒头颈部,0.5%氯己定溶液消毒面部。②常规铺无菌巾,显露头面部手术野。③取扩张器放置在扩张区域,用美兰画线在扩张囊外围 1 cm 标出埋植位置、阀门位置及植入切口。④切口及埋植区域浸润麻醉,可起到止血、止痛作用。⑤切开皮肤、皮下及帽状腱膜。⑥拉起帽状腱膜,用剥离剪刀在帽状腱膜深层剥离。帽状腱膜下剥离层次清楚,大部分区域可完全用钝性剥离方法完成,亦可用较粗的尿道扩张器作为剥离器,自切口插入,经推拉拨动可完成整个腔隙的剥离。⑦剥离完成后立即用湿盐水纱布塞纳入腔隙内压迫止血,对明显出血点结扎或电凝止血。剥离出阀门埋植腔隙。⑧植入扩张器:将扩张囊折叠或卷曲后纳入埋植腔隙内,展平扩张囊,将阀门放入埋植腔隙内。缝合创缘皮下及帽状腱膜后,再缝合皮肤。适当加压包扎。

(2)扩张术二期手术:①皮瓣设计:扩张后头皮由于扩张囊不同而形态各异,圆形扩张囊扩张后头皮呈半球形,肾形与长形扩张囊扩张后呈半柱状,其长轴与秃发区长轴平行。精心设计,充分利用扩张后头皮,应遵循轴型皮瓣及顺血运的原则,分别设计,总体规划。常用局部皮瓣有滑行推进、旋转易位或对偶交错皮瓣等。②皮瓣形成及秃发区的修复:手术可在头皮止血带下进行,可减少出血。先沿秃发缘切口进入,取出扩张器。可根据扩张头皮情况形成滑行推进皮瓣即蒂部在上的梯形皮瓣,旋转皮瓣即皮瓣轴线与秃发区长轴平行,以秃发区基部一侧为蒂的轴型皮瓣。易位皮瓣即在扩张区中央顺血运方向的舌形或三角形皮瓣,可跨越正常头皮移转至缺损区。在形成皮瓣过程中,边试边切边转移,直至满意为止。形成一个皮瓣即定位缝合,然后再形成下一个皮瓣,依次切除秃发区瘢痕,完成所有皮瓣转移。术中对皮瓣内侧帽状腱膜深层以下纤维囊壁及瘢痕组织切除,在供区四周的帽状腱膜下进行分离松解,以减少皮瓣张力。对于较大面积缺损者,一次扩张形成皮瓣难以全部修复,可行"接力"式再扩张。植入新的扩张器,切口愈合即可继续扩张。③放置负压引流管,缝合切口,适当加压包扎。

4.术后处理

保持负压持续引流,观察颜色及引流量,术后 3 天拔除引流管及引流条,常规应用抗生素5~7 天;术后 7~10 天拆线。

5.并发症

(1)血肿、感染。

(2)扩张器外露。

(3)皮瓣坏死。

(4)部分毛发脱落,多因剥离层次浅所致。

(5)颅骨外板部分吸收。

四、面部除皱术

皮肤及其附属器的形态变化或功能变化,是人们最易觉察的老化现象。皮肤老化现象通常从 30 岁开始出现,随年龄的增长而日趋明显。其老化程度和速度具有明显的个人差异,并受到内外环境因素的综合影响。

面部皱纹最早见于前额,其次是上、下眼睑,以及眼角的鱼尾状皱纹。上眼睑皮肤松弛下垂,会遮盖部分眼裂,影响视野。下睑皮肤松垂,可使睑内翻,导致倒睫。由于眶隔松弛可形成假性脂肪疝,在下睑形成臃肿的眼袋。面部老化进而呈现面颊中部皮肤松弛下垂,致鼻唇沟加深,颏颈角消失。颈部皮肤松弛,颏下和颈上部出现火鸡样的皮囊和脂肪袋。严重者口周出现纵行和两侧口角呈放射状的细密皱纹。这种生理变化一般不需要治疗,在特殊情况下才考虑手术。由于除皱术相关解剖学的研究不断进展,促进了现代除皱术的发展。

(一)适应证

(1)面部皮肤明显松弛多皱纹者。

(2)因化妆品刺激发生皮炎,导致皮肤松弛者。

(3)适当的年龄是 40~60 岁,最佳年龄为 45~55 岁。若手术效果可保持 10 年,当再次出现面部皮肤松弛皱纹时,可进行第二次甚至第三次手术。

(二)禁忌证

(1)年轻人为防止衰老要求作预防性除皱纹切除术者。

(2)精神感情紊乱者。

(3)头颈部肥胖者。

(4)瘢痕体质的人及血液病和严重器质性病变者。

(三)术前准备

(1)做好患者思想工作,解除其思想顾虑,实事求是地将手术效果告诉患者。

(2)受术者大多为中、老年人,除一般常规检查外,还特别要注意心血管、肺、肝、肾功能和凝血机能的检查。血液病精神病、严重器质性病变和瘢痕体质者禁忌手术。

(3)医学照相:术前从各不同的角度照相,即面部正位侧位及头略仰位、头略低位。

（4）术前半个月内禁用雌激素、阿司匹林、丹参、维生素 E 以及热性滋补剂等药物。因为这些药物有降低血小板的粘合力和扩血管的作用，术中容易出血。手术前 1 天开始应用抗生素。手术还避开月经期，以免增加术中出血。

（5）术前 3 天每天洗头，再用 1∶5 000 新洁尔灭浸泡 10 分钟，每天 2 次。额颞部除皱者，术前 1 天沿切口剃 2～3 cm 宽的头发。

（四）手术方法

1.额颞部皮肤除皱术

（1）适应证:额部水平皱纹，眉间皱纹，鼻部水平皱纹及外眦部的放射状皱纹等。

（2）手术方法。①切口线:根据前额的高低和宽窄，并结合受术者的意见，可选用发际缘或发际内切口。男性多选用发际内切口。发际缘切口，沿额、颞发际线或额部沿额发际线，颞部在发际线内的切口。发际内切口为沿额发际后 5～6 cm 做弧形切口，并延伸到两侧耳郭又称冠状切口(图 10-6)。②麻醉:采用局部浸润麻醉或静脉复合全麻。浸润麻醉时有人习惯用 0.5％普鲁卡因液 100～150 mL，2％利多卡因 10～15 mL，0.75％丁哌卡因 5～10 mL，加入肾上腺素 10～15 滴混合，在切口和分离区进行注射效果甚佳。另有许多配方记载，关键在于注意所用麻醉药量，谨防中毒。③皮瓣分离:沿设计线切开，由现侧耳轮脚经额部至另一侧耳轮脚。刀的方向应与毛发方向平行，以减少对毛囊的损伤。头皮切开的深度颞侧达颞浅筋膜浅层，额部达帽状腱膜层，钳夹止血。在额部沿骨膜和帽状腱膜之间的平面进行锐性分离。中部分离应达鼻根部，两侧达眶上缘。眶上血管神经束必须妥善保护。额部横行皱纹过深者可先由肌层下，然后转至肌层上，紧贴皱纹将皮肤与肌层分开，此法临床效果明显。多数术者采用在额肌上做数条横形切口或纵横切口，使部分肌纤维断离的方法。

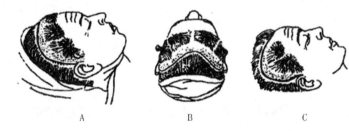

图 10-6 额颞部除皱术切口线设计

A、B.切口线在发际内；C、D.切口线在发际处

两侧颞部，应沿颞浅筋膜浅层和颞浅静脉及其分支的浅面进行分离，以免损伤面神经的颞支。皮瓣分离过程中勿损伤毛囊。分离范围前到眼轮匝肌浅面，向下达颧弓部。

额、颞部皮瓣不是在同一层次进行分离，两者之间有一层肌筋膜组织，内含面神经的额支和颞浅血管，为避免损伤，进行钝性分离。为了增加皮瓣的活动度，可将颞浅血管结扎，并在肌筋膜的最上端侧方横行切开 1～2 cm，这样操作不会损伤面神经额支。为消除鼻根部的纵、横皱纹可用剪刀进入肌肉浅面，将皮肤与肌肉分离(图 10-7)。

（4）缝合伤口:仔细止血，在颞部相当发际处，将颞浅筋膜向后上方折叠缝合提紧，一般缝合 3～4 针即可。然后将额部头皮向上颞部头皮向上方拉紧。注意两侧方向一致，用力均衡，务使双侧眉毛和眼角保持对称。最后将多余头皮分段切除，皮下缝合数针，皮肤用 3/0 涤纶线缝合整齐。术区用棉垫覆盖，加压包扎固定，术后8～10 天拆线。

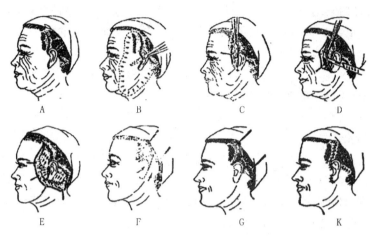

图 10-7　额颞部皮肤除皱术过程

A.按设计的画线做皮肤切口；B.通过切口做皮下潜行分离，分离平面要浅，以免损伤皮下的重要结构；C.在耳屏前将 SMAS 的附着纤维切断；D.在耳前区将 SMAS 掀起；E.将 SMAS 向后上方拉紧并分别与颞浅浅筋膜、耳前筋膜和乳突表面的胸锁乳突肌止点缝合、固定；F.将掀起的面部和颈部皮肤整块向后上方拉紧，然后分别在耳轮脚处和耳郭沟 2/3 处将皮肤切开；G.在耳轮脚和耳郭后沟 2/3 处各缝合一针，然后将多余的皮肤剪去；K.最后将切口缝合

（3）并发症。①血肿：由于额颞部皮瓣分层不清，额肌和皱眉肌切断后止血不彻底，头皮切口缝合时未连带帽状腱膜等，都可因继发出血导致术后血肿形成。一旦发生，应在无菌条件下将积血抽出或排出血块，局部加压包扎。②坏死：由于缝合张力太大，缝线结扎过紧，偶可见切口局部小区域的局限性皮瓣坏死般均可痂下愈合。③面神经额支损伤：水平切除 1 cm 宽的额肌时，位置应至少距离眶上缘 3 cm，如位置过低，尤其靠近颞侧部分，即易损伤面神经额支。④感觉改变：前额和前部头皮的感觉来自眶上神经和滑车神经。由于手术的干扰，术区有麻木感，3～6 个月后多能逐渐恢复。

2.面颈部皮肤除皱术

（1）适应证：面颊部皮肤松弛下垂，鼻唇沟加深，颏颈角消失，面部失去应有的轮廓和线条，可通过面颈部皮肤除皱术，消除面部老化形象。

（2）手术方法。①切口线：从颞部发际内 5 cm 开始，紧贴耳前皱襞，绕过耳垂沿耳后皱襞向上，至 1/3 处呈 60°角转向乳突部，并延伸约 6 cm，或呈 30°～45°角沿枕部发际边缘做切口。这样的切口瘢痕最为隐蔽，有利于面颊部的皮肤向后上方提紧，而且切除多余的皮肤缝合后不出现"猫耳"状皱襞。②皮瓣分离：沿腮腺嚼肌筋膜和颈浅筋膜的浅层进行分离，皮瓣下只需带有一层薄脂肪组织，保持真皮下血管网的完整性，皮瓣可不发生花斑现象。如分离层次过深，则易损伤面神经的分支和遇到一些较大的血管。在耳前嚼肌区可用刀或剪进行锐性分离，但在嚼肌前缘和鼻沟区则应用脑膜剪进行推剥，因为面神经的外围分支在嚼肌前缘走出腮腺分布于面部浅层表情肌，若有损伤将形成不全面瘫。分离范围：向上不要超过颧骨的前方，否则有损于面部浅层表情肌的附丽，向前达鼻唇沟向下可越过下颌骨体下缘至颈部。剪断颧弓韧带时应略偏向皮肤侧，常规在直视下缝扎面横动脉分支的出血点。剪断下颌骨韧带时，剪刀也应偏向皮肤侧，分离完毕，仔细电凝止血。③SMAS 瓣的分离和悬吊：进行 SMAS 瓣分离时必须熟悉面神经的解剖，面神经前额支的体表投影是外眦与耳轮脚连线中点和眉外端 1.5 cm 的连线。其他分支穿出腮腺前缘的位置,分别为距耳轮脚 3.5～40 cm,耳屏前 3 cm,耳垂前 5.0～5.5 cm,耳垂向下 4.5～5.0 cm 区域内浅出。面神经位于 SMAS 深面。SMAS 瓣的设计和制作是在耳前切口前 1 cm,颧弓下缘下 1 cm 切开 SMAS,要腮腺筋膜浅面锐性分离形成,越过腮腺区后只能钝性分离。向下,颈阔肌 SMAS 瓣的分离可越过下颌缘至颈部。分离后止血,通常宜采取压迫止血法,慎用电凝止血,以防止发生神经损伤。

将分离的 SMAS 颈阔肌瓣,首先向上拉紧,用 3/0 或 5/0 涤纶线缝合固定在颞浅筋膜上,再将其向后牵拉,于耳垂下缘水平斜行剪开,使之成为耳前、耳后的"Y"形双叶瓣。前叶已向上固定,后叶拉向后上方固定在胸锁乳突肌肌鞘上。如此操作,对膨出的腮腺有紧压固定的作用(图 10-8)。

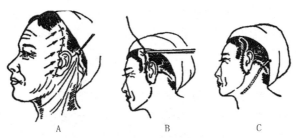

图 10-8　紧压固定膨出的腮腺方法
A.面颈部皮瓣向后上方提紧;B.皮瓣先做 4～5 针固定缝合后再修整;C.术毕,放置引流条

(3)切除缝合皮肤:经反复测试,切除多余皮肤缝合伤口。术毕,可在两侧乳突区发际内戳洞放置负压引流管至颌下区,加压包扎。48 小时后去除敷料和引流。术后 5 天拆线,耳后切口一般有较大张力,故应无张力缝合于术后 10～12 天拆线。

(4)并发症。①疼痛:术后数天、数周或数月内,面部有一种绷紧的不适感,随时间推移可逐渐消失。若有早期剧烈疼痛,应检查有无血肿存在。若疼痛持续不减,可做局部感觉神经阻滞麻醉、局部热敷或超声波理疗。②感染:由于面部血运丰富,一般感染率较低。但由于创面较广泛,所以术前头发清洗和术中无菌操作极为重要。临床感染,多见于线头反应和局限性血肿所诱发的感染,应及时拆线和及时引流排除。③瘢痕:耳前区、耳垂处创口必须在无张力下缝合,用细针线缝合,并尽早拆线。④神经损伤:在分离颈部皮瓣时,如胸锁乳突肌的前缘分离过深,易损伤耳大神经,致耳垂部及耳下部麻木。面神经的额、颊及下颌缘等也可能受到损伤导致不全面瘫。

3.鱼尾纹消除术

眼眶外侧方的皱纹是眼轮匝肌与皮肤之间错综复杂的关系和相互作用的结果。所以除了将颞部皮肤提紧外,还必须将眼轮匝肌的外侧缘分离出来,缝合于一个平展的位置。此法疗效满意,但容易损伤面神经颞支的眼轮匝肌支,不可不慎。手术方法如下。

(1)沿耳前皱襞、耳轮角向上,稍向后指向顶部达相当于眶外缘的垂线,于发际内 4 cm 设计切口线。此为颞部皮肤除皱术的常规切口线。

(2)切开头皮深达颞浅筋膜浅层,钝性分离皮瓣,找出眼轮匝肌的眶外侧缘部分,此缘一般在眶外侧 3～5 cm,紧贴皮瓣下。用钝头剪刀将肌肉的眶外侧缘游离出来。舒展平坦。然后适当向外、外上和外下方提紧的情况下缝合。注意向外上方的提紧不能过度,否则可出现戏剧演员化妆的效果,与一般生活形象不符。最后提紧切除多余皮肤,皮下和皮肤间断缝合,加压包扎48 小时,术后 10 天拆线。

(3)如果眼轮匝肌过厚或眶外侧皱纹十分显著,可沿水平方向将眼轮匝肌劈开达外眦部,将肌肉的上下两股分别提紧缝合于颞浅筋膜上。

五、酒窝成形术

酒窝是笑时出现于颊部口角水平线上小凹陷,又称"笑窝",是东方女性美的点缀。酒窝是颊部肌肉收缩(主要是颊肌),由于肌肉与表面皮肤的牵拉而形成自然的生理性凹陷,常位于口角的两侧,有些人只出现在一侧,这种自然的凹陷并非每个人都具有,更不是某种缺陷的指征,只是这种生理性凹陷的存在,特别对于女性来说更能显示出温柔妩媚和甜蜜的气质。因此很多年轻的女性都希望能增添这种美。酒窝成形术,即是用美容外科手术的方法,人为地形成这种肌肉与皮肤的连牵动。但是,手术所造的人工酒窝与自然酒窝不同之处在于前者一经形成,无论面部肌肉收缩与否,这种凹陷均持续存在,而自然酒窝只是肌肉收缩时才出现。

(一)术前准备

根据受术者的要求,选择酒窝的部位数量和大小。一般多在两侧颊部各形成一个酒窝,也有要求在一侧颊部形成一个酒窝,其位置应定在两口角的水平线和眼外眦的垂直线的交叉点上。术前3天,用1∶1 000呋喃西林液或2%硼酸水或口泰漱口,每天3～5次,以达口内清洁。

(二)手术方法

(1)定点设计:①自口角至耳垂下端作连线,在此线上距离口角3～3.5 cm处定点。②自两侧口角作水平线,由外眦部向下作垂直线,在两侧线交叉处定点。

(2)面部常规消毒,口腔内用碘伏消毒。

(3)用2%利多卡因局部浸润麻醉。

(4)在与定点相应的口腔黏膜处切约3 mm的小切口,用1号丝线或尼龙线自切口内进针,穿出定点处的皮肤自皮肤原针孔进针,穿经约3 mm的真皮后出针,自此出针孔再进针,于黏膜切口内出针,将两线端稍用力结扎,使定点处出现凹陷。将黏膜切口缝一针。

(三)并发症及预防

(1)口腔伤口感染。口腔黏膜消毒不当、口腔黏膜切口过长结扎线头太长致口腔内感染形成脓肿。

(2)缝针折断。因面颊部全层组织较厚,无论是贯穿缝合或非贯穿缝合均有折针可能,故术前宜选择粗的缝针,术中注意缝合的弯曲度,避免强力拔针。

(3)面部定点处感染致瘢痕,面颊部定点处感染多由线头异物反应致穿皮肤愈后形成瘢痕,影响美观。

(4)酒窝太显或不显。酒窝在不笑时也呈现较深凹陷,主要是缝线结扎太紧或真皮层缝合太深所致。酒窝不显可能是缝线结剪脱或真皮层缝合太浅所致。

(5)口腔颊部硬结。术后缝合处可能出现硬结,经3～6个月后,瘢痕软化可能消退。

(孙守亮)

第三节　眼部的美容整形

眼睛是心灵的窗户，"明眸传神"自古以来被人们用来评价一个人美的标准之一。同时人的衰老最早也从眼部表现，上睑松弛形成的三角眼、下眼袋等成了人年轮的象征。

随着改革开放的深入以及人们物质和文化生活水平的提高，20世纪80年代初美容热逐渐掀起，眼部美容也随之成为广大美容受术者普遍要求的美容手术。据国内学者统计，国人单睑发生率在30%～60%，可见重睑术受术者之众。由于上、下眼睑松弛，眶隔脂肪疝出，给人以明显的沧桑、衰老感，近年来青年人眼袋求术者越来越多。眼部有碍美容的疾病有上睑下垂，睑内外翻、肿瘤、缺损等，患者做美容手术的要求日趋强烈。我们美容外科工作者要有渊博的医学美学知识，坚实的美容外科基础，这样才能更好更多地为广大求术者服务。

一、眼部应用解剖

眼部应用解剖结构分软组织部分、骨性部分及附属器。

(一)软组织部分

1.皮肤

眼部皮肤主要部分为上睑皮肤、下睑皮肤。眼部皮肤在人体体表皮肤中最薄，其厚度仅为0.6 mm左右，且富于弹性。

(1)上睑皮肤在先天性重睑者，由于内部提上睑肌腱膜附着皮下及真皮层，提上睑肌收缩时，皮肤内折叠而形成重睑线，即上睑皱襞。部分人群，特别是蒙古族人群，上睑皮肤在内眦部向下形成皱襞遮盖内眦，形成内眦赘皮。

(2)下睑皮肤结构与上睑类似，部分人群在下睑也形成一明显的下睑皱襞。上、下睑皮肤在内外眦部相连延续。

2.皮下组织

眼睑皮下组织疏松，脂肪组织少，东方人有薄层，部分人缺如，欧美人皮下脂肪几乎缺如。此层借助纤维组织与下面肌层相连。形成蜂窝结缔组织。可使眼睑在肌肉表面自由滑动。

3.肌层

眼睑肌肉主要为眼轮匝肌。上睑还有提上睑肌及其腱膜，米勒氏肌、额肌、降眉肌、皱眉肌部分肌纤维与眼轮匝肌交织(图10-9,图10-10)。

(1)眼轮匝肌：眼轮匝肌是眼睑的括约肌，位于皮下组织之下，为环状走行的扁平肌，肌纤维走向以眼裂为中心，环绕上、下睑及眶缘走行。上下在内外眦交织形成内外眦韧带附着于邻近骨壁。

(2)提上睑肌：起自眶尖部总腱环，沿眶上壁和上直间之间水平位向前，在眶膈之后形成腱膜，向前扇形分布在上睑方向止于皮下、睑板沿及内外眦韧带上。在肌部和腱膜部交界处，肌肉表面的筋膜增厚，形成带状横形条索，向内眦止于滑车其附件骨壁，向外止于泪腺和外侧眶缘，形成节制韧带或称上横韧带。

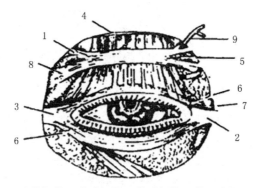

1.上横韧带;2.内眦韧带;3.外眦韧带;4.提上睑肌;
5.上斜肌;6.眼轮匝肌;7.泪囊;8.泪腺;9.额动脉

图 10-9　眼部结构

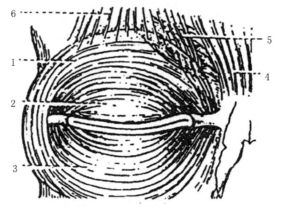

1.眶部轮匝肌;2.睑板前轮匝肌;3 眶隔前轮匝肌;4.降眉肌;5.皱眉肌;6.额肌

图 10-10　眼睑肌肉

（3）米勒氏肌：上下睑各一，上睑起于穹隆部提上睑肌深面的肌纤维中，止于睑板上缘。

（4）额肌、降眉肌、皱眉肌：上述肌内部分纤维在眉下于眼轮匝肌交织。

4.纤维层

纤维层分睑板和周边部的眶隔膜。

（1）睑板：上、下睑各一块，作为眼睑的支架，睑板前凸后凹，上睑板较大，呈半月形，睑缘处横径长约为 29 mm，中央宽 7～10 mm，厚度约 1 mm。

（2）眶隔膜：眶隔起自眶缘，向下中央部连续于提上睑肌腱膜和睑板，两侧附着至睑内外眦韧带。其一部分随提上睑肌向前，一部分沿肌肉上面向后返折，形成容纳眶脂肪的前下壁。

5.睑结膜

附着于眼睑后面，系眼睑最里面一层组织。

（二）骨性部分

眼部骨性部分由上颌骨、腭骨、额骨、蝶骨、颧骨、筛骨、泪骨构成上、内、下、外四个壁。有以下几个重要的骨性标志。

（1）眶上切迹：眶上切迹又称眶上孔，于眶上缘内三分之一与中三分之一交界处，眶上神经及眶上血管即由此通过。包括额肌在内的上睑美容术时，应在此处阻滞麻醉。

(2)眶下孔:在眶下缘颧颌缝之下 4 mm 处。眶下神经和眶下血管即由此通过。下睑、鼻外、上唇部位美容术时,应在此处阻滞麻醉。

(3)泪腺窝:位于眶上壁外侧与眶外侧壁交界处,额骨颧突后方,一个平滑而宽大的凹陷。内容纳泪腺及部分眶脂肪。

(三)附属器

1.睫毛

生长于睑缘前唇,排成 2～3 行短而弯曲的粗毛,有遮光、防尘、防异物及防止汗水进入眼内的作用,协同眼睑,对角膜、眼球有重要的保护作用。同时,对眼型美及整个容貌美也具有重要作用。毛囊周围有变态的汗腺和皮脂腺排泄管开口于睫毛毛囊。

2.睑板腺

睑板内有与睑缘垂直排列的变态皮脂腺,称睑板腺。上睑板缘 30～40 个,下睑板腺 20～30 个。分泌物对眼有润滑保护作用,睑缘分泌物还有防止泪水外溢的作用。

3.泪器

泪器包括泪腺、副泪腺及泪道。

(1)泪腺:位于泪腺窝内,正常情况不易触及。泪腺的排泄管 10～20 个。分泌泪液为透明或稍带乳白色液体,含少量蛋白、氯化钠及溶菌酶,具有杀菌作用

(2)副泪腺:在泪腺周围,可能是泪腺的延续。

(3)泪道:包括骨性泪道、膜性泪道、泪囊和鼻泪管。

1)骨性泪道:包括泪囊窝、鼻泪管骨管。泪囊窝为上颌骨额突、泪骨形成的骨性凹陷。鼻泪管骨管延续泪囊窝,由上颌骨泪沟、泪骨降突、下鼻甲外突构成。平均长 10～12 mm。

2)膜性泪道:包括泪点、泪小管、泪囊鼻泪管构成。①泪点。于上、下睑缘内侧后唇部泪乳头上,上下各一,为泪道的起始部。②泪小管。为连接泪点与泪囊之间的通道,长约 10 mm,分垂直部和水平部,上下泪小管分别在内侧韧带水平方位进入泪囊。

3)泪囊:为一囊状结构,位于眶内侧壁的泪囊窝内。

4)鼻泪管:为泪囊向下延续直达下鼻道。

(四)眼睑的血管、淋巴管、神经分布

1.眼睑的动脉

来源于两个系统。一是来自颈外动脉的面动脉、颞浅动脉、眶下动脉;二是来自颈内动脉的眼动脉分支的鼻背动脉、额动脉、眶上动脉、泪腺动脉。上述动脉分支在距睑缘 3 mm 处形成睑缘动脉弓。距睑缘较远处形成另一动脉弓,称周围动脉弓。

2.眼睑的静脉

按回流路径分为浅静脉和深静脉两个系统。浅静脉位于睑板之前回流到面前静脉和颞静脉。深层位于睑板之后回流到眼眶静脉再到海绵窦或深部静脉后经翼丛再回流到海绵窦。

3.眼睑的淋巴管

分深浅两个系统。浅层位于睑板前,接收皮肤及轮匝肌的淋巴回流;深层位于睑板后,接收皮肤及轮匝肌的淋巴回流。上述两系统淋巴管又汇入两套淋巴结:一为内侧组,将眼睑内侧淋巴,沿面静脉汇入颌下淋巴结;二为外侧组,浅丛将上睑外四分之三及下睑外侧汇入耳前腮腺淋巴结,深丛则将上睑、结膜的全部及下睑的外三分之一汇入腮腺深部淋巴结,最后两组汇入颈深淋巴结(图 10-11)。

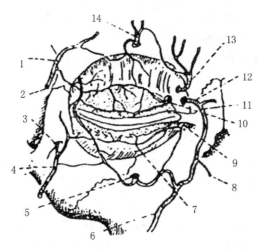

1.颞浅动脉;2.泪腺动脉;3.颧面动脉;4.面横动脉;5.眶下动脉;6.面
动脉;7.下睑动脉;8.鼻外动脉;9睑内侧动脉(下支);10.睑内侧动脉
(上支);11内眦动脉;12.鼻背动脉;13.滑车上动脉;14.眶上动脉

图 10-11　眼睑的血管、淋巴管

4.眼睑的神经分布

(1)运动神经①动眼神经支配提上睑肌。②面神经颞支分布于眼轮匝肌上部、额肌、皱眉肌
等;颧支分布于眼轮匝肌下部。

(2)感觉神经:①来自三叉神经的第一枝眼神经和第二枝上颌神经。眼神经分泪腺神经、额
神经(眶上神经、滑车上神经)、鼻睫神经(筛前神经、滑车下神经、睫状神经节长根、睫状长神经)。
②上颌神经入眶后为眶下神经。③一般上睑由眶上神经支配,内侧由滑车上、下神经支配,外侧
由泪腺神经支配。下睑由眶下神经支配,内眦部有滑车下神经及泪腺神经支配(图 10-12)。

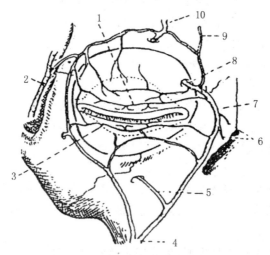

1.上睑静脉;2.颞浅静脉;3.下睑静脉;4.面前静脉;5.眶下静脉;6.鼻
静脉;7.内眦静脉(角静脉);8.滑车上静脉;9.额静脉;10.眶上静脉

图 10-12　眼睑的神经分布

(三)交感神经

源于海绵窦交感神经丛,经眼动脉的睑支分布到眼睑各部。支配睑部血管、腺体、mullor氏肌。

二、重睑术

(一)重睑的临床分型

重睑形态特征因人而异,上睑沟皱襞的深浅、宽窄、长短、走行的不同,重睑的形态各异。临床分型目前尚无统一标准,较为公认的分型如下。

(1)平行型重睑:上睑皮肤皱襞与睑缘平行一致。内、中、外侧重睑宽度大致相同。

(2)开扇型重睑:上睑皮肤皱襞自内向外,逐渐离开睑缘,呈扇状,也称为广尾型。

(3)新月型重睑:上睑皮肤皱襞内、外眦较低,中间部较高,外形如同弯月状。

(二)重睑形成机理

一直以来国外临床报导及理论研究认为:重睑之所以形成,是由于提上睑肌腱膜除了附着在睑板上缘外,尚有部分纤维穿过眶隔和眼轮匝肌,分布至重睑皱襞上的上睑皮肤,使提上睑肌收缩时将重睑线之下皮肤上提,重睑线之上皮肤提升不明显。形成皮肤折叠,导致重睑。但国内学者经过长期临床研究及尸检组织切片染色时,并未发现有上睑提肌纤维分布至上睑皮肤皱襞处。因而认为重睑形成机理对东方人来说是多因素结果。从而提出"阶梯理论"。

(1)上睑皮肤本身可以分为两部分:皱襞之上为眶部,皮肤较厚、较硬;皱襞之下皮肤为睑板前部,皮肤薄而柔软。这种厚薄、硬度不同的皮肤在重睑皱襞处形成交界,形成"阶梯"。

(2)眼轮匝肌也分为两部分:皱襞之上为眼部眼轮匝肌较厚且发达;皱襞之下为睑板前部眼轮匝肌薄而不发达。同样形成上述"阶梯"。

(3)眶隔在睑板前面的最低点为在睑板上缘处,睑板上缘之上的睑丰满而凸起,睑板上缘之下则表现为平坦。同样形成上述"阶梯"。

上述"阶梯"的形成,在上睑提肌提升时,"阶梯"交界处形成折叠,导致重睑。

(三)重睑术的手术方法

1.埋线法

(1)适应证:适合上睑皮肤张力良好、上睑较薄、无明显臃肿、眼裂较大的单睑。

(2)手术机理:通过缝合、结扎等非手术切开方法,使上睑皮肤重睑线位置的皮下组织与提上睑肌腱发生粘连。

(3)连续埋线法:常规定点、划线、消毒、铺巾后局部浸润麻醉,睑板保护器保护眼球。以 6/0 无损伤缝合线,自上睑画定的重睑线外眦部进针,沿皮下穿过睑板前筋膜内穿行 5 mm 左右在皮肤出针,再自皮肤出针点原孔进针,同上法行 5~6 针后在内眦部适当位置出针同法从原针孔进,针在皮下穿线至外眦部最初进针点出针,使皮下线环形成"8"字形,外眦部将缝线线头线尾收紧,松紧度以不使上睑皮肤皱折为宜,打结,将线头埋入皮下。同法行对侧手术。

(4)间断埋线法:常规定点、划线、消毒、铺巾后,后部浸润麻醉。

不穿透上睑缝合法:可用睑板保护器保护眼球。以 6/0 无损伤缝合线,自重睑线中内三分之一交界处进针,在皮下穿过睑板前筋膜,向外眦部进针 5 mm,重睑线上出针,原出针孔进针皮下行走后,自进针孔出针、打结,将线头埋入皮下。同法在内外侧各行一针上述缝合,同法行对侧手术,术毕。

穿透上睑的缝合法:以 6/0 无损伤缝合线,自重睑线中、内三分之一交界处进针,用睫毛镊翻开上睑穿透上睑至睑板上缘以上结膜面出针,再结膜面横向或纵向 1 mm 处,反向进针,穿透上睑至上睑皮肤进针点原孔出针、打结,将线结理入皮下,同法在向外侧重睑线上作 1～2 针缝合。同法行对侧手术,术毕。

2.切开法

(1)适应证:适合所有单睑者,尤其是上睑臃肿、皮肤松弛、老年性三角眼等受术者。

(2)手术机理:沿重睑线切开,可去除多余眶隔内脂肪、松弛皮肤,并去除重睑线以下部分眼轮匝肌,暴露睑板前筋膜,缝合双侧皮缘及睑板前筋膜,使之粘连形成重睑。

(3)常规操作:定点、划线、消毒、铺巾、局部浸润麻醉。

(4)手术过程:沿划线切开,视情况决定是否去掉多余皮肤、眶隔脂肪及眼轮匝肌。去除重睑线以下眼轮匝肌,使睑前筋膜充分暴露,缝合上、下皮缘及睑板前筋膜,术毕,一周拆除缝线。

3.小切口法

(1)小切口埋线法:为避免单纯埋线法线头过浅,导致术后上睑增生小结,可作小切口将线结埋植较深,杜绝增生线头小结。常规准备后,在预备埋线位置作 1 mm 左右小切口,切开全层皮肤,在小切口内进针出针作间断埋线。

(2)小切口去脂重睑术:针对上睑较薄、眼裂较大,但上睑脂肪袋明显的受术者。在预定重睑线中部作 5 mm 切口,切开全层皮肤,用眼科直剪钝性分开眼轮匝肌后,剪刀斜向上方,剪刀尖抵眶骨,钝性分离,此时眶隔脂肪即顺着剪刀退出而滑出,蚊式钳夹住眶隔,钝性分开眶隔,提起眶隔内脂肪,去除多余脂肪组织,视有无出血点决定是否结扎脂肪蒂。再在切开的皮下行间断埋线结扎,两边重睑线上视情况作间断埋线结扎。术毕。

(3)一针埋线法重睑成形术的 0.618 定点法(图 10-13,图 10-14)

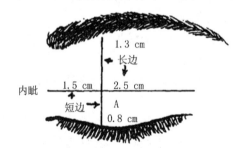

图 10-13　一针埋线法重睑成形术的 0.618 定点法(一)

内外眦长度为 4 cm,上睑高度为 2.1 cm

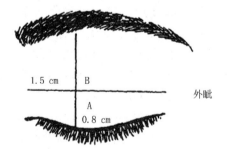

图 10-14　一针埋线法重睑成形术的 0.618 定点法(二)

B 为上睑高度黄金分割点,A 与 B 重叠为缝合点

术前测量上睑高度及内外眦之间长度(这里的外眦指上睑皱褶外缘),得出黄金比例长边和短边。内外眦长度黄金比例短边靠近内眦,长边靠近外眦,A 点为黄金分割点。通过 A 作垂直线与睑缘交点为起点,上睑高度的黄金比值短边为长度定点 B,此点与 A 点重叠即为缝合中心点。

缝线结扎:用 7/0 尼龙线穿 5×12 小圆针,从定点左侧 1 mm 进针,穿过部分睑板,从右侧 1 mm 穿出,再由原出针孔进针,经皮下从进针孔出针,结扎缝线,结头埋于皮下。此法特点是采用 0.618 黄金分割律进行一针皮内埋藏缝线法重睑术的定点,使术后重睑线更具美感。在定点处理上进行了革新尝试。因操作是在盲视下进行,故要求缝挂准确,由于采用 7/0 细线,易断线而至重睑消失,故应特别小心。此法操作简单,需时短;痛苦少,定点方法新颖亦可用于切开法重睑术的定点。

4.其他方法

(1)电凝法:常规准备后,睑板保护器保护眼球,在预定重睑线上用电功能电离子仪作间断的经皮肤至睑前筋膜深度的烧灼,使创孔愈合后形成纤维瘢疤,连接皮下及睑前筋膜的粘带。本法在 80 年代后期兴起,因操作简单,曾被很多人运用。但其粘连不彻底形成重睑不牢固,且创口疤痕明显,现很少被人运用。

(2)缝扎、压线法:常规准备后,在预定重睑线上作 3～4 针,穿过皮肤至睑前筋膜后返回,至进针点旁 5 mm 左右出针、结扎,一周拆线。使皮肤皮下与睑前筋膜压迫形成粘连。本法亦因粘连不牢固,现较少运用。

三、去眼袋术

下睑眶隔筋膜、眶隔前眼轮匝肌、皮肤及皮下组织统称眶隔前壁组织。随着年龄增长,眶隔前壁组织松弛,张力降低,以及眶隔内脂肪组织过多、膨出,使下睑皮肤松弛,形成明显的下睑袋状外观称为眼袋。眼袋的出现使下睑皮肤松弛、色素沉着,从而影响外观。

(一)下睑眼袋的分型

(1)Ⅰ型:皮肤松弛、皱折,眶隔脂肪袋明显。

(2)Ⅱ型:眶隔脂肪袋明显膨出,但下睑皮肤张力良好,无明显皱纹。

(3)Ⅲ型:下睑皮肤及眼轮匝肌松弛明显,但眼隔脂肪袋无明显膨出。

(二)手术机理

沿下睑睫毛边缘作切口,去除多余的膨出的眶隔脂肪,封闭眶隔,收紧松弛的下睑眼轮匝肌及皮肤,去除多余松弛的皮肤,严密缝合。

(三)常规准备

划线确定松弛皮肤去除量,消毒、铺巾、局部浸润麻醉。

(四)手术操作

(1)在外眦沟下 2 mm 左右,顺鱼尾纹方向切开外眦部皮肤 5～10 mm,用眼科剪顺下睫毛方向以下 1～2 mm 切开皮肤至内眦部,内眦部据睑缘弧度调整切口方向。

(2)提起外眦部皮肤作下睑皮下锐性分离,制作下睑肌皮瓣。

(3)顺眼轮匝肌方向钝性分开眼轮匝肌,暴露眶隔,钝性分开眶隔,多余眶隔脂肪组织膨出,去除多余眶隔脂肪组织脂肪蒂视有无出血,决定是否结扎,或脂肪蒂作电凝处理,防止出血,回纳脂肪蒂。

（4）深部封闭眶隔。

（5）收紧松弛的眼轮匝肌。

（6）将下睑肌皮瓣向外眦部提起，牵拉至下睑皮肤平整后，固定于外眦韧带上。

（7）受术者仰卧位注视正上方，牵拉下睑肌皮瓣越过下睑缘，使下睑皮缘在自然张力情况下，越过下睑切口缘皮肤即为多余皮肤。

（8）去除多余皮肤后，皮缘严密缝合。如为Ⅱ型眼袋，可只作下睑中部 10 mm 切口，钝性分离眼轮匝肌及眶隔组织，提起眶隔脂肪，去除多余眶隔脂肪后，回纳脂肪蒂，严密缝合皮肤，术毕。或做下睑结膜囊 5～10 mm 切口，去除多余眶隔脂肪组织，结膜面可不缝合，术毕。如为Ⅲ型眼袋，可免去操作中第3、4步骤。

四、上睑下垂矫正术

上睑提肌是提升上睑的主要动力，muller's 氏肌对提升上睑有辅助作用。额肌在眼轮匝肌眶部的腱膜止点也对上睑有辅助提升作用。由于先天发育、外伤、局部肿瘤压迫等因素影响上睑提肌，面神经额皮损伤，支配 miler 氏肌的交感神经病变等均会导致上睑下垂。

（一）上睑下垂的临床分型

（1）重度上睑下垂：除去额肌力量，双眼注视正前方时，上睑缘遮挡瞳孔 1/2 以上。

（2）中度上睑下垂：除去额肌力量，双眼注视正前方时，上睑缘遮挡瞳孔小于 1/2。

（3）轻度上睑下垂：除去额肌力量，双眼注视正前方时，上睑缘遮挡瞳孔缘处至瞳孔以上角膜的 1/2 之间。

（二）常规准备

常规定点划线、消毒、铺巾、局部浸润麻醉。

（三）手术方法

1.上睑悬吊术

用自体组织如阔筋膜、缝合线等将划定重睑线位置至眉区额肌，皮下潜行缝合牵引连接，以间断缝合或方形缝线方法。此法矫正难以达到理想效果，现很少采用。

2.提上睑肌缩短术

将无力的上睑提肌缩短移位缝合于睑板前筋膜。此法仅适用于轻度上睑下垂。

3.额肌瓣悬吊术

沿预定重睑线切开，去除适量重睑线以下眼轮匝肌，充分暴露睑板前筋膜，将切口以上眼轮匝肌深面的眼轮匝肌与额肌腱膜交织组织分离成宽 20 mm 的舌状额肌瓣将额肌瓣向下牵拉缝合于睑前筋膜适当位置，使睁眼时上睑位置高于腱侧 1～2 mm，如对侧亦有病变时，睁眼时使上睑位置于角膜缘以上 1～2 mm。皮缘与睑前筋膜缝合同切开法重睑术。术后涂眼药膏保护眼球，上睑术后加压包扎 24 小时。术后 1～6 月内眼睑不能严密闭合，需用眼药水、眼药膏保护。

4.提上睑肌腱膜舌状瓣—额肌吻合术

由于额肌瓣悬吊术后带有不同程度上睑外翻，同时额肌瓣剥离时创面较大、损伤大、出血多。为避免上述情况，在睑板前筋膜暴露后，制作以重睑线处睑板前筋膜为蒂的向上以提上睑肌及其腱膜和睑板前筋膜组织的复合舌状瓣，该瓣上份游离，深层仅为薄层睑结膜，下份深面为睑板。舌状瓣制作完成后，将切口上缘眼轮匝肌深面与额肌腱膜交织的组织，作前后分离，前为眼轮匝肌，后为眶骨膜，上至眉下区，两侧肌瓣不断开，将肌瓣向下牵拉缝合于睑板前重睑线处，舌状瓣深面,再将舌状瓣覆盖在额肌瓣之上缝合。两皮缘与睑前筋膜缝合同重睑术。术后护理同额肌瓣悬吊术。

五、睑外翻矫正术

上下睑部外伤、上下睑手术后疤痕挛缩、老年后下睑张力降低等因素均可以发生睑外翻。睑外翻的情况因病因、年龄、程度不同,故矫正方式也各异。

(一)疤痕松解复位术

外翻不明显时,将疤痕切除松解,创面由上睑松弛的皮肤移位覆盖。

(二)皮瓣转移术

在外翻不明显情况下,根据具体情况作局部皮瓣转移。如 Z 型瓣、矩形瓣 V-Y 推进瓣、问号皮瓣等。

(三)植皮术

当有较明显的外翻时,常需植皮来复位。当健侧上下睑明显松弛时,需做上下睑松弛皮肤切除来复位。复位的皮瓣来源于耳后皮瓣。

(四)老年性睑外翻

由于下睑眶隔前壁组织松弛退化导致的下睑缘增长,通常用一般的复位方法难以矫正,需将下睑缘作部分楔型切除后收紧眼轮匝肌才能复位。

(孙守亮)

第四节　鼻部的美容整形

一、鼻部的应用解剖

鼻包括外鼻、鼻腔、鼻窦三部分,外鼻位于面部中央,下端游离突出,呈一个倒三角形锥体,几乎所有的鼻部美容手术都在外鼻上进行操作,外鼻的形态决定着面部的立体感与层次感。外鼻又分为鼻根、鼻梁、鼻尖、鼻翼、鼻孔。鼻根为外鼻上端与额部的自然联结处。鼻梁两侧为鼻侧壁,鼻侧壁下端。鼻尖两侧是近似半球形隆起的鼻翼,鼻翼之间为鼻小柱,鼻小柱是鼻中隔下端游离缘,鼻孔是由鼻中隔与鼻翼围成,鼻腔和鼻窦是嗅觉和呼吸器官,鼻腔黏膜对吸入空气有调节湿度、温度和滤过空气中浮尘与细菌的作用,从而达到保护下呼吸道的目的,同时鼻腔和鼻窦在发声过程中起共鸣作用。

(一)外鼻的层次结构

外鼻鼻背解剖分五层:皮肤、浅筋膜、肌肉、鼻背筋膜和鼻骨。

1.外鼻的皮肤

不同部位厚薄不一,鼻根及鼻梁部皮肤较薄,皮下组织也少,与鼻背筋膜相连疏松、易剥离,鼻下部皮肤较厚,皮下组织发达,有少量脂肪并有丰富的汗腺及皮脂腺,与鼻尖鼻翼紧密连接,无移动性。

2.外鼻的骨

由鼻骨及鼻软骨组成,鼻骨分左右两块,呈长方形,上厚下薄,中线相接,上接额骨鼻部外缘接左右两侧颌额突,下缘与软组织与鼻外侧软骨相连,上部窄厚,下部宽薄,易受外伤而骨折,鼻支架下部软骨部分,分别由侧鼻软骨和鼻翼软骨构成,侧鼻软骨左右各一,上与鼻骨相连,下与鼻翼软骨相连,两侧固定于上颌骨,鼻翼软骨分为内侧脚与外侧脚,两侧鼻翼软骨的内侧脚靠拢,共同支撑鼻小柱及鼻尖,外侧脚则支撑鼻翼形成鼻孔。

3.外鼻的肌肉及筋膜

(1)鼻部肌肉为不发达的表情肌,活动较少。降眉肌分左右对称两块,位于鼻梁正中线两侧,起于鼻骨下部,向上附着于额下部正中线两侧的皮肤,作用是把眉间部皮肤向下牵引,在额下部和鼻根部形成横纹,并使鼻软骨向上活动,缩短鼻的长度和开大鼻孔。皱眉肌起于额骨鼻突,止于眉头皮下,有皱眉功能,鼻中隔体肌起于犬齿窝,止于中隔软骨下缘的侧面及两个鼻翼软骨的内侧角,有降低鼻尖的作用。

(2)在鼻背肌肉下方与鼻骨之间有一层腱性纤维阔筋膜层,与鼻骨膜等相连,不易分离,现在许多人称之为鼻背深筋膜复合层,此层较厚,一直延伸到鼻尖部,在鼻软骨外变薄且与软骨膜紧密相贴。

4.外鼻的血液供应

(1)外鼻的血液来源:来自颈外动脉的面动脉供给外鼻、鼻中隔、鼻翼的动脉血。面动脉的上唇动脉在人中的外侧向上进入鼻小柱,在鼻尖处成为结束支,面动脉终末支向上形成内眦动脉,供给鼻下组织。来自颈内动脉的眼动脉分支向下形成的鼻背动脉,供应鼻背部鼻根部组织。

(2)鼻部的静脉回流:一部分经内眦静脉到眼静脉,再由眼静脉到海绵窦,另一部分回流到翼静脉丛,最后也至海绵窦。鼻腔内淋巴液多流咽后淋巴结,鼻前庭、鼻腔前部黏膜及人外鼻淋巴均汇入耳前淋巴结和颌下淋巴结。

5.外鼻的神经

鼻部的所有肌肉均由面神经支配,外鼻皮肤感觉神经来自三叉神经的第一支和第二支,鼻根部感觉由滑车下神经支配,鼻背、鼻翼、鼻尖由眼神经鼻支及筛前神经外侧支同时支配,鼻翼及鼻外侧壁的感觉由上颌神经的眶下神经支配。

6.外鼻的美学特征

鼻子称为颜面之王,鼻子的外部形态不同,给人的面部特征千差万别。鼻子位于颜面正中,把面部长度分为三等分,外鼻长度正好是三分之一,宽度分为五等分,两侧鼻翼间宽度正好是面部宽度的五分之一,符合黄金分割率。理想的鼻子应与五官协调搭配,并具备以下几个因素:①鼻长度占面部长度的三分之一。②鼻宽度为鼻长度的三分之二。③鼻尖高度为鼻长度的二分之一。

二、隆鼻术

隆鼻术是目前我国美容外科手术中数量仅次于重睑术的一种美容手术,它主要适应于各种鼻梁平坦凹陷的低鼻、鞍鼻及鼻尖低塌、鼻小柱短小等的成年人。手术程序如下。

(一)设计划线

以两侧鼻唇沟及两眼内眦角作参照画出鼻正中线,两侧眉头与两侧内眦连线中心的水平线,其与正中线的交叉点即为起点。

(二)切口选择

(1)鼻孔内切口:在鼻翼软骨与侧鼻软骨之间做该切口,对侧做同样切口,再将两切口合为一。

(2)鼻前庭切口:在鼻小柱上三分之一至一侧鼻孔缘最高点稍内切口。

(3)蝶形切口:一侧鼻翼前缘最高点通过鼻小柱到对侧鼻翼前缘最高切口。

(4)鼻前庭鼻小柱联合切口:于鼻孔最高点沿一侧鼻孔皮肤与黏膜交界处切开,沿鼻小柱及鼻中隔交界切到底,横过鼻小柱及上唇交界线,再回到对侧鼻孔最高点,然后贯穿鼻小柱两侧切口。

在隆鼻中我们应尽量选择损伤小,隐蔽性佳的切口。

(三)术前准备

应剪除鼻毛,用碘酊固定正中线起点,消毒鼻背面部以及鼻腔的两侧,鼻腔内填塞棉球。

(四)麻醉

用2%的普鲁卡因或利多卡因,由鼻尖部至鼻孔的鼻孔切线,连线高度自鼻尖至鼻根部,边进针边推麻药,然后退针自鼻尖部转向鼻小柱,边推麻药边进针,针尖抵上齿槽骨,再退至鼻尖转向一侧鼻翼部边推边进。

(五)切口

按选择好的切口设计线切开皮肤或黏膜至皮下组织,用眼科剪均匀剪开鼻头部组织,转向对准鼻梁中线,边推进边分离,至鼻软骨与鼻骨交界处时,抬高剪刀尾部横形剪开鼻背深筋膜,然后推进剪刀至黄金点上 1 mm 处,用左手固定两侧鼻背要分离范围,使用剪刀尖端边分边退至鼻尖,分离时用力要均匀,隧道剥离宽度要适中。如需植入"L"形假体,至鼻尖后剪刀转向鼻小柱,垂直分离到上齿槽骨。

(六)假体植入

用一宽 2 mm、厚 1 mm 不锈钢片作导引器插入分离好的隧道,使导引器与鼻骨之间形成一隧道,用止血钳夹住已雕刻好之假体,沿着导引器植入,退出鼻导引器,然后再用止血钳将鼻假体送入合适位置,夹住鼻模型鼻小柱部分插入已剥离好的鼻小柱隧道。

(七)外形观察及压迫切口处理

因鼻根部组织较疏松,隆鼻术后几乎都肿胀,影响隆鼻术后效果观察,因此一般用双手持纱布压迫 3~5 分钟,既可压迫止血,又可压迫肿胀,外形满意后即可用 5/0 或 6/0 美容线缝合伤口,用盐水棉球清除鼻腔内血液后观察有无鼻腔内穿通,然后用金霉素眼膏涂少许于切口。鼻假体植入鼻背深筋膜下,一般不会晃动,因此可不用印模夹板或胶布固定。

(八)鼻小柱延长

有些患者因鼻小柱短,隆鼻术后鼻尖不能隆起,反而造成鼻尖向下形成陡坡,因此需要做一个鼻小柱延长术,沿两侧鼻小柱切开后再在上唇与鼻小柱皮肤作一"V"形切开,形成一个"V-Y"缝合,即能加长鼻小柱,使鼻尖抬高。

(九)术后处理

术后 24~48 小时内可冰敷压迫,应用抗生素 3 天预防感染,保持鼻腔干燥、清洁,7~8 天拆线,1 月内禁止捏鼻孔、碰撞,术后定期复查。

(十)经验与技巧

(1)术中剥离隧道过程中,术者左手拇、示指按压鼻背部,凭感觉掌握剥离的深度,防止穿破皮肤或鼻腔黏膜。术中剥离隧腔大小要适宜,过小不易放入假体支架,过大假体支架容易移动、错位(图10-15)。

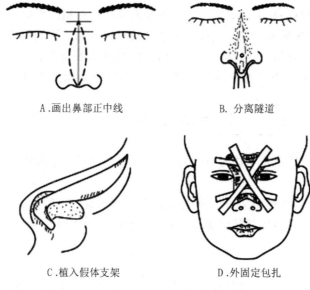

A.画出鼻部正中线　　　　　　　　B. 分离隧道

C.植入假体支架　　　　　　　　D.外固定包扎

图 10-15　隆鼻术

(2)预制雕刻的假体支架大小适当,如植入后显得太高、皮肤张力过大,可再取出假体支架适当削薄后重新植入,一般应掌握宁低勿高、宁短勿长的原则,否则假体支架过大,植入后局部皮肤张力大,由于假体支架的慢性"切割"作用,可将皮肤顶破、穿孔,尤其鼻尖及鼻根部更应特别注意。

(3)如隆鼻术后如长期鼻背红肿,扪之有波动或假体支架有漂浮感,可能为排异反应所致的积液,应予以取出假体,数月后更换另一种假体支架重新植入。

(4)术后鼻背或鼻尖部皮肤张力过大,皮肤菲薄或有穿孔趋势者,应自原切口处切开,取出假体支架,根据情况重新更换一较小的假体,也可于3个月后再重新进行隆鼻手术。

(5)有的患者鼻梁凹陷明显,鼻背皮肤紧张,可先雕刻一较小的假体支架植入,待2~4个月鼻部皮肤松动后再取出假体支架,重新植入另一较大假体支架,称为分次隆鼻术。

(6)术后初期假体容易自皮肤切口处露出,因此缝线不要拆除过早。假体一旦部分外露,即应取出,试图换药使创口闭合往往是徒劳的。假体取出后须待2个月才能再次手术植入假体。

三、鼻翼缺损的美容术

鼻翼缺损常由烧伤、创伤(包括外伤、咬伤、肿瘤切除)、感染及先天性畸形引起。因鼻的特殊功能——呼吸,常可吸入高温气体或火焰而导致鼻翼里外两面损伤或贯穿伤,这给修补、整形带来极大的困难。治疗上可根据缺损位置、范围等具体情况确定手术方法。

(一)局部皮瓣法

1.叠瓦式缝合法

(1)适应证:纵行小缺损或疤痕适用,较大缺损忌用。

(2)麻醉:局部浸润麻醉或眶下神经阻滞麻醉。

（3）手术方法。①直接缝合法：沿疤痕作切口，切除疤痕组织，使裂缘一侧皮肤多、黏膜少，而对侧则皮肤少、黏膜多。缝合时呈叠瓦状目的是增加接触面积，使皮瓣易成活、不易裂开（图10-16）。②下端皮瓣推进法：沿疤痕或裂隙作长方形切口（若患侧鼻孔大于健侧，则切口深达全层；若患侧鼻孔等于对侧，则只作皮肤切口，黏膜不必切开；若患侧鼻孔小，则在纵行切口两侧设计一皮瓣，宽度为所缺大小的1/2，深度小于厚度的1/2，将该皮下蒂皮瓣向内翻转缝合，使鼻孔与对侧等大。在切口内侧沿鼻孔缘作平行切口，在健侧鼻孔上缘剥离鼻尖部皮瓣，并将鼻小柱上端正中切除一三角形皮肤，将鼻尖部皮瓣向患侧滑行覆盖于缺损外，分层缝合（图10-17）。

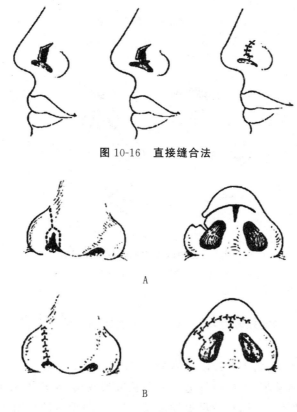

图 10-16　直接缝合法

图 10-17　下端皮瓣推进法

A.切口设计；B.缝合

2.应用缺损边缘形成鼻翼

（1）适应证：较小的或裂隙形的缺损且黏膜完好的病例。

（2）麻醉：局部浸润麻醉或眶下神经阻滞麻醉。

（3）手术方法。①自缺损处向上设计两皮瓣，一则为残余鼻翼，另一则为鼻翼下部皮肤。切开皮瓣后，自黏膜平面向上剥离直达骨质部分，于其上端切开黏膜，使黏膜能随皮瓣向下滑动而形成新的鼻内衬里。皮瓣向下转移后构成鼻孔缘，创面用保留真皮下血管网游离植皮、打包，鼻内用充气囊或充气橡皮指套填塞（图10-18）。②在鼻尖部向上切开鼻翼全层，并在内眦处沿下睑弧形走向切开，将鼻翼缝于鼻尖，形成正常鼻孔，下睑部创面用保留真皮下血管网游离植皮修复（图10-19）。

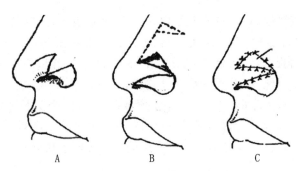

图 10-18 应用缺损边缘形成鼻翼(一)

A.切口设计;B.切开黏膜;C.缝合植皮

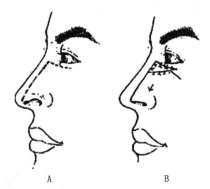

图 10-19 应用缺损边缘形成鼻翼(二)

A.切口设计;B.下睑部植皮

3.局部皮瓣翻转法

(1)适应证:适用于鼻翼缺损较大,残存鼻翼缘瘢痕组织已软化者,残存鼻翼缘及周围有广泛疤痕者禁忌。

(2)麻醉:局部浸润麻醉,眶下神经阻滞麻醉。

(3)手术方法:在鼻翼缺损上方,设计适当大小长方形皮瓣,自皮下脂肪深层掀起,以残存鼻翼缘为蒂,将皮瓣向下翻转、折叠,形成鼻翼衬里及鼻翼缘,供瓣区缺损用保留真皮下血管网游离植皮修复(图 10-20)。

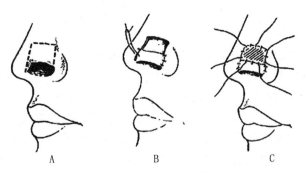

图 10-20 局部皮瓣翻转法

A.切口设计;B.皮瓣翻转;C.植皮

4.V-Y 成形术

(1)适应证:轻度鼻翼缺损。

(2)麻醉:局部浸润麻醉或眶下神经阻滞麻醉。

(3)手术方法:在缺损上方沿鼻翼缘作倒 V 形切口,切开皮肤、皮下脂肪,自软骨膜残面剥离三角形皮瓣,并向下推移至与对侧鼻翼缘相对应,呈倒 V-Y 形缝合(图 10-21)。

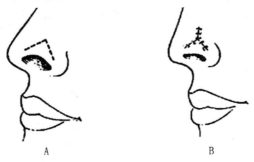

图 10-21 V-Y 成形术
A.切口设计;B.缝合

5.Z 成形术

(1)适应证:鼻翼上部条索状疤痕所致轻度鼻翼缺损。

(2)麻醉:局部浸润麻醉,眶下神经阻滞麻醉。

(3)手术方法。①沿条状疤痕设计 Z 形切口,切开皮肤、皮下、脂肪,掀起三角形皮瓣,然后易位缝合。②鼻翼边缘中部缺损,在其上方设计适当的 Z 形切口,必要时可适当延长或作附加切口,切开皮肤,有时需全层切开鼻翼组织。两个三角形皮瓣易位缝合,恢复鼻翼及鼻孔正常位置。③鼻翼基部的鼻翼缘缺损,在其上外方设计 Z 形切口,切开并掀起外侧三角皮瓣,鼻翼组织向下移位至正常位置。以三角形皮瓣旋转插入鼻翼上部创口缝合(图 10-22)。

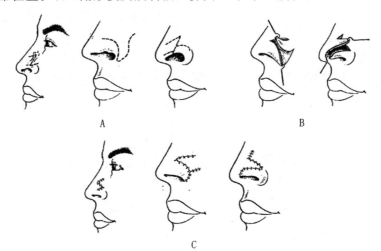

图 10-22 Z 成形术
A.切口设计;B.皮瓣换位;C.缝合

6.鼻唇沟皮瓣法(复合皮瓣)

(1)适应证:鼻翼缺损范围大,不宜采用局部组织转移及耳郭复合组织移植修复时,可选用各种形式的鼻唇沟皮瓣修复。鼻唇沟部皮肤紧张者忌用。

（2）麻醉：局部浸润麻醉或眶下神经阻滞麻醉。

（3）手术方法。

1）植皮片作衬里复合皮瓣修复术：一般需两次手术才能完成。第一次手术，先切开并剥离设计的鼻唇沟区皮瓣，将适当大小的全厚皮片移植至鼻唇沟区皮瓣创面上，再将皮瓣原位缝合。第二次手术于两周后进行。重新切开并掀起带全厚皮片的鼻唇沟皮瓣，旋转至鼻翼缺损区分层缝合形成鼻翼（图10-23）。

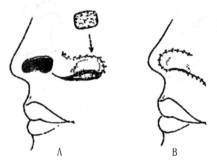

图 10-23　植皮作衬里复合皮瓣术

A.切口设计；B.缝合

注意事项：第一次手术剥离鼻唇沟皮瓣应在皮下脂肪浅层进行，防止过厚，影响鼻翼形态。移植的全厚皮片位置大小应适当，皮片、创面贴合紧密，加压包扎，10天拆线。第二次手术后鼻腔内填碘仿纱条或硅胶管成形，7天拆线。

缺点：手术切口疤痕及两侧鼻翼很难完全对称。

2）组织埋藏复合皮瓣修复术：手术亦需分两次进行。第一次手术切开并剥离设计好的鼻唇沟皮瓣，在耳郭后壁切取所需大小的皮肤软骨瓣，移植于鼻唇沟皮瓣下，原位缝合。耳郭创口可直接缝合或植皮。三周行第二次手术。切开、掀起鼻唇沟复合瓣，翻转至鼻翼缺损区形成鼻翼，分层缝合，鼻唇沟创口直接缝合。

3）皮瓣翻转植皮术：按鼻翼缺损大小在鼻唇沟区设计相应皮瓣，皮瓣基底位于缺损区外侧缘，切至深筋膜层并掀起皮瓣，向内翻转缝于缺损区内缘鼻黏膜上作衬里，表面植全厚皮片作鼻翼，鼻唇沟创面直接缝合（图10-24）。

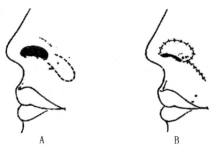

图 10-24　皮瓣翻转植皮术

A.切口设计；B.植皮

注意事项：充分止血，鼻翼游离缘尽可能与对侧对应，缝合平整，妥善加压包扎，鼻腔内插入卷有碘仿纱条的硅胶管，鼻唇沟切口5天拆线，植皮缝线14天拆除。

4)折叠皮瓣修复术:修剪鼻翼缘瘢痕组织,沿鼻翼创缘设计鼻唇沟皮瓣,其长度相当于正常鼻翼游离缘(以对侧作对照)至缺损上缘距离2倍以上的位置,宜松不宜紧,以免今后变短。切至深筋膜层,掀起皮瓣,折叠缝于缺损区重建鼻翼,供皮瓣区直接缝合(图10-25)。

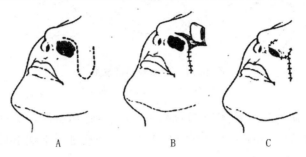

A   B   C

图10-25　折叠皮瓣修复术

A.切口设计;B.皮瓣折叠;C.缝合

注意事项:皮瓣虽长(长宽之比超过2倍),但面部血运丰富,只要操作得当,应无问题。如皮瓣剥离到一半时,发现不在同一平面,厚薄不均,可能尖端血运难以保证,则制作延迟皮瓣,即将两侧切开,后半部皮瓣不予剥离,原位缝合,10天后再次手术,掀起皮瓣折叠,修补鼻部缺损。鼻腔内充填包有碘仿纱条的硅胶管,适当加压包扎。局部若有"猫耳朵",留待3周后处理。

(二)远位皮瓣法(带蒂皮瓣法)

在局部缺损大且周围无法供应足够皮肤或患者不愿有更多瘢痕时可用此法,但需要住院时间长或进行多次手术。

1.适应证

缺损范围较大,而其他方法修复困难者。

2.麻醉

局部浸润麻醉。

3.手术方法

(1)额部带蒂皮瓣:根据鼻翼缺损大小,在额部设计相应大小皮瓣,以头皮为蒂,蒂长度略长于基部至缺损区长度。按设计切开皮肤、皮下,在深层掀起皮瓣,转移至缺损区缝合,蒂部可将两侧对齐缝合,闭合伤口。供皮区直接缝合或植皮。3周后断蒂,多余带毛发的蒂部缝回原处。

(2)皮下蒂皮瓣(包括颞浅动脉分支):包括颞浅动脉分支皮下组织蒂形成一皮瓣,通过皮下隧道一次修复鼻翼缺损。

(3)动脉岛状皮瓣:包括面动脉终支及内眦动脉岛状皮瓣、颞浅动脉额支动脉岛状皮瓣。

1)面动脉终支及内眦动脉岛状皮瓣:沿面动脉终支及内眦动脉走行设计鼻唇沟皮瓣,切开周围皮肤,切断面动脉终支近端并结扎,切断伴行静脉,在血管索深面向鼻侧掀起皮瓣,上端适当游离血管蒂,在鼻翼缺损区切除疤痕,形成创面,通过上下隧道将皮瓣引至缺损区,折叠后分层缝合,重建鼻翼。鼻唇沟创口直接缝合(图10-26)。

注意事项:皮瓣为逆行岛状皮瓣,可一次成形,术中注意勿损伤皮瓣内血管,通过上下隧道时,防止过度扭曲、受压,故血管蒂应略长,皮下隧道要宽松。鼻腔内填碘仿纱条,24小时后拔除,7天拆线。

并发症:皮瓣血运障碍,术侧上唇方肌瘫痪。

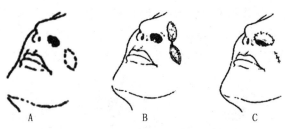

图 10-26　面动脉岛状皮瓣
A.切口设计；B.掀起皮瓣；C.缝合

2)颞浅动脉额支动脉岛状皮瓣:用多普勒探查,以美兰标出颞浅动脉额支走行,在额部动脉末端设计与鼻翼缺损相当大小的皮瓣,按常规游离皮瓣,并通过上下隧道运转至缺损区缝合,供瓣区直接缝合或植皮。

(4)复合组织瓣移植法:1 cm 内鼻翼全层或部分缺损,但局部感染或上呼吸道感染者禁忌。

设计倒 V 型切口,全层切开,创缘稍加分离,在耳郭相应位置切取相同大小 V 形组织瓣(全层),将游离耳郭组织瓣分层缝于鼻翼缺损处,耳郭伤口适当修整后直接缝合。鼻腔内填碘仿纱条包裹的硅胶管,适当加压包扎,2～3 周拆线(图 10-27)。

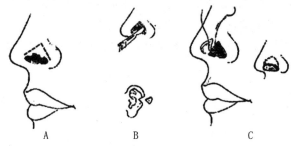

图 10-27　复合组织瓣移植术
A.切口设计；B.皮瓣设计；C.移植

注意事项:疤痕切除要彻底,必要时在耳后可连带切取适当大小的全厚皮片,以修复缺损附近疤痕,这也有益于血运重建。切耳郭时,皮肤不得与软骨分离,缝合需精确、对齐,以免出现裂隙。

(5)皮肤扩张器:在缺损区附近(多为鼻唇沟区)置入适当大小硅胶扩张器,当皮肤扩展到需要大小时再次手术,修复缺损。

四、全鼻缺损再造术

鼻大部或全部缺损是最严重的鼻畸形,是一般局部皮瓣所不能解决的,需全鼻再造修复。其缺损原因为烧伤、创伤、感染等。

(一)皮瓣的选择

(1)前额部皮瓣:为前额部的轴型皮瓣,血运丰富,色泽与面部皮肤一致,组织薄而坚韧,再造鼻后外形挺直,手术操作简单,1～2 次完成,缺点是在额部留下一暗色植皮区。

(2)前臂游离皮瓣:皮瓣薄,手术一次完成,但手术操作复杂,术后需严格护理,皮肤质地不如前额部皮肤坚韧,色泽也较差。

(3)皮管:如上臂皮管、肩胸皮管等,皮管的优点是取材丰富,但皮肤的韧性差,塑形及色泽都不如前额皮瓣,手术多需 3～4 次,头部和皮管取材部术后需固定 3～4 周,给患者带来了极大的不便。综上所述,前额皮瓣是全鼻再造的首选方法,只有在前额部皮肤损伤的情况下,才考虑用其他的方法修复。

(二)被扩张的额部皮瓣全鼻再造术

前额部皮肤扩张后,即相当于一次延迟手术,皮瓣的成活率明显提高,同时在额部不需植皮,创面即可直接缝合,术后在额部仅留下一条线状瘢痕,可为广大的患者接受。

1.适应证

适合鼻大部分缺损或全鼻缺损及额部正常皮肤且经过扩张足够需要者,或Ⅱ度烧伤已愈的皮肤,或深度烧伤植皮后只要额区血供来源未遭破坏者均可采用此法。

2.麻醉

局部阻滞,浸润麻醉或全身麻醉。

3.手术方法

(1)埋植扩张器:根据缺损情况及局部条件设计皮瓣,如发际较高者可选用额正中皮瓣,发际较低者,则选额斜皮瓣或镰刀状皮瓣。

Ⅰ期:在前额发际上方 2～3 cm 处做一长 4～5 cm 的弧形切口,按所埋植扩张器的位置及范围大小在帽状腱膜或额肌下进行钝性剥离,直达眉间骨膜浅层,彻底止血后,放入 100 mL 左右的长方形或者圆柱形扩张器,闭合切口并放置负压引流管 3～4 天,缝线可于术后 7～8 天拆除,常规扩张是 5～7 天,通过阀门注水一次,每次为额定容量的 10%～15%。扩张 2 个月以上,待皮瓣较少收缩。鼻缺损区的条件准备,应在埋植扩张器的时期施行。

(2)皮瓣的设计。①鼻背皮肤的覆盖,额部皮瓣作为鼻背皮肤的覆盖材料,根据鼻的外形将远端设计成三叶状,中间一叶形成鼻小柱,两侧叶形成鼻翼,一般皮瓣远端的横径为 6～7.5 cm,中间叶和两侧叶的宽度为 1.5～2 cm,用透光试验了解额部血管的位置,使设计的皮瓣将血管包括在内,以提高成活率。②衬里:常用的鼻衬里是鼻缺损残余的皮肤组织和瘢痕组织,以缺损的边缘为中转,从鼻根部和鼻翼两侧切开剥离,翻转皮肤或瘢痕组织180°至缺损的部位,同时将翻转的鼻背皮肤缝合在一起,翻转的内衬皮瓣达到鼻翼上即可。③支架:对于严重的鼻小柱和鼻翼缺损,需要支架保持鼻的挺直外形,一般选用自体肋软骨作为支架的材料,将肋软骨雕刻出鼻小柱和两侧鼻翼塑形所需的支架,用 5-0 的 PDS 线与鼻尖区三角支架缝合固定。

(3)第二期:取出扩张器,转移扩张后的额部皮瓣行全鼻再造,术前预先做扩张囊皮瓣透光试验,观察血管走行与交通的情况,划出主血管的走行路径,设计三叶皮瓣及血管蒂的位置,一般皮瓣宽为 7～7.5 cm,长为 7.5～8.0 cm(含鼻小柱部分)。鼻翼及鼻小柱折入的部分,可以去其囊壁甚至可以修薄。

形成鼻衬里:在鼻的上部设计皮瓣,向下翻转,并于鼻两侧作切口直至鼻翼定点处,将两侧形成的皮瓣向中央翻转与鼻上部的皮瓣缝合在一起,再从上唇拟再造鼻小柱的部位设计一 U 形宽为 3～5 cm 的皮瓣,其下缘与鼻翼定点的水平齐平,这三点是鼻再造时最重要的三个固定点,一定要准确无误,将雕刻的鼻支架放入鼻的相应位置,并用丝线固定。

缝合皮瓣形成再造鼻也是手术中关键的步骤,首先要将两侧鼻翼和鼻小柱的三个固定点缝合,确保鼻在面部的正中位置后,再缝合其他的部位,如鼻翼部的衬里过长可稍剪去一些,使皮瓣能够向里翻转成形,缝合后的鼻子不能有创面残留,以防创面愈合后影响鼻的外形,同时也要注意缝合后的蒂部没有张力,鼻两侧缝合后要张力相等。术后要内外固定塑形,内固定时要注意鼻腔填塞不能过紧,以免皮瓣肿胀时影响皮瓣的血运,术后10天左右拆线,鼻腔内改用橡胶管固定3～6个月。

Ⅱ期断蒂手术:鼻再造术后3～4周即可切断蒂部,皮瓣蒂部摊平修整。

(二)皮管法全鼻再造术

1.适应证

适合于全鼻及鼻下段缺损,鼻腔外露的洞穿性缺损,鼻背和额部皮肤都有损伤,已不能用于造鼻者等。

2.麻醉

局部麻醉或全身麻醉。

3.手术方法

(1)第一期:皮管成形术,在一侧上臂前内侧或腕部设计皮管,一般长为10～12 cm,宽为7～8 cm,设计应确保皮管有足够的长度和宽度。

(2)第二期:管形皮瓣延迟术。在皮管成形术后2～3周施行皮瓣延迟术以训练血运。

(3)第三期:管形皮瓣转位术。皮管延迟术后2～3周施行转移于鼻部。

(4)第四期:皮管断蒂术。皮瓣移植至鼻背10～14天,开始训练血供,即用橡皮筋套扎皮管的上臂下端蒂阻断血运,每天3～4次,每次阻断时间由1～2分钟起,两周内逐步延长时间达1～2小时,皮管血液循环仍良好时,才可断蒂,将皮管自上臂处断蒂,缝合断端,让皮管挂于鼻部,完全由鼻背供给营养3周,使单蒂皮管的血液循环充分可靠。

(5)第五期:全鼻再造术按设计剖开皮管舒平,将设计的三叶瓣与受区缝合完成鼻再造,最后固定及塑形再造鼻。

五、鼻畸形整形美容术

在胚胎发育时期,因遗传环境条件影响,发育障碍产生先天性鼻畸形;后天生活实践中外伤、烧伤也可导致鼻畸形。

(一)鼻尖肥大

由于鼻头的皮肤厚及脂肪多而导致,也可能由于外鼻软骨过大所引起。作两侧鼻前庭切口延至鼻小柱基底部贯穿切开,沿皮下层分离暴露出鼻翼软骨,于两侧鼻翼软骨穹隆部切除部分软骨及皮下组织,缝合鼻翼软骨缺损并将两侧鼻翼软骨拉拢缝合,并于鼻孔向鼻翼作固定压迫缝合,避免形成无效腔。

(二)鼻翼过宽

鼻翼过宽易使鼻子与面部不协调,显示鼻子低塌、肥大。沿鼻翼软骨外侧脚的前缘作鼻孔缘皮肤切口,通过切口,用小剪刀将皮肤与其下面的鼻翼软骨潜行分离,去除软骨表面组织,切除软骨上部和外部,于鼻孔内鼻翼基部的内侧面切除一块菱形前庭皮肤和鼻黏膜缝合即可。

(三)鼻尖过高

鼻尖向上向前突出,是由于骨或鼻翼软骨增生过大超常所致。作鼻前庭切口或蝶形切口,将黏膜和皮肤分别与鼻翼软骨分离,将鼻翼软骨外侧脚的上部及内侧脚下部部分切除,缝合切口。由于此病鼻尖过高及鼻尖坚硬,除切除鼻翼软骨上部分外,还需切除部分鼻小柱及鼻翼基底部软组织,否则可致鼻小柱弯曲。

(四)鹰钩鼻、驼峰鼻

驼峰鼻多由先天性鼻梁部鼻骨和软骨发育高大畸形所致,多见鼻梁突出、鼻宽而长,常表现为棘状突起,若伴有中隔软骨和鼻侧软骨生长,鼻尖下垂,我们又称它为"鹰钩鼻",手术原则是切除突出部分,缩短长度,同时行鼻尖整形。

1.术前准备

(1)术前检查:术前仔细检查受术者的鼻腔鼻窦有无炎症,若有,需先待炎症控制后再考虑手术,术前3天用消炎液滴鼻,并修剪鼻毛。

(2)术前测量。①鼻梁隆起过高的测量:从鼻根至鼻尖划一连线,连线的上方就是手术应去除的多余鼻骨、鼻中隔软骨,若有鼻尖弯曲时,需先将鼻尖向上推到正常位置后再用上法划线。②鼻尖过长的测量:术用左手食指压在受术者鼻梁的左侧,用亚甲蓝标记出鼻尖部在左食指的相应位置,再用左拇指推动鼻尖向上翘,使鼻小柱与上唇之间达到90°,在固定不动的食指上,即相当于鼻尖移到正常位置再划一标记线,两标记之间的距离就是应切除鼻中隔软骨前端的量,若是鼻尖的鼻翼软骨宽大,尚需沿鼻翼软骨外脚上缘划出切除部分软骨条的标记。鼻尖软骨有钩状弯曲者,还需标出尖端部分软骨的切除线。

2.手术方法

(1)鹰钩、驼峰鼻矫正术。①适应证:鼻背呈驼峰状或伴有鼻尖下垂呈鹰钩的驼峰鼻、鹰钩鼻。②麻醉:鼻腔内0.5%～1%丁卡因棉片表面麻醉,鼻前庭鼻周局部浸润及阻滞麻醉。③鼻外切口法:在鼻翼缘作蝶形切口,沿切口线切开,用眼科剪从切口内进入,在皮下与鼻侧软骨间做广泛剥离,向上直达鼻骨顶部,将鼻骨与其骨膜包括相连的肌肉和皮肤分离,两侧至上颌骨额突。按术前测量标定的切除线,从切口插入骨凿,凿除鼻背部隆起的过多骨组织,用骨锉修平,有些患者术后即可矫正,可缝合切口,加压包扎固定。若鼻背较宽,则需从切口内插入鼻锯,将两侧上颌骨额突锯断,或先用骨凿沿鼻切迹凿出裂隙后,再用拇指自外向内按压鼻背,造成鼻折,从而使两侧骨质缘合拢,达到鼻骨整复的目的,使鼻外形矫正。④鼻下部整形。若鼻尖过高,可将两侧鼻翼软骨内脚在穹隆内侧切除部分软骨,若鼻尖较宽,则切除外脚上缘部分软骨,穹隆部内脚平行切开,减张缝合;若鼻尖下垂,可将两鼻翼软骨内脚近穹隆部缝合,可增加鼻柱的高度,矫正鼻尖下垂,或在两脚之间充填软骨,也可用硅橡胶抬高鼻尖。⑤缝合切口,加压包扎,两侧鼻腔碘仿纱条填塞,术后3天抽出鼻内填塞物,术后7天拆线,一般术后3～4周外形稳定、消肿。

(2)Anderson-Ries氏鼻孔外进路鼻整形术。①适应证:对鼻骨过高呈驼峰状鼻梁基底宽大或鼻尖弯垂呈鹰钩状的驼峰鼻、鹰钩鼻者。②操作步骤:麻醉。2%利多卡因和1:20 000肾上腺素溶液由鼻孔前庭部位做浸润、阻滞麻醉,将堵塞鼻孔的纱布条浸上1%的丁卡因做表面麻醉。在鼻中柱的中三分之一与下三分之一交界处做一横切口,再在中柱的两侧沿鼻翼软骨的内侧脚和外侧脚的前缘各做一鼻孔边缘切口,通过皮肤切口,将外鼻的皮肤向上掀起直至鼻骨的下缘,用拉钩将皮肤向上牵开,使两侧的鼻翼软骨和侧鼻软骨以及鼻骨的下缘完全暴露,用小刀切开鼻骨下缘的骨膜,并通过骨膜切口将鼻骨与其表面的骨膜肌肉和皮肤分离。如果受术者的鼻尖过宽,可将鼻翼软骨的内侧部分适当地切断并将其相对缝合,以增加鼻尖的高度,同时缩小其宽度。若受术者的鼻翼过宽,可在鼻翼软骨的上缘和外侧部适当地切除一些软骨,以缩小鼻翼的宽度。若受术者的鼻过长,可在鼻翼软骨的上缘和中隔软骨下部适当地切除部分软骨,以缩短鼻的长度。若受术者的鼻背有隆起的驼峰,可用骨凿将侧鼻软骨和鼻骨的突起部分截除,以消除驼峰畸形。若受术者的鼻背过宽,可在两侧的上颌骨额突截骨,并将截断的骨片按压至中线,以缩小鼻背的宽度。用双极电凝器仔细止血以后,将掀起的皮肤复位,再将皮肤切口缝合,最后,用胶布条和石膏绷带对外鼻进行固定。胶布条的作用是帮助潜行分离的鼻部皮肤重新与其骨架贴合,以便愈合。

手术后,受术者应取半坐位,进流食和半流食,用冰袋冷敷鼻部,并用镇静剂止痛,抗生素预防感染。术后 7 天拆除缝线,受术者于术后 3 周可恢复工作。

六、酒渣鼻切割术

酒渣鼻是以鼻中下部特别是鼻尖及周围部分皮肤为主的慢性炎症性、充血性皮肤病,其病因可能与嗜烟酒、喜辛辣食物、便秘、内分泌功能紊乱、皮脂分泌旺盛等有关,临床表现以皮脂溢出、弥漫性潮红、炎性丘疹、脓疱、毛细血管扩张充血、疤痕形成等为特征,多发于中年男性及更年期女性。

(一)酒渣鼻的分期

1. Ⅰ期(红斑期)

在皮脂溢出及毛孔扩张的基础上,鼻部皮肤出现弥漫性潮红及毛细血管扩张充血,初为暂时性,屡发后转为持续性。由于此病期皮损是可逆的,因此常选用非手术治疗。

2. Ⅱ期(丘疹脓疱期)

在红斑及毛细血管扩张基础上,出现炎性毛囊性丘疹、脓疱脓肿,在皮损中可找到毛囊虫。毛细血管急剧扩张、毛孔粗大、皮肤增厚、粗糙,并伴有明显的炎症感染,临床上常采用先控制感染,再进行手术治疗的方法。

3. Ⅲ期(疤痕增生期)

皮损期呈慢性充血性增生性病变,结缔组织增生,皮脂腺异常增生肥大,毛细血管继续扩张、增生、迂曲,皮肤肥厚粗糙,鼻尖鼻翼肥大,并出现紫红色和暗红色,大小不等,质地较松软的结节状、分叶状,甚至肿瘤状的显著隆起,形成畸形而压迫鼻孔及上唇,甚至影响呼吸及进食,此期只能手术解决根本问题。

(二)治疗方法

1. 非手术治疗

(1) Ⅰ期:口服四环素,甲硝唑。

(2) Ⅱ期:①采取液氮冷冻疗法破坏增生腺体使其萎缩。②同位素照射。③CO_2 激光治疗,以小能量的 CO_2 激光作切除或片状烧灼。既出血少,又容易掌握。④封闭注射指用 2% 的利多卡因＋醋酸去炎松 A 注射液＋5-Fu 作Ⅲ期疤痕性酒糟鼻注射治疗,比例为 4∶4∶1,皮损区内均匀注射。

2. 手术疗法

(1) 磨削术:适用于酒糟鼻Ⅱ期患者,在局部麻醉下用高速磨皮机将鼻子病变皮肤磨削至真皮浅层,边磨边用抗生素盐水滴于创面,起到降温及冲洗创面的作用。

(2) 表皮回植法:Ⅲ期鼻赘患者,由于切除鼻赘后容易形成疤痕愈合,以至疤痕挛缩,因此可整块鼻赘切除后取下鼻赘的表皮及部分真皮,然后回植于鼻赘切除创面。

(3) 部分切除术:对于Ⅲ期鼻赘面积不大者,一般采用直接切除拉拢缝合,但有时张力过大,也只能是疤痕愈合。

(4) 全部切除术:对于Ⅲ期鼻赘,面积较大患者,采用一次性全部切除鼻赘及周围一些病变组织,采用中厚或全厚皮片塑造鼻外形,由于在鼻外形塑造方面往往造成鼻外形不美,因此仍然很少使用。

(5)激光、碳化:对于Ⅱ期或Ⅲ期鼻赘患者,采用 CO_2 激光或电灼汽化去除鼻赘组织,创面覆盖组织,瘢痕愈合。

(孙守亮)

第五节 耳部的美容整形

有关耳部的美容整形手术有很多,本节主要介绍外耳再造术和外伤性外耳缺损修复术。

一、外耳再造术

(一)概述

各种先天性重度耳郭发育不全及外伤所致的后天性耳郭缺损、畸形,在临床上均需再造耳郭。20 世纪 50 年代,Tanzer 用自体肋软骨移植分期耳郭再造,开创了现代耳郭再造的先河,此后这种方法不断得到改进。近年来发展起来的应用皮肤扩张法耳郭再造,则在一定程度上不受发际线低的限制。

外耳再造的关键是耳郭支架和皮肤覆盖,虽然高密度聚乙烯耳支架材料已应用于临床,但采用自体肋软骨耳郭支架仍然是首选的方法。Brent 等将耳甲不垫高的软骨支架直接埋入耳后乳突区皮下,后期手术将软骨支架掀起来后再垫高耳甲。皮肤扩张由于提供了丰富的皮肤覆盖以及耳后筋膜瓣的应用,能够一次再造竖立起来的耳郭,但皮肤扩张需要长达 3 个月左右的时间,同时要面临皮肤扩张带来的并发症。两种方法的选择完全依赖患者的局部条件以及手术医师对任何一种方法的熟练程度。

(二)应用解剖要点

1.解剖结构

正常耳部位于头颅两侧,其上端与眉上的水平线齐平,下端位于经过鼻底的水平线上,两侧对称。耳郭与头颅侧面的夹角(耳颅角)约30°,一般认为,耳郭的长轴(耳轮上 1/3 处最高点与耳垂最低点的连线)与鼻梁平行,但研究发现它们并不平行,两者交角约为 15°。耳郭分前外侧面和后内侧面,两侧面皮肤中间夹以薄而具有弹性的软骨为支架。前外侧面皮肤很薄,皮下组织少,与软骨膜紧密粘连;后内侧面的皮肤稍厚,与软骨间少量疏松的皮下组织相隔,因此较为松动。耳郭软骨由黄色弹性纤维软骨板组成,其表面不平,形状与耳郭外形相似,仅耳垂处无软骨。耳轮为耳郭卷曲的游离缘,其上方有稍突起的小结节为耳轮结节,也称达尔文结节。耳轮向前终止于耳轮脚,耳轮脚几乎呈水平方向位于外耳道口上方。耳轮前方有一与其大致平行的隆起,称对耳轮。对耳轮逐渐向上、向前分成二叉,分别为对耳轮上脚和下脚,两脚之间的凹陷称为三角窝。耳舟为耳轮与对耳轮之间的一长沟。对耳轮前方较大的凹陷部称为耳甲,耳甲被耳轮脚分为上下两部分,上部分称耳甲艇,下部分称耳甲腔。耳甲腔前面为外耳道口,其前外方有一小三角形突起称耳屏。在对耳轮的前下端,与耳屏相对处有一隆起对称的对耳屏,耳屏与对耳屏间的凹陷称耳屏间切迹。耳甲与耳舟互成直角,从耳后观察,耳甲与颅侧壁亦成直角。乳突至耳轮缘的距离约 1.8 cm。耳垂在耳郭的最下端，无软骨组织，仅由皮肤及皮下脂肪组织构成。耳郭长约 6.5 cm，宽（从耳屏至耳轮结节的距离）约 3.5 cm，耳郭过宽一般不影响其外形，无需矫正。耳甲形态平均深度为 1.5 cm，在耳郭的不同水平上对耳轮的突出度亦不同，没有所谓的正常形式。

2.血液供应

耳郭血液供应十分丰富，来自颈外动脉的颞浅动脉、耳后动脉和枕动脉。颞浅动脉分出 3～4 个耳前支，供给耳郭前面、耳垂和外耳道一部分血液。耳后动脉沿耳郭根部上行，发出数个耳后分支分布于耳郭后内侧面。另发出数条分支，分别穿过耳轮、三角窝、耳甲艇等处的软骨至耳郭前外侧面。枕动脉也常发出分支分布于耳郭后内侧面。耳郭的静脉由耳郭周缘向耳郭根部汇集。耳郭前外侧面的静脉较细小，位于动脉浅面，在三角窝等处形成静脉网，最后汇集成数条耳前静脉，注入颞浅静脉。耳郭后内侧面的静脉，汇成 3～5 条耳后支，注入耳后静脉。

3.神经分配

耳郭神经分布非常丰富，有些区域受双重神经支配。来自颈丛的耳大神经为耳郭的主要感觉神经。从胸锁乳突肌后缘中点穿入皮下浅层，沿颈侧部上行，于耳垂高度发出耳前支和耳后支。耳前支行走于耳郭前外侧面，分布于耳舟、耳轮中部、对耳轮、三角窝尖部、耳甲艇、耳轮脚的一部分和耳屏切迹下方的耳垂皮肤；耳后支则分布于耳郭后内侧面中部的皮肤。耳颞神经来自三叉神经的下颌支，它发出 3～4 个分支分布于耳郭前外侧面上部皮肤。耳郭后内侧面上部的皮肤则由枕小神经的分支分布。面神经的耳支和迷走神经的耳支亦分布于耳甲和三角窝等处。

4.淋巴回流

耳郭前面的淋巴汇入耳前淋巴结和腮腺淋巴结；耳后的汇入耳后淋巴结。

（三）手术方法

1.全耳郭四期再造法（Tanzer 法）

（1）术前设计：通常认为耳郭长轴与鼻梁平行，先画出鼻梁斜线，然后于患侧耳画出平行线，确定耳郭后仰角度。通常耳郭的最高点与眉平行、最低点与鼻底水平，同时根据健侧耳郭最高点、最低点，耳轮角到外眦角的距离来确定患侧耳的位置。如为严重的半面短小症，再造耳的定位一般定在头颅后点与外眦之间的中间点（图 10-28）。术前按健侧耳郭依样剪一个胶片模型，连同耳垂一起。

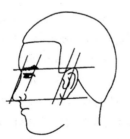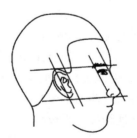

图 10-28 用平行四边形确定再造耳郭位置

（2）第一期：埋植软骨支架（图 10-29）。

1）切取肋软骨：①切口设计：在左侧肋弓上方，以第 7 肋软骨为中心设计弧形皮肤切口。②按设计线切开皮肤，切断第 7 肋软骨浅层的肌肉，暴露第 6、7、8 肋软骨。③切开软骨膜，并紧贴软骨剥离。根据软骨和正常耳的大小确定切取软骨的量，通常情况下完整切取第 7、8 肋软骨，在不够的情况下切取部分第 6 肋软骨，但最好不要切断第 6 肋软骨。取下的软骨盐水纱布包裹后备用。④冲洗术野,仔细观察胸膜是否有穿孔。⑤软骨骨膜、肌肉、皮下组织和皮肤分别缝合。⑥胸带加压包扎 3 个月。切口术后 10 天拆线。

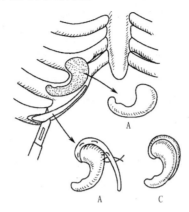

图 10-29　切取肋软骨与雕刻耳支架

A.支架的主体部分;B.以第 8 肋软骨作耳轮缝合于支架主体;C.雕刻拼接好的耳支架

2)软骨支架的雕刻(图 10-30):①按耳模大小从第 7 肋切下两块软骨,用钢丝扎在一起拼成软骨支架的主块,在主块上雕刻出对耳轮及上、下脚,舟状凹和三角凹。通常第 7 肋软骨比较长,留下的一段软骨埋入胸部切口皮下,留用。②一般将第 8 肋拼接成耳轮和耳轮脚,拼接前对第 8 肋的厚度和宽度进行修剪,软骨的外侧突面削薄更便于弯曲成合适的方向,通常用钢丝固定。

3)耳后皮下腔穴分离和软骨支架置入(图 10-30):①依靠模片和手术前的设计,画出耳郭的位置。②耳后皮下注入肿胀液。③在残耳前方做一个小切口,切除无用的残耳软骨,超出设计的范围紧贴真皮下血管网深面锐性分离,形成足够大的皮下腔隙。④置入软骨支架,其高度、位置、向后倾斜的角度与健侧耳对称。⑤将两根细硅胶引流管放在软骨支架的上方和后方,持续负压吸引,使皮肤和耳甲紧密贴合。⑥皮肤切口直接缝合,适度加压包扎。⑦保持负压闭式引流通畅,术后 5 天拔除。

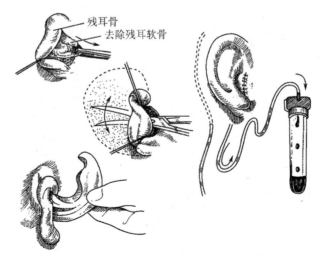

残耳骨
去除残耳软骨

图 10-30　形成乳突区皮下腔穴并置入软骨支架

（3）第二期：耳垂转位（于第一期手术后 2 个月施行）。

1）在耳垂的周围做切口使其成为一个蒂在下方的皮瓣，耳垂中间部分分开。

2）在软骨支架下端做皮肤切口，暴露下端软骨并插入耳垂中间。

（4）第三期：耳郭外展（于第二期手术后 3 个月施行）。

1）于距软骨支架外缘 0.5～1 cm 处切开乳突区皮肤、皮下组织，在深筋膜深面连同植入的软骨支架一起掀起，与头颅侧壁约成 45°夹角，形成再造耳郭。勿暴露软骨。

2）耳郭后面及乳突区遗留创面做适当的缩小缝合。

3）用中厚皮片或全厚皮片移植修复耳郭及乳突区创面。

4）植皮区用缝线包压法固定、包扎。术后 10 天拆除缝线，并用模具支撑 3 个月（图 10-31）。

（5）第四期：耳屏及耳甲腔形成（于第二期手术后 2 个月施行）。

1）在耳郭前方耳甲处做一个蒂在前方的弧形切口，于乳突骨膜平面分离成皮瓣，将皮瓣做数针褥式缝合，暂不打结。

2）耳甲创面覆以一块中厚皮片，一端缝接在皮瓣游离缘。

3）拉拢褥式缝线，垫上几十层油纱布卷后打结，形成突起的耳屏耳甲区所植皮片。

4）移植皮片用缝线包压法固定。

2.乳突区皮肤扩张耳郭再造术

只要耳后乳突区皮肤完好无损，基本上都可以采用这一方法再造耳郭，手术分两期完成。

（1）第一期：扩张耳后乳突区皮肤。

1）手术设计：发际内 0.5 cm 亚甲蓝标记平行于发际线的切口，长 4 cm。标记皮下分离的范围，前方达残耳，下方到耳垂平面，上方到发际内 1 cm。标记皮肤扩张器注射壶置于手术切口的下端，发际线内（彩图 10-31）。

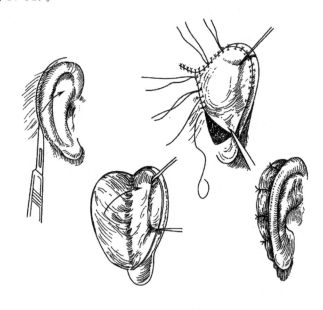

图 10-31 将再造耳支架与颅分开并植皮

2）皮肤扩张器选择：根据耳后乳突区皮肤大小可选择 50 mL 或 80 mL 皮肤扩张器。

3）肿胀麻醉：配 0.5% 利多卡因肾上腺素肿胀液 40 mL，局部肿胀麻醉。

4)皮下腔隙分离:沿设计线切开头皮达毛囊根部,乳突区真皮下血管网深层小心锐性分离,形成皮下腔隙,彻底止血,植入事先选择好的皮肤扩张器。

5)负压引流:皮下腔隙内置负压引流管经皮肤切口引出。

6)切口闭合:切口做皮下、皮肤两层缝合。

7)包扎:局部棉垫覆盖,纱布绷带包扎,压力适当。

8)术后处理:预防性应用抗生素。严密观察负压引流的通畅情况、引流量、皮下腔隙内积血的情况,一般情况下置入的闭式负压引流管于术后第3天拔除。术后7～10天拆线。

9)扩张器注水:拆线后数天开始经注射壶注入无菌生理盐水,首次可注射5～10 mL,以后视皮肤的柔软度、血运等情况每隔2～3天注射1次。一般1个月左右即可完成注水扩张。扩张完成后最好原位维持1～2个月,此时扩张的皮肤上应有清晰的血管可见,然后准备行第二期耳郭再造术。

(2)第二期:取出扩张器并切取自体肋软骨行耳郭再造术:根据对侧耳的大小和形状用X线光片剪出耳模。手术分两组人员同时进行,一组人员切取肋软骨和皮肤;另一组人员取出扩张器形成扩张皮瓣,掀起耳后筋膜瓣,雕刻肋软骨耳支架行耳郭再造术。对成年人或其家人要求用材料的少年、儿童,也可用生物相容性较好的高分子材料耳支架,目前常用的是高密度多孔聚乙烯人工耳支架。

1)切取肋软骨和皮肤:①切口设计:在左侧肋弓上方,以第7肋软骨为中心设计梭形皮肤切口,切取范围一般在4 cm×6 cm左右。②按设计线切取皮肤,并修剪成中厚皮片。③切断第7肋软骨浅层的肌肉,暴露第6、7、8肋软骨。④切开软骨膜,并紧贴软骨剥离。根据软骨和正常耳的大小确定切取软骨的量,通常情况下完整切取第7、8肋软骨,在不够的情况下切取部分第6肋软骨,但最好不要切断第6肋软骨。取下的软骨盐水纱布包裹后备用。⑤冲洗术野,仔细观察胸膜是否有穿孔。⑥软骨骨膜、肌肉、皮下组织和皮肤分别缝合。⑦胸带加压包扎3个月。切口术后10天拆线。

2)取出扩张器形成扩张皮瓣:①切口设计。②按设计线切开皮肤,取出皮肤扩张器,形成蒂在前方的扩张皮瓣。③小心剥去扩张后的纤维包膜。

3)耳后皮下组织筋膜瓣形成:①切开头皮3 cm,紧贴毛囊根部锐性分离,不要损伤毛囊,后方到近枕骨大孔处,上方到发际线内3 cm。②耳后筋膜瓣蒂在前方,下端在耳垂上1 cm切开耳后筋膜,后上方在远端紧贴头皮切开,仔细止血。③紧贴颅骨骨膜锐性分离,掀起耳后筋膜瓣。

4)耳软骨支架的制备及固定:①通常从第7肋,按耳模大小,切下两块软骨,用钢丝扎在一起后雕刻出对耳轮及上、下脚,舟状凹和三角凹。②一般将第6肋修剪后拼接成耳轮和耳轮脚。③在对耳轮及下脚下面垫上软骨形成耳甲后壁。④根据对侧耳的高度、位置、向后倾斜的角度,分别在耳轮角和耳甲后壁下端与乳突区骨膜固定。

5)耳软骨支架的皮肤包裹:①用耳后筋膜瓣包裹支架的后方和耳轮。②耳垂和部分扩张皮肤包裹支架下方和耳垂后方。③将负压引流管盘在对耳轮上经耳垂下方引出。④耳软骨支架前方及包裹耳轮的筋膜瓣上由扩张皮瓣覆盖。⑤支架后方筋膜瓣上和耳后乳突区中厚皮片移植。

6)术后处理:①预防性应用抗生素。②严密观察负压引流的通畅情况、引流量,一般情况下闭式负压引流管于术后第5天拔除。③注意观察包扎的敷料是否干燥、有否松动,术后7～10天拆线。

（四）并发症及其处理

1.皮肤扩张期常见的并发症及处理

（1）血肿：扩张器埋置手术止血不彻底常常容易发生血肿，因此皮下腔隙内反复仔细的止血是非常重要的。一旦发生血肿，如果皮下腔隙内积血量少，乳突区皮肤张力不大，暂时可以不处理。如果积血量多，甚至皮肤张力过大，就需要及时清除血肿，有活动性出血的要再次止血，否则会影响皮肤的血供，严重的导致皮肤切口裂开，皮肤坏死。

（2）感染：手术时的局部污染、扩张期间的频繁穿刺污染，或继发于身体其他部位的感染等，均能引发感染。最初表现为扩张的皮肤充血明显、皮温升高、腔内积液增多、局部疼痛等。处理方法是：从其下部、离扩张囊 1 cm 处作小切口，向腔内插入细导管保持负压引流，辅以抗生素治疗，常可继续扩张。如感染得不到控制，则须取出扩张器，待半年后再重新置入。

（3）扩张器外露：耳后乳突区皮肤较薄，扩张过程中成角的扩张囊易突破皮肤以致扩张囊外露。故手术剥离的腔隙应比扩张器稍大，放置时尽量使扩张器折叠处位于底面。如在扩张过程中发现扩张囊成角处有突破皮肤的趋向时，应回抽后重新注水以改变成角的位置，免于局部的持续压迫。一旦发生，如破损在周边部位，则抽水减压，将破孔与基底部缝合，愈合后可继续扩张。如发生在中央部位，即使缝合也不可能愈合，须取出扩张器，按一次法再造耳郭，或过 3 个月至半年后再重新放置扩张器进行扩张。

（4）血供障碍：易发生于注水后期，此时期皮肤已变薄，对再增加的压力变化适应性较低，注水量过大时极易引起血供障碍，尤其在成年患者更易发生。其临床表现为：注水后皮肤变白，数小时后周围部转红，但中间部仍苍白，次日该处出现水泡。因此在后期注水过程中，如出现较大范围的皮肤苍白现象，应立即回抽减压。一旦局部皮肤已出现水泡，则即使回抽也无效，最终该处皮肤坏死，需取出扩张器，改用一次法行耳郭再造，或待半年后重新放置扩张器进行扩张。

（5）切口裂开：扩张至后期，由于体积显著增大，致使已愈合的切口拉力增大裂开，此时扩张囊周围已有纤维包膜形成，因此虽然裂开，部分囊外露，但一般不会感染。因扩张已接近完成，扩张的乳突区皮肤已基本上覆盖耳郭的前外侧面及耳轮前缘，故可取出扩张器行耳郭再造术，除耳后皮片移植稍多些外，对手术最终效果影响不大。

2.切取肋软骨行耳郭再造术中及术后的并发症

（1）胸膜损伤：切取肋软骨时偶会撕破胸膜，应用圆针缝合胸膜，必要时进行胸腔引流。

（2）感染：再造耳的感染是非常严重的并发症。术中的无菌操作非常重要，手术完成即刻用稀释碘伏局部冲洗以降低感染发生的概率，术前也要注意检查有无隐蔽的耳前瘘管。感染一旦发生，每天局部抗生素盐水反复冲洗 1～2 次，再用抗生素盐水纱布湿敷，如果效果不好就要去除软骨支架，另埋于身体其他部位。

（3）软骨支架裸露：一般是皮瓣坏死或皮片部分坏死所致，常发生在耳轮缘处。其主要原因为乳突区皮瓣和皮下组织筋膜瓣远端血运欠佳，皮瓣张力过大，术后包扎压迫过紧等。米粒状裸露软骨可自愈，但此处会遗留耳轮缘凹陷。稍大的裸露软骨必须用颞浅动脉岛状筋膜瓣转移覆盖，然后在筋膜瓣表面植皮修复。

（4）缝线外露：发生在耳轮缘，移去即可。如固定支架的钢丝外露，一般亦可移去而不影响支架的稳定性。

（5）再造耳变形：肋软骨吸收、坏死可致再造耳变形，但很少发生。一般随时间的延长而轮廓更清楚，耳甲壁软骨块也能够预防由于皮片收缩引起的耳颅沟变浅。血运良好、无并发症的再造耳的自体肋软骨的吸收率低,一般不会影响其外形。

(五)常见问题

1.Tanzer 四期法和耳后皮肤扩张法耳郭再造的比较

各种先天性重度耳郭发育不全及外伤所致的后天性耳郭缺损、畸形,只要耳后皮肤完整均可采用经典的 Tanzer 四期法和耳后皮肤扩张法再造耳郭。经典的 Tanzer 四期法对患者耳后皮肤的要求相对较高,无论较低的发际线缩小了耳后无发区皮肤的面积,还是耳后皮肤过紧,最终都会对 Tanzer 四期法耳郭再造的手术效果带来影响,而发际线的高低、皮肤的松紧则对皮肤扩张法耳郭再造的影响比较小。经典的 Tanzer 四期法的耳郭软骨支架是分两次垫高,而皮肤扩张法一次制成有耳甲的软骨支架,因此对软骨支架的稳定性要求高,否则支架容易坍塌。

2.影响耳郭再造手术效果的因素

手术者的经验、手术方式的选择会对手术效果带来影响。除此以外,患者耳后皮肤的大小、弹性和厚薄,软骨的厚薄、质地和弹性都会影响手术效果。青春期之后乳突区皮肤往往会变厚、变紧、弹性降低,软骨变得厚而疏松,成年之后软骨变脆、弹性降低,这些因素均会影响再造耳的外形。另外,容易发生瘢痕增生的个体再造耳的细微结构很难显现。

二、外伤性外耳缺损修复术

(一)概述

外伤性外耳缺损常见耳轮的缺损、耳郭大部分和部分缺损。菜花耳由耳郭闭合性损伤后导致耳软骨缺血坏死所致。

(二)应用解剖要点

参见外耳再造术的相应内容。

(三)手术方法

耳郭损伤与撕脱伤后如早期处理不当或未作处理,会遗留耳郭各部位的缺损,须行整形手术修复。外伤性部分耳缺损依据缺损部位可分为:①耳轮缺损;②耳上 1/3 缺损;③耳中 1/3 缺损;④耳垂缺损。特定的修复方法适合特定位置的损伤,常需依据损伤部位选择相应的修复方法。

1.耳轮缺损

较小的耳轮缺损可切开缺损边缘,适当增加附加切口后直接拉拢缝合;较大的耳轮缺损,可应用 Antia-Buch 双向推进耳轮的方法来拉拢缝合缺损。此法成功的关键是,充分游离整个耳轮及耳轮沟的耳轮复合组织瓣。切口要切透软骨,但不要破坏耳后面的皮肤,耳郭后内侧面的皮肤要在软骨膜面潜行分离,使其缝合后无张力(图 10-32)。

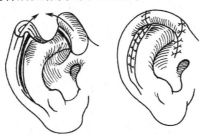

图 10-32　Antia-Buch 双向推进耳轮法

2.耳郭上 1/3 缺损

耳郭上部小块缺损,可应用对侧耳郭复合组织块游离移植来修复,游离移植的复合耳郭组织,其长、宽度一般不能超过 1.5 cm。

耳郭上部稍大的缺损,如果患者原来的耳甲腔发育良好,则可以应用 Davis 耳甲皮肤软骨复合组织瓣转移来修复(图 10-33)。

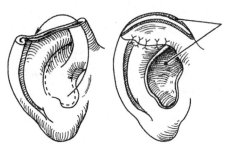

图 10-33　Davis 耳甲复合组织移植法

3.耳郭中 1/3 缺损

耳中部 1/3 为耳郭缺损最常见的部位,修复方法较多,一般均需软骨(取自健侧耳或肋软骨)作支架。

(1)耳后乳突区皮瓣法:适合于耳后乳突区无瘢痕的患者,在耳后乳突区设计一个推进皮瓣,根据蒂的位置又可分为蒂在前的耳后乳突区皮瓣法和蒂在后的耳后乳突区皮瓣法。

1)蒂在前的耳后乳突区皮瓣法:以缺损缘部为蒂,根据缺损的大小在耳后及乳突区设计皮瓣。将皮瓣由后向前掀起推向缺损缘部,折叠包裹支架,乳突区创面用游离皮片移植覆盖。其支架可取自体软骨,也可采用组织代用品。

此法修复耳郭中部缺损虽简单省时,但皮瓣血供不能完全保证,缺损缘蒂部还要行二期修复切除瘢痕。

2)蒂在后的耳后乳突区皮瓣法:在耳后乳突区设计一蒂在发际区的皮瓣,由前向后掀起皮瓣,向前方推进后覆盖软骨支架,并与缺损周缘的皮肤缝合。术后 3～4 周行皮瓣断蒂术,连同移植的软骨一同掀起折叠后缝合。乳突区的皮瓣供区行全厚皮片游离移植。

(2)Converse 隧道法:适用于耳郭中部较大的缺损、乳突区皮肤完好无瘢痕者,需结合对侧耳软骨或肋软骨支架的移植。

在耳郭缺损缘的上、下作切口,在乳突区皮下潜行剥离形成皮下隧道。将乳突区上方切口的上缘与缺损区上方切口的后缘、乳突区下方切口的下缘与缺损区下方切口的后缘互相缝合。将软骨支架埋植于乳突区的皮下间隙内,并将其上、下端分别与耳郭软骨的断端缝合固定,最后缝合切口(图 10-34)。

第二期手术于术后 2～3 个月进行,沿耳轮边缘作切口,自移植的软骨深面剥离,将耳郭连同软骨掀起,形成合适的颅耳角后,耳后、乳突区创面行中厚或全厚皮片游离移植。

4.耳垂缺损

一般耳垂缺损多为先天或后天创伤的结果。修复方法较多,可利用耳后乳突区皮瓣的方法修复(图 10-35)。

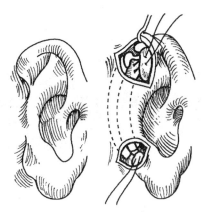

图 10-34 Converse 隧道法

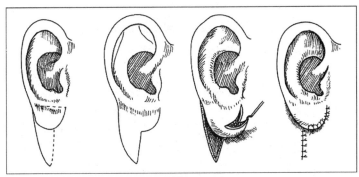

耳垂缺损（一）

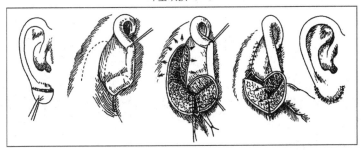

耳垂缺损（二）

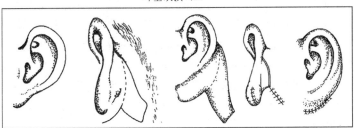

耳垂缺损（三）

图 10-35 耳后乳突区皮瓣的修复方法

（孙守亮）

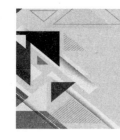

第十一章 烧伤修复

第一节 颜面部烧伤的修复

一、概述

颜面部为身体的暴露部位,容易被烧伤而导致外观受损与功能障碍。其损伤主要包括以下几个方面:①瘢痕遗留颜面部本身导致的不美观。②瘢痕增生挛缩导致的组织器官移位、变形和表情活动受影响。③眼、耳、口、鼻等组织器官的缺损与功能障碍。在颜面部手术中,应以整复功能障碍与外观畸形为目的,两者不可偏倚。颜面部手术有其特殊性,应注意以下几方面的问题。

(一)手术时机

选择在烧伤创面愈合 6 个月以后,瘢痕稳定,趋于软化时为宜。由于颜面部血液供应丰富,故在瘢痕增生期,充血明显,并且瘢痕与皮下组织分界不清,术中出血多,渗血明显,容易导致术后血肿,影响手术效果。但对严重的睑外翻应早期治疗,以免导致角膜炎或角膜溃疡的发生。在等待手术期间应加强对瘢痕增生、挛缩的预防,如压力面罩、药物、硅凝胶膜的应用等,小口畸形可佩戴矫治器预防及治疗。

(二)手术方案及术前准备

根据病情和患者要求,权衡不同手术方法的利弊,制订手术方案。颜面部畸形整形常常涉及多个部位与器官,需要多次手术才能完成,手术方案应做全盘考虑、细心安排、分步实施。如不同部位手术时间顺序的选择;不同部位组织移植供区的配备;先、后手术部位间的影响等;患者的承受能力与康复时间等。术前准备除一般的常规准备外,应在术前 24 小时进行耳、鼻、口腔的清洁与消毒,术晨再清洁、消毒 1 次,尤其应准备好各种抢救没备,如吸引器、开口器、通气管、气管切开包等。

(三)麻醉方式的选择

颜面部烧伤畸形患者常伴有头后仰受限、张口困难等,导致麻醉插管困难,拔管后出现呼吸道阻塞引起窒息。术前手术者应与麻醉师共同检查患者,制订麻醉方案和应急措施。小范围的瘢痕整形采用神经阻滞麻醉和局部浸润麻醉可获得很好的麻醉效果。

(四)术后处理

患者全身麻醉未完全清醒时,应注意保持呼吸道通畅,除使用抗生素外,尤其应防止鼻腔、口腔的分泌物、食物污染手术区。敷料应包扎确实、尽可能减少面颊部活动。植皮手术拆线后应采用压力套与硅凝胶膜联合应用的方法减少皮片的挛缩。鼻再造后的鼻孔支撑胶管、耳再造后颅耳角、耳颞角的维持支具至少应使用半年以上。

二、颜面部烧伤瘢痕的修复

(一)颜面部的分区与修复

颜面部是人们喜、怒、哀、乐的表情部位,也有许多重要器官。各部分相互联系又各具独立性。颜面部可分为前额区、鼻区、眼周区、上唇区、下唇区、颏区和颧颊区等 7 个区。各区之间有一定的界限,与皮纹或张力线一致。手术时按皮肤皱纹或分区设计切口,则术后缝合线瘢痕不明显,也较自然、美观。

(二)修复方法

根据颜面部烧伤瘢痕病情不同,修复方法也十分灵活。如是多部位畸形,应作全盘统筹考虑。尤其是皮源紧张时尤应精密计划。一般明显的睑外翻、小口畸形、唇外翻等直接影响功能,可优先修复,其他部位可依据病情灵活掌握。颜面部是人体仪表最重要的部分,在修复方法的选择上应在考虑恢复功能的同时,如有条件应尽可能选择美容效果好的方法。

(三)面颊部瘢痕切除全厚皮片移植术

1.适应证

适用于耳前、眼睑、颧弓以下,下颌缘以上、鼻唇沟外侧的瘢痕畸形。可两侧同时实施手术。

2.禁忌证

严重的颈部瘢痕挛缩与面颊瘢痕相连者。

3.手术步骤

(1)手术前再次用温盐水和双氧水清洗颜面部。麻醉平稳后常规消毒皮肤和铺消毒单。

(2)沿内眦下方鼻唇沟,经下颌缘、耳前、颞部发际、颧弓、鱼尾区至眶下缘为一侧面颊瘢痕切除区。其中内眦和外眦附近切口向上弯。切口深达瘢痕深面疏松组织。

(3)瘢痕切除从耳前开始,由后向前,自上而下剥离达瘢痕深面、腮腺筋膜浅面,逐步将瘢痕切除。至咬肌前缘与下颌缘交界附近时,注意保护面动脉,至颊部应尽量多保留脂肪。

(4)继则向下睑、唇颊沟、下颌缘和颞部创缘外,进行皮下剥离,使周围组织充分松解和复位。修整创面使之平坦,彻底止血。

(5)按创面印模放大 15% 切取胸腹全厚皮片,移植于面颊部。打包包扎和绷带加压,外加弹性绷带加压包扎(图 11-1)。

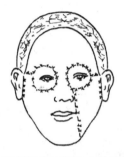

图 11-1　面颊部瘢痕切除皮片移植修复术

4.术中注意要点

(1)沿腮腺筋膜浅面切除瘢痕,可避免损伤面神经。在下颌角后方、前下方剥离达颈阔肌深面时,应防止伤及面神经颈支与下颌缘支。

(2)因面颊部瘢痕牵拉致下睑外翻者,可在瘢痕切除松解植皮术后修复。因眼本身皮肤缺损而睑外翻者,须遵守下睑分区植皮的方法。若下睑面颊为整块皮片,则内眦、外眦处的切口应超过内、外眦水平线。

5.术后处理

(1)卧床休息,头两侧放沙袋固定。给镇静、止痛剂3～4天。鼻管饲食。术后8～10天检查伤口,分次拆线,如有皮片下血肿或皮片坏死,应在10～12天内清创,补充植皮。

(2)术后14天开始,甩弹性面罩压迫颜面部,以促使植皮区和切口瘢痕变松软。

(四)额部瘢痕切除游离皮片移植术

1.适应证

全额部或限于颞额侧面瘢痕,选用厚中厚或全厚皮片移植。

2.术前准备

剃除两耳连线之间的颞、额顶区头发;或在术前3天每天洗头两次,并用1∶5 000苯扎溴铵浸洗头发10分钟,可不再剃发。

3.手术步骤

(1)术前清洗局部,常规消毒铺巾。

(2)沿鼻根"黄金点"做横切口,弯向上缘,斜向颞际前缘,向上至额侧区和前额发际,做整个额部分区切口。一侧额颞部植皮者,由前额发际至眉部做成多个锯齿状切口。

(3)自眉弓、两耳上方至枕部扎以橡皮管止血带。由眉弓向上逐步在瘢痕深面剥离,尽量保留额肌组织。额肌缺失者,沿骨膜浅面疏松组织剥离。剥离时由眶上切迹向上,勿损伤眶上神经和额动脉;眉内侧注意保护滑车上动脉;眉上外侧1.0～1.5 cm处勿过深,避免损伤脂肪层深面的面神经额肌支。瘢痕切除后,创面为整个额部分区或额颞侧面。

(4)用鼓式取皮机在下胸部、腹部或大腿,切取整张厚中厚皮片,创面宽度小于8 cm者,可切取胸、腹侧面全厚皮片移植,打包包扎和绷带加压,外加弹力绷带包扎。

(五)全颜面部整张皮片植皮

用于烧伤瘢痕畸形涉及整个颜面部。手术一次将全面部瘢痕切除,植以整张全厚皮片。手术要求瘢痕切除时剥离面要平整,除保留眉毛和2分钟的睑缘皮肤外,切除颜面部各区的瘢痕和残存的正常皮肤,使颜面部形成一个完整创面。对睑外翻者行上下睑缘粘连术,开大口角,矫治唇外翻,复位鼻孔缘的外方组织,彻底止血。根据颜面部创面印模布片的大小,以周边宽度加大1～2 cm的范围在季肋部或腹部取全厚皮片,将皮片先定位于额、颞和耳前等处,按眼裂、口裂、鼻孔开口处将剪开皮片,分别缝合,在鼻唇沟等处可做一些固定缝合以防止皮片移位,注意用碎纱布填塞颜面部凹陷部位,打包固定,加压包扎。供皮区用其他部位的中厚皮片覆盖。手术应特别注意止血要彻底,皮片缝合的张力松紧适度,如过紧将影响面部表情,过松则易引起皮片下积液或血肿,另外,包扎要压力均匀,确实可靠。术后应用抗生素、止血药和糖皮质激素,鼻饲与静脉营养,术后8～10天拆线。整张植皮手术一次完成,瘢痕少、外观较好,但手术创伤大、出血多,皮片下容易产生积液、血肿影响皮片成活(图11-2)。

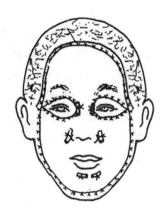

图 11-2　全颜面整张皮片移植

(六)面颊部烧伤瘢痕畸形皮瓣修复

1.扩张皮瓣修复法

(1)适应证:适用于占面颊部 1/2 或 2/3 以下的瘢痕畸形。可两侧同时实施。

(2)手术步骤(图 11-3)。

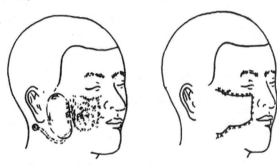

图 11-3　面颊部瘢痕扩张皮瓣修复

第 1 期为埋扩张器:埋植的位置按瘢痕分布在面颊的情况而定。自口角至耳屏作一连线,将面颊区分为上方的颧面部和外下方的下颌部。瘢痕主要在外下方者,扩张器埋于颧面部和颈部耳后部;瘢痕主要分布在内上方者,则扩张器多埋植于面颊外下方,包括下颌部、颈部和耳后下部。

方法:在瘢痕外侧 0.2 cm 正常皮肤或萎缩瘢痕上做切口,深达皮下脂肪,向预定埋囊区剥离。面颊正常皮肤含 0.3~0.4 cm 厚的皮下脂肪,于其深面进行剥离。颈部和耳后部则在颈阔肌浅面剥离。压迫止血,结扎出血点。把灯光照射在剥离区皮肤上,术者在剥离囊区操作时,可见皮肤皮下脂肪透光,呈黄白色,与暗色的瘢痕剥离平面比较,清晰可辨;还可由黄白色的亮度与均匀度,判明剥离平面是否偏深偏浅。按解剖层次剥离,操作易、出血少。在颧面或下部埋植 140 mL 的扩张囊,颈部选用 240~300 mL 的扩张囊为好。在剥离区稍大的皮下放置扩张囊,将其舒平并埋植注射阀门,放负压引流管。分层缝合切口,加压包扎。术后 2~4 天拔引流管,检查手术区有无血肿;8~10 天分次拆线;10~12 天开始,每 5~7 天向扩张囊内注射灭菌生理盐水 20~30 mL,8~10 周内使囊充盈,达到预定容量。使扩张的皮肤面积达到瘢痕切除松解后缺损创面的 2.5~3.0 倍。

第 2 期为扩张后皮瓣转位修复术:从原切口进入,取出扩张囊。切除囊四周的瘢痕组织,使囊区皮肤充分松动,囊壁厚而影响皮瓣伸展者,应剥离纤维囊壁;囊壁薄者,可考虑部分保留。舒平扩张囊区皮肤。按皮瓣推进、旋转、转位的原理,设计皮瓣。试样后,确定面颊瘢痕切除范围。如果由于面颊瘢痕牵拉,致下眼睑轻度外翻,应尽量松解或切除瘢痕组织,消除睑外翻。然后将皮瓣旋转推进至颞部鱼尾纹、下睑区、内眦下方、鼻外侧与鼻颊沟。皮瓣深面应与眶下缘深部组织做横行固定缝合,加强皮瓣向上提拉力量,且使皮瓣有一定的松弛度,预防创面愈合后皮瓣的回缩与重力,造成轻微睑外翻。如系双侧面颊部烧伤瘢痕,可同时在两侧埋藏扩张囊进行修复。瘢痕主要位于下颌区者,则取出颞颊部和颈-耳下部扩张囊后,舒平皮肤,对向推进、旋转至下颌颊部缝合。不顺皮纹的缝合口,酌情加"Z"成形术,改成顺皮纹。创区负压引流,加压包扎。8~10 天分次拆线。其余术后处理同一般颜面部整形手术。

(3)主要并发症:血肿、皮瓣远端血液循环障碍。轻度下睑外翻,由皮瓣重力作用或皮瓣不够松弛所致。

2.胸三角皮瓣转位修复术

(1)适应证:①面颊部广泛瘢痕,颈-耳后部缺乏正常组织可利用者。②年幼儿童烧伤,瘢痕绷紧面颊伴面骨发育不良者,通常选用同侧的胸三角皮瓣,必要时采用对侧。

(2)手术步骤:常规清洁口、鼻腔,消毒皮肤,铺消毒巾。皮瓣设计在第 2、3 肋间胸骨旁 1.0~3.0 cm 的胸廓内动脉肋间穿支处,宽 6.0~7.0 cm,皮瓣沿锁骨下缘斜向上外,长度可达 22 cm,远端可位于三角肌中线后方 1.0 cm 皮瓣远端可较宽,由肩峰至腋前壁 1~12 cm,可用以修复同侧全面颊区。按皮瓣设计常规,先画出面颊瘢痕切除范围,然后进行逆行设计,剪裁试样。最后画出切口设计线。依设计线切开皮肤、皮下组织,自肌膜表面锐性剥离,形成筋膜皮瓣。在锁骨下外侧胸肩交界的三角区,结扎胸肩峰动脉的皮穿支起始处。锐性剥离皮瓣止于胸骨旁 3.5 cm 处,改为钝性解剖,延长皮瓣上缘切口 1.0~2.0 cm,下缘做角状切口,形成小三角皮瓣,宽 1.0 cm,长 2.0~2.5 cm,这两处切口,仅切开真皮,然后进一步钝性剥离。在较消瘦的患者或儿童患者,胸廓内动脉肋间穿支的上下交通支,即位于真皮深面脂肪浅层,应避免损伤。钝性分离止于胸骨旁 1.0~1.5 cm 处,有 2.0 cm,下缘做角状切口,形成小三角皮瓣,宽 1.0 cm,长 2.0~2.5 cm,这两处切口,仅切开真皮,然后进一步钝性剥离。在较消瘦的患者或儿童患者,胸廓内动脉肋间穿支的上下交通支,即位于真皮深面脂肪浅层,应避免损伤。钝性分离止于胸骨旁 1.0~1.5 cm 处,有时也可看到动脉穿支,若未见到也不必做过多剥离。皮瓣游离后,继续将供皮瓣区胸、腋部创缘进行皮下游离,将创缘适当拉拢固定缝合,以缩小创面。所遗创面,另取中厚皮片覆盖。供皮瓣区近段宽度小于 6 cm 者,剥离创缘后可直接拉拢缝合。皮瓣近端则缝成单蒂皮管,长 5~6 cm。蒂下缘的小三角瓣,可用以封闭皮管蒂部,并减轻胸壁供区拉拢缝合时张力,必要时,加辅助切口缝成"Z"形。小三角瓣插入皮管蒂时,皮管上的小切口只要切开真皮。这样 2~3 个小皮瓣的交错缝合,使皮管变松弛,延长了皮管,并把蒂上移 1.0~1.5 cm。皮瓣转位至面颊部后,有利于减轻蒂部的张力,此时整个胸三角皮瓣即成为大型的单蒂皮管型皮瓣。垫起患者枕部,使头部呈俯视位,牵拉皮瓣至面颊部试样,画出瘢痕切除范围。在口角下方与咬肌前缘之间,斜向下设计一个三角形瘢痕瓣,以便与皮管型三角皮瓣缝结时形成铰链。按设计切除面颊瘢痕。将皮瓣转位至面颊部,皮瓣肉面与眼眶下缘做减张悬吊,定位缝合,再缝合创缘皮下组织与皮肤,最后缝合缝接处。放置负压引流管。

(赵树萌)

第二节 眼部、眉部烧伤的修复

眼部皮肤是全身最薄的，烧伤后易产生瘢痕，发生挛缩。眼睛是人体最重要的感觉器官之一，对眼部烧伤瘢痕的治疗应积极而慎重。

一、眼部烧伤后畸形的修复

包括眼眦瘢痕畸形和眼睑畸形，眼睑畸形又包括眼睑外翻、眼睑内翻、眼睑缺损、球睑瘢痕粘连等。

（一）眼眦瘢痕畸形

主要为内、外眦蹼状瘢痕。若瘢痕在内眦平面以下，牵拉内眦角向下移位，可采用单个或连续"Z"成形术矫正；若是跨越上下睑的蹼状瘢痕，遮盖内眦角，可采用墨氏手术（Mustard operation）、五瓣成形术进行矫治。

（二）眼睑外翻

颜面部烧伤后易发生眼睑外翻，表现为睑缘和睑结膜向外翻转，易引起炎症、溢泪、干燥、溃疡等，严重睑外翻导致眼睑闭合不全时，角膜失去滋润和保护，有可能发生溃疡和溃疡穿孔而导致失明。睑外翻发生时应及时治疗：睑外翻的治疗主要有皮片移植和局部皮瓣转移修复法。

1.皮片移植修复法

适用于瘢痕松解切除后出现皮肤缺损，而睑板等支持组织仍结构完好者。切口距睑缘2 mm左右，切口两端一定要超过内外眦，松解要彻底，使泪小点与眼球相贴，忌剥离过深，以免形成凹陷。植皮时将切口两侧创缘向上下拉开，植入大小合适皮片。眼睑皮肤张力小，皮片移植后收缩率可达30%～50%，皮片移植面积足够大，松解彻底是预防术后复发的关键。皮片选择中厚或全厚皮片，如全厚皮片最好选用耳后皮片或于臂内侧皮片（图11-4）。

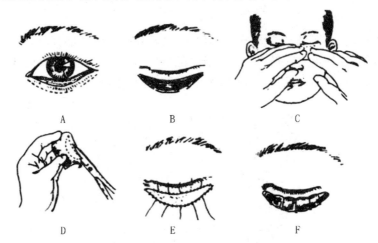

图11-4 睑外翻全厚皮片移植修复
A.切口设计；B.切开；C.设计皮片印模；D.修剪皮片；E.皮片移植；F.打包加压包扎固定

2.局部皮瓣转移修复法

对直线瘢痕引起的轻度睑外翻可采用"V-Y"和"Z"成形术矫治;对伴有皮下组织和睑板缺损的睑外翻,可采用从额颞部、颧部易位皮瓣与前额颞浅动脉岛状皮瓣进行修复。在修复眼睑组织全层缺损时,内层衬里的解决是关键。如下眼睑缺损面积不大,可于距上缘2 mm左右处由内眦到外眦做一平行切口,将皮肤、眼轮匝肌自睑板浅层剥离,下睑者在结膜与瘢痕的分界处切开,剥离残留的睑板结膜,用3-0丝线将下睑残留的结膜与上睑结膜边缘缝合,在上下睑之间形成一创面,在创面上植皮或覆盖皮瓣,10天拆线,术后2~3个月,自上睑缘缝合处剪开皮肤和结膜组织,将睑缘的结合膜与皮肤缝合。另外,也可采用皮瓣预制眼睑组织的方法进行修复。先将额颞部或颧部易位皮瓣游离、掀起,然后取口腔下唇黏膜组织移植于皮瓣内层,将黏膜与皮肤缝合,制成内衬黏膜的复合皮瓣,将皮瓣在原位延迟3周后,再行睑外翻松解,易位修复创面,将黏膜与缺损区睑结膜缝合,然后分层缝合皮下、皮肤(图11-5)。

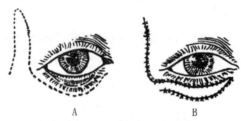

图 11-5　睑外翻局部皮瓣移植修复

A.皮瓣切口设计;B.皮瓣转移缝合

(三)眼睑内翻

瘢痕性睑内翻的病理基础是睑板瘢痕收缩变形,手术治疗也围绕睑板进行,临床表现为倒睫,倒睫刺激摩擦角膜,可引起疼痛及角膜损伤。

1."Z"成形术

在睑缘下方设计两条约3 mm宽的狭长皮瓣,其中一条皮瓣包含倒翻的睫毛及其毛囊在内,将两条皮瓣分离后按"Z"成形术原则互换位置,完成睑缘"Z"成形术,使内翻的睫毛离开眼球,矫正睑内翻倒睫。

2.霍茨(Hotz)手术

适应于上睑内翻。手术切口设计于重睑线上,楔形切除睑板和部分眼轮匝肌,对皮肤松弛者需要切除部分皮肤,缝针由皮肤切口下唇进针,穿经睑板切口下唇前面,再向上经睑板上缘,从皮肤切口上唇出针,缝合后即可见睑内翻得到矫正,同时完成重睑术(图11-6)。

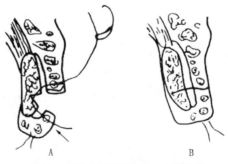

图 11-6　睑内翻霍茨(Hotz)法修复

A.术中;B.术后

3.潘作新手术

此手术属睑板切断术,适合于睑内翻较重的患者。手术时翻转眼睑,沿睑板沟切断睑板,褥式缝合时穿过切口上唇之结膜、睑板,于睫毛前 1~2 mm 处穿出皮肤,结扎,如此缝合 3 针。

4.睑板切除术

适合于睑板有增生性瘢痕明显变形者。手术时翻转眼睑,在睑结膜面距睑缘 2 mm 处做平行于睑缘的切口,游离并切除睑板,缝合结膜切口。

（四）睑球粘连

睑球粘连是指睑结膜与球结膜以致角膜间发生的粘连。多由化学烧伤引起,热烧伤、眼裂伤、结膜疾病等引起者,亦偶尔见到。睑球粘连临床表现为眼球活动受限,严重者因眼球活动不能同步出现复视,若粘连累及角膜,则视力受损。粘连可发生在下睑,亦可上下睑同时发生,常见为下睑不完全性粘连。根据粘连的范围和部位可将粘连分为 3 种:①睑球前粘连,粘连发生于睑缘附近的睑结膜与球结膜之间,穹隆部结构正常。②睑球后粘连,粘连发生于穹隆部,睑缘部结构是正常的。③睑球全粘连,睑结膜与球结膜全粘连,严重时,上下睑缘也粘连,患者穹隆部结膜囊完全消失。轻微睑球粘连,并无功能损害者,一般无须治疗。粘连限制眼球活动,影响视力者均需要手术治疗。

1.睑球粘连瘢痕为索状者

切开瘢痕,解除粘连后,行"Z"成形术缝合修复。

2.小片状粘连

在球结膜粘连部边缘做切口,沿眼球向穹隆部剥离粘连,形成瘢痕结膜瓣,用此组织瓣修复睑结膜创面,球结膜创面采用结膜下分离,结膜瓣推进,拉拢缝合。

3.黏膜移植术

适合较大面积的粘连手术时分开粘连,直达穹隆底部并看眼球活动是否恢复正常,然后在眼穹隆部、下唇或口颊部切取黏膜一片,覆盖并间断缝合在眼球与睑板的创面上,下穹隆底部应用褥式缝合 3 针在下睑皮肤上穿出固定,结膜囊内置入事先制备好的丙烯酸酯薄壳状弧形模型,以保持上下穹隆的深度,术毕加压包扎,术后 4 天隔天清拭分泌物,更换干净敷料,至术后 10 天拆除缝线,取出模型,清洗后继续戴用此壳状模型 3~6 个月,以防止黏膜后期收缩。

4.结膜桥形瓣术

对粘连分离后角膜下方的球结膜缺损创面,可于角膜上方做双蒂结膜瓣即桥形结膜瓣移植修复球结膜缺损区。具体操作是于角膜缘上 1~2 mm 做弧形切口,切口两侧与角膜下方的缺损相连接,再根据球结膜缺损创面的宽度做双蒂结膜瓣的另一切口,游离后越过角膜,移植到下部的球结膜缺损区。在其上部供区广泛结膜下游离后,缝合切口。

（五）睑缺损

睑缺损即眼睑的全层缺失。眼睑是眼球特别是角膜的保护屏障,一旦发生缺损,需要及时进行手术修复。眼睑全层缺损小可如切迹状,大则包括全部眼睑。严重烧伤时,眼睑的全层缺损常限于睑缘部分。全眼睑缺损者极为少见。眼睑缘损伤常合并睫毛缺损。

1.直接缝合

适用于下眼睑缺损不超过全睑长 1/4,老年人不超过 1/3 者。沿灰线将缺损两侧眼睑劈开为前后两片,分层拉拢缝合,应避免两片的缝线在同一平面上。

2.推进式睑板结膜瓣加皮瓣修复术

适用于睑缺损超过全睑长度的1/4者。于缺损处沿肌层与睑板间分离至穹隆部,形成睑板结膜瓣,向缺损部推进修复睑板结膜。皮肤侧用推进皮瓣修复。

3.外眦及韧带切开松解缝合术

适用于睑缺损水平宽度小于1 cm者。在距外眦角0.5 cm的灰线处做与灰线垂直的1 cm长切口,分离结膜与皮肤、肌肉,切断外眦韧带上脚或下脚,将外眦角部的垂直切口横行缝合。

4.旋转皮瓣法

适用于睑缺损达睑长40%者。在外眦角处形成直径约2.0 cm的半圆形皮瓣,其方向是背向缺损侧,内侧与外眦相接,切断睑缺损侧的外眦韧带脚和睑结膜,将皮瓣旋转,修复缺损,分层缝合。

5.颞部推进皮瓣

适用于下睑缺损小于全睑长度1/2者。自外眦角向颞部发际方向做切口,外端附加"Z"形切口,切断外眦韧带下脚,睑外侧组织向鼻侧推移,修复缺损,分层缝合。将颞部皮瓣推进修复继发缺损,穹隆部结膜分离后移作皮瓣衬里,"Z"形皮瓣交错缝合。

6.睑板结膜或眼睑全层复合游离片移植

前者适用于修复上、下睑板部分缺损或上睑板或下睑板全缺损,方法为在同侧或对侧上睑板上缘切取一块与缺损同大的睑板结膜复合游离移植片缝于缺损部位,供区行直接拉拢缝合。

(六)眼窝缩窄

化学性烧伤或烧伤合并爆炸伤,以及眼部高温物直接接触烧伤均可引起眼球毁损,眼内感染、结膜缺损,眶内瘢痕性愈合,以致结膜囊缩窄,甚至闭锁。有时可伴有上、下眼睑缺如。

1.扩张法

适用于眼窝轻度狭窄,结膜正常者。利用正常结膜和皮肤的弹性与伸展性,先后置入由小到大的眼模,加压包扎,逐渐扩张成能容纳正常大小和形状的义眼球的结膜囊。

2.眶内瘢痕切除矫正术

适用于眶内瘢痕与结膜相粘连的轻度结膜囊狭窄。自眶上缘外侧做3 cm长的弧形切口,分离眼轮匝肌,暴露眶上外缘骨膜,在距眶缘3~4 mm的骨膜上做一与眶缘平行的切口,用骨膜剥离子将眶骨膜向眶内剥离,在已剥离的骨膜上做一长约2.5 cm纵形切口。使上睑提肌位于切口的鼻侧,用眼科弯剪以锐钝性分离相结合的方式或用手指导引剪刀方法,进入眶内分离粘连的结膜并彻底切除结膜下瘢痕组织,使眶内组织变平、结膜复位。注意勿损伤上睑提肌。纱布填塞结膜囊止血,用5-0丝线分层缝合骨膜、眼轮匝肌及皮肤切口。术后结膜囊用凡士林纱布填塞或放置眼模。术后7天拆线,佩戴合适的义眼。

3.全结膜囊成形术

适用于全部或绝大部分结膜为瘢痕所替代的患者。全结膜囊成形术可采用中厚皮片游离移植法、双旋转皮瓣法或口腔黏膜移植法。

(七)泪点外翻

瘢痕涉及内眦部位时,常导致下泪点外翻,内眦角裂开变钝,可出现溢泪,周围皮肤可发生湿疹样改变。轻度泪点外翻可采用布拉斯考威克斯和克雷克法矫正,也可采用电烙法修复。重度泪点外翻常采用双"V"形切开缝合法治疗。

(八)睫毛缺失

睫毛可遮挡阳光直射,并因其灵敏的反射功能,有助于防止灰尘和飞虫落入眼内,故睫毛缺失,既影响外观,也有功能障碍。睫毛缺失最简易的修复方法为黏着人造睫毛,但烦琐不便,多数患者愿采用手术方法修复。以上睑睫毛为例。先在同侧眉偏内侧端的中央区、毛发方向指向外下方的部位,根据所需要修复的长度,切取包含2~3排毛发的移植片一条。于相当上睑游离缘外上方2~3 mm部位,做与睑缘平行、深及睑板的切口,稍将切口创缘两侧游离,将移植片嵌植其中,用细丝线缝合固定,最后包扎。10~12天后拆线,正常眼球角膜的存在,有助于使移植的睫毛从睑缘向外前方的方向生长。如发现睫毛方向不符合要求时,可及早在一定时间内用火棉胶黏着以资引导,有可能使其按所要求的方向转变。

二、眉烧伤后畸形的修复

眉毛参与构成人的容貌特征,在面部表情起着重要作用,还可阻挡汗水直接流入眼内。烧伤后眉畸形主要包括眉缺损和眉移位。

(一)眉缺损

烧伤后眉缺损常与上睑烧伤同时发生,对于缺损眉毛可采用画眉、文眉或者手术再造。手术包括毛囊移植,复合头皮片游离移植,头皮带蒂或岛状皮瓣移植,根据缺损情况和性别加以选择。

1.毛囊移植法

适用于眉部分缺损的患者。耳后发际内切取全层头皮一块,顺毛发方向切取有毛囊的头发,用特制的注射推进器穿刺眉再造部位,将毛囊逐一移植到皮下组织内,针刺时与皮面呈45°角,使植入的毛囊与正常眉毛方向一致。此法效果较好,但手术时间长。

2.复合头皮片游离移植法

适用于一侧或者双侧眉毛缺损的患者(图11-7)。先在眉部受区切开眼轮匝肌或额肌、帽状腱膜层,形成良好的血液供应创面基底。在同侧耳后发际按再造眉的形状,顺毛发方向切取带脂肪层的全层头皮片,宽度以0.5~0.8 cm为宜。剃除毛囊间的脂肪颗粒,将皮片移植于眉部创面间断缝合创缘,敷料加压包扎。术后10~12天拆线,该法更适合于女性的眉再造。

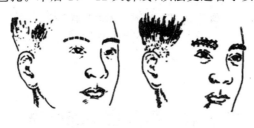

图 11-7　全厚头皮片游离移植再造眉

A.术前切口设计;B.全厚头皮片游离移植

3.头皮动脉岛状瓣修复法

一般采用颞浅动脉顶支作为眉再造的血管。术前眉形设计、定位同头皮移植法。剃头后,用超声血管探测仪标出颞浅动脉及其分支:顶支、额支的行走方向,在顶支的末端画出眉形,使动脉的走向包括在眉形的中央。手术根据动脉走向做一切口,将头皮瓣于帽状腱膜深层掀起后,由皮瓣向血管蒂根部游离,在帽状腱膜浅层,分离头皮,找出动脉,在动脉旁开0.5~1.0 cm的距离结扎动脉分支,于帽状腱膜深层将动脉蒂游离出来,观察血液循环良好后,做眉部切口,在颞部打一皮下隧道至颞浅动脉根部,将皮瓣牵引至眉区创面。将头皮、皮瓣缝合,颞部置一橡皮引流片,适当加压包扎,在眉头留一小洞观察皮瓣血液循环。术后9～10天拆线。

(二)眉移位

表现为眉倾斜、眉过高或过低、眉向心性或离心性移位。有时几种畸形可同时存在。

1.眉倾斜

周围瘢痕牵拉造成,多使用"Z"成形术(图 11-8)。

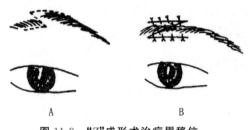

A   B

图 11-8 "Z"成形术治疗眉移位

A.切口设计;B."Z"成形修复

2.眉过高或过低

由额部或睑部瘢痕牵拉造成,可采用切除瘢痕,松解植皮术。

3.眉向心性或离心性移位

这是指眉头向内侧移位,或眉尾向外侧移位,由局部瘢痕牵拉。采用:①"V-Y"或"Y-V"切开缝合术,适合于轻度移位者(图 11-9)。②松解移位,游离植皮术。

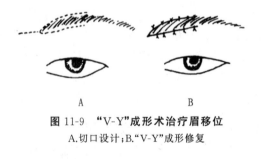

A   B

图 11-9 "V-Y"成形术治疗眉移位

A.切口设计;B."V-Y"成形修复

(赵树萌)

第三节　鼻部烧伤的修复

鼻部位于颜面部中央,容易被烧伤。深度烧伤后,鼻部可出现瘢痕增生、挛缩,也可导致鼻孔缩窄、鼻翼缺损或鼻大部缺损,严重影响美观和功能,均需要后期整形修复,其手术时机一般等瘢痕成熟、软化后,以确保手术效果。

一、鼻部表浅瘢痕的修复

对仅有色素沉着和表面凹凸不平的表浅瘢痕以磨削为主,辅以其他治疗。磨削术理论上为磨除皮肤的表皮层或包括一部分表浅真皮层,达到消除凸或凹的瘢痕,使皮肤表面平滑的目的。磨除的厚薄或多少依皮肤的厚薄而定,磨除最深处犹如中厚植皮取皮的厚度,但通常情况下不宜太深,宁可多做几次,也不要一次磨得过深,以免造成新的瘢痕或色素沉着。瘢痕凸出或凹陷过重的部位,磨削的效果差,可在周围已经磨平后再沿皮肤皱纹线切除较大瘢痕,缝合,术后几乎无痕迹。其较浅的部分用磨削术去除,则效果较好。一般情况下,磨削一次后待2~3个月,皮肤完全恢复后再行第二次磨削,有的患者需要磨削3~4次,才能收到较好效果。

二、鼻背部瘢痕的修复

深度烧伤后鼻部出现瘢痕增生、挛缩,外形破坏,鼻翼内缘外翻,鼻孔朝天,严重者出现鼻前庭黏膜外露。如没有组织明显缺损,采用瘢痕切除松解后皮片移植修复,效果确实可靠。皮片采用全厚皮或厚中厚皮片,手术切除瘢痕时,须包括鼻根部、鼻翼部与鼻尖部连同部分正常皮肤一并切去,形成一个比较规整、左右对称的创面,在松解瘢痕时应充分纠正鼻翼内缘外翻,鼻尖部应切至鼻小柱部分成为"V"形,鼻两侧鼻颊沟、鼻根部横切口,如内眦或其他部位有挛缩时应充分松解且不应使切口线弯曲。瘢痕组织切除时,须仔细顺皮下组织层剥离,注意防止洞穿黏膜到鼻腔内,亦不得伤及鼻软骨。缝合时,先固定鼻根、鼻尖与鼻侧翼,使皮片能均匀对称,然后再继续细致地将皮片缝合固定于创缘,创缘留长线备打包包扎用。创面覆盖一层凡士林纱布,再用5~6层纱布打包包扎。两鼻孔内用橡皮指套填塞后,再用牙印模或金属夹板固定之。利用皮瓣、皮管修复广泛鼻部瘢痕时,目前主张.选择额部扩张后的皮瓣转移修复、皮片打包包扎,绷带固定。鼻孔前庭用油纱布填塞,以确保鼻翼创面与皮片贴合,至少填塞5天后才能取出。

三、鼻翼缺损的修复

鼻部深度烧伤后,常出现不同程度的鼻翼缺损,轻者鼻翼缩小,失去圆润外形并伴有鼻黏膜轻度外翻;中度者鼻翼游离缘缺损达1/2,黏膜外翻,鼻孔朝向前方;严重者鼻下端大部缺失,包括鼻尖、鼻翼与鼻小柱的缺失。轻、中度的鼻翼缺损可采用全厚皮片移植、鼻唇沟皮瓣或游离耳郭复合组织移植修复。在残留的鼻翼瘢痕上距鼻翼缘瘢痕与黏膜交界0.3~0.5 cm处做一弧形切口,切开瘢痕,在皮下层将切口下缘的瘢痕向下分离方向鼻孔成为鼻前庭衬里和鼻孔缘,分离时必须掌握好层次,过深或太浅均可造成向下、向内翻的瘢痕血液循环不良。形成的创面根据血液循环状况的好坏和面积的大小,可采用全厚皮片、鼻唇沟皮瓣及耳郭复合组织移植。若创面面积小,血液供应又好可采用耳郭复合组织移植;若血液供应较差,皮片移植难以成活应考虑采用鼻唇沟皮瓣修复。如创面面积较大,血液供应较好,可采用全厚皮片移植修复。

(一)鼻翼缺损的复合组织移植

鼻翼全层缺损,原则上要求修复衬里、软骨支架和被覆组织3层结构。耳郭也是3层结构,其与鼻翼的组织结构相似,成活后,在颜色、质地、厚度及外形等方面均与鼻翼相匹配。手术能一期完成,治疗时间短,患者痛苦小。因此,游离耳郭复合组织移植是临床上修复鼻翼全层缺损的最佳手术方法。但受组织移植块成活的限制,复合组织块移植宽度不得超过1 cm,否则,难以成活,影响手术效果。因此,游离耳复合组织移植只适用于轻、中度鼻翼缺损的治疗。耳轮和耳轮脚的厚度及弯曲度与鼻翼相似,适用于鼻翼缺损的修复。鼻翼外下方的缺损,以从对侧耳郭后上缘切取为宜;鼻翼前方缺损,从同侧耳郭后上缘切取为好;耳轮尾部较宽厚,软骨有一定硬度和韧性,皮肤颜色、组织厚度接近鼻小柱,适用于鼻翼鼻小柱缺损修复。瘢痕较少的鼻翼缺损,采用单纯耳郭复合组织块移植,而瘢痕较多的鼻翼缺损,采用带有真皮下血管网的耳复合组织块在修复鼻翼缺损的同时,也修复鼻翼的瘢痕,可取得更佳的效果(图11-10)。

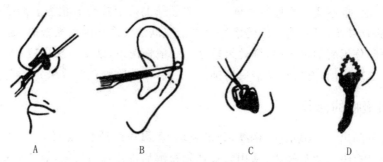

图 11-10　耳郭复合组织瓣游离移植整复鼻翼缺损
A.修剪鼻翼缺损;B.切取耳郭复合组织;C.移植修复鼻翼缺损;D.修复后

(二)手术方法和注意事项

局部麻醉成功后,完全切除鼻翼缺损边缘的瘢痕组织,露出健康的组织及软骨。根据鼻翼缺损的大小,用纱布或 X 线片取模确定耳郭复合组织的大小。如果患者鼻翼表面有较多的瘢痕组织,可将其一并切除,所取的模型应包括真皮下血管网皮片的大小。根据模型,用亚甲蓝在耳郭上标记后切取组织块;将切取的组织块放置在鼻翼缺损区,先缝合鼻翼衬里层,再缝合鼻翼外侧皮肤,软骨不需要缝合。手术后,向鼻腔内填塞碘仿纱条要适度,以对鼻翼形成支撑为宜,不要填塞过紧;否则,会影响鼻翼血液供应,也可能造成切口裂开。注意观察耳郭组织块的血液供应。一般手术后,耳郭组织块先水肿变紫,然后变红,逐渐过渡到正常颜色。

四、鼻尖、鼻下端缺损畸形的修复

鼻下端为鼻部形态的特征,包括鼻翼、鼻小柱和鼻尖。鼻下端缺损为严重的颜面部烧伤畸形,需要采用全鼻再造手术进行修复,常用的方法有前额皮瓣、上臂内侧皮管修复法。

目前多采用扩张器前额皮瓣法。除正常皮肤外,额部 Ⅱ 度烧伤愈合的成熟瘢痕也可采用此方法进行鼻再造。手术应注意以下几个方面:①植入的扩张器要够大(200 mL),扩张的时间要够长(2 个月以上)。②扩张器植入的层次应在额肌以下,使皮瓣内包含有眶上动脉或滑车上动脉,以保证皮瓣的血液供应。③皮瓣的设计有多种形式,应根据患者鼻部的瘢痕和周围情况灵活选择。额侧皮瓣,靠一侧滑车上动脉和鼻背动脉供血,皮瓣旋转达 180°,蒂部扭转较大;额侧皮瓣,以一侧滑车上动脉为蒂,适合于发际较低者。术前应用血管多普勒探查血管血流情况及走向,确定皮瓣蒂的位置。④皮瓣外形设计,远端为三叶状,中叶宽 2 cm,用于鼻小柱及鼻尖塑形,两侧叶相距 6～7.5 cm,用于两侧鼻翼的塑形。近端形态、宽窄根据术中鼻根部创面大小决定。采用扩张器皮瓣在术后皮瓣有 20%～40% 的缩小,因此,应考虑到鼻部今后的缩小量。⑤鼻衬里,可利用外翻的黏膜复位,将鼻根部的瘢痕性皮肤向下翻转与鼻再造皮瓣内翻作为衬里。⑥术后放置负压引流,引流管由额部达鼻背,鼻背覆盖塑形纱布,适当加压包扎,鼻孔放置支撑通气橡皮管,注意观察皮瓣血液循环情况。⑦鼻孔支撑管应放置 6 个月以上,防止鼻孔挛缩,术后 1 年半到 2 年,鼻部外形才基本稳定,如外形有不满意的部位叫进行修整。

五、鼻孔缩窄的整复

轻度狭窄表现为鼻孔缘瘢痕蹼遮住部分鼻孔,重度可出现鼻孔环状挛缩,仅存留一小气孔,严重影响呼吸。根据不同临床表现采用不同的修复方法。

(一)"Z"成形术

适用于轻度鼻孔缩窄。在鼻孔边缘蹼状瘢痕内上方鼻尖部、内下方鼻小柱基部内侧和外下方鼻翼外脚,以蹼状瘢痕边缘为长轴,设计"Z"形皮瓣,切开、交错、缝合即可扩大鼻孔。

(二)鼻唇沟皮瓣

适用于鼻孔底部与鼻孔外侧壁瘢痕导致的鼻孔狭窄。根据狭窄侧鼻孔与正常鼻孔大小的差距,确定鼻唇沟皮瓣的大小,以鼻翼沟为中心轴线,设计一不等"Z"形皮瓣,将鼻翼外脚三角瓣与鼻唇沟瓣交错,即可扩大鼻孔。

(三)皮片移植法

适用于鼻孔严重狭窄,鼻前庭有广泛瘢痕者。手术先松解、切除鼻孔内与周围瘢痕直达梨状窝,达到呼吸通畅。取薄中厚皮片,将皮片与鼻孔外创缘缝合,后将皮片塞于鼻腔内,覆盖鼻浅创面,用油纱布将鼻腔填满,使皮片与创面紧贴,术后6天,用外裹油纱布的通气橡胶管替换填塞的油纱布,术后9天拆线。放置鼻孔扩张橡胶管半年以上,可预防鼻孔再次挛缩。

六、全鼻缺损再造

鼻位于颜面部中央的突出部位,其下端的鼻尖和鼻翼易遭受创伤或烧伤,造成鼻部分缺损或鼻部瘢痕挛缩畸形。鼻下端较大缺损或全鼻缺损严重影响美观,需要通过全鼻再造来修复。

(一)鼻部缺损的分类

1.轻度鼻缺损畸形

常见于以下几种情况:鼻部深Ⅱ度烧伤、创面愈合后,鼻翼和鼻尖部挛缩变形,鼻下端缺损小于0.5 cm,鼻翼软骨边缘仅少许缺损;外伤引起的鼻下端缺失,如鼻尖与鼻小柱大部分缺损或鼻翼缺失。

2.中度鼻缺损畸形

常见于鼻下部分分外伤或感染造成的鼻尖和鼻翼缺失。其特点是鼻的梨状孔上缘基本正常、鼻中隔外露。鼻翼一侧或两侧缺失,残留的鼻翼与鼻小柱因瘢痕挛缩明显上提。该类鼻缺损临床最常见,除需要再造鼻衬里外,还需要做鼻延长。

3.严重鼻缺损畸形

系指鼻部毁损性损伤,如鼻部Ⅲ度烧伤,创面愈合后严重畸形。

(二)常用的修复方法

鼻部结构包括皮肤软组织覆盖、软骨和鼻骨支架与黏膜衬里3个部分。因此,全鼻再造就是重建上述3种结构,完整的全鼻再造可分解为衬里再造、鼻支架再造和外覆盖再造。根据外覆盖的制作方法不同,将全鼻再造分为不同方法。根据鼻外覆盖的形成部位不同,分为额部皮瓣法、前臂皮瓣法和皮管法。其中额部皮瓣在皮肤的色泽、质地、血液供应,以及外形方面较其他皮瓣有明显优势,为首选。

额部皮瓣是所有前额皮瓣的总称,根据皮瓣轴型血管的不同,分为以滑车动脉为主的前额正中皮瓣、以眶上动脉为主的额部皮瓣和以颞浅动脉为主的额斜皮瓣。其中以滑车动脉为主的前额正中皮瓣,因血液供应可靠、容易旋转,只需要一次手术就可以完成鼻外覆盖的修复,是额部皮瓣全鼻再造的首选。其他皮瓣主要用于前额正中有瘢痕的患者,由于鼻再造时皮瓣的旋转幅度大,为保证手术成功,往往需要先行皮瓣延迟手术。根据鼻外覆盖的制作不同,额瓣法全鼻再造术分为额部正中皮瓣全鼻再造术和额部扩张皮瓣全鼻再造术。额部正中皮瓣全鼻再造术是将额部正中皮瓣易位反转,形成鼻外覆盖,皮瓣供区通过皮片移植来修复,优点是治疗时间短,再造鼻不回缩;缺点是额部供区不美观。额部扩张皮瓣全鼻再造术是通过埋置扩张器,待额部获得足够多余组织后,再形成鼻外覆盖。皮瓣供区直接拉拢缝合。该法除了具有传统额部皮瓣的优点外,额部供区可以直接缝合而不需要植皮,对额部外观影响不大。另外,额部皮瓣经过扩张,组织结构明显变薄,有利于鼻下端(鼻尖、鼻翼、鼻小柱)的塑形。但该法要求有良好的组织支撑,否则皮瓣易收缩,引起再造鼻的变形。

1.额部正中皮瓣全鼻再造术

主要适用于额部发际较高的患者。

(1)手术前设计。

轻度鼻缺损的衬里设计:由于鼻翼外侧脚和鼻小柱残基仍存在,鼻长度在正常范围内,故设计时,不需要考虑鼻定位和鼻延长问题,可根据鼻尖与鼻翼缺损的大小,以鼻残端部为蒂设计局部皮瓣,将皮瓣翻转,形成鼻衬里。

中度鼻缺损的衬里设计:①单侧鼻翼缺失,根据健侧确定鼻翼外侧角,使两边对称。②双侧鼻翼均缺失,自鼻中嵴向两侧做一水平线,自双眼内眦向下做垂线,垂线与水平线相交点为患者新的鼻翼点。另外,设计时应考虑松解瘢痕后,残存的鼻翼复位后的位置变化。

手术后鼻外形是否美观,很大程度上取决于鼻翼外侧角的外形。因此,残存的鼻翼应尽量保存,缺损侧在鼻翼点处沿标准的鼻翼缘设计弧形线。标记梨状孔的正中点边缘为鼻延长的切口线。沿双侧鼻面沟向上画线,经过内眦的内侧向上,与通过鼻黄金点的水平线相交设计为以梨状孔边缘为蒂的鼻背部舌状皮瓣,然后自鼻黄金点沿正中画线向下至梨状的正中点,形成两个舌状瓣,翻转后交错缝合固定鼻尖形成两侧鼻翼的衬里,夹层埋植支架,有时还考虑用皮管做全鼻再造。

(2)手术操作:以中度鼻缺损的衬里制作为例。沿梨状孔边缘 ABC 线切开至鼻腔,将切口下鼻组织整个下移。使残存的鼻翼及鼻小柱复位。沿 OB 线切开皮肤至鼻背部肌肉,沿 AOC 线切开皮瓣至骨膜。在骨膜上游离皮瓣至梨状孔缘约 2 mm,将皮瓣翻向下面。覆盖鼻下移形成的洞穿性损伤。将 OB 线两边的皮肤分别与鼻中隔黏膜缝合以封闭鼻中隔缺损,沿鼻翼缘切开皮肤至鼻软骨,在鼻翼软骨的表面游离皮瓣至鼻缺损的边缘,形成蒂在内侧的局部皮瓣,将残存的鼻小柱自鼻嵴处切开,向上游离,形成蒂在鼻小柱残端的皮瓣,然后反转,形成鼻小柱的衬里。将鼻背部形成的几个皮瓣缝合形成鼻衬里、外覆盖的再造。

额部三叶皮瓣的设计(图 11-11):三叶瓣是目前临床上最常采用的额部皮瓣设计法,其中二叶分别形成患者的两个鼻翼,中间一叶形成鼻尖部及鼻小柱,三叶柄形成鼻背,三叶的长度是鼻黄金点至唇红缘的距离,二叶间的距离为 6.0~7.5 cm,每叶宽度为 2.5~3.0 cm,三叶的柄宽根据模拟的实际鼻高度用软尺测量。将设计的三叶瓣放置在额部正中,使瓣尽量靠近发际,柄放置在额部正中,距眉毛 0.5~1.0 cm 处,如果柄端距眉毛少于 0.5 cm,应将二叶瓣的瓣稍偏离正中,偏离方向同额瓣旋转的方向。用 2%利多卡因行局部浸润麻醉。麻醉后,按设计线切开皮肤和额肌,在额肌与骨膜之间游离皮瓣。在柄端与眉毛之间逐渐切断额肌在皮肤下游离,切断额肌时,不要损伤滑车上动脉,将皮瓣反转180°,观看皮瓣是否与衬里缝合无张力。如皮瓣蒂部张力过大,应继续游离蒂部,以加长蒂部。

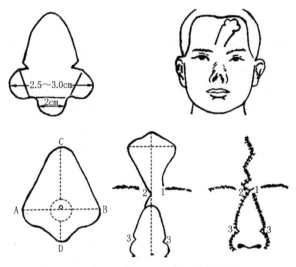

图 11-11　额部三叶皮瓣的设计

鼻支架的制作:根据鼻下部软骨缺损的情况,用"L"形硅胶雕刻合适的假体,以对鼻尖构成支撑。假体雕刻完成后,将其与鼻衬里缝合固定,特别注意与鼻骨骨膜的(梨状孔处)的固定,在此处固定牢固,可防止鼻成形后假体下移。

先将三叶瓣中叶的中点与鼻小柱的中点对位缝合,然后将另外两叶与鼻翼沟中点对位缝合,再缝合两侧鼻翼外侧角。缝合时,不是将外覆盖与鼻翼衬里简单的对位缝合,而是在缝合鼻翼沟中点时,应使外覆盖在缝合鼻翼外侧角时有一定的张力,这样才能形成鼻翼外侧角的形态。定点缝合完成后,依次缝合切口。在鼻翼沟的上缘横向贯穿缝合一针,内收鼻翼上端,向鼻孔内塞入碘仿纱条,对鼻孔塑形。取上臂内侧全厚皮片,将其缝合于额部供区,打包加压包扎。打包时,不要让蒂部受压,用油纱布覆盖蒂部创面外露术后注意观察鼻外覆盖血液供应,及时处理引起血液供应障碍的原因。术后 3 周开始蒂部训练,开始每天训练 2~3 次,每次阻断 15 分钟。以后逐渐增加训练次数和加长训练时间,待阻断蒂部,鼻外覆盖血液供应无障碍时,断开蒂部,修整鼻根部。

2.额部扩张皮瓣全鼻再造术

主要适用于额部发际较低的患者。分为 2 期,第 1 期为额部扩张器的埋置与皮瓣扩张,第 2 期为全鼻再造。

(1)额部扩张器的埋置与皮瓣扩张。

手术设计:切口一般选择额部正中上方发际内,长度约 4 cm;扩张器一般选用容量 170 mL长方形立体扩张囊,该种扩张器完成扩张后,获得纵行和横行的皮肤面积大;用紫药水标记皮瓣游离范围,向下至眉弓,两侧至通过左、右眉弓中点的垂线。

手术操作:获得纵行和横行的右眉弓中点的垂线。按手术前设计的切开皮肤及帽状腱膜,在帽状腱膜、额肌与骨膜之间游离皮瓣,同向下至眉上 0.5 cm,两侧至眉峰的上方;皮瓣游离完成后置入扩张器,将注射壶埋入切口七方的发际内;通过注射壶向扩张器内注入 20 mL 生理盐水,看注水是否通畅;在直视下缝合切口,以免损伤扩张器,切口处放置一橡皮引流条。扩张器取出:

当扩张完成后就可以进行鼻再造手术,但由于扩张皮瓣存在收缩,故最好在注液扩张完成后3个月以上再行二期手术。

(2)全鼻再造。

手术设计:确定皮瓣主要血管的走行,在暗环境中通过电筒透光试验,观察并标记滑车上血管、眶上血管的走行及交通支,作为设计皮瓣方位及真皮下组织蒂的依据。因取出扩张囊后皮肤回缩15%~20%,应将三叶瓣设计的较大。常用的三叶瓣参数如下:宽度为7.0~7.6 cm,由鼻根黄金点至鼻尖长为5.0~5.5 cm,由鼻尖点至小柱基点长为2.5~3.0 cm。以鼻尖点为圆心,直径2.5 cm范围内组织专供形成半球形鼻尖。一般情况下宽度为7.5~7.6 cm三叶瓣即能造出国人中等大新鼻(临床上最常选用)。

手术操作:根据设计,剪裁三叶瓣膜片,在扩张区皮肤按三叶瓣标记出切口线。鼻衬里再造和支架的雕刻同普通额部皮瓣法。衬里再造后,按设计线切开,取出扩张囊。将皮瓣旋转180°,覆盖鼻背部创面,具体操作同额部皮瓣全鼻再造术。

(赵树萌)

第四节　口腔周围烧伤的修复

口腔、唇颊部组织松软,烧伤瘢痕形成后,特别容易造成挛缩畸形,而上、下唇皮肤毛囊与皮脂腺丰富,容易感染形成增生性瘢痕。烧伤后口周瘢痕畸形一般涉及多个部位,如上唇瘢痕常伴有上唇外翻,口角向上歪斜;口角瘢痕常伴有小口畸形和口角歪斜等。在治疗过程中,应尽可能通过一次手术同时解除几种畸形。常用的手术方法有皮片移植和局部皮瓣修复。

一、小口畸形的修复

小口畸形多由口角部瘢痕挛缩引起变形所致,多继发于口角皮肤烧伤,或口唇黏膜较重的感染,或化学性损伤。口角挛缩,可局限于一侧,但以双例为多见。表现为口裂缩小,重者状似鱼口,一般口腔黏膜多未受累,进食和语言功能都有严重障碍。

处理原则:主要根据口裂畸形发生的原因、程度、大小,以及口角周围瘢痕多寡等情况,选用不同方法加以修复。如为一侧口角唇红部发生粘连,可采用唇红组织瓣滑行或转位修复开大口角。如唇红组织丧失较多,可采用颊黏膜瓣修复,该法适用于双侧口角开大术。

(一)修复方法

1.滑行唇红瓣口角成形

本方法适用于一侧口角唇红部发生粘连,粘连性瘢痕切后唇红缺损创面不超过1.0~1.5 cm者。

方法:手术时先在患侧按健侧口角位置定点,沿口角定点部位至口裂做一水平切口,直到口腔黏膜。将此区内粘连的瘢痕组织切除,沿上、下唇正常唇红缘和口内黏膜各做一个水平切口,形成上下两个唇红组织瓣,其长度以能充分向口角滑行,缝合后无张力为度。再将上、下唇组织瓣各用一针褥式缝合固定于口角外侧正常皮肤上,最后将组织瓣分别与唇红缘和口内黏膜加以缝合,开大口角(图11-12)。

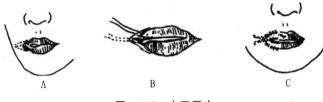

图 11-12　小口开大

A.术前；B.术中；C.术后

2.唇红旋转和滑行组织瓣转位口角成形

适用于一侧口角瘢痕较小，而唇红组织丰满者。

方法：患侧口角位置定点与唇红滑行瓣法相同。手术时在下唇唇红向上唇延伸部分，设计一个上唇唇红旋转组织瓣，切除口角的瘢痕组织，在上唇唇红组织旋转瓣内侧，形成另一个上唇唇红组织滑行瓣，两瓣分别形成后，转位至口角处加以缝合，开大口角（图 11-13）。

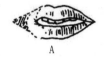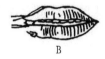

图 11-13　唇红旋转组织瓣口角修复

A.术前；B.术中；C.术后

3.颊黏膜旋转滑行瓣法口角成形

本法适用于一侧唇红组织丧失较多和双侧口角开大的患者。

方法：口角定点和口角至唇红部三角形瘢痕皮肤切除，均与唇红滑行瓣法相同。根据唇红组织缺失大小，在同侧近口角处的颊黏膜上设计一个双叶状黏膜组织瓣，蒂部在后方。组织瓣充分游离后，转移至上下唇唇红缺失的创面上，并加以缝合开大口角，颊黏膜供区拉拢直接缝合。如为双侧口角开大，手术分侧进行，先将口角三角区皮肤切除，并沿唇红与口裂平行线切开，使口角增大。根据口角区缺损面积，在同侧口内黏膜设计一"Y"形切口，"Y"形三角黏膜瓣底部应位于颊侧。切开颊黏膜瓣，并行黏膜下分离，将"Y"形三角黏膜瓣尖端转向外侧口角与皮肤创缘缝合，形成新的口角。然后将上下两块黏膜瓣的创缘做适当修剪，与上、下唇皮肤创缘缝合（图 11-14）。

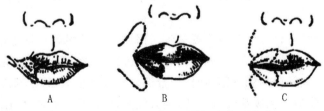

图 11-14　颊部黏膜瓣移转矫治小口畸形

A.术前；B.术中；C.术后

4.唇黏膜推进方法口角法

本法适用于烧伤后口角有环形瘢痕而张口困难者。

方法：按正常口角口裂成形。手术时先用美蓝绘出拟定口唇外形的轮廓。为了使口角处皮瓣有足够宽度，皮瓣蒂部为 0.5～1.0 cm。沿绘出的上、下唇唇红缘切开，切除瘢痕组织，两侧口角处各保留一三角形皮瓣。沿口内黏膜创缘充分游离,将口角处黏膜做1~2 cm平行切开,最后将口腔黏膜拉出与上、下唇皮肤创缘缝合形成唇红,将口角处三角形皮瓣转向口内,与黏膜创缘缝合形成口角,本法术后口角略成方形。也可采用口角皮肤瘢痕切除,黏膜"Y"形切开法治疗(图11-15)。

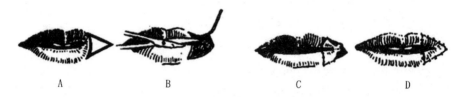

图11-15 口角皮肤瘢痕切除黏膜"Y"形切开法矫治小口畸形
A.口角皮肤瘢痕切除范围;B.显露口角黏膜做"Y"形切开;C.形成3个黏膜瓣,
分别向外翻转,以覆盖上下唇红与口角创面;D.缝合后,口角开大,口裂恢复正常

有些小口畸形,是由口角前方的蹼状瘢痕封闭所致,口角被掩盖在蹼的深面,仍保持完好。这种小口畸形可按"Z"成形术原则修复(图11-16)。

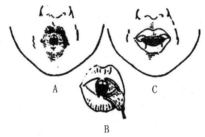

图11-16 "Z"成形术矫治口角蹼状瘢痕
A.术前;B.术中;C.术后

(二)小口畸形开大术注意要点

对小口畸形需要行开大口角者应首先确定口角的位置,即大约相当于两眼平视时两侧瞳孔向下的垂线的间距。在用上述方法测量时,应同时对患者面部各器官比例做全面观察,以使口裂大小与面部的比例关系达到最协调的程度。并注意不要矫枉过正,矫正后的口角大于健侧口角3~5 mm,以防术后挛缩。

术后口角位置应与术前设计的口角位置一致。因该类手术很容易发生术后口角偏小,与健侧口角不对称。为此,口内黏膜切开时,或口内黏膜瓣翻向外做口角时,黏膜切口应与口外皮肤切口同在一个位置上。制备口内颊黏膜瓣时,应带部分黏膜下组织,其蒂部应较黏膜瓣尖端要厚些,以保证黏膜瓣血液供应。黏膜瓣尖端过薄,张力较大,易发生黏膜瓣坏死。

二、口角歪斜的修复

一侧口角因瘢痕牵拉向上或向下方歪斜或移位,常由于局部比较局限的损伤所致,多可采用"Z"成形术原则矫正或复位。口角歪斜移位还可由于受邻近部位,如面颊部或颈部烧伤后所形成的面积较广而深厚的挛缩瘢痕的牵引所致,须将瘢痕切除并设法修复创面,才能解除对口角的牵拉而恢复常态(图11-17、图11-18)。

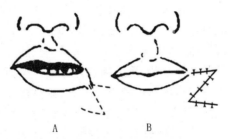

图 11-17 口角歪斜"Z"成形术矫治

A.术前；B.术后

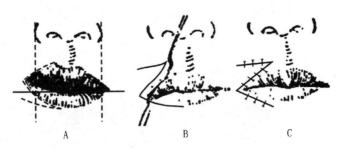

图 11-18 "Z"成形术原则用于口角错位的复位

A.切口；B.互易位置；C.缝合

三、口角外翻的修复

局限性外伤愈合后所形成的局部口唇轻度外翻,比较少见,一般只表现为红唇缘的局部凹凸不齐,口裂不能紧闭,外翻部呈切迹状缺裂。这种外翻可酌情采用单一或连续"Z"成形术,或"V-Y"成形术矫正修复(图 11-19、图 11-20)。

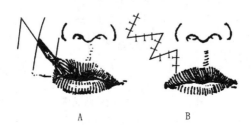

图 11-19 连续"Z"成形术矫治上唇右侧轻度外翻

A.术前；B.术后

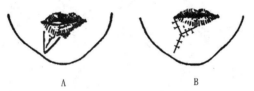

图 11-20 "V-Y"成形术矫治下唇右侧轻度外翻

A.术前；B.术后

单纯上唇外翻复位后创面的修复,宜用取自耳后或锁骨上的全厚皮片。注意应按面部形态解剖分区切除上唇瘢痕,并在中央部位保留薄层瘢痕组织,使上唇中央微显突出,以免外形平板单调。上唇外翻复位不需要过度矫正,否则,日后因重力组织松动下垂,将显现上唇过长的反常形态。

单纯下唇外翻复位后创面的修复,轻度者可采用鼻唇沟皮瓣移转修复。如所需皮瓣过长,可行延迟移转。中度或重度的下唇外翻,则需要采用皮片移植。按面部形态解剖分区,切除位于下唇并包括颏部的瘢痕。两侧切口应稍超越口角伸入上唇,则植皮愈合后,有将下唇向上悬吊以对抗日后重力下垂,防止外翻复发的效果。在颏尖部位可保留适当面积和厚度的瘢痕组织,以取得植皮后该部较为丰满的良好形态。下唇严重外翻持续时日过久者,于瘢痕切除、挛缩松解复位后,如发现因口轮匝肌过度松弛,下唇不能紧贴下牙槽,张力不足时,还必须做唇组织的全层楔形切除缝合,紧缩后再行植皮。严重外翻,因烧伤较深,瘢痕切除后需要用皮瓣修复者,如颈部皮肤完好时,可采用颏颈部双蒂皮瓣法,手术分两次完成。这种手术因需要行俯首位制动2～3周,故年长患者应慎用(图11-21～图11-23)。

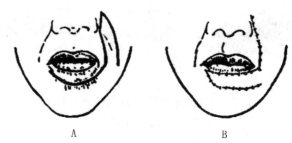

图11-21　下唇轻度外翻用鼻唇沟瓣修复图

A.术前;B.术后

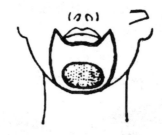

图11-22　下唇瘢痕切除范围

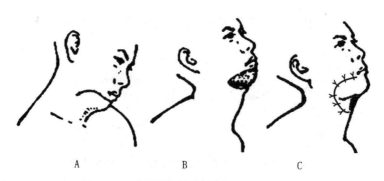

图11-23　用颏颈部双蒂皮瓣修复下唇外翻

A.术前;B.术中;C.术后

最严重的下唇外翻,伴有颈前的广泛瘢痕挛缩,除可用皮片修复全部创面外,有时还需要用两侧肩部皮瓣、胸肩峰皮管或游离皮瓣移植,以完成唇颌部和颈部创面的整体修复。下唇外翻与上唇外翻不同,为补偿日后的重力下垂,防止复发,须做过度矫正。上下唇都外翻时,可以同时施行手术,但为便于手术后经口摄入饮食和减少创面感染,也可分期分别进行。唇外翻修复手术应注意以下几点:①松解、切除瘢痕时,应注意恢复口周器官,如鼻翼、鼻小柱、口角的正常解剖位置。②在瘢痕切除时,应注意恢复唇弓弧线,使皮片于红唇缝合线即为重建的唇红缘。③瘢痕切除时注意形成一左右对称创面,缝合线最好位于鼻唇沟处。④松解口周瘢痕时也应彻底松解面颊部瘢痕,否则,张口困难的问题仍不能较好地解决。⑤术后应减少面颊活动,避免涎液、食物污染创面。

(赵树萌)

第五节 颈部烧伤的修复

颈部为身体暴露部位,易引起烧伤,其皮肤较薄弱,组织弹性好,烧伤后易引起瘢痕畸形。

一、颈部烧伤后瘢痕畸形的临床特征与分类

颈部瘢痕挛缩畸形多位于颈前区,瘢痕的增生、挛缩可能会累及皮肤,甚至颈阔肌使颈部的俯、仰、旋转等运动受限,甚至下唇、下颌部、面部、鼻翼、下睑等都可以被牵拉造成畸形或外翻。

临床上常以对功能的影响相对邻近器官的牵引程度分类,可分为Ⅰ、Ⅱ、Ⅲ、Ⅳ度,在选择治疗方法时,参考的价值最大。

Ⅰ度:单纯的颈部瘢痕或颈胸瘢痕,其位置限于颏颈角以下。颈部活动不受限或后仰轻度受限,吞咽不受影响。

Ⅱ度:颏、颈瘢痕粘连或颏、颈、胸瘢痕粘连。颏、颈甚至胸部均有瘢痕、挛缩后几个部位粘连在一起。下唇可有外翻,颏颈角消失。颈部后仰及旋转受限,饮食、吞咽有一些影响,但不流涎。下唇的前庭沟尚存在,能闭口。

Ⅲ度:下唇、颏、颈粘连。自下唇至颈前区均为瘢痕,挛缩后下唇、颏部和颈前区粘连在一起,颈部处于强迫低头姿势。下唇严重外翻,口角、鼻翼甚至下睑均被牵拉向下移位,不能闭口,发音不清,流涎不止,饮食困难。

Ⅳ度:下唇、颏、颈、胸粘连。瘢痕上起下唇下缘、下至胸部,挛缩后使4个部位都粘连在一起,颈部极度屈曲,颈椎、胸椎后突,出现驼背。不能仰卧、不能平视、不能闭口、流涎不止。饮食、呼吸都发生困难。在儿童还可以继发下颌骨发育受限导致小颌畸形,或颏部前突、下前牙外翻。

二、颈部烧伤后瘢痕畸形的修复方法

成人单纯瘢痕增生或Ⅰ、Ⅱ度挛缩的患者以创面愈合后6个月左右,瘢痕及挛缩基本稳定后进行手术为宜。儿童因可能影响发育,Ⅲ、Ⅳ度挛缩的患者因影响生活,所以可提前手术。

(一)术前准备

术前应详细了解和检查患者的全身情况,如有呼吸道感染者应治疗控制,防止术后咳嗽影响

皮片的成活。胸前存在破溃、溃疡感染的要及时换药,促进愈合。瘢痕隐窝多有污垢积存,术前要清理,减少感染风险。

(二)修复方法

应根据患者的年龄、瘢痕的性质、挛缩和畸形的程度、组织缺损的范围与周围正常皮肤是否松弛等情况选择全厚皮片移植、皮瓣移植、皮肤软组织扩张术等方式。原则上是颈中央部采用皮瓣修复,颏底和胸前可以植皮修复。现将各种修复方法分述如下。

1."Z"成形术或四瓣成形术

此种方法适用于纵行的条索状或蹼状、多蹼状瘢痕。应用"Z"成形术或四瓣成形术既可增加原瘢痕部位组织的长度,又可改变瘢痕的方向,消除纵向的张力。如皮肤缺损较多,蹼状瘢痕单纯用"Z"成形术或四瓣成形术不能完全修复时,应结合皮片移植(图11-24)。

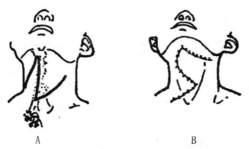

图11-24 颈部蹼状瘢痕挛缩,用"Z"成形术松解修复
A.切口设计;B."Z"成形修复

2.皮片移植

此方法适用于瘢痕范围较广,亦不过深的患者。皮片移植中创面应仔细止血后将皮片横行铺在创面上。两块皮片之间的接缝应呈横的方向,皮片四周与创面边缘用间断缝合法缝合固定。在颏颈角处可打皮钉固定,使皮片与创面紧贴。冲洗皮片下积血,打包包扎固定,压力要适当,切勿过紧影响呼吸。术后用颈部石膏托固定,皮片存活后需要加戴颈托至少6个月以上,睡眠时,肩下垫高使头后仰,这样才能保证手术效果。

3.局部与邻近皮瓣移植

颈前区部分瘢痕切除后常可用局部皮瓣修复。颈前区瘢痕广泛的患者,凡瘢痕深、挛缩重、与深部组织粘连,而胸前、肩部有完好的皮肤或为浅Ⅱ度烧伤后的平坦柔软的瘢痕者,可考虑采用邻近皮瓣修复。常用的几种皮瓣介绍如下。

(1)颈部双蒂皮瓣:如瘢痕局限于颈的上半部者,切除瘢痕后循颈阔肌平面向下潜行剥离,达锁骨和胸骨切迹,后在其下界是做横的弧形切口,切开皮肤、皮下组织和颈阔肌,形成一个横的颈下部双蒂皮瓣,向上提起覆盖颈上部创面,供瓣区可植中厚皮片(图11-25)。

(2)颈侧皮瓣:此种皮瓣适用于颈前区创面较小而颈侧部有正常皮肤的患者。皮瓣的蒂部可以做到耳后,包含耳后动脉在内,然后循深筋膜平面沿斜方肌前缘向前下延伸,长宽比例可达2.5∶1,但若皮瓣超越中线或延伸到胸骨切迹以下时,需要先将皮瓣延迟。根据需要可设计双侧的颈侧皮瓣,转移到颈前区,予以上下交错缝合,供区植皮,也可行扩张器皮瓣预制(图11-26)。

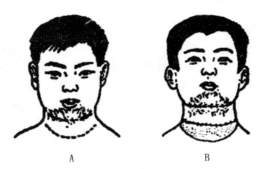

图 11-25　颈部双蒂皮瓣

A.皮瓣设计;B.皮瓣转移修复

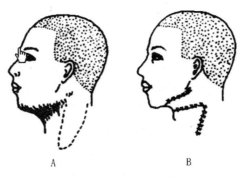

图 11-26　颈侧皮瓣

A.颈侧皮瓣位置;B.颈侧皮瓣转移修复颈前区

(3)锁骨前胸皮瓣:该皮瓣是修复颈部严重瘢痕挛缩中最常用的邻近皮瓣,其蒂位于锁骨区,斜向前下方循深筋膜平面做锐性剥离,长宽比例可达 2:1,一般不要超过中线。成人单侧的锁骨前胸皮瓣可取到(8~9)cm×(18~20)cm,如设计双侧锁骨前胸皮瓣则足以覆盖颈前区。但此皮瓣位置较低,不易转移到颏部以上,故颈部或下唇有创面时需要另行植皮修复(图 11-27)。

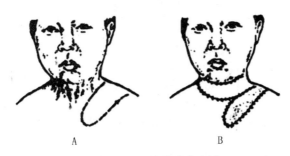

图 11-27　锁骨前胸皮瓣

A.锁骨前胸皮瓣位置;B.锁骨前胸皮瓣转移修复颈前区

(4)颈肩皮瓣和颈肩胛皮瓣:锁骨前胸区缺乏完好皮肤的患者可设计颈肩皮瓣,此皮瓣的蒂部起自颈的一侧,向上可达耳下,向前达锁骨上缘,向后可到颈后部,远端可达肩峰部三角肌的止端。皮瓣内可含耳后动脉,如将蒂部稍做向前下方,还可包含颈横动脉浅支,故血液循环丰富,长宽比例可达 4:1(图 11-28)。

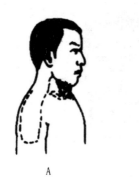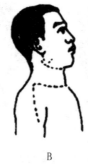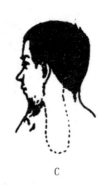

A   B   C

图 11-28　颈肩皮瓣和颈肩胛皮瓣

A.颈肩皮瓣位置;B.颈肩皮瓣转移修复颈前区;C.颈肩胛皮瓣

4.轴型皮瓣移植

最为常用的为胸三角皮瓣,其余还有颈浅动脉颈段皮支皮瓣。

胸三角皮瓣从胸大肌浅面向外伸展到肩部三角肌区,甚至可延伸到上臂肌肉的浅面,其蒂在胸骨外侧,内含胸廓内动脉的前穿支,它距头颈部较近,可直接转至颈部、下颌部、口内、颊部,甚至向上可达额部,用以修复软组织缺损。但因皮瓣较厚,显臃肿无表情,为克服以上的不足,可应用扩张后的胸三角皮瓣,从而可有效地增加皮瓣应用面积。

(1)皮瓣设计:胸三角皮瓣位于一侧上胸部,其上界为锁骨下线,下界为第 5 肋骨或第 4 肋骨,沿着腋前线的尖部向外延伸,最远可达肩三角肌区,甚至上臂上 1/2 处;内侧界为胸骨外缘 2 cm。最大面积为(10～12)cm×(20～22)cm。旋转轴点在第 2、第 3 肋间胸骨旁 2 cm 处。从旋转轴点至皮瓣最远端距离应大于该点到创面最远点的距离 10%～15%(图 11-29)。

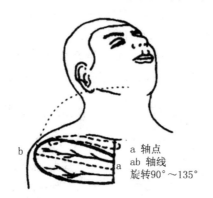

b   a 轴点
ab 轴线
旋转90°～135°

图 11-29　胸三角皮瓣的血液供应与皮瓣设计

(2)手术步骤:胸三角皮瓣切取前,先测量拟修复缺损,根据病变范围的大小、距离设计皮瓣,一般应较大缺损创面大 10%～15%,同时注意皮瓣旋转轴点到修复缺损的距离。先将皮瓣的上、外、下侧切开,掀起皮瓣时在深筋膜层,靠近胸大肌肌膜将胸肩峰动脉皮支、颈横动脉颈段皮支结扎,尤其皮瓣范围较大时,切勿损伤三者间的吻合支。分离到皮瓣蒂部即胸骨旁 2 cm 时,不要损伤穿支血管。皮瓣转移后,如觉得蒂部较紧,可将皮瓣下部逆切 1～1.5 cm。将蒂部制成管状,管心直径不可过窄,以能容纳小指通过即可。供区如不能拉拢缝合,可采用皮片移植修复。为了克服皮瓣臃肿及供区植皮问题,可采用胸三角皮瓣预扩张,扩张器的导水管及阀门可置于肩部外侧皮下,防止扩张囊下滑。胸三角皮瓣经过血液循环阻断试验达 1 小时以上无血液循环障碍出现即可断蒂。

(3)注意事项:①胸三角皮瓣是以胸廓内动脉胸前穿支为轴心血管的轴型皮瓣,因此,术中勿损伤轴心血管。制成管状前皮瓣的宽度一般不少于 7 cm,以免影响皮瓣血液循环。皮瓣转移到面部后,要采用良好的外固定,防止皮瓣撕脱。常采用的办法是应用头部胸部石膏固定,两者之间用木棍相连,固定后十分牢靠,且留有更换敷料的空间。②皮瓣血液循环训练与延迟,如皮瓣转移术后 7 天。无血液循环障碍。可行向液循环训练。③预扩张皮瓣的注意事项,预扩张的胸三角皮瓣在置入扩张器时,一般在深筋膜与肌膜之间,在剥离囊腔时,在胸骨旁一定注意不要损伤胸廓内动脉的胸前穿支,在胸骨旁 2~3 cm 时停止锐性剥离;否则,损伤皮瓣的轴心血管可导致转移后的皮瓣坏死。置入的扩张器要充分展平以免尖角"刺"伤正常皮肤。注水每次为扩张器容量的 15% 左右,以皮肤有一定张力又不发生苍白为度。置入和注水过程一定严格无菌操作。

5.皮管移植

对严重的颈部瘢痕挛缩的患者如前胸、肩背部均无可供形成邻近皮瓣的组织时,则可设计皮管修复。皮管应尽量做在近颈部的位置,如胸腹皮管、背部皮管等,均须经过中间站携带,手术次数较多。

6.游离皮瓣移植

1972 年,Harri 和 Ohmori 首先报道,应用腹股沟游离皮瓣修复颈部瘢痕挛缩,将腹壁下动、静脉或旋髂浅动、静脉分别与面动、静脉做端端吻合,其中 9 例成功。但腹股沟区游离皮瓣组织太厚,修复后外形臃肿。1978 年,杨果凡等利用前臂游离皮瓣,皮瓣面积较大,质量好,血管蒂粗大,吻合容易成功。成年男性可取到 18 cm×25 cm,可以修复颈前区全部和下颌部、下唇直到两侧耳下的所有创面。

(三)术后处理

术后患者取仰卧位,术后 48 小时应严密观察呼吸道通畅情况,床旁备吸引器、气管插管器械和气管切开包。遇有呼吸困难者,即拆开敷料,检查伤口,如有喉头水肿则应及时行气管插管,甚至气管切开。如因皮片或皮瓣下血肿压迫呼吸道,应立即打开敷料、清除血肿、妥善止血后包扎。

颈圈的制作和应用:颈部瘢痕挛缩畸形矫正后,应用颈圈十分重要,尤其是游离植皮之后的应用对巩固疗效、防止挛缩复发有重要作用。颈圈要超过整个植皮区,最少上缘抵下颌缘,下缘达锁骨上缘,以维持颈部的位置。颈圈要柔软,对皮片均匀加压,不可有某些特别突出的点与线,防止皮片受压坏死,颈圈也不可太紧,以免影响颈部的正常活动。颈圈每天应取下检查皮片有无磨损,并及时调整。①硬纸板颈圈:用较硬的纸板按颈部形态剪成一颈圈形,其前部在下颌处应较宽,以保持头部稍后仰,再用棉花与纱布将硬纸板包裹妥善,再用绷带固定于颈部。②石膏颈圈:在植皮愈合后,用石膏制备颈圈,石膏定型硬化后,在两侧切开并修整,同时在剪开石膏两侧穿洞用带子连接,患者可自行穿戴。③可塑性颈托:用可塑性夹板制成颈托,因其具有热塑性,故可随时调整,且其重量轻、美观,患者配戴更加舒适。

(孙文娟)

第六节 会阴部烧伤的修复

会阴部位置隐蔽,加之衣着的保护,烧伤发生率较低,但是由于局部生理卫生特点,创面易感染,愈合后多会导致瘢痕挛缩现象发生。

一、会阴部瘢痕挛缩畸形的分类

依瘢痕组织涉及范围和深度,会阴部瘢痕挛缩畸形一般分为两类。

(一)周围型瘢痕挛缩畸形

瘢痕主要发生在外生殖器和肛门周围,并累及大腿内侧、腹股沟区、耻骨上和臀部等,较多见,其特点是会阴与两大腿之间形成蹼状瘢痕,而会阴中央的皮肤则较正常或受周围瘢痕的牵拉,包括以下几种。

1.会阴前部挛缩瘢痕

指两侧腹股沟-耻骨上之间的横拱形挛缩,影响站立和髋外展,脐可被下拉移位,外生殖器也会受牵拉移位或变形。

2.会阴中段横蹼挛缩

系两大腿内侧会阴中点之间的蹼状挛缩。限制大腿外展活动,外生殖器受牵拉移位变形,部分或全部被瘢痕所覆盖而导致排尿不畅,下蹲时横蹼更明显。

3.臀间沟挛缩

即臀间沟至肛门的瘢痕增生与挛缩,使下蹲和坐位困难,排便困难,严重者可形成假性肛门狭窄。

(二)中央型瘢痕挛缩畸形

多由于电烧伤、放射烧伤或直接接触热源的毁损伤所致,较为少见。一般会阴烧伤后畸形中央型常为肛门或生殖器开口的闭锁或缺损,多合并有外生殖器畸形或肛周的畸形。其治疗由于周边皮肤松弛,故多可采用"Z"成形术和局部皮瓣进行修复,缺损较大者可采用全厚皮片移植,并可参照烧伤后肛门狭窄和外生殖器缺损的修复进行。

二、会阴部瘢痕挛缩畸形的修复

(一)会阴周围型瘢痕挛缩的修复

由于瘢痕挛缩程度、范围与引起器官移位的不同,故治疗方法也因人而异,原则上以切除瘢痕并彻底松解挛缩后,使器官复位为目的。创面采用皮片移植或局部皮瓣转位修复。会阴部手术的术后护理十分重要,其重点是防止大、小便污染创面,保持敷料干燥、清洁,保持双下肢外展位固定。由于局部包扎固定比较困难,容易松动,术后的制动十分必要(图11-30～图11-32)。

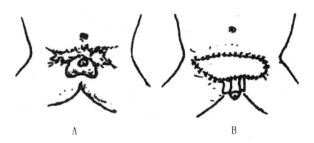

图 11-30　会阴前部横向挛缩瘢痕切除松懈植皮
A.术前；B.术后

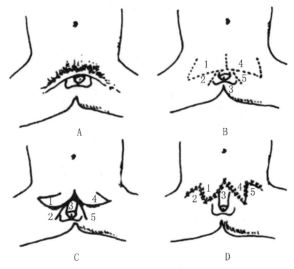

图 11-31　会阴中段横蹼状挛缩瘢痕"五瓣修复法"
A.术前；B.皮瓣设计；C.皮瓣切开；D.皮瓣转移修复

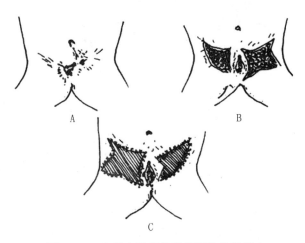

图 11-32　会阴中段挛缩瘢痕切除松解植皮
A.术前；B.术中；C.术后

(二)肛门瘢痕性狭窄的修复

排便困难为其主要症状。轻者可以借饮食调节,服轻泻剂等保持其排便功能;重症真性肛门狭窄,可发生慢性肠梗阻,食欲缺乏、消瘦、营养不良等症状。做 X 线造影,以协助诊断。在假性肛门狭窄,见狭窄口与肛门之间尚有一定距离,形成憩室,而真性肛门狭窄,则不见憩室存在。应彻底切除肛门四周瘢痕,使肛门复位。不论肛门外有无正常皮肤残留,均应将皮肤或黏膜做放射状切开,使狭窄区充分扩大。采用"八"字形皮瓣修复肛门狭窄,或"八"字形皮瓣加皮片移植,常能取得较好的疗效。"八"字形皮瓣的设计原则:在两侧臀皱襞附近设计两个对称的皮瓣,蒂在会阴与大腿内侧,长宽比例达 2:1,向肛门区转移,缝合于肛门两侧,尖端相遇于拱门后尾骨处。借旋髂内侧动脉分支等供给血液循环。皮瓣越往会阴处转位就越松弛。用皮瓣的侧面与肛门创缘做"Z"形缝合,以保证良好的愈合,并防继发挛缩(图 11-33,图 11-34)。

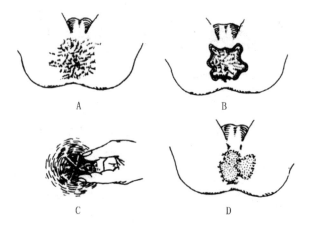

图 11-33　肛门狭窄性瘢痕挛缩放射状切口游离皮片移植术
A.术前;B.瘢痕切除;C.放射状切开;D.皮片移植修复

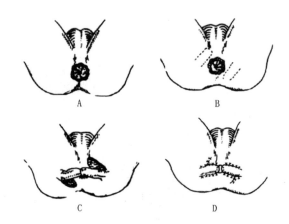

图 11-34　"八"字皮瓣修复狭窄性肛门
A.术前;B."八"字皮瓣设计;C.皮瓣转移;D.术后

皮肤较多者,可考虑行局部皮瓣旋转推进转移,以改善纵行挛缩的瘢痕,供瓣区用中厚游离植皮覆盖创面(图 11-35)。

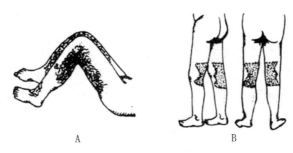

图 11-35　腘窝瘢痕挛缩松解植皮术

A.术前;B.术后

（孙文娟）

第七节　上肢烧伤的修复

一、手部瘢痕挛缩畸形的修复

烧伤导致的手部瘢痕挛缩畸形约占烧伤后畸形的 70%,较为常见。近 20 年来,国内治疗手部深度烧伤,采用早期切痂、大面积植皮等方法,很大程度地减少了后遗畸形。但因手部解剖复杂,组织结构精细,所以,在深度烧伤后切痂植皮处张力过大、术后早期包扎固定不当或术后缺乏适当的功能锻炼等情况下,极易出现手部瘢痕挛缩畸形。由于双手的活动功能极其重要,因此,手部畸形整复仍为烧伤后期整形中不可或缺的部分。

(一)手部烧伤后瘢痕挛缩的特点

手部组织结构的特殊性,使其能做出各种灵巧细致的动作。当手部深度烧伤后,瘢痕挛缩可使骨、关节、肌腱等出现畸形,也极易引起继发病变,如关节囊挛缩、筋膜挛缩、肌肉萎缩等,进而使畸形加重。有些患者烧伤瘢痕虽不深,但继发病变却相当严重,这是由于在早期治疗过程中创面愈合延缓、组织水肿、蛋白沉积和长期制动,导致纤维结缔组织增生,手部肌肉、关节和韧带挛缩、僵硬所造成。

(二)手部烧伤后瘢痕挛缩的分类

1.手背瘢痕挛缩

手背皮肤柔软,富有弹性。手指伸直时可见许多横纹与皱褶,以满足各指关节屈曲运动时皮肤纵轴的需求和虎口与指蹼横向展开时横轴的需求。而深度烧伤后遗留的瘢痕组织缺乏弹性,限制了手部活动,形成畸形,并随瘢痕的挛缩进行性加重,甚至完全丧失手的功能,以儿童最为常见。临床上根据损伤程度和功能障碍程度将其分为轻、中、重三度。

(1)轻度挛缩畸形:一般见于深Ⅱ度烧伤,真皮弹性组织损伤重,愈合后瘢痕形成使手背皮肤失去伸展性。经过早期比较妥善处理的手背瘢痕,病变主要限于皮肤组织层上出现增殖性瘢痕或由于切痂后移植皮片的收缩,瘢痕组织或皮片使手背失去弹性,关节活动轻度受限,握拳不紧。这种手背部畸形在切除瘢痕组织移植皮片后,一般可得到矫正,术后功能和外形恢复比较满意(图 11-36)。

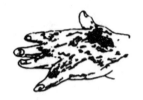
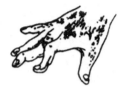

图 11-36　轻度"爪形手"

（2）中度挛缩畸形——"爪形手"：这是常见而典型的手部严重烧伤畸形，由于Ⅲ度烧伤或深Ⅱ度烧伤继发感染，或手术治疗中损伤其他组织结构所造成。手背部皮肤及深部组织严重烧伤后形成的瘢痕挛缩畸形，主要表现有手横径缩窄、拇内收、紧贴第2指桡侧、指蹼粘连、大小鱼际边缘皮肤向背侧牵拉、掌骨被拉紧、正常掌横弓消失，甚至形成反弓。手背部瘢痕的纵向挛缩，使掌指关节背屈，近侧指间关节屈曲，远侧指间关节过伸，原掌骨与指骨所构成的正常纵弓也完全消失，手呈"爪"形，功能几乎完全丧失。此类畸形，手术治疗比较复杂，需要集皮肤、肌腱、骨关节、关节囊、韧带综合整复，效果也视畸形严重程度而异（图 11-37）。

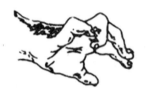
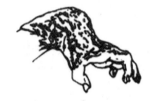

图 11-37　中度"爪形手"

（3）重度挛缩畸形——"冰冻手"：这是较"爪形手"更为严重的手部烧伤畸形。通常由于手背和手掌同时受到深Ⅱ度或Ⅲ度烧伤而造成的损伤畸形。病变深达骨骼、肌肉、关节，由于肌肉、关节的严重受损，手指已基本丧失了活动功能，所以称为"冰冻手"。此类畸形多见于儿童，严重者可丧失手的外形（图 11-38）。

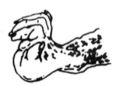
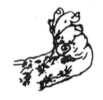

图 11-38　"冰冻手"

2.手掌瘢痕挛缩掌

面皮肤较厚，角质层发达，与手背皮肤相比，同等程度的烧伤，损伤程度却大不相同，很少出现严重畸形。手掌瘢痕挛缩畸形常见形式为一指或数指屈曲粘连，一般不影响持捏与握拳功能。畸形严重时，大、小鱼际和各指均被瘢痕牵向掌心，形成握拳畸形，进而影响手部功能。若手指长期处于屈曲位畸形，可导致掌腱膜挛缩，发育中的儿童亦可出现神经、动脉及肌腱的短缩。临床上将手掌瘢痕挛缩分为以下 3 类。

（1）掌面瘢痕挛：缩多见于儿童。轻者仅有蹼状、条状瘢痕，表现为手指不能完全伸直、瘢痕挛缩明显、手指屈曲，甚至出现数指屈曲粘连于手掌远侧。长期畸形，指神经和血管不能与骨质以同等速度生长,形成弓状移位和短缩。屈肌腱被限制在腱鞘内,贴近骨面,可随骨质共同增长,短缩程度轻。指间关节易因瘢痕屈曲导致活动受限。拇指可因瘢痕屈曲粘连于虎口侧至大鱼际之间。

(2)掌心瘢痕挛缩:多由深Ⅱ度或较局限的手掌Ⅲ度烧伤引起,使手掌手指不能彻底展开,常需要充分松解粘连。创面植全厚皮片,因皮片的挛缩和切口线不协调,常需要修整才能使掌心充分展开。

(3)拳状粘连:儿童手部严重烧伤后易出现手指中节远端坏死脱落、屈肌收缩合并残指指蹼未分开包扎,即粘连挛缩呈握拳状,功能完全丧失。

3.手指残缺畸形

严重烧伤后可遗留不同程度的手指缺损畸形。严重者1～5指齐近侧指节中段截指,伴掌指关节僵硬或背伸。也有拇指完好,2～5指远指节或中远指节缺损,仍具有一定的对掌功能。

4.腕部瘢痕挛缩畸形

腕部畸形作为手部烧伤后畸形的一部分而存在。多由腕部Ⅲ度烧伤早期处理不当引起,而腕部损毁性烧伤多由电烧伤引起。屈肌腱、血管、神经、肌肉常被累及。

(三)手部烧伤后瘢痕挛缩的修复原则

瘢痕挛缩是一个渐进性的发展过程,随着时间的延长,挛缩畸形加重,儿童可直接影响手部的生长发育,所以应尽早手术,解除挛缩。但手部瘢痕挛缩畸形的病理变化复杂,自皮肤、肌腱、血管、神经直至骨、关节均可累及,直接损伤和继发畸形同时存在,治疗也极其繁杂细致。因此,手术前必须对畸形情况全面检查,包括瘢痕性质、范围、深度,肌腱、关节囊、韧带、手内肌挛缩畸形程度和骨关节病变程度与手功能活动范围等,并制订手术方案,病情严重者,如手部握拳状挛缩,松解手术需要考虑血管、神经短缩变化,必要时分期进行。增生性瘢痕和粘连的指蹼缝间,常集纳污垢细菌,术前注意清洁。手部整复手术的麻醉可根据情况采用臂丛、腕管神经阻滞、局部浸润加强化麻醉。治疗时应将恢复手部运动功能放在首位,同时兼顾外形美观。手的抓、捏、持、握离不开拇指,因此,修复时一定要有拇指,并尽可能多的保存其余手指;当手背瘢痕畸形进行修复时,需要松解虎口挛缩瘢痕、纠正内收畸形、修复掌指关节以增加活动度;而指间关节多考虑稳定性,一般行关节融合术;对于瘢痕切除后的缺损多用中厚皮片覆盖,个别极其严重者用皮瓣修复。

(四)手部烧伤后各种瘢痕挛缩的治疗

1.轻度手背挛缩畸形的治疗

手背轻度挛缩畸形主要在于皮肤瘢痕挛缩,深部组织并无损伤,因此,手术主要包括切除瘢痕、指蹼和游离植皮两个步骤。切除瘢痕组织时应考虑范围与深度,切口最好位于瘢痕外侧正常皮肤上,深度应达到正常皮下脂肪层,将瘢痕组织全部切除,手背畸形一般得以矫正,放松止血带,彻底止血,以待植皮。术中注意保留手背较大静脉,避免暴露深层肌腱和关节囊等重要组织。手背瘢痕挛缩形成指间蹼状粘连或瘢痕性并指时,应将蹼状粘连的瘢痕纵行切开,手指充分外展,在两侧皮缘下略做分离,使两侧瘢痕瓣自然回缩松开,然后切取中厚皮片移植覆盖创面,皮片与瘢痕切缘行间断缝合,再将皮片自手背侧掌骨头连线中点向掌侧予以切开。注意此皮片切口掌侧端须达到掌指关节平面。最后将皮片切口间断缝合2～3针,术后皮片收缩,可增加指间隙的深度,防止指间假蹼复发。另一种方法是在指蹼掌侧设计一个三角皮瓣,其基底在掌侧面,三角尖在背侧,切开后分离皮下组织,自然回缩,切口即形成"M"形,加深指蹼,开大指间。将该处所植皮片切开,形成两个三角,分别插植于三角瓣两侧。该法可避免直线性瘢痕形成。在虎口瘢痕松解术中如遇内收肌严重挛缩,可将其横头切断。术后妥善包扎固定。

2."爪形手"畸形的治疗

"爪形手"畸形是烧伤后深部组织如肌腱、关节等严重受损或继发病变产生,在切除瘢痕组织后,必须对肌腱和关节等深部组织进行综合处理,方能使畸形得到矫正。

(1)指间关节固定:指间关节背侧严重烧伤多有深腱中央束烧伤,近侧指间关节呈过度屈曲,远侧指间关节过伸畸形,关节囊与瘢痕粘连紧密,关节脱位,软骨面变形,一般难以恢复功能活动。较好的处理方法是在关节的背侧做纵行皮肤切开,直达关节囊,去除关节软骨面,将手指关节用克氏针固定于功能位,6周后拔除固定的克氏针。术后手指的捏持动作常方便有力。

(2)掌指关节矫正:矫正掌指关节的过伸畸形,恢复失去的纵弓是恢复手部功能的关键所在。掌指关节的矫正包括侧副韧带切除,背侧关节囊切开,关节腔内粘连松解和关节成形等方式,视畸形的严重程度而有次序的进行。掌指关节的侧副韧带是关节囊两侧的增厚部分,在关节伸直时表现松弛,屈曲时紧张。掌指关节长期处于过度背伸状态时,该韧带可因纤维化和挛缩而增厚、变短,既影响屈曲动作,还阻碍掌指关节复位,所以必须将其切除。手术方法是在伸腱正中或肌腱旁做切口,分出掌指关节后,将伸肌腱及骨间肌拉向一旁,暴露出白色增厚的侧副韧带,围绕侧副韧带做椭圆形切口,将其切除。此时掌指关节成形术,将掌骨头截除,使骨面略倾向掌侧,锉成弧形,保留指骨的关节软骨面完整,以便将来形成假关节。

(3)拇掌指关节矫正:拇指掌指关节严重背屈畸形和脱位,经上述处理后仍不能很好复位时,为保持拇掌指关节的稳定性,可考虑实施拇掌指关节融合术。融合时应将拇指置于外展且稍内旋的对掌位,术后第1掌骨与大多角骨的关节活动,可以代偿部分拇掌指关节活动,保持较好的对掌功能。手背瘢痕致使指伸肌腱缩短,妨碍拇指运动时,可行肌腱延长术,延长的肌腱可用周围疏松结缔组织覆盖。矫正拇内收畸形是"爪形手"畸形整复手术中的重要环节,切除虎口间瘢痕组织,切开挛缩的深筋膜,将第1掌骨拉开,发现拇内收肌和第1背侧骨间肌也有挛缩,严重妨碍指蹼的扩大,逐层切断内收肌横头.并将第1背侧骨间肌从第1掌骨上剥离,保留内收功能的同时松解肌肉的牵拉。如瘢痕挛缩严重,术后不能自主保持在外展位置时,可使用克氏针固定。

(4)创面修复:"爪形手"畸形经手背瘢痕切除、虎口开大、掌指关节复位、关节固定或肌腱延长等处理后,大多数的手背创面是可以用游离植皮方法修复的,只有少数患者需要用皮瓣。

3.手掌瘢痕挛缩畸形的治疗

松解瘢痕,利用瘢痕较轻的掌面和手指侧面皮肤,设计局部旋转皮瓣,"Z"成形术、"H"形切开,"V-Y"成形术等,优先覆盖近指节掌面、指蹼或拇指掌指关节,其余创面用全厚皮片移植。指神经、血管呈弓弦状缩短者,应尽量松解。包扎时切忌伸直手指,增加血管张力,使内径变细影响血液供应。无神经血管短缩者有时需要松解屈肌腱鞘两侧,甚至做骨膜下剥离。松解长段腱鞘,一边屈伸活动手指,一边用刀尖做多处小切开,甚至切开指间关节的掌面关节囊。创面用局部皮瓣和全厚皮片覆盖,植皮范围常至远侧掌横纹以外。掌心挛缩常需要顺掌横纹全长切开,超过虎口和小鱼际侧面,沿大鱼际纹切开,至手掌近侧或延伸至腕部,切除掌腱膜,周围充分松解。在大鱼际近掌心处勿损伤正中神经运动支。创面予以全厚皮片植皮。拳状粘连手术时先松解掌面瘢痕,使手掌手指伸展,修复并加深虎口,用克氏针固定手指于伸展位,术后进行弹力牵引。

4.手指残缺畸形

治疗目的随畸形程度而异。首先修复拇指功能,包括指转位再造拇指、趾-拇指移植及加深虎口等方法,而利用伤残示指及其掌骨转位再造拇指简便实用。其次是 2~5 指残缺时,行趾-指移植,恢复夹捏功能。

5.腕部烧伤后畸形

作为手部烧伤后畸形的一部分。多由于腕部Ⅲ度烧伤早期未施行大片植皮,或创面治愈后未用夹板维持腕部于伸直位所至。轻者只需要切除瘢痕,皮片移植。重者切除瘢痕时,注意保护神经、血管,切断挛缩的掌长肌腱,松解腕周深部瘢痕,施行皮瓣转移。术后用弹力牵引,断蒂后用夹板保持腕关节于伸直位。

(五)手部烧伤后畸形的功能锻炼

手部瘢痕挛缩整复术只是为手的功能恢复创造条件,还必须配合术后的功能锻炼、康复治疗,减轻术后瘢痕生长,促进瘢痕软化,使皮片伸展,加强手部肌肉力量,训练手部各关节的活动等。其中物理治疗包括压迫疗法、温水浴、蜡疗、按摩、电热理疗、超声波离子透入等;体疗常通过各种器械对肌肉和关节进行锻炼,牵伸皱缩的皮肤和挛缩的瘢痕,练习手部肌肉与关节的协调性和灵活性。常用的有分指板、握力器、钢球、拉力器等。手部各关节的活动锻炼需要长期坚持、循序渐进。

二、腋部瘢痕挛缩畸形的修复

腋部瘢痕挛缩畸形常发生于深度烧伤后,由于腋窝部为一圆锥形顶部向上的空腔,前后为腋前后皱襞,烧伤后的瘢痕挛缩主要累及皱襞。临床上按对肩关节功能影响的严重程度分为两类:一为轻度畸形,表现为条索状或蹼状瘢痕,可有腋前部单蹼和前后部双蹼现象,肩关节活动轻中度受限;二为重度畸形,表现为上臂与侧胸壁完全粘连,并且往往合并有上肢瘢痕挛缩畸形,肩关节和上肢功能部分或完全丧失。而腋窝顶部往往留有正常皮肤,这部分皮肤在挛缩修复、皮瓣转移手术时可起到桥梁作用,不可去除。腋部瘢痕挛缩畸形的修复方法主要分为以下几种。

(一)"Z"成形术(包括连续"Z"瓣)

适合于腋部条索状和蹼状瘢痕,挛缩较轻,范围不广,瘢痕周围有较多的正常皮肤组织者。轻者可用单个"Z"成形术,稍重者可用连续"Z"成形术进行矫正(图 11-39)。

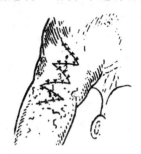

图 11-39 连续"Z"成形术修复腋窝瘢痕挛缩

(二)"五瓣"成形术

主要适用于蹼状瘢痕挛缩的治疗,该方法是"Z"成形术与"Y-V"成形术的一种结合,能够在不植皮的情况下最大限度地增加瘢痕长轴,使蹼状瘢痕得以松解。在设计皮瓣时所有皮瓣的尖端均应圆钝,不宜游离过宽,以免造成皮瓣血液循环障碍、尖端坏死,影响治疗效果。

(三)局部皮瓣转移加游离植皮

如腋部瘢痕广泛,腋窝顶部没有残留正常皮肤,而胸部或背部近腋窝处存在健康皮肤或较薄软的扁平瘢痕,可用来设计任意旋转皮瓣,移至腋窝顶部。皮瓣上、下遗留创面可用游离皮片移植进行修复。如瘢痕畸形严重,用局部任意皮瓣覆盖困难时可考虑使用轴形皮瓣。腋部常用的轴形皮瓣有:肩胛旁皮瓣、侧胸皮瓣、背阔肌皮瓣。此类皮瓣优点是血液循环可靠;皮瓣设计可较大,以满足腋部创面的需要;皮瓣不易收缩,效果稳定可靠。

(四)瘢痕切除、松解植皮术

适用于重度广泛瘢痕挛缩畸形,周围没有可利用的正常皮肤。上臂与侧胸壁完全粘连,瘢痕切除松解后遗留较大面积的创面。术中瘢痕要彻底切除,挛缩充分松解,使肩关节恢复外展位与正常的活动范围。移植皮片宜用大张中厚皮片,植皮区应打包加压固定,上臂外展 90°,用外展架或石膏托固定,术后加强功能锻炼。

(五)功能与锻炼

腋部挛缩松解术后坚持理疗和体疗,是防止瘢痕再挛缩,促进功能恢复的重要手段。具体方法参见康复治疗。最简便的锻炼方法为"爬墙"练习,即患侧手臂上举按于墙上,手指逐步向上移动,至不能再上移时为止。也可用牵引和安装床头外展支架,睡眠时将肩关节制动于外展位,清醒时用于上肢肌力的锻炼,如此每天反复练习,可获得满意的疗效。

三、肘部瘢痕挛缩畸形的修复

肘部是烧伤后较容易发生瘢痕挛缩的部位之一,以屈侧多见.严重者呈环行瘢痕挛缩,宜尽早手术治疗;否则,会出现肘部血管、神经、肌肉等挛缩,甚至影响整个上肢的生长发育。瘢痕可涉及腋部、手背与前臂,造成肘关节严重屈曲畸形并限制活动;与腋部瘢痕相连可牵拉肩关节使肩部下垂;与前臂瘢痕相连常引起拇指背伸外展畸形。常用的手术方法有以下几种。

(一)瘢痕组织切除游离植皮术

肘部烧伤后出现大量增生瘢痕,挛缩畸形严重者可选用此法。瘢痕切除范围要视患者具体情况而定,原则上彻底切除,如果范围过广则先切除肘关节上下的瘢痕,以解除挛缩。手术在气囊止血带下进行,于肘窝粘连挛缩最紧密的部位横贯切开或行部分瘢痕组织切除,内外侧均要超过肱骨内外髁后方。在切除瘢痕组织过程中,逐渐将前臂伸直,并将挛缩的肌膜横行切开,使肌肉充分松解,遇有血管神经短缩时不要强行拉伸,宜在最大限度伸直位下植皮修复。创缘四周如过于紧张可做辅助切口,使呈锯齿状,减少植皮后继发挛缩。瘢痕切除后所形成的创面,用中厚游离植皮修复。固定包扎时,肘部可置于微屈位,防止过分紧张影响皮片的生长。上肢广泛环状瘢痕和肘部伸侧瘢痕挛缩,治疗时可在上肢背侧肘关节上下各做一横行切口,直至深筋膜层,同时松解切口附近的软组织和深筋膜,有时需要将三头肌腱部分切开,使肘关节充分屈曲,创面移植中厚皮片,包扎后将肘关节固定于屈曲位,挛缩严重者需要行多次手术治疗。术后坚持进行理疗和体疗,肘关节可望恢复正常。

(二)瘢痕组织切除游离植皮术

肘部瘢痕虽涉及腋部、上臂及前臂,但瘢痕组织较软,在屈侧形成蹼状或条索状挛缩,周围无大片皮肤缺损时,可在周围正常皮肤或表浅瘢痕皮肤设计一个或多个"Z"形皮瓣行转瓣手术。手术常在臂丛或局部浸润麻醉下进行。术前在伸肘时瘢痕紧张状态下,按瘢痕挛缩的长轴做"Z"瓣轴线,根据周围皮肤质量向两侧做"Z"瓣的臂切开,每个三角瓣的大小和旋转角度可不完全相同。肘窝部分不宜有纵向切口。在肌膜下分离对偶三角瓣,当肘关节伸直后瓣交错缝合,缝线不宜有张力。如果仍有裸露创面,可加用游离皮片移植修复。术后用石膏托固定肘关节于伸直位,拆线后应坚持功能锻炼,以防止瘢痕的再次挛缩。

(三)瘢痕组织切除直接皮瓣转移

一般肘部瘢痕挛缩需要远处皮瓣转移修复的较少,仅在少数深度环行烧伤后的肘部瘢痕与深部组织紧密粘连,或深部组织损毁,需要做肌腱、神经修复时,考虑远位皮瓣转移修复瘢痕切除后的皮肤缺损。皮瓣移植可改善深在环状瘢痕挛缩引起的血液循环障碍。一般采用直接皮瓣,但靠近肘部的胸腹部须有足够的健康皮肤;否则,用皮管的方法修复才能满足要求。手术常在全身麻醉下进行。先自肘外侧切开,在瘢痕基底向内侧剥离,切除大部分瘢痕组织,在内侧留下数厘米的残端。在反复逆行设计后,确定在胸腹部设计皮瓣的位置、大小和长度,使蒂部位于胸腹部侧壁的腋中线略后,蒂部应有足够的长度,瓣不宜过大,切开皮瓣边缘,自皮瓣远端沿深筋膜下剥离达近腋中线蒂部,经适当修整后完全覆盖肘后部创面,皮瓣创缘与肘部创缘缝合固定,供区创面另取中厚皮片覆盖。术后常规打包、固定、包扎,肘部上下必须用宽胶布、绷带及腹带固定于躯干,防止肢体移动,确保皮瓣成活。3周后断蒂,完成肘部修复。个别挛缩严重的患者,如关节囊有挛缩畸形时,术中彻底切除瘢痕组织,充分松解,仍不能使肘关节伸直时,可在尺、桡骨下端横穿一克氏针做骨牵引,包扎创面,切不可用暴力勉强伸直肘关节,以免损伤血管神经造成骨折。骨牵引最初可用 1~2 kg 重量,48 小时后逐渐加至 3~5 kg。牵引 1~2 周后,肘关节即可伸直,再行中厚游离皮片植皮。包扎后用石膏托将肘关节固定于屈曲位。术后 10 天左右拆线,14 天后开始功能锻炼,1 个月以后再完全拆除石膏托。

(孙文娟)

第八节　下肢烧伤的修复

下肢烧伤后容易导致瘢痕挛缩畸形,造成患者功能障碍,影响站立和步行,需积极治疗,促进功能恢复。

一、下肢瘢痕挛缩畸形的特点

瘢痕挛缩的部位不同,其功能影响也有所差异。如臀部广泛增生性瘢痕牵扯时,髋关节前屈受限,无法下蹲。腹股沟部的瘢痕挛缩时,髋关节屈曲不能伸直,站立时腰部前倾;腘部瘢痕挛缩时,则使小腿不能伸直。如为双侧患者长期不能下地活动,无法站立行走。小腿部烧伤后常形成增生性瘢痕,由于下肢血液回流不畅,站立与行走后患者感到胀痛,也可因为外伤或轻微感染而形成溃疡,加之局部血液循环较差,溃疡长期不能愈合。小腿下端足跟部瘢痕常与跟腱粘连,使踝部运动受限,严重者造成足下垂畸形;足背部瘢痕挛缩亦可造成各种不同程度的畸形,如足内翻或向上翻转等,严重时跖趾关节可以脱位,肌腱挛缩,或发育受到限制,足部完全失去正常外形。

二、下肢瘢痕挛缩畸形的治疗原则

下肢瘢痕挛缩的治疗目的,按本质区别可分为以下 3 个方面:①松解挛缩,复位异位组织,恢复局部功能。②行瘢痕切除,改变外形,改善局部形态。③切除伴有慢性疾病的瘢痕组织,消除恶变的隐患。总体来说,下肢瘢痕畸形的治疗,首先应考虑到松解挛缩,恢复其伸直与站立的功能,其次为髋、膝、踝等关节的活动与其他畸形的修复。

三、各种下肢瘢痕挛缩畸形的治疗

(一)腹股沟瘢痕挛缩畸形的修复

腹股沟的瘢痕常涉及下腹部与股部,其形状可以是条索状、蹼状或广泛片状。发生瘢痕挛缩时下腹部皮肤可受到牵扯,造成脐部向下移位,阴茎或阴囊亦可受到不同程度的牵拉。严重的患者可以造成下肢与髋部运动障碍,股不能伸直或站立时腰部向前或向一侧倾斜。修复方法的选择:①条索或蹼状瘢痕,畸形不十分严重,可采用"Z"成形术或局部皮瓣转移,以松解其挛缩。②瘢痕范围广泛,畸形严重者,则需要切除部分瘢痕,充分松解周围组织,彻底解除牵拉,使其恢复到原来的位置。瘢痕切除松解所形成的创面,用中厚皮片移植修复。植皮区行打包包扎,用石膏托固定。固定范围要包括骨盆和大腿,如涉及对侧,则两大腿都要用石膏固定。如果术中对髋关节的复位不能达到满意程度时,不可暴力强行复位,可在术后行牵引治疗。

(二)腘部瘢痕挛缩畸形的修复

腘部常因下肢严重烧伤后早期治疗或术后护理恢复不当而造成瘢痕挛缩。轻者,腘部有条索状或轻度增生性瘢痕,关节活动基本上不受限制或轻度受限。但由于膝关节活动频繁,活动度大,瘢痕常因牵扯而破裂,发生溃疡后经久不愈。严重者,可造成膝关节屈曲畸形,甚至完全丧失站立与行走功能。腘窝部瘢痕挛缩畸形的治疗方法可归纳为以下 4 种。

1."Z"成形术

轻度条索状或蹼状瘢痕,可用"Z"成形术或五瓣成形治疗。

2.局部皮瓣加游离植皮

腘窝部瘢痕面积不大,挛缩呈轻到中度者,且周围正常。

3.中厚皮片移植

将腘窝部瘢痕彻底松解或切除后,行游离中厚皮片移植是目前治疗腘窝部瘢痕挛缩畸形最常用方法。首先彻底松解瘢痕组织,充分松解创缘四周的粘连。腘窝上下应为横切口,两侧可做锯齿形的辅助切口,并超过侧中线,以防愈合后瘢痕再挛缩。术中应注意保护腓总神经及腘窝内的血管与神经,以防损伤。

4.牵引加游离植皮

对于严重瘢痕挛缩,病程长者,对已有神经、血管挛缩者,在瘢痕充分松解后,持续牵引治疗,创面可部分植皮或先用人工皮、冻干皮或用凡士林纱布和干敷料等包扎,于跟骨或胫骨下端横穿一克氏针做骨牵引,牵引一定要持续进行而不能间断。牵引的重量可由轻到重,牵引 2～3 周,膝关节即可伸直。应密切注意足部血液循环和足部感觉,以防过分牵引伤及神经血管。牵引伸直后,腘部为新鲜的肉芽创面,即可进行中厚皮片游离植皮。此时可拔去牵引的克氏针,用石膏托将膝关节固定于伸直位。10 天左右拆除缝线,继续用石膏托固定直至患者能自动行走。

(三)小腿瘢痕的修复

1.小腿瘢痕溃疡的治疗

小腿广泛性烧伤瘢痕,无论是增生性或萎缩性瘢痕均仅有极薄的一层上皮组织,轻微的外伤即可使表皮损伤形成创面,经久不愈的伤口伴有不同程度的炎性渗出,形成下肢慢性溃疡,甚至有癌变的可能。

局部溃疡可用生理盐水、呋喃西林、康复新湿敷,小范围的创面或溃疡无明显感染迹象,可内涂莫匹罗星软膏,外敷凡士林纱布;每2～3天更换1次,如果能够愈合则不考虑手术治疗。如果创面经积极治疗后仍不能短期愈合,待肉芽生长良好,可行刃厚皮片植皮覆盖创面。长期溃疡连同瘢痕组织彻底切除。切除范围应较广泛,深达正常组织,胫骨前可切至骨膜浅层,切下之溃疡组织应送病检,以排除癌变。溃疡和瘢痕切除后的创面,如果没有骨质暴露,可行中厚皮片移植进行修复。如果瘢痕较深,溃疡时间长,合并有感染和下肢水肿者皮片移植成活率较低,应采用皮瓣进行修复。伤口愈合14天后始可下地活动。下地活动时植皮区或皮瓣区应用敷料包扎,最好用弹性绷带,以维持其良好的血液循环(图11-40)。

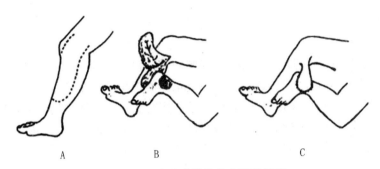

图11-40　**交腿皮瓣修复内踝部溃疡**

A.术前;B.术中;C.术后

2.小腿瘢痕环状挛缩的修复

小腿部位因严重烧伤可导致环状瘢痕挛缩,可影响小腿的外形和静脉回流,下肢肿胀,感觉减退;严重者甚至会影响下肢的生长发育。修复的原则以彻底松解挛缩,改善血液循环为目的。一般瘢痕可以在切除或松解瘢痕解除挛缩后,用中厚皮片游离移植的方法修复;但在环状瘢痕挛缩严重与深部组织粘连时,则应用皮瓣或皮管进行修复。如无明显增生或溃疡,植皮部位应尽量避开胫前区,以确保皮片的成活。术后应穿弹力裤或弹力袜,以促进血液循环的早日恢复。

(四)跟腱挛缩足下垂(踝关节)的修复

跟腱挛缩足下垂为下肢严重深度烧伤治愈后常见的后遗症,其原因可因小腿后面瘢痕挛缩或因腓肠肌、跟腱部分损伤短缩所致;也可因小腿烧伤后治疗处理方法不当而引起。根据畸形严重程度,可分为单纯性与复杂性马蹄内翻足,严重者不能下地行走。治疗可根据畸形程度不同采取相应的手术方法。

1.采用"Z"成形术矫正足下垂

轻度单纯性马蹄畸形、局部瘢痕组织少的患者可使用这种方法。其方法是在跟腱部做"Z"成形术,延长跟腱,使马蹄畸形得以矫正,继发创面用中厚皮片修复。

2.采用皮瓣修复足下垂

由于跟腱部位的瘢痕组织常与跟腱紧密粘连,当瘢痕组织切除后跟腱直接暴露于创面,加之跟腱血液循环差,皮片移植成功率较低,因此,对于较严重的足下垂多采用皮瓣进行修复。目前最常采用的是足背动脉岛状皮瓣和足外侧皮瓣。这两种皮瓣的优点是皮肤质地与受区接近,耐摩擦,不臃肿并有感觉。如果两种都不能应用时则选用交腿皮瓣或游离皮瓣。

(五)足部烧伤瘢痕挛缩畸形的修复

1.足背与足趾瘢痕挛缩畸形的修复

足背部瘢痕挛缩常常会导致足趾背屈,形成仰趾畸形。对于条索状瘢痕可采用"Z"成形术或"W"成形术予以矫正;片状瘢痕可采用广泛彻底切除瘢痕或松解挛缩瘢痕组织后,创面行游离植皮即可纠正畸形。但在畸形较严重或背屈时间过久,骨关节已有畸形病变,肌腱短缩的患者,手术时应将伸趾肌腱延长或切断,跖趾关节融合等,使足趾完全伸直复位,然后再游离植皮。对暴露在创面中的肌腱应充分利用周围软组织覆盖后再行中厚皮片移植。术后,足踝部用石膏固定于背伸5°～10°,防止继发挛缩;必要时术中可行克氏针固定足趾。对于瘢痕较深,肌腱和骨面暴露较多者,可采用交腿皮瓣或小腿逆行岛状皮瓣进行修复,效果良好。

2.足底瘢痕的处理

足底部位隐蔽和皮肤角质层厚,不易造成深度烧伤,瘢痕畸形亦少见。足底皮肤软组织的特殊解剖结构与其负重、耐磨的功能相适应。足底负重面的理想供区是跖弓间内侧,这种供区是有限的,因此,在皮瓣修复中均应谨慎操作,以争取手术成功。如无足底内侧供区,可考虑以足背皮瓣、足底浅层肌肉瓣或其他游离感觉性皮瓣修复足底负重缺损。总之,足底负重区缺损的修复中,感觉的恢复是必需的(图11-41)。

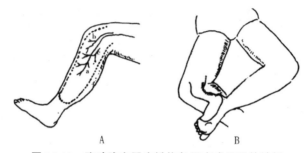

A   B

图11-41　隐动脉交腿皮瓣修复足底或足跟的缺损

(孙文娟)

第九节　烧伤康复

烧伤是由热力(火焰、灼热气体、液体或固体等)、电能、化学物质、放射线等引起的组织损伤。烧伤后由于组织器官的损害、长期制动带来的影响、并发症的出现、心理状态的改变等,常会带来一系列的康复问题。在美国每年有150万～200万人被烧伤,7万～10万人需要住院,3.5万～5万人遗留暂时性或永久性残疾。头、颈和上肢是最易受累的身体部位,损伤这些部位可能引起功能和容貌缺陷,从而导致残损和残疾。近年来,随着人们安全意识的提高和防护措施的改善,烧伤的发生率呈逐年下降的趋势。此外,医疗条件及技术水平的提高,使得烧伤的死亡率不断下降。另一方面,死亡率的下降也意味着需要康复治疗患者的比例提高了。

大面积烧伤和深度烧伤的患者创面愈合之后,由于长期卧床和瘢痕形成,常需要进行康复治疗。这项康复治疗应在入院后尽早开始,依据烧伤严重程度一般持续1～2年,但考虑到瘢痕愈合的力学特点及由于疼痛、不适和其他心理因素引起的适应困难,有时需要更长的康复时间。

一、概述

(一)烧伤的病理生理

皮肤是人体最大的器官,由表皮和真皮两层组成,表皮细胞从基底层逐渐移向表层,当细胞接近表面时,它们经过角质化并变平,在表面留下一薄层角质纤维,提供保护屏障以防细菌的入侵和体液的丧失。表皮细胞不仅排列在表皮基底层还排列在毛囊和汗腺,毛囊和汗腺深入到真皮。真皮由为表皮提供支持和营养的血管、结缔组织、皮肤附属器及汗腺、毛囊和皮脂腺组成。真皮的胶原纤维和弹力纤维交织使皮肤具有强度和弹性。皮肤的厚度与年龄和部位相关,背部和颈后部皮肤较厚,上臂和大腿内侧的皮肤较薄。

1.烧伤后的局部反应

热力作用于皮肤和黏膜后,不同层次的细胞因蛋白质变性和酶失活等发生变质坏死而后脱落或成痂;强热力则可使皮肤甚至其深部组织炭化。

烧伤区及其邻近组织的毛细血管可发生充血渗出、血栓形成等变化。渗出是血管通透性增高的结果,渗出液为血浆成分(蛋白浓度稍低),可形成表皮真皮间的水疱和其他组织的水肿。

2.烧伤后的全身反应

面积较小、较浅表的热烧伤除疼痛刺激外,对全身影响不明显。面积较大、较深的热烧伤则可引起下述的全身性变化。

(1)血容量减少:伤后24～48小时内,毛细血管通透性增高,血浆成分丢失到组织间(第三间隙)水疱内或体表外(水疱破裂后),故血容量减少。严重烧伤后,除损伤处渗出处,其他部位因受体液炎症介质的作用也可有血管通透性增高,使得血容量更加减少。除了渗出,烧伤区因失去皮肤功能而蒸发水分加速加重了脱水。

机体在血容量减少时,通过神经内分泌系统调节降低肾的排尿以保留体液,并产生口渴感。毛细血管的渗出经高峰期后可减少至停止,组织间渗出液可逐渐吸收。然而,如果血容量减少超过机体代偿能力则可造成休克。

(2)能量不足和氮负平衡:伤后机体能量消耗增加,分解代谢加速出现氮负平衡。

(3)红细胞丢失:较重的烧伤可使红细胞计数减少。其原因可能是血管内凝血红细胞沉积,红细胞形态改变后易破坏或被单核-吞噬细胞系统吞噬,故可出现血红蛋白尿和贫血。

(4)免疫功能降低:伤后低蛋白血症,氧自由基增多,某些因子(如 PGI2IL-6TNF 等)释出均可使免疫力降低;加以中性粒细胞的趋化吞噬和杀灭作用也削弱,所以烧伤容易并发感染。

3.皮肤再生和结痂

皮肤浅层烧伤的愈合和再生发自上皮基层,包括毛囊和汗腺。依据深度不同愈合14～21天内完成,新皮肤重新发挥调节体温和抵御细菌的屏障作用。在上皮形成后,继续愈合伴有周围神经再生,有时伴有疼痛和痒的症状。应注意的是分层皮片自体移植没有皮肤附属器,虽然上皮覆盖了伤口,但在伤后数月皮肤瘢痕形成一直在烧伤的基底部发生。愈合过程6个月至2年,直至皮肤成熟。此时,损伤处的血管已接近恢复正常,不再有胶原在损伤处沉积。

(二)烧伤的分类

烧伤的分类对制订患者的康复计划非常重要。烧伤可以依据致病因素、深度、烧伤占体表面积百分比来分类。其他应考虑的因素有烧伤的部位、患者的年龄、烧伤前存在的疾病及合并损伤、烟雾吸入和骨折等。除了根据患者的伤病情况,还应结合患者全身的临床状态制订康复计划。

1.致伤原因

包括:①热量;②电;③化学;④放射。

2.烧伤深度

(1)旧分类包括以下4项。①1度:表皮损伤。②2度:部分真皮损伤。③3度:全部真皮损伤。④4度:肌肉、神经和骨损伤。

(2)新分类包括以下3项。①部分表层:表皮和上部真皮损伤。②部分深层:表皮和大部分上部真皮损伤。③全层:全部皮质受损。

3.损伤面积:九分法

(1)头=9%体表面积

(2)每一上肢=9%体表面积

(3)每一下肢=18%体表面积

(4)前躯干=18%体表面积

(5)后躯干=18%体表面积

(6)会阴=1%体表面积

4.美国烧伤学会分类

(1)轻度:①<15%体表面积,浅层(儿童是10%)。②<2%体表面积,全层(未累及眼、耳、面部或会阴)。

(2)中度:①15%~20%体表面积(儿童是0~20%)。②2%~10%体表面积全层(未累及眼、耳、面部或会阴)。

(3)重度:①>25%体表面积浅层(儿童是20%);或>10%体表面积全皮质损伤。②所有累及眼、耳、面部和会阴的烧伤。③所有的电烧伤。④所有的吸入伤。⑤所有伴骨折或重要组织创伤的烧伤。⑥所有伴有继发于老年或其他疾病高度危险的烧伤。

(三)烧伤的治疗

1.现场急救

正确施行现场急救,为后继的治疗奠定良好基础。反之,不合理或草率的急救处理,会耽误治疗和妨碍愈合。

(1)保护受伤部位:主要措施有迅速脱离热源,如邻近有凉水,可先冲淋或浸浴以降低局部温度;避免再损伤局部,伤处的衣、裤、袜等应剪开取下,不可剥脱。转运时,伤处向上以免受压;减少污染,用清洁的被单、衣服等覆盖创面或简单包扎。

(2)镇静止痛:安慰和鼓励受伤者,使其情绪稳定、勿惊恐、勿烦躁。酌情使用地西泮、哌替啶等药物。因重伤者可能已有休克,用药须经静脉,但又须注意避免抑制呼吸中枢。手足烧伤的剧痛,常可用冷浸法减轻。

(3)呼吸道救治:火焰烧伤后呼吸道受烟雾、热力等损害,须十分重视呼吸道通畅,要及时切开气管(勿等待呼吸困难表现明显),给予氧气。已昏迷的烧伤者也须注意保持呼吸道通畅。

此外,注意有无复合伤,对大出血、开放性气胸、骨折等应先施行相应的急救处理。

2.创面处理

Ⅰ度烧伤创面一般只需保持清洁和避免再损伤,面积较大者可用冷湿敷或市售烧伤油膏以缓解疼痛。Ⅱ度以上烧伤创面需用下述处理方法。

(1)创面初期处理:又称烧伤清创术,应在入院后当即处理,目的是尽量清除创面污染。但已并发休克者须先行抗休克治疗,待休克好转后方可施行清创术。

(2)新鲜创面用药:主要为了防止感染,促使创面消炎趋向愈合。应根据烧伤的浓度和面积选择药物。小面积的Ⅱ度烧伤、水疱完整者,可在表面涂以碘附或氯己定等,然后吸出疱内液体,加以包扎。较大面积的Ⅱ度烧伤、水疱完整,或小面积的水疱已破者,剪去水疱表皮;然后外用烧伤膏(含制菌药和皮质醇),创面暴露或包扎。Ⅲ度烧伤表面也可先涂以碘附,准备去痂处理。

(3)创面包扎或暴露:包扎敷料可以保护创面、防止外源性污染、吸收一部分渗液和辅助药物黏附于创面。但包扎后不便观察创面变化,阻碍体表散热,并不能防止内源性污染,且包扎过紧还可影响局部血运。暴露创面可以随时观察创面变化,便于施加药物和处理创痂。但可能有外源性污染或受到擦伤。

(4)去痂:深度烧伤的创面自然愈合的过程缓慢,甚或不能自愈。在创面未愈期间,不但患者痛苦、体质消耗,而且感染可扩展或发生其他并发症。这类创面自然愈合后形成增生性瘢痕,可造成畸形和功能障碍。为此,应积极处理,促使创面早日愈合。原则上,深度烧伤宜用暴露疗法,在伤后48~72小时内开始手术切痂和植皮。面积越大,越应采取积极措施,尽可能及早去除痂壳,植皮覆盖创面。

(5)植皮:目的是使创面早日愈合,从而可减少烧伤的并发症,利于功能恢复。可采用自体皮、异体皮和异种皮。异体皮和异种皮在创面上移植成活后终将溶解,故适用于自体皮片不足时。临床上常用自体、异体皮相间移植法,在异体皮溶解过程中,自体皮生长伸展覆盖创面。

(6)感染创面的处理:感染不仅侵蚀组织阻碍创面愈合,而且可导致脓毒血症和其他并发症,必须认真处理以消除致病菌、促进组织新生。创面脓性分泌物,选用湿敷、半暴露法(薄层药液纱布覆盖),或浸浴法等去除,勿使形成脓痂。要使感染创面生长新鲜的肉芽组织(有一定的防护作用),以利植皮或自行愈合。较大的创面感染基本控制后,肉芽组织生长良好,应及时植皮促使创面愈合。

(四)烧伤不同时期的康复

烧伤的康复治疗与积极的临床治疗应作为一个整体,对烧伤患者进行宣传教育,鼓励其接受和配合康复治疗是极其重要的。烧伤康复治疗不是创面愈合后才开始的,而是从患者入院,甚至更早就应该开始进行。因此,不应人为地将烧伤的治疗过程分为"急性期(开展临床救治)"和"康复期(开展康复治疗)"。

严重烧伤不仅改变了患者的外观,影响其功能,还给患者心理上造成了极大的创伤,为生活自理、社会交往、恢复工作等方面留下了诸多后患。因此,对烧伤患者在抢救生命成功的前提下实施全面的康复治疗具重要的积极意义,尽可能使患者达到功能恢复、生活自理、容貌和心理康复、体能康复、职业康复和生活质量提高。这些工作需要多学科的医疗小组及患者与家属的紧密配合与合作才能完成。烧伤康复小组通常由医师、物理治疗师、作业治疗师、社会工作者、心理学家或/和精神病学家组成。

在实践中,针对烧伤后不同时期的康复侧重点及采取的康复措施会有所不同。

1.烧伤早期的康复治疗

(1)用特殊器具保持在床上或椅子上的体位。

(2)早期被动、主动、主动辅助锻炼。

（3）身体部分用石膏固定或者矫形器固定以预防挛缩。

（4）关节活动度训练。

（5）转移活动。

（6）步行/辅助用具。

（7）早期应用压力治疗。

2.烧伤后期的康复治疗

（1）水疗、创伤护理、敷料更换。

（2）蜡疗并持续牵伸所有紧缩关节上愈合的区域。

（3）主动和主动辅助锻炼所有受累关节。

（4）严重挛缩用系列石膏固定或矫形器固定。

（5）按摩愈合的皮肤，以松解瘢痕组织和使皮肤脱敏。

（6）评价日常生活活动及根据需要用辅助器具矫正。

（7）踏车、上肢活动器、自行车等以改善肢体和全身的功能状态。

（8）合适的压力衣以减轻瘢痕的生长。因压力衣穿坏或变松，每3～4个月应更换。

（9）使用硅胶片。

（10）必要时开出假肢或矫形器的处方。

二、增生性瘢痕

增生性瘢痕不仅关系到患者的机体和容貌，还会对其情绪和心理带来长期消极的影响，因此积极的康复治疗非常重要。增生性瘢痕是皮肤真皮损伤后结缔组织过度增生而形成的病理结构，以胶原过度沉积为其病理特征。增生性瘢痕往往局限于损伤范围内，高出周围皮肤，最终多有自行缓解的趋势，其病因及发病机制尚不完全清楚。

增生性瘢痕一般在烧伤后3个月开始出现，0.5～1年后最明显，最后自行变软、变薄。瘢痕是血液循环不良、结构异常、神经分布错乱的不健全组织，其表层为菲薄的上皮组织，无毛囊和腺体等皮肤附属结构和真皮乳头，下方相当于真皮部位有大量胶原纤维沉积，无弹力纤维。深度烧伤后创面形成大量肉芽组织，其中包括丰富的毛细血管、成纤维细胞、胶原和弹性蛋白等。随着病程发展，肉芽组织内毛细血管网消退、Ⅰ型胶原含量显著增加，胶原纤维交联增加，上皮细胞等分泌胶原酶降解多余的胶原纤维，逐渐形成瘢痕组织。由增殖到成熟整个过程可以持续2～3年，最终为部分缓解或完全缓解，也可能终生不缓解。

影响增生性瘢痕形成和严重程度的因素很多，瘢痕体质、人种、烧伤的部位、年龄、烧伤的深度等被认为是无法控制的或内在的因素，而感染、伤口的处理（是否手术等）等被认为是可控制的或外在的因素。深Ⅱ度烧伤后形成增生性瘢痕的可能性较大，创面感染可加速其形成，胸骨区、上背部位、三角肌区等部位以及年轻患者易形成增生性瘢痕。

（一）增生性瘢痕的康复评定

一个可信且客观的评价方法对了解增生性瘢痕的严重程度，以及评价康复治疗的有效性十分重要。目前临床上常用的评价方法是温哥华瘢痕量表（the vancouver scar scale，VSS），此量表采用血管分布、色泽、柔软度及厚度等4个指标对瘢痕进行描述性评估，评分标准如下。

血管分布：0分：瘢痕肤色与身体正常部位近似；1分：肤色偏粉红；2分：肤色偏红；3分：肤色呈紫色。

色泽:0 分:瘢痕颜色与身体正常部位皮肤颜色近似;1 分:色泽较浅;2 分:混合色泽;3 分:色泽较深。

柔软度:0 分:正常;1 分:柔软的(在最少阻力下皮肤能变形的);2 分:柔顺的(在压力下能变形的);3 分:硬的(不能变形的,移动呈块状,对压力有阻力);4 分:弯曲(组织如绳状,瘢痕伸展时会退缩);5 分:挛缩(瘢痕永久性短缩,导致残疾与扭曲)。

厚度:0 分:正常;1 分:<1 mm;2 分:1~2 mm;3 分:2~4 mm;4 分:>4 mm。

量表总分为 15 分,评分越高表示瘢痕越严重。

温哥华瘢痕量表主要特点:操作简单,内容相对全面,且用于评定增生性瘢痕时具有良好的内部一致性和重测信度。此外,在临床中,常采用一些客观的测量方法对某一指标进行评价,如应用光电检测技术评定瘢痕色度、应用硬度计评定硬度、应用超声波测量瘢痕厚度、应用弹性测量仪评定瘢痕伸展性等。但这些方法只能对瘢痕的某一方面进行评定,且需要特定的工具,操作较为烦琐。

(二)增生性瘢痕的康复治疗

浅Ⅱ度烧伤不会形成增生性瘢痕,因此,康复治疗的重点应放在深Ⅱ度、Ⅲ度和Ⅳ度烧伤。增生性瘢痕是烧伤常见的后遗症,它既影响美容和发汗散热功能,而且生长于关节附近的增生性瘢痕,可以影响关节的活动以及患者的运动功能。

1.理疗

理疗可以改善局部血液循环,软化瘢痕,松解粘连,减轻挛缩,并能减轻痛、痒等症状,结合功能锻炼,可促进身体的康复。在烧伤早期应用器械治疗不仅能加速创面的愈合,抗感染,而且能减轻瘢痕的形成与粘连。常用的方法有:

(1)音频电疗法:主要机制是电流使结缔组织纤维震动,产生微细的按摩作用,达到瘢痕松解及软化的效果,并且有一定的镇痛与止痒作用。

(2)超声波治疗:超声是一种压缩与伸展交替的机械震动波,对细胞有轻微的按摩作用,能使坚硬的结缔组织变软,有利于瘢痕软化,尤其适宜瘢痕粘连深、软组织有明显机化的关节部位。

(3)磁疗法:一般用脉冲磁场法,磁场作用是止痛、止痒,促进瘢痕软化,也有一定的消肿作用。

(4)蜡疗:通过蜡疗使瘢痕变软,有弹性。

2.压力疗法

压力疗法是一种机械疗法,所施加的压力应该超过毛细血管压。其机制是:在一定压力下,瘢痕组织中增生的毛细血管栓塞,数量减少,造成瘢痕组织缺氧使成纤维细胞合成胶原的速度下降。在压迫疗法的第一年,施加的压力强度与胶原合成下降的速度呈正比。压迫疗法使组织血流量减少,结果局部血流中抑制胶原酶 α_2 巨球蛋白相应减少,从而加速胶原降解。肌成纤维细胞退化,释放出能水解蛋白多糖的溶酶体酶,将相互融合缠结成团块状或轮生状的胶原结节造成与皮肤表面平行,接近于正常皮肤胶原排列的样式。压力治疗是目前公认的预防和治疗增生性瘢痕最有效办法。

治疗增生性瘢痕,压迫疗法应用越早效果越好,伤后 3 个月内应用效果最佳。治疗必须持续进行,除洗涤、进食(去手套和面具)外,每天宜加压治疗 23 小时左右,持续 6~18 个月,直至瘢痕成熟。因此,患者的依顺性是影响治疗效果的一个重要因素。

早期、持续使用压力治疗,可以促使瘢痕成熟,且有减轻痒痛的作用。压力治疗的方法主要有弹力绷带、弹力布及弹力服等。弹性包裹用弹性绷带由远至近做 8 字形缠绕,圈间重叠 1/2~2/3,四肢包扎 2~3 层,躯体则需包扎 3~4 层,其内可覆盖敷料。加压程度可根据边缘隆起的程度判断,包扎后若表面凹凸不平则表示压力不均,包扎 1 层可产生 1.33~2 kPa 的压力,包扎 2~3 层可产生 2.67~5.33 kPa 的压力。此法简便易行,可促进血液回流,减轻水肿。缺点是不够美观,压力不均,易松散脱落。弹力布由含有橡皮筋的纤维织物织成布料,裁剪后制成套状应用,由于橡皮筋较粗,具有较强的弹性,可产生 1.3~2.9 kPa(10~22 mmHg)的压力,弹性持续时间较长,耐用。

弹力服是目前预防和治疗增生性瘢痕的主要方法,在烧伤部位着弹力服可以通过促进瘢痕成熟而减少其生成,使瘢痕区的紊乱的皮肤结构再排列而趋于整齐,使得治疗后的瘢痕区域更接近正常皮肤(未治疗过的烧伤过的皮肤呈轮生状排列)。弹力服应根据不同患者、不同部位量体裁制,由涤纶纤维制作,其尺寸应比实测数据小 10%,能产生 3.33 kPa 的体表压力。压力治疗的效果取决于压力合适与否以及患者的合作程度,两者缺一不可。弹力服除制作时仔细测量尺寸外,还应经常检查,一般每套弹力服可持续约 3 个月,当患者体重增加或减轻或小儿发育时均应重新测量尺寸,更换弹力服,保持足够压力。对于高低不平的部位如鼻周、唇周、腋窝、乳房、剑突、指蹼等,需使用轻而可塑的弹性物,塑成体表形态,如硬性透明面具用于鼻和口颊周围,弹性面具用于额、颞、下颌。面部面具一天至少戴 20 小时,直到瘢痕成熟。矫形器下的缝隙部位可垫以可塑的弹性物,或注入可迅速固化的硅酮凝胶,以保持均匀持久加压。但该物透气性和吸水性较差,应每隔几小时取出清洗一次。

3.矫形器疗法

合适的矫形器配合压力疗法对烧伤后瘢痕,特别是手部瘢痕有明显的预防和治疗效果,既能控制瘢痕的发展,又能减少手指畸形的发生。

配戴矫形器的要求有以下内容。

(1)尺寸合适,太松会使固定位置发生变化,且可能使创面浸渍;太紧会导致血液循环受阻,甚至软组织压力性坏死和神经损伤。

(2)避免骨突起受压。若无法避免,则内置硅胶于突起部位。运动和清洗时取掉矫形器,以免长期固定导致关节挛缩和肌肉萎缩。

(3)暴露的肌腱应使用矫形器固定于松弛位以防断裂,而暴露的关节也应使用矫形器加以保护。由于使用矫形器长期固定可能产生关节挛缩,所以需要经常评价患者的关节活动度。

4.硅胶疗法

早在 20 世纪 80 年代以前,人们就发现硅凝胶有促进瘢痕软化,减轻痛痒症状的作用。目前,硅酮凝胶被广泛应用,成为非手术治疗增生性瘢痕的主要方法之一。但其作用机制不十分清楚,可能是硅酮凝胶有增进瘢痕水化作用,在瘢痕表面不断地释放出硅酮油,可促进瘢痕角质层水合,有助于分离坏死组织,促使瘢痕组织恢复稳定的内环境,从而加速瘢痕成熟。对于散在、小块的瘢痕或不适合加压部位的瘢痕、加压疗法影响发育的婴幼儿以及加压疗法不合作者,均可采用硅酮凝胶治疗。当前硅酮凝胶制品有三种剂型:膜剂、绷带和气雾剂,膜剂又分为黏性和非黏性两种。

临床中,硅胶制品可有多种治疗方式。硅胶制品可作为压力治疗或者体位治疗的一种手段。图 11-42A 所示为一定制的用于手掌瘢痕治疗的硅胶制品,在其外面可加上压力手套(图 11-42B)。此外,硅胶弹性体可用做矫形器以保持肢体和手指的体位,特别是对手指起到"三明治"式的手指矫形器作用(图 11-43)。其优点是由于是定制,与治疗部位的解剖吻合,并解决了凹凸不平的问题。但同时也存在活动不便(如跨越关节)和皮肤出汗等问题。

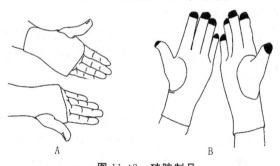

图 11-42　硅胶制品

A.用于手掌瘢痕治疗的硅胶制品;B.外戴压力手套

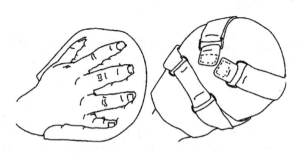

图 11-43　硅胶弹性体制作"三明治"式的手指矫形器

目前市场上已有很多的商用硅胶制品,可直接将硅胶片贴于烧伤处,用于治疗或预防增生性瘢痕。此外,硅胶制品还可以与其他的治疗方法合用,最常见的是在使用压力衣的同时,加用硅胶制品,以增进疗效。

5.水疗

在大面积烧伤脱痂期间,常常用浸浴疗法。浸浴的水温以高于体温 1 ℃为宜,室温维持在 28～30 ℃。用于局部烧伤治疗的水温为 37.7～38.8 ℃,每次治疗 30 分钟。患者可在水中先浸泡 5～10 分钟,清理创面后开始主动运动,从小关节开始至大关节逐步进行,然后由治疗师对患者每个关节进行被动运动,活动至最大范围,每次治疗 30～60 分钟,浸浴可以与换药相结合,内层敷料在浸湿后容易去除,并可减轻疼痛。浸浴又能起到机械性清洗作用,减少创面细菌含量。出浴时用 1∶2 000 氯己定溶液冲洗创面,然后用药包扎。每次浸浴时间不超过 30 分钟,每隔 1～2 天浸浴一次。植皮手术后 1 周内暂停水疗。

此外,瘢痕增生期也适于水疗,在温热水中浸浴能清洁瘢痕表面的污物,改善血液循环,增强皮肤弹性,瘢痕较柔软,运动治疗较省力,且各关节活动幅度大,还能减轻活动时的疼痛。出浴后,在瘢痕尚未硬结之前继续进行运动治疗,其效果远优于干燥时的运动治疗。为防止出浴后的瘢痕干裂,应涂用滋润瘢痕皮肤的霜剂,如硅酮霜。

6.药物疗法

常用药物如下。

(1)肾上腺糖皮质激素:常用的有曲安西龙、康宁克通、得宝松等。激素抑制胶原 α-肽链和脯氨酸羟化酶的合成,使胶原合成减少,同时诱导成纤维细胞产生胶原酶,使胶原降解增加。

（2）秋水仙碱：是一种细胞有丝分裂的抑制剂，阻止胶原蛋白分泌到细胞外，促进胶原降解。

（3）苯海拉明：能去除肉芽组织中成纤维细胞的收缩性，抑制瘢痕增生过程中的免疫反应。

（4）胶原酶：促进胶原降解，使瘢痕缩小，质地变软。

（5）积雪苷：从中药积雪草中提取出来的无色晶体，具有抑制成纤维细胞增殖的作用。

（6）维 A 酸：维生素 A 的衍生物，能促进上皮细胞生长和分化，干扰胶原代谢，常用 0.05％的维 A 酸霜剂外用。

7.放疗

由于生物细胞被 X 射线照射后会出现损害，尤其是正处于增殖、分裂状态的细胞对 X 线更为敏感，所以常用浅层 X 线照射来治疗瘢痕。也可用核素制备成敷贴器，产生 β 射线对瘢痕进行较长时间的照射，可抑制成纤维细胞的增殖分化，进而抑制瘢痕过度增生；还可以破坏瘢痕内血管，使血管内皮细胞萎缩，阻断瘢痕内血液供应，从而治疗瘢痕。此法不适用于大面积瘢痕，因容易诱发恶性肿瘤及全身不良反应。

8.按摩

由于上皮较娇嫩，易起水疱，对新愈合的瘢痕组织进行按摩，要求动作轻柔，用按压、摩揉等手法，治疗前局部涂抹羊脂膏。随着瘢痕组织的不断成熟，可适当加大按摩力度，增加推、提、拿、捏等手法。

9.冷冻治疗

多数瘢痕疙瘩经过 2 个或更多疗程的冷冻治疗后，表面可明显变平，该方法尤其是对痤疮引起的瘢痕疙瘩有特效。冷冻疗法的缺点在于局部治疗部位需数周才能愈合，而且愈合后遗留有局部"白斑"或局部色素沉着等。此外，研究发现，冷冻疗法可促进局部瘢痕和瘢痕疙瘩治疗中肾上腺皮质激素的局部吸收，因此，冷冻疗法也常被作为肾上腺皮质激素局部注射前的辅助治疗在临床上应用。冷冻疗法主要适用于体表小型瘢痕。

10.磨削治疗

磨削术是将表皮质和真皮乳头层进行磨削以达到改善皮肤表面的不规则部分，使其变得光滑平整及颜色近似为目的的一种手术方法。适用于痤疮、天花、带状疱疹、湿疹、外伤、烧伤或手术后遗留的表浅瘢痕。必要时可与手术切除同时进行，其效果优于单纯磨削术。

11.手术治疗

手术切除对皮肤造成二次创伤，切皮手术治疗受供皮皮源短缺的限制，只适用于小面积的瘢痕或有功能障碍时。大面积的增生性瘢痕发生挛缩时，只能行切开或部分切开以松解挛缩，张力较大部位、瘢痕方向与皮肤张力线不一致时，采用"Z"成形术、局部皮瓣转移或加皮片移植的方法，以减少局部张力。手术时机一般选择在瘢痕成熟后。若在手术同时于切口边缘注射激素，术后配合压力疗法或放疗，则可以减少瘢痕复发。

三、关节挛缩

（一）关节挛缩的康复评定

Ⅱ度以上烧伤的创面必须通过肉芽组织的形式修复创面。肉芽组织存在丰富的成纤维细胞和细胞外基质成分，胶原纤维增生，排列紊乱，产生大量瘢痕，导致皮肤延展性下降。此外，当全层皮肤损伤时，组织缺损深于皮肤附件，伤口收缩是创伤愈合的重要步骤，最大可使伤口缩小40％，更进一步导致皮肤张力增高，关节活动受限。在伤后的卧床阶段，患者由于疼痛等原因会不自主地采取舒适体位,即蜷曲体位:两腿屈曲,双上肢交叉置于胸前,颈前屈,躯干屈曲。严重烧伤患者由于创面需要植皮,植皮部位及其远、近端关节内外纤维组织的挛缩或瘢痕粘连,进一步加重肢体活动障碍。在儿童中,烧伤后瘢痕组织通过关节,导致骺板部分或全部提早闭合、骨生长障碍或畸形生长,造成关节活动障碍。

对烧伤所致关节挛缩的评价,如受累部位仅局限于单一关节,应对其关节活动度进行评价;如受累部位较多,还应进行上肢或下肢整体功能的评价。

(二)关节挛缩的康复治疗

烧伤后最常见、也是最重要的并发症就是烧伤后引起的皮肤挛缩,并进一步引起关节挛缩,甚至导致关节畸形和功能的丧失,因此,预防关节挛缩是烧伤早期康复的主要任务。在烧伤后期,除继续针对关节挛缩进行各种康复治疗外,还应将康复治疗与功能活动的恢复、日常生活活动能力的训练,及职业前培训等结合起来,为患者早期回到家庭、走向社会打下基础。尽管身体不同部位的烧伤需采用不同的有针对性的处理方法,但其处理原则和治疗方法是相似的,主要包括有:

1.体位摆放

在烧伤急性期阶段,适当的体位摆放是预防挛缩形成的基础。烧伤后,患者会下意识地移动肢体和躯干,使肢体保持在一种屈曲和内收的舒适体位,以减轻来自烧伤组织的牵拉。然而,长时间保持这种体位,会导致或加重关节挛缩。因此,应早期给予患者抗畸形体位。影响体位摆放的另一个因素是床的类型:很多烧伤病房使用气、液垫床。这些种类的床可以预防压疮、均匀地分布创面和移植处的压力。虽然压力被很好地分散了,但却促进挛缩的形成,因为患者陷入床中或常采取胎儿式的体位。Roho床垫可以像气、液垫床一样起到分散压力的作用,还可以有效地预防挛缩。

根据深度烧伤后瘢痕挛缩的好发部位,及早注意这些部位体位的摆放,使之保持在功能位或对抗挛缩位,以预防瘢痕挛缩所致的畸形和功能障碍。具体做法是:伤后48小时内应平卧,休克期过后若头面部有创面,床头应抬高30°左右,以利于头面部消肿,减少疼痛。1周后恢复平卧。2～4周后,可在肩后垫垫子保持头后仰位。双上肢最好能外展90°,若上肢伸侧有深度烧伤则保持屈肘位。前臂取中立位,手术或换药时注意前臂不能旋前、旋后。腕部背屈,虎口张开,掌指关节屈曲,拇指外展对指位,指间关节伸直。双下肢外展,膝前深度烧伤保持屈膝,双踝关节保持背屈位,防止跟腱挛缩而出现足下垂。

2.矫形器

临床上常用热塑矫形器协助患者摆放体位和固定关节,应坚持3～6个月。以下是全身各重要关节在烧伤后应固定的位置:

(1)颈前:矫形器置于下颏至锁骨上,保持颈部过伸位。颈一侧有瘢痕时,头向健侧偏斜。

(2)肘、膝关节:矫形器置于肘前、腘窝后,保持肘、膝关节伸直位。

(3)肩关节:保持上肢外展90°,前倾10°,制成三脚架形矫形器以防止上臂内收致矫形器变形。

(4)手的各关节:保持腕背屈10°～20°,掌指关节屈曲70°～90°,指间关节伸直、拇指外展对掌。若手掌烧伤,手的全部关节保持在伸直位。

(5)足的各关节:保持中立位,背屈90°,趾伸直,足跟垫棉垫或海绵,以防压出压疮。

应注意每天取下矫形器,观察创面愈合情况,并进行运动治疗。

　　根据患者受伤的时间、部位、深度及创面愈合情况、关节活动度大小、肿胀程度、受伤原因、是否瘢痕体质等因素选择采用不同的矫形器。以手为例，在烧伤早期，特别是手的水肿阶段，为保持抗畸形体位，维持手的功能位，此期患者应使用静态矫形器，又称保护性矫形器（尤其是夜间），直至水肿消退，手指自主运动。水肿消退后期，应以减少瘢痕挛缩、关节僵硬、畸形，以及增加关节活动范围为目的，可选择动态掌指关节屈曲矫形器和静态掌指关节屈曲矫形器交替使用，起到动态和持续牵伸的作用。

　　静态矫形器是利用人体软组织应力松弛原理，将挛缩关节的两端保持在一定的角度，随着时间的延长，关节周围软组织被拉长，同时使之产生应力松弛，直至挛缩的软组织出现塑性变形，达到矫形的目的。动态矫形器则是应用人体软组织的蠕变原理，对挛缩关节近、远端肢体施加一弹性应力，使关节周围的组织发生有时间依赖关系的伸长变形，从而对关节挛缩起到治疗作用，增加关节的活动范围。

　　3.主动运动

　　运动目的是维持关节活动范围，防止关节挛缩，保持肌肉力量和功能。在众多的功能锻炼手段中，主动活动非常重要。可以通过主动活动预防和减轻各关节的功能障碍，还可以强身健体，增加体力，改善心肺功能。主动运动应尽早开始。疼痛是主动活动最大的障碍，此时应鼓励患者坚持活动。活动先从不痛部位开始，活动度从小到大，活动范围逐渐扩展到疼痛部位。方法是：患者卧床闭眼，张口深呼吸，双臂上举、外展、屈伸肘、腕，前臂旋前、旋后，握拳、伸指。双下肢练习静力肌肉收缩，外展，直腿抬高，屈伸髋、膝、踝，尤其注意练习足背屈。

　　主动运动既可以增强肌肉力量、防止肌肉萎缩，又可以防止关节挛缩和异位钙化，同时可以改善肢体血液循环，有利于创面愈合。活动时可以辅以轻柔的被动活动，切忌用力过猛以免造成进一步损伤。主动活动以每天2次为宜，每次15～30分钟。长期卧床大面积烧伤患者在下床之前先坐在床边，双下肢下垂，每天2～3次，每次20～30分钟，能下地时下肢戴弹力套，首先练习站立，继而走路，弯曲肢体，下蹲，爬楼梯，利用康复器械进行各种锻炼，如站立床。因敷料包扎不能进行活动时，可一日数次做静力性肌肉收缩运动，有利于血液循环和预防肌肉萎缩。裸露肌腱和关节的部位应制动，以免因活动导致进一步损伤。植皮手术后1周内暂停活动。下面简单介绍各功能部位的主动运动方法。

　　（1）颈部：颈前瘢痕可在仰卧位时肩背下垫小枕头，使颈过伸牵拉瘢痕或俯卧位时抬头使颈前过伸；颈部一侧瘢痕，可采取头向健侧倾斜和转动，或患者手提重物使肩关节向下牵，以增加患者侧颈部过伸的程度。

　　（2）腋部：上肢外展90°或上举过头，仰卧时双手交于头下使腋伸展；一侧腋部瘢痕：患侧手放在患侧肩部以上，健侧手放置在健侧腰臀部，双手各握毛巾或布条的一端，作一上一下擦背动作，牵拉患侧瘢痕；或在头上方的建筑物上装一滑轮，在经过滑轮的绳索两端各安装一拉手，双手交替上、下拉动，同样有牵拉作用；或患侧上肢沿墙壁举手作爬行动作。

　　（3）肘：肘前瘢痕用手拉门把，利用自身体重产生牵拉作用；患肢提重物，如沙袋或米袋，可对抗屈指挛缩，手握门球柄作前臂旋转运动。

　　（4）手：拇指尖掌面与其余四指尖掌面作对掌运动，伸屈指、分指、握拳，利用健手帮助患手的掌指、指间关节作屈曲活动。对双手指蹼瘢痕，可左、右手2～5手指交叉于指蹼按压瘢痕。双侧虎口瘢痕，可用左、右拇指交叉于虎口按压瘢痕；站立位手掌放置在桌面上，靠体重下压使腕背屈，2～5指指背放置桌面上进行掌指关节屈曲运动。鼓励自己洗漱、吃饭、穿衣，每天的生活锻炼是最有效的主动活动方式。

（5）髋：前侧瘢痕，可取俯卧位牵拉瘢痕；仰卧位作下肢外展活动，或下肢屈曲抱膝动作；站立位作下肢后伸运动。髋后和臀部瘢痕：仰卧位作下肢抬高运动，站立位时搁高患肢，用手帮助压腿运动或下蹲以牵拉瘢痕。

（6）膝：俯卧位膝伸直使腘窝伸展；站立位面壁而胸贴墙壁，从而牵拉腘窝部瘢痕；膝前瘢痕作屈膝活动，使膝屈曲，下地后练习下蹲。

（7）足：仰卧位或坐位进行足背屈、跖屈、外翻、内翻活动，站立位穿平底鞋使足跟踩地。

4.被动运动

运动应在入院后尽早开始，尽可能进行主动运动，只有患者不能主动运动时才进行被动运动。主动活动对患者肢体功能的恢复虽然作用巨大，但有时患者因长期卧床、营养不良、体质虚弱，甚至害怕疼痛，虽有主动活动，但不到位，这样主动活动是难以达到效果的，应当加以被动活动，甚至以被动活动为主，通过按摩、推拿、牵拉等方法，使关节恢复一定的活动度，为主动活动创造相对宽松的环境。烧伤早期患处的被动活动可能会引起患者剧烈的疼痛，甚至可能影响创面愈合，此时的被动活动应以未烧伤部位为主，对未烧伤部位进行按摩、牵拉、推拿等不仅可以预防压疮的发生，还能促进血液循环，有利于创面愈合。

按摩是被动活动最主要的措施。烧伤瘢痕硬韧，缺乏弹性，严重制约关节活动。通过按摩可以改善瘢痕的柔软度，增加血液循环，松解粘连，为增加关节活动度创造外部条件。按摩方法以按、摩、揉为主，老化的瘢痕应加重按摩力，增加推、搬、提、捏等手法，不断变换按摩位置，不要总停留一处，以防产生水疱。按摩力应垂直瘢痕挛缩的方向，螺旋状移动。

牵拉瘢痕组织的被动活动是恢复患者功能的一种主要活动。被动活动时应固定患肢近侧端，握住患肢的远侧端进行牵拉。牵拉到一定范围时稍做停顿再放松。这种运动与按摩配合进行效果更好。

5.其他形式的运动疗法

（1）徒手体操运动：按肢体关节的轴位方向进行逐渐扩大关节活动范围的主动练习，如肩关节的上举、外展、外旋、后伸，肘关节的屈伸，腕关节的背屈，手指的握拳、伸直、分指、对掌，下肢髋、膝关节的屈伸，踝关节的背屈等。

（2）器械运动：这是借助器械来改善肢体功能的运动方式。对挛缩性瘢痕可以采用滑轮重锤牵拉及沙袋加压牵伸。根据功能障碍的关节不同，应用的器械也不相同。对手指伸直障碍可采用分指板。对手指屈曲和握拳障碍可采用握力器、捏橡皮球等运动。对肩、肘关节功能障碍可采用滑轮装置上举运动和体操棒运动等。对下肢髋、膝关节功能障碍应采用固定自行车运动。对踝关节功能障碍，可采用半圆形滚动器来练习屈伸踝关节运动。

（3）传统运动疗法：太极拳、五禽戏、八段锦等民族形式的医疗体育，多加练习既可以改善患肢的功能，又可以增强患者的体力，应提倡在创面基本愈合后广泛应用。

6.手术治疗

经保守康复治疗，效果不明显，或对患者的移动及日常生活能力造成严重影响的挛缩，常选择手术松解。手术松解的方式较多，整体效果较满意。

（孙文娟）

第十二章 外科常见疾病的护理

第一节 胃十二指肠溃疡及其并发症的护理

一、胃十二指肠溃疡

胃十二指肠溃疡是指发生于胃十二指肠黏膜的局限性圆形或椭圆形的全层黏膜缺损。因溃疡的形成与胃酸-蛋白酶的消化作用有关,故又称为消化性溃疡。纤维内镜技术的不断完善、新型制酸剂和抗幽门螺杆菌药物的合理应用使得大部分患者经内科药物治疗可以痊愈,需要外科手术的溃疡患者显著减少。外科治疗主要用于溃疡穿孔、溃疡出血、瘢痕性幽门梗阻、药物治疗无效及恶变的患者。

(一)病因与发病机制

胃十二指肠溃疡病因复杂,是多种因素综合作用的结果。其中最为重要的是幽门螺杆菌感染、胃酸分泌异常和黏膜防御机制的破坏,某些药物的作用以及其他因素也参与溃疡病的发病。

1.幽门螺杆菌(helieobacter pylori,Hp)感染

幽门螺杆菌(helieobacter pylori,Hp)感染与消化性溃疡的发病密切相关。90%以上的十二指肠溃疡患者与近70%的胃溃疡患者中检出 Hp 感染,Hp 感染者发展为消化性溃疡的累计危险率为15%~20%;Hp 可分泌多种酶,部分 Hp 还可产生毒素,使细胞发生变性反应,损伤组织细胞。Hp 感染破坏胃黏膜细胞与胃黏膜屏障功能,损害胃酸分泌调节机制,引起胃酸分泌增加,最终导致胃十二指肠溃疡。幽门螺杆菌被清除后,胃十二指肠溃疡易被治愈且复发率低。

2.胃酸分泌过多

溃疡只发生在经常与胃酸相接触的黏膜。胃酸过多的情况下,激活胃蛋白酶,可使胃、十二指肠黏膜发生自身消化。十二指肠溃疡可能与迷走神经张力及兴奋性过度增高有关,也可能与壁细胞数量的增加以及壁细胞对胃泌素、组胺、迷走神经刺激敏感性增高有关。

3.黏膜屏障损害

非甾体抗炎药(nonsteroidal antiinflammatory drug,NSAID)、肾上腺皮质激素、胆汁酸盐、乙醇等均可破坏胃黏膜屏障,造成 H^+ 逆流入黏膜上皮细胞,引起胃黏膜水肿、出血、糜烂,甚至溃疡。长期使用 NSAID 者胃溃疡的发生率显著增加。

4.其他因素

包括遗传、吸烟、心理压力和咖啡因等。遗传因素在十二指肠溃疡的发病中起一定作用。O型血者患十二指肠溃疡的概率比其他血型者显著增高。

正常情况下,酸性胃液对胃黏膜的侵蚀作用和胃黏膜的防御机制处于相对平衡状态。如平衡受到破坏,侵害因子的作用增强、胃黏膜屏障等防御因子的作用削弱,胃酸、胃蛋白酶分泌增加,最终导致消化性溃疡的形成。

(二)临床表现

典型消化道溃疡的表现为节律性和周期性发作的腹痛,与进食有关,且呈现慢性病程。

1.症状

(1)十二指肠溃疡:主要表现为上腹部或剑突下的疼痛,有明显的节律性,与进食密切相关,常表现为餐后延迟痛(餐后3～4小时发作),进食后腹痛能暂时缓解,服制酸药物能止痛。饥饿痛和夜间痛是十二指肠溃疡的特征性症状,与胃酸分泌过多有关,疼痛多为烧灼痛或钝痛,程度不一。腹痛具有周期性发作的特点,好发于秋冬季。十二指肠溃疡每次发作时,症状持续数周后缓解,间歇1～2个月再发。若间歇期缩短,发作期延长,腹痛程度加重,则提示溃疡病变加重。

(2)胃溃疡:腹痛是胃溃疡的主要症状,多于餐后0.5～1.0小时开始疼痛,持续1～2小时,进餐后疼痛不能缓解,有时反而加重,服用抗酸药物疗效不明显。疼痛部位在中上腹偏左,但腹痛的节律性不如十二指肠溃疡明显。胃溃疡经抗酸治疗后常容易复发,除易引起大出血、急性穿孔等严重并发症外,约有5%胃溃疡可发生恶变;其他症状:反酸、嗳气、恶心、呕吐、食欲减退,病程迁延可致消瘦、贫血、失眠、心悸及头晕等症状。

2.体征

溃疡活动期剑突下或偏右有一固定的局限性压痛,十二指肠溃疡压痛点在脐部偏右上方,胃溃疡压痛点位于剑突与脐的正中线或略偏左。缓解期无明显体征。

(三)实验室及其他检查

1.内镜检查

胃镜检查是诊断胃十二指肠溃疡的首选检查方法,可明确溃疡部位,并可经活检做病理学检查及幽门螺杆菌检测。

2.X线钡餐检查

可在胃十二指肠部位显示一周围光滑、整齐的龛影或见十二指肠壶腹部变形。上消化道大出血时不宜行钡餐检查。

(四)治疗要点

无严重并发症的胃十二指肠溃疡一般均采取内科治疗,外科手术治疗主要针对胃十二指肠溃疡的严重并发症进行治疗。

1.非手术治疗

(1)一般治疗:包括养成生活规律、定时进餐的良好习惯,避免过度劳累及精神紧张等。

(2)药物治疗:包括根除幽门螺杆菌、抑制胃酸分泌和保护胃黏膜的药物。

2.手术治疗

(1)适应证包括十二指肠溃疡手术适应证和胃溃疡手术适应证。

十二指肠溃疡外科治疗:外科手术治疗的主要适应证包括十二指肠溃疡急性穿孔、内科无法控制的急性大出血、瘢痕性幽门梗阻以及经内科正规治疗无效的十二指肠溃疡,即顽固性溃疡。

胃溃疡的外科治疗:胃溃疡外科手术治疗的适应证:①包括抗幽门螺杆菌措施在内的严格内科治疗8～12周,溃疡不愈合或短期内复发者。②发生胃溃疡急性大出血、溃疡穿孔及溃疡穿透至胃壁外者。③溃疡巨大(直径>2.5 cm)或高位溃疡者。④胃十二指肠复合型溃疡者。⑤溃疡不能除外恶变或已经恶变者。

(2)手术方式包括胃大部切除术和迷走神经切断术。

1)胃大部切除术:这是治疗胃十二指肠溃疡的首选术式。胃大部切除术治疗溃疡的原理是:①切除胃窦部,减少 G 细胞分泌的胃泌素所引起的体液性胃酸分泌。②切除大部分胃体,减少了分泌胃酸、胃蛋白酶的壁细胞和主细胞数量。③切除了溃疡本身及溃疡的好发部位。胃大部切除的范围是胃远侧2/3～3/4,包括部分胃体、胃窦部、幽门和十二指肠壶腹部的近胃部分。胃大部切除术后胃肠道重建的基本术式包括胃十二指肠吻合或胃空肠吻合。术式如下。

毕(Billrorh)Ⅰ式胃大部切除术:即在胃大部切除后将残胃与十二指肠吻合(图 12-1),多适用于胃溃疡。其优点是重建后的胃肠道接近正常解剖生理状态,胆汁、胰液反流入残胃较少,术后因胃肠功能紊乱而引起的并发症亦较少;缺点是有时为避免残胃与十二指肠吻合口的张力过大致切除胃的范围不够,增加了术后溃疡的复发机会。

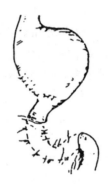

图 12-1　毕Ⅰ式胃大部切除术

毕(Billrorh)Ⅱ式胃大部切除术:即切除远端胃后,缝合关闭十二指肠残端,将残胃与空肠行断端侧吻合(图 12-2)。适用于各种胃及十二指肠溃疡,特别是十二指肠溃疡。十二指肠溃疡切除困难时,可行溃疡旷置。优点是即使胃切除较多,胃空肠吻合口张力也不致过大,术后溃疡复发率低;缺点是吻合方式改变了正常的解剖生理关系,术后发生胃肠道功能紊乱的可能性较毕Ⅰ式大。

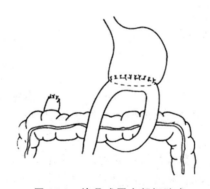

图 12-2　毕Ⅱ式胃大部切除术

胃大部切除后胃空肠 Roux-en-Y 吻合术：即胃大部切除后关闭十二指肠残端，在距十二指肠悬韧带 10～15 cm 处切断空肠，将残胃和远端空肠吻合，据此吻合口以下 45～60 cm 处将空肠与空肠近侧断端吻合。此法临床应用较少，但有防止术后胆汁、胰液进入残胃的优点。

2）胃迷走神经切断术：此手术方式临床已较少使用。迷走神经切断术治疗溃疡的原理是：阻断迷走神经对壁细胞的刺激，消除神经性胃酸分泌。阻断迷走神经引起的促胃泌素的分泌，减少体液性胃酸分泌。可分为三种类型：①迷走神经干切断术。②选择性迷走神经切断术。③高选择性迷走神经切断术。

(五)常见护理诊断/问题

1.焦虑、恐惧

焦虑、恐惧与对疾病缺乏了解，担心治疗效果及预后有关。

2.疼痛

疼痛与胃十二指肠黏膜受侵蚀及手术后创伤有关。

3.潜在并发症

出血、感染、十二指肠残端破裂、吻合口瘘、胃排空障碍、消化道梗阻、倾倒综合征等。

(六)护理措施

1.术前护理

(1)心理护理：关心、了解患者的心理和想法，告知有关疾病治疗和手术的知识、手术前和手术后的配合，耐心解答患者的各种疑问，消除患者的不良心理，使其能积极配合疾病的治疗和护理。

(2)饮食护理：一般择期手术患者饮食宜少食多餐，给予高蛋白、高热量、高维生素等易消化的食物，忌酸辣、生冷、油炸、浓茶、烟酒等刺激性食品。患者营养状况较差或不能进食者常伴有贫血、低蛋白血症，术前应给予静脉输液，补充足够的热量，必要时补充血浆或全血，以改善患者的营养状况，提高其对手术的耐受力。术前 1 天进流质饮食，术前 12 小时禁食水。

(3)协助患者做好各种检查及手术前常规准备，做好健康教育，如教会患者深呼吸、有效咳嗽、床上翻身及肢体活动方法等。

(4)术日晨留置胃管，必要时遵医嘱留置胃肠营养管，并铺好麻醉床，备好吸氧装置，综合心电监护仪等。

2.术后护理

(1)病情观察：术后严密观察患者生命体征的变化，每 30 分钟测量 1 次，直至血压平稳，如病情较重仍需每 1～2 小时测量 1 次，或根据医嘱给予心电监护。同时观察患者神志、体温、尿量、伤口渗血、渗液情况。并且注意有无内出血、腹膜刺激征、腹腔脓肿等迹象，发现异常及时通知医师给予处理。

(2)体位：麻患者去枕平卧头后仰偏向一侧，麻醉清醒、血压平稳后改半卧位，以保持腹部松弛，减少切口缝合处张力，减轻疼痛和不适，以利腹腔引流，也有利于呼吸和循环。

(3)引流管护理：十二指肠溃疡术后患者常留有胃管、尿管及腹腔引流管等。护理时应注意：①妥善固定各种引流管，防止松动和脱出，并做好标识，一旦脱出后不可自行插回。②保持引流通畅、持续有效，防止引流管受压、扭曲及折叠等，可经常挤捏引流管以防堵塞。如若堵塞，可在医师指导下用生理盐水冲洗引流管。③密切观察并记录引流液的性质、颜色和量，发现异常及时通知医师，协助处理。

留置胃管可减轻胃肠道张力,促进吻合口愈合。护理时还应注意:胃大部切除术后24小时内可由胃管内引流出少量血液或咖啡样液体,若引流液有较多鲜血,应警惕吻合口出血,需及时与医师联系并处理;术后胃肠减压量减少,腹胀减轻或消失,肠蠕动功能恢复,肛门排气后可拔除胃管。

(4)疼痛护理:术后切口疼痛的患者,可遵医嘱给予镇痛药物或应用自控止痛泵,应用自控止痛泵的患者应注意预防并处理可能发生的并发症,如尿潴留、恶心、呕吐等。

(5)禁食及静脉补液:禁食期间应静脉补充液体。因胃肠减压期间,引流出大量含有各种电解质的胃肠液,加之患者禁食水,易造成水、电解质及酸碱失调和营养缺乏。因此,术后需及时补充患者所需的各种营养物质,包括糖、脂肪、氨基酸、维生素及电解质等,必要时输血、血浆或清蛋白,以改善患者的营养状况,促进切口的愈合。同时详细记录24小时液体出入量,为合理补液提供依据。

(6)早期肠内营养支持的护理:术前或术中放置空肠喂养管的患者,术后早期(术后24小时)可经喂养管输注肠内营养制剂,对改善患者的全身营养状况、维持胃肠道屏障结构和功能、促进肠功能恢复等均有益处。护理时应注意:①妥善固定喂养管,避免过度牵拉,防止滑脱、移动、扭曲和受压;保持喂养管的通畅,每次输注前后及输注中间每隔4~6小时用温开水或温生理盐水冲洗管道,防止营养液残留堵塞管腔。②肠内营养支持早期,应遵循从少到多、由慢至快和由稀到浓的原则,使肠道能更好地适应。③营养液的温度以37℃左右为宜,温度偏低会刺激肠道引起肠痉挛,导致腹痛、腹泻;温度过高则可灼伤肠道黏膜,甚至可引起溃疡或出血。同时观察患者有无恶心、呕吐、腹痛、腹胀、腹泻和水电解质紊乱等并发症的发生。

(7)饮食护理:功能恢复、肛门排气后可拔除胃管,拔除胃管后当天可给少量饮水或米汤;如无不适,第2天进半量流食,每次50~80 mL;第3天进全量流食,每次100~150 mL;进食后若无不适,第4天可进半流食,以温、软、易于消化的食物为好;术后第10~14天可进软食,忌生、冷、硬和刺激性食物。要少食多餐,开始每天5~6餐,以后逐渐减少进餐次数并增加每餐进食量,逐步过渡到正常饮食。术后早期禁食牛奶及甜品,以免引起腹胀及胃酸。

(8)鼓励患者早期活动:围床期间,鼓励并协助患者翻身,病情允许时,鼓励并协助患者早期下床活动。如无禁忌,术日可活动四肢,术后第1天床上翻身或坐起做轻微活动,第2~3天视情况协助患者床边活动,第4天可在室内活动。患者活动量应根据个体差异而定,以不感到劳累为宜。

(9)胃大部切除术后并发症的观察及护理。

术后出血:包括胃和腹腔内出血。胃大部切除术后24小时内可由胃管内引流出少量血液或咖啡样液体,一般24小时内不超过300 mL,且逐渐减少、颜色逐渐变浅变清,出血自行停止;若术后短期内从胃管不断引流出新鲜血液,24小时后仍未停止,则为术后出血。发生在术后24小时以内的出血,多属术中止血不确切;术后4~6天发生的出血,常为吻合口黏膜坏死脱落所致;术后10~20天发生的出血,与吻合口缝线处感染或黏膜下脓肿腐蚀血管有关。术后要严密观察患者的生命体征变化,包括血压、脉搏、心率、呼吸、神志和体温的变化;加强对胃肠减压及腹腔引流的护理,观察和记录胃液及腹腔引流液的量、颜色和性质,若短期内从胃管引流出大量新鲜血液,持续不止,应警惕有术后胃出血;若术后持续从腹腔引流管引出大量新鲜血性液体,应怀疑腹腔内出血,须立即通知医师协助处理。遵医嘱采用静脉给予止血药物、输血等措施,或用冰生理盐水洗胃,一般可控制。若非手术疗法不能有效止血或出血量大于每小时500 mL时,需再次手术止血,应积极完善术前准备,并做好相应的术后护理。

十二指肠残端破裂:一般多发生在术后 24～48 小时,是毕Ⅱ式胃大部切除术后早期的严重并发症,原因与十二指肠残端处理不当及胃空肠吻合口输入襻梗阻引起的十二指肠腔内压力升高有关。临床表现为突发性上腹部剧痛、发热和出现腹膜刺激征以及白细胞计数增加,腹腔穿刺可有胆汁样液体。一旦确诊,应立即进行手术治疗。

胃肠吻合口破裂或吻合口瘘:是胃大部切除术后早期并发症,常发生在术后 1 周左右。原因与术中缝合技术不当、吻合口张力过大、组织供血不足有关,表现为高热、脉速等全身中毒症状、上腹部疼痛及腹膜炎的表现。如发生较晚,多形成局部脓肿或外瘘。临床工作中应注意观察患者生命体征和腹腔引流情况,一般情况下,患者术后体温逐渐趋于正常,腹腔引流液逐日减少和变清。若术后腹腔引流量仍不减、伴有黄绿色胆汁或呈脓性、带臭味,伴腹痛,体温再次升高,应警惕吻合口瘘的可能,须及时通知医师,协助处理。处理包括:①出现吻合口破裂伴有弥漫性腹膜炎的患者须立即手术治疗,做好急症手术准备。②症状较轻无弥漫性腹膜炎的患者,可先行禁食、胃肠减压、充分引流,合理应用抗生素并给予肠外营养支持,纠正水、电解质紊乱和酸碱平衡失调。③保护瘘口周围皮肤,应及时清洁瘘口周围皮肤并保持干燥,局部可涂以氧化锌软膏或使用皮肤保护膜加以保护,以免皮肤破溃继发感染。经上述处理后多数患者吻合口瘘可在 4～6 周自愈;若经久不愈,须再次手术。

胃排空障碍:也称胃瘫,常发生在术后 4～10 天,发病机制尚不完全明了。临床表现为拔除胃管后,患者出现上腹饱胀、钝痛和呕吐,呕吐物含食物和胆汁,消化道 X 线造影检查可见残胃扩张、无张力、蠕动波少而弱,且通过胃肠吻合口不畅。处理措施包括:①禁食、胃肠减压,减少胃肠道积气、积液,降低胃肠道张力,使胃肠道得到充分休息,并记录 24 小时出入量。②输液及肠外营养支持,纠正低蛋白血症,维持水、电解质和酸碱平衡。③应用胃动力促进剂如甲氧氯普安、多潘立酮,促进胃肠功能恢复,也可用 3% 温盐水洗胃。一般经上述治疗均可痊愈。

术后梗阻:根据梗阻部位可分为输入襻梗阻、输出襻梗阻和吻合口梗阻。

输入襻梗阻:可分为急、慢性两类。①急性完全性输入襻梗阻,多发生于毕Ⅱ式结肠前输入段对胃小弯的吻合术式。临床表现为上腹部剧烈疼痛,频繁呕吐,呕吐量少、多不含胆汁,呕吐后症状不缓解,且上腹部有压痛性肿块。系输出襻系膜悬吊过紧压迫输入襻,或是输入襻过长穿入输出襻与横结肠的间隙孔形成内疝所致,属闭襻性肠梗阻,易发生肠绞窄,应紧急手术治疗。②慢性不完全性输入襻梗阻患者,表现为进食后出现右上腹胀痛或绞痛,呈喷射状呕吐大量不含食物的胆汁,呕吐后症状缓解。多由于输入襻过长扭曲或输入襻过短在吻合口处形成锐角,使输入襻内胆汁、胰液和十二指肠液排空不畅而滞留。由于消化液潴留在输入襻内,进食后消化液分泌明显增加,输入襻内压力增高,刺激肠管发生强烈的收缩,引起喷射样呕吐,也称输入襻综合征。

输出襻梗阻:多因粘连、大网膜水肿或坏死、炎性肿块压迫所致。临床表现为上腹饱胀,呕吐食物和胆汁。如果非手术治疗无效,应手术解除梗阻。

吻合口梗阻:因吻合口过小或是吻合时胃肠壁组织内翻过多而引起,也可因术后吻合口炎性水肿出现暂时性梗阻。患者表现为进食后出现上腹部饱胀感和溢出性呕吐等,呕吐物含或不含胆汁。应即刻禁食,给予胃肠减压和静脉补液等保守治疗。若保守治疗无效,可手术解除梗阻。

倾倒综合征:由于胃大部切除术后,胃失去幽门窦、幽门括约肌、十二指肠壶腹部等结构对胃排空的控制,导致胃排空过速所产生的一系列综合征。可分为早期倾倒综合征和晚期倾倒综合征。

早期倾倒综合征：多发生在进食后半小时内，患者以循环系统症状和胃肠道症状为主要表现。患者可出现心悸、乏力、出汗、面色苍白等一过性血容量不足表现，并有恶心、呕吐、腹部绞痛、腹泻等消化道症状。处理：主要采用饮食调整，嘱患者少食多餐，饭后平卧20～30分钟，避免过甜食物，减少液体摄入量并降低食物渗透浓度，多数可在术后半年或一年内逐渐自愈。极少数症状严重而持久的患者需手术治疗。

晚期倾倒综合征：主要因进食后，胃排空过快，高渗性食物迅速进入小肠被过快吸收而使血糖急剧升高，刺激胰岛素大量释放，而当血糖下降后，胰岛素并未相应减少，继而发生低血糖，故又称低血糖综合征。表现为餐后2～4小时，患者出现心慌、无力、眩晕、出汗、手颤、嗜睡以至虚脱。消化道症状不明显，可有饥饿感，出现症状时稍进饮食即可缓解。饮食中减少糖类含量，增加蛋白质比例，少食多餐可防止其发生。

(七)健康指导

(1)向患者及家属讲解有关胃十二指肠溃疡的知识，使之能更好地配合治疗和护理。

(2)指导患者学会自我情绪调整，保持乐观进取的精神风貌，注意劳逸结合，减少溃疡病的客观因素。

(3)指导患者饮食应定时定量，少食多餐，营养丰富，以后可逐步过渡至正常人饮食。少食腌、熏食品，避免进食过冷、过烫、过辣及油煎炸食物，切勿酗酒、吸烟。

(4)告知患者及家属有关手术后期可能出现的并发症的表现和预防措施。

(5)定期随访，如有不适及时就诊。

二、胃十二指肠溃疡急性穿孔

胃十二指肠溃疡急性穿孔是胃十二指肠溃疡的严重并发症，为常见的外科急腹症。起病急，变化快，病情严重，需要紧急处理，若诊治不当可危及生命。其发生率呈逐年上升趋势，发病年龄逐渐趋于老龄化。十二指肠溃疡穿孔男性患者较多，胃溃疡穿孔则多见于老年妇女。

(一)病因及发病机制

溃疡穿孔是活动期胃十二指肠溃疡向深部侵蚀、穿破浆膜的结果。胃溃疡穿孔60%发生在近幽门的胃小弯，而90%的十二指肠溃疡穿孔发生在壶腹部前壁偏小弯侧。急性穿孔后，具有强烈刺激性的胃酸、胆汁、胰液等消化液和食物进入腹腔，引起化学性腹膜炎和腹腔内大量液体渗出，6～8小时后细菌开始繁殖并逐渐转变为化脓性腹膜炎。病原菌以大肠埃希菌、链球菌多见。因剧烈的腹痛、强烈的化学刺激、细胞外液的丢失及细菌毒素吸收等因素，患者可出现休克。

(二)临床表现

1.症状

穿孔多突然发生于夜间空腹或饱食后，主要表现为突发性上腹部刀割样剧痛，很快波及全腹，但仍以上腹为重。患者疼痛难忍，常伴恶心、呕吐、面色苍白、出冷汗、脉搏细速、血压下降、四肢厥冷等表现。其后由于大量腹腔渗出液的稀释，腹痛略有减轻，继发细菌感染后，腹痛可再次加重；当胃内容物沿右结肠旁沟向下流注时，可出现右下腹痛。溃疡穿孔后病情的严重程度与患者的年龄、全身情况、穿孔部位、穿孔大小和时间以及是否空腹穿孔密切相关。

2.体征

体检时患者呈急性病容，表情痛苦，蜷屈位、不愿移动；腹式呼吸减弱或消失；全腹有明显的压痛、反跳痛，腹肌紧张呈"木板样"强直，以右上腹部最为明显，肝浊音界缩小或消失、可有移动性浊音,肠鸣音减弱或消失。

(三)实验室及其他检查

1.X 线检查

大约80%的患者行站立位腹部 X 线检查时,可见膈下新月形游离气体影。

2.实验室检查

提示血白细胞计数及中性粒细胞比例增高。

3.诊断性腹腔穿刺

临床表现不典型的患者可行诊断性腹腔穿刺,穿刺抽出液可含胆汁或食物残渣。

(四)治疗要点

根据病情选用非手术或手术治疗。

1.非手术治疗

(1)适应证:一般情况良好,症状及体征较轻的空腹状态下穿孔者;穿孔超过 24 小时,腹膜炎症已局限者;胃十二指肠造影证实穿孔已封闭者;无出血、幽门梗阻及恶变等并发症者。

(2)治疗措施:①禁欲食、持续胃肠减压,减少胃肠内容物继续外漏,以利于穿孔的闭合和腹膜炎症消退。②输液和营养支持治疗,以维持机体水、电解质平衡及营养需求。③全身应用抗生素,以控制感染。④应用抑酸药物,如给予 H_2 受体阻滞剂或质子泵拮抗剂等制酸药物。

2.手术治疗

(1)适应证:上述非手术治疗措施 6～8 小时,症状无减轻,而且逐渐加重者要改手术治疗。②饱食后穿孔,顽固性溃疡穿孔和伴有幽门梗阻、大出血、恶变等并发症者,应及早进行手术治疗。

(2)手术方式:①单纯缝合修补术:即缝合穿孔处并加大网膜覆盖。此方法操作简单,手术时间短,安全性高。适用于穿孔时间超过 8 小时,腹腔内感染及炎症水肿严重者;以往无溃疡病史或有溃疡病史但未经内科正规治疗,无出血、梗阻并发症者;有其他系统器质性疾病不能耐受急诊彻底性溃疡切除手术者。②彻底的溃疡切除手术(连同溃疡一起切除的胃大部切除术):手术方式包括胃大部切除术,对十二指肠溃疡穿孔行迷走神经切断加胃窦切除术,或缝合穿孔后行迷走神经切断加胃空肠吻合术,或行高选择性迷走神经切断术。

(五)常见护理诊断/问题

1.疼痛

疼痛与胃十二指肠溃疡穿孔后消化液对腹膜的强烈刺激及手术后切口有关。

2.体液不足

体液不足与溃疡穿孔后消化液的大量丢失有关。

(六)护理措施

1.术前护理/非手术治疗的护理

(1)禁食、胃肠减压:溃疡穿孔患者要禁食禁水,有效地胃肠减压,以减少胃肠内容物继续流入腹腔。做好引流期间的护理,保持引流通畅和有效负压,注意观察和记录胃液的颜色、性质和量。

(2)体位:休克者取休克体位(头和躯干抬高 20°～30°、下肢抬高 15°～20°),以增加回心血量;无休克者或休克改善后取半卧位,以利于漏出的消化液积聚于盆腔最低位和便于引流,减少毒素的吸收,同时也可降低腹壁张力和减轻疼痛。

（3）静脉输液，维持体液平衡。观察和记录 24 小时出入量，为合理补液提供依据。给予静脉输液，根据出入量和医嘱，合理安排输液的种类和速度，以维持水、电解质及酸碱平衡；同时给予营养支持和相应护理。

（4）预防和控制感染：遵医嘱合理应用抗菌药。

（5）做好病情观察：密切观察患者生命体征、腹痛、腹膜刺激征及肠鸣音变化等。若经非手术治疗 6～8 小时病情不见好转，症状、体征反而加重者，应积极做好急诊手术准备。

2.术后护理

加强术后护理，促进患者早日康复。

三、胃十二指肠溃疡大出血

胃十二指肠溃疡出血是上消化道大出血中最常见的原因，占 50％以上。其中 5％～10％需要手术治疗。

（一）病因与病理

因溃疡基底的血管壁被侵蚀而导致破裂出血，患者过去多有典型溃疡病史，近期可有服用非甾体类抗炎药物、疲劳、饮食不规律等诱因。胃溃疡大出血多发生在胃小弯，出血源自胃左、右动脉及其分支或肝胃韧带内较大的血管。十二指肠溃疡大出血通常位于壶腹部后壁，出血多来自胃十二指肠动脉或胰十二指肠上动脉及其分支；溃疡基底部的血管侧壁破裂出血不易自行停止，可引发致命的动脉性出血。大出血后，因血容量减少、血压下降、血流变慢，可在血管破裂处形成血凝块而暂时止血。由于胃酸、胃肠蠕动和胃十二指肠内容物与溃疡病灶的接触，部分病例可发生再次出血。

（二）临床表现

1.症状

患者的主要表现是呕血和黑便，多数患者只有黑便而无呕血，迅猛的出血则表现为大量呕血和排紫黑色血便。呕血前患者常有恶心，便血前多突然有便意，呕血或便血前后患者常有心悸、目眩、无力甚至昏厥。如出血速度缓慢则血压、脉搏改变不明显。如果短期内失血量超过 400 mL 时，患者可出现面色苍白、口渴、脉搏快速有力，血压正常或略偏高的循环系统代偿表现；当失血量超过 800 mL 时，可出现休克症状：患者烦躁不安、出冷汗、脉搏细速、血压下降、呼吸急促、四肢厥冷等。

2.体征

腹稍胀，上腹部可有轻度压痛，肠鸣音亢进。

（三）实验室及其他检查

1.内镜检查

胃十二指肠纤维镜检查可明确出血原因和部位，出血 24 小时内阳性率可达 70％～80％，超过 24 小时则阳性率下降。

2.血管造影

选择性腹腔动脉或肠系膜上动脉造影可明确病因与出血部位，并可采取栓塞治疗或动脉注射垂体升压素等介入性止血措施。

3.实验室检查

大量出血早期，由于血液浓缩，血常规变化不大；以后红细胞计数、血红蛋白、血细胞比容均呈进行性下降。

(四)治疗要点

胃十二指肠溃疡出血的治疗原则:补充血容量防止失血性休克,尽快明确出血部位并采取有效止血措施。

1.非手术治疗

(1)补充血容量:迅速建立静脉通路,快速静脉输液、输血。失血量达全身总血量的20％时,应输注右旋糖酐、羟乙基淀粉或其他血浆代用品,出血量较大时可输注浓缩红细胞,必要时可输全血,保持血细胞比容不低于30％。

(2)禁食、留置胃管:用生理盐水冲洗胃腔,清除血凝块,直至胃液变清。还可经胃管注入200 mL含8 mg去甲肾上腺素的生理盐水溶液,每4～6小时1次。

(3)应用止血、制酸等药物:经静脉或肌内注射巴曲酶等止血药物;静脉给予H_2受体拮抗剂(西咪替丁等)、质子泵抑制剂(奥美拉唑)或生长抑素等。

(4)胃镜下止血:急诊胃镜检查明确出血部位后同时实施电凝、激光灼凝、注射或喷洒药物、钛夹夹闭血管等局部止血措施。

2.手术治疗

(1)适应证:①重大出血,短期内出现休克,或短时间内(6～8小时)需输入大量血液(>800 mL)方能维持血压和血细胞比容者。②正在进行药物治疗的胃十二指肠溃疡患者发生大出血,说明溃疡侵蚀性大,非手术治疗难于止血,或暂时血止后又复发。③60岁以上伴血管硬化症者自行止血机会较小,应及早手术。④近期发生过类似的大出血或合并溃疡穿孔或幽门梗阻。⑤胃镜检查发现动脉搏动性出血或溃疡底部血管显露、再出血危险性大者。

(2)手术方式:胃大部切除术,适用于大多数溃疡出血的患者。②贯穿缝扎术,在病情危急,不能耐受胃大部切除手术时,可采用单纯贯穿缝扎止血法。③在贯穿缝扎处溃疡出血后,可行迷走神经干切断加胃窦切除或幽门成形术。

(五)常见护理诊断/问题

1.焦虑、恐惧

焦虑、恐惧与突发胃十二指肠溃疡大出血及担心预后有关。

2.体液不足

体液不足与胃十二指肠溃疡出血致血容量不足有关。

(六)护理措施

1.非手术治疗的护理(包括术前护理)

(1)缓解焦虑和恐惧:关心和安慰患者,给予心理支持,减轻患者的焦虑和恐惧。及时为患者清理呕吐物。情绪紧张者,可遵医嘱适当给予镇静剂。

(2)体位:取平卧位,卧床休息。有呕血者,头偏向一侧。

(3)补充血容量:迅速建立多条畅通的静脉通路,快速输液、输血,必要时可行深静脉穿刺输液。开始输液时速度宜快,待休克纠正后减慢滴速。

(4)采取止血措施:遵医嘱应用止血药物或冰盐水洗胃,以控制出血。

(5)做好病情观察:严密观察患者生命体征的变化,判断、观察和记录呕血、便血情况,观察患者有无口渴、肢端湿冷、尿量减少等循环血量不足的表现。必要时测量中心静脉压并做好记录。观察有无鲜红色血性胃液从胃管流出,以判断有无活动性出血和止血效果。若出血仍在继续,短时间内(6～8小时)需大量输血(＞800 mL)才能维持血压和血细胞比容,或停止输液、输血后,病情又恶化者,应及时报告医师,并配合做好急症手术的准备。

(6)饮食:出血时暂禁食,出血停止后,可进流质或无渣半流质饮食。

2.术后护理

加强术后护理,促进患者早日康复。

四、胃十二指肠溃疡瘢痕性幽门梗阻

胃十二指肠溃疡患者因幽门管、幽门溃疡或十二指肠壶腹部溃疡反复发作形成瘢痕狭窄、幽门痉挛水肿而造成幽门梗阻。

(一)病因与病理

瘢痕性幽门梗阻常见于十二指肠壶腹部溃疡和位于幽门的胃溃疡。溃疡引起幽门梗阻的机制有幽门痉挛、炎性水肿和瘢痕三种,前两种情况是暂时的和可逆的,在炎症消退、痉挛缓解后梗阻解除,无须外科手术;而瘢痕性幽门梗阻属于永久性,需要手术方能解除梗阻。梗阻初期,为克服幽门狭窄,胃蠕动增强,胃壁肌肉代偿性增厚。后期,胃代偿功能减退,失去张力,胃高度扩大,蠕动减弱甚至消失。由于胃内容物潴留引起呕吐而致水、电解质的丢失,导致脱水、低钾低氯性碱中毒;长期慢性不全性幽门梗阻者由于摄入减少,消化吸收不良,患者可出现贫血与营养障碍。

(二)临床表现

1.症状

患者表现为进食后上腹饱胀不适并出现阵发性胃痉挛性疼痛,伴恶心、嗳气与呕吐。呕吐多发生在下午或晚间,呕吐量大,一次达1 000～2 000 mL,呕吐物内含大量宿食,有腐败酸臭味,但不含胆汁。呕吐后自觉胃部舒适,故患者常自行诱发呕吐以缓解症状。常有少尿、便秘、贫血等慢性消耗表现。体检时可见患者常有消瘦、皮肤干燥、皮肤弹性消失等营养不良的表现。

2.体征

上腹部可见胃型和胃蠕动波,用手轻拍上腹部可闻及振水声。

(三)实验室及其他检查

1.内镜检查

可见胃内有大量潴留的胃液和食物残渣。

2.X线钡餐检查

可见胃高度扩张,24小时后仍有钡剂存留(正常24小时排空)。已明确幽门梗阻者避免做此检查。

(四)治疗要点

瘢痕性幽门梗阻以手术治疗为主。最常用的术式是胃大部切除术,但年龄较大、身体状况极差或合并其他严重内科疾病者,可行胃空肠吻合加迷走神经切断术。

(五)常见护理诊断/问题

1.体液不足

体液不足与大量呕吐、胃肠减压引起水、电解质的丢失有关。

2.营养失调:低于机体需要量

营养失调:低于机体需要量与幽门梗阻致摄入不足、禁食和消耗、丢失体液有关。

(六)护理措施

1.术前护理

(1)静脉输液:根据医嘱和电解质检测结果合理安排输液种类和速度,以纠正脱水及低钾、低氯性碱中毒。密切观察及准确记录24小时出入量,为静脉补液提供依据。

(2)饮食与营养支持:非完全梗阻者可给予无渣半流质饮食,完全梗阻者术前应禁食水,以减少胃内容物潴留。根据医嘱于手术前给予肠外营养,必要时输血或其他血液制品,以纠正营养不良、贫血和低蛋白血症,提高患者对手术的耐受力。

(3)采取有效措施,减轻疼痛,增进舒适。①禁食,胃肠减压:完全幽门梗阻患者,给予禁食,保持有效胃肠减压,减少胃内积气、积液,减轻胃内张力。必要时遵医嘱给予解痉药物,以减轻疼痛,增加患者的舒适度。②体位:取半卧位,卧床休息。呕吐时,头偏向一侧。呕吐后及时为患者清理呕吐物。情绪紧张者,可遵医嘱给予镇静剂。

(4)洗胃:完全幽门梗阻者,除持续胃肠减压排空胃内潴留物外,须做术前胃的准备,即术前3天每晚用300～500 mL温盐水洗胃,以减轻胃黏膜水肿和炎症,有利于术后吻合口愈合。

2.术后护理

加强术后护理,促进患者早日康复。

(蒋文平)

第二节　小肠破裂的护理

一、概述

小肠是消化管中最长的一段肌性管道,也是消化与吸收营养物质的重要场所。人类小肠全长3～9 m,大部分为5～7 m,个体差异很大。分为十二指肠、空肠和回肠三部分,十二指肠属上消化道,空肠及其以下肠段属下消化道。

各种外力的作用所致的小肠穿孔称为小肠破裂。小肠破裂在战时和平时均较常见,多见于交通事故、工矿事故、生活事故如坠落、挤压、刀伤和火器伤。小肠可因穿透性与闭合性损伤造成肠管破裂或肠系膜撕裂。小肠占满整个腹部,又无骨骼保护,因此易于受到损伤。由于小肠壁厚,血运丰富,故无论是穿孔修补或肠段切除吻合术,其成功率均较高,发生肠瘘的机会少。

二、护理评估

(一)健康史

了解患者腹部损伤的时间、地点及致伤源、伤情、就诊前的急救措施、受伤至就诊之间的病情变化,如果患者神志不清,应询问目击人员。

(二)临床表现

小肠破裂后在早期即产生明显的腹膜炎的体征,这是因为肠管破裂肠内容物溢出腹腔所致。症状以腹痛为主,程度轻重不同,可伴有恶心及呕吐,腹部检查肠鸣音消失,腹膜刺激征明显。

小肠损伤初期一般均有轻重不等的休克症状,休克的深度除与损伤程度有关外,主要取决于内出血的多少,表现为面色苍白、烦躁不安、脉搏细速、血压下降、皮肤发冷等。若为多发性小肠损伤或肠系膜撕裂大出血,可迅速发生休克并进行性恶化。

(三)辅助检查

(1)实验室检查:白细胞计数升高说明腹腔炎症;血红蛋白含量取决于内出血的程度,内出血少时变化不大。

(2)X线检查:X线透视或摄片检查有无气腹与肠麻痹的征象,因为一般情况下小肠内气体很少,且损伤后伤口很快被封闭,不但膈下游离气体少见,且使一部分患者早期症状隐匿。因此,阳性气腹有诊断价值,但阴性结果也不能排除小肠破裂。

(3)腹部B超检查:对小肠及肠系膜血肿、腹水均有重要的诊断价值。

(4)CT或磁共振检查:对小肠损伤有一定诊断价值,而且可对其他脏器进行检查,有时可能发现一些未曾预料的损伤,有助于减少漏诊。

(5)腹腔穿刺:有浑浊的液体或胆汁色的液体,说明肠破裂,穿刺液中白细胞、淀粉酶含量均升高。

(四)治疗原则

小肠破裂的诊断一旦确诊,应立即进行手术治疗。手术方式以简单修补为主。肠管损伤严重时,则应做部分小肠切除吻合术。

(五)心理、社会因素

小肠损伤大多在意外情况下突然发生,加之伤口、出血及内脏脱出的视觉刺激和对预后的担忧,患者多表现为紧张、焦虑、恐惧。应了解其患病后的心理反应,对本病的认知程度和心理承受能力,家属及亲友对其支持情况、经济承受能力等。

三、护理问题

(一)有体液不足的危险

与创伤致腹腔内出血、体液过量丢失、渗出及呕吐有关。

(二)焦虑、恐惧

与意外创伤的刺激、疼痛、出血、内脏脱出的视觉刺激及担心疾病的预后等有关。

(三)体温过高

与腹腔内感染毒素吸收和伤口感染等因素有关。

(四)疼痛

与小肠破裂或手术有关。

(五)潜在并发症

腹腔感染、肠瘘、失血性休克。

(六)营养失调,低于机体需要量

与消化道的吸收面积减少有关。

四、护理目标

(1)患者体液平衡得到维持,生命体征稳定。

(2)患者情绪稳定,焦虑或恐惧减轻,主动配合医护工作。

(3)患者体温维持正常。

(4)患者主诉疼痛有所缓解。

(5)护士密切观察病情变化,如发现异常,及时报告医师,并配合处理。

(6)患者体重不下降。

五、护理措施

(一)一般护理

(1)伤口处理:对开放性腹部损伤者,妥善处理伤口,及时止血和包扎固定。若有肠管脱出,可用消毒或清洁器皿覆盖保护后再包扎,以免肠管受压、缺血而坏死。

(2)病情观察:密切观察生命体征的变化,每15分钟测定脉搏、呼吸、血压一次。重视患者的主诉,若主诉心慌、脉快、出冷汗等,及时报告医师。不注射止痛药(诊断明确者除外),以免掩盖伤情。不随意搬动伤者,以免加重病情。

(3)腹部检查:每30分钟检查一次腹部体征,注意腹膜刺激征的程度和范围变化。

(4)禁食和灌肠:禁食和灌肠可避免肠内容物进一步溢出,造成腹腔感染或加重病情。

(5)补充液体和营养:注意纠正水、电解质及酸碱平衡失调,保证输液通畅,对伴有休克或重症腹膜炎的患者可进行中心静脉补液,这不仅可以保证及时大量的液体输入,而且有利于中心静脉压的监测,根据患者具体情况,适量补给全血、血浆或人血清蛋白,尽可能补给足够的热量和蛋白质、氨基酸及维生素等。

(二)心理护理

关心患者,加强交流,讲解相关病情、治疗方式及预后,使患者了解自己的病情,消除患者的焦虑和恐惧,保持良好的心理状态,并与其一起制定合适的应对机制,鼓励患者,增加治疗的信心。

(三)术后护理

(1)妥善安置患者:麻醉清醒后取半卧位,有利于腹腔炎症的局限,改善呼吸状态。了解手术的过程,查看手术的部位,对引流管、输液管、胃管及氧气管等进行妥善固定,做好护理记录。

(2)监测病情:观察患者血压、脉搏、呼吸、体温的变化。注意腹部体征的变化。适当应用止痛药,减轻患者的不适。若切口疼痛明显,应检查切口,排除感染。

(3)引流管的护理:腹腔引流管保持通畅,准确记录引流液的性状及量。腹腔引流液应为少量血性液,若为绿色或褐色渣样物,应警惕腹腔内感染或肠瘘的发生。

(4)饮食:继续禁食、胃肠减压,待肠功能逐渐恢复、肛门排气后,方可拔除胃肠减压管。拔除胃管当天可进清流食,第2天进流质饮食,第3天进半流食,逐渐过渡到普食。

(5)营养支持:维持水、电解质和酸碱平衡,增加营养。维生素主要是在小肠被吸收,小肠部分切除后,要及时补充维生素C、维生素D、维生素K和复合维生素B等维生素和微量元素钙、镁等,可经静脉、肌内注射或口服进行补充,预防贫血,促进伤口愈合。

(四)健康教育

(1)注意饮食卫生,避免暴饮暴食,进易消化食物,少食刺激性食物,避免腹部受凉和饭后剧烈活动,保持排便通畅。

(2)注意适当休息,加强锻炼,增加营养,特别是回肠切除的患者要长期定时补充维生素 B_{12} 等营养素。

(3)定期门诊随访。若有腹痛、腹胀、停止排便及伤口红、肿、热、痛等不适,应及时就诊。

(4)加强社会宣传,增进劳动保护、安全生产、安全行车、遵守交通规则等知识,避免损伤等意外的发生。

(5)普及各种急救知识,在发生意外损伤时,能进行简单的自救或急救。

(6)无论腹部损伤的轻重,都应经专业医务人员检查,以免贻误诊治。

(蒋文平)

第三节　肠梗阻的护理

肠腔内容物不能正常运行或通过肠道发生障碍时,称为肠梗阻,是外科常见的急腹症之一。

一、疾病概要

(一)病因和分类

1.按梗阻发生的原因分类

(1)机械性肠梗阻:最常见,是由各种原因引起的肠腔变窄、肠内容物通过障碍,主要原因如下。①肠腔堵塞:如寄生虫、粪块、异物等。②肠管受压:如粘连带压迫、肠扭转、嵌顿性疝等。③肠壁病变:如先天性肠道闭锁、狭窄、肿瘤等。

(2)动力性肠梗阻:较机械性肠梗阻少见。肠管本身无病变,梗阻原因是神经反射和毒素刺激引起肠壁功能紊乱,致肠内容物不能正常运行。可分为:①麻痹性肠梗阻。常见于急性弥漫性腹膜炎、腹部大手术、腹膜后血肿或感染等。②痉挛性肠梗阻。由于肠壁肌肉异常收缩所致,常见于急性肠炎或慢性铅中毒。

(3)血运性肠梗阻:较少见。由于肠系膜血管栓塞或血栓形成,使肠管血运障碍,继而发生肠麻痹,肠内容物不能通过。

2.按肠管血运有无障碍分类

(1)单纯性肠梗阻:无肠管血运障碍。

(2)绞窄性肠梗阻:有肠管血运障碍。

3.按梗阻发生的部位分类

高位性肠梗阻(空肠上段)和低位性肠梗阻(回肠末段和结肠)。

4.按梗阻的程度分类

完全性肠梗阻(肠内容物完全不能通过)和不完全性肠梗阻(肠内容物部分可通过)。

5.按梗阻病情的缓急分类

急性肠梗阻和慢性肠梗阻。

(二)病理生理

1.肠管局部的病理生理变化

(1)肠蠕动增强:单纯性机械性肠梗阻,梗阻以上的肠蠕动增强,以克服肠内容物通过的障碍。

(2)肠管膨胀:肠腔内积气、积液所致。

(3)肠壁充血水肿、血运障碍,严重时可导致坏死和穿孔。

2.全身性病理生理变化

(1)体液丢失和电解质、酸碱平衡失调。

(2)全身性感染和毒血症,甚至发生感染中毒性休克。

(3)呼吸和循环功能障碍。

(三)临床表现

1.症状

(1)腹痛:单纯性机械性肠梗阻的特点是阵发性腹部绞痛;绞窄性肠梗阻表现为持续性剧烈腹痛伴阵发性加剧;麻痹性肠梗阻呈持续性胀痛。

(2)呕吐:早期常为反射性,呕吐胃内容物,随后因梗阻部位不同,呕吐的性质各异。高位肠梗阻呕吐出现早且频繁,呕吐物主要为胃液、十二指肠液、胆汁;低位肠梗阻呕吐出现晚,呕吐物常为粪样物;若呕吐物为血性或棕褐色,常提示肠管有血运障碍;麻痹性肠梗阻呕吐多为溢出性。

(3)腹胀:高位肠梗阻腹胀不明显;低位肠梗阻及麻痹性肠梗阻则腹胀明显。

(4)停止肛门排气排便:完全性肠梗阻时,患者多停止排气、排便,但在梗阻早期,梗阻以下肠管内尚存的气体或粪便仍可排出。

2.体征

(1)腹部体征。①视诊:单纯性机械性肠梗阻可见腹胀、肠型和异常蠕动波,肠扭转时腹胀多不对称。②触诊:单纯性肠梗阻可有轻度压痛但无腹膜刺激征,绞窄性肠梗阻可有固定压痛和腹膜刺激征。③叩诊:绞窄性肠梗阻时腹腔有渗液,可有移动性浊音。④听诊:机械性肠梗阻肠鸣音亢进,可闻及气过水声或金属音,麻痹性肠梗阻肠鸣音减弱或消失。

(2)全身体征:单纯性肠梗阻早期多无明显全身性改变,梗阻晚期可有口唇干燥、眼窝凹陷、皮肤弹性差、尿少等脱水征。严重脱水或绞窄性肠梗阻时,可出现脉搏细速、血压下降、面色苍白、四肢发冷等中毒和休克征象。

3.辅助检查

(1)实验室检查:肠梗阻晚期,血红蛋白和血细胞比容升高,并有水、电解质及酸碱平衡失调。绞窄性肠梗阻时,白细胞计数和中性粒细胞比例明显升高。

(2)X线检查:一般在肠梗阻发生4~6小时后,立位或侧卧位X线平片可见肠胀气及多个液气平面。

(四)治疗原则

1.一般治疗

(1)禁食。

(2)胃肠减压:是治疗肠梗阻的重要措施之一。通过胃肠减压,吸出胃肠道内的气体和液体,从而减轻腹胀、降低肠腔内压力,改善肠壁血运,减少肠腔内的细菌和毒素。

(3)纠正水、电解质及酸碱平衡失调。

(4)防治感染和中毒。

(5)其他:对症治疗。

2.解除梗阻

解除梗阻的手段分为非手术治疗和手术治疗两大类。

(五)常见几种肠梗阻

1.粘连性肠梗阻

粘连性肠梗阻是肠粘连或肠管被粘连带压迫所致的肠梗阻,较为常见。主要由于腹部手术、炎症、创伤、出血、异物等所致。以小肠梗阻为多见,多为单纯性不完全性梗阻。粘连性肠梗阻多采取非手术治疗,如无效或发生绞窄性肠梗阻时应及时手术治疗。

2.肠扭转

肠扭转指一段肠管沿其系膜长轴旋转而形成的闭襻性肠梗阻,常发生于小肠,其次是乙状结肠。①小肠扭转:多见于青壮年,常在饱餐后立即进行剧烈活动时发病。表现为突发腹部绞痛,呈持续性伴阵发性加剧,呕吐频繁,腹胀不明显。②乙状结肠扭转:多见于老年人,常有便秘习惯,表现为腹部绞痛,明显腹胀,呕吐不明显。肠扭转是较严重的机械性肠梗阻,可在短时间内发生肠绞窄、坏死,一经诊断,应急症手术治疗。

3.肠套叠

肠套叠指一段肠管套入与其相连的肠管内,以回结肠型(回肠末端套入结肠)最多见。肠套叠多见于2岁以下婴幼儿。典型表现为阵发性腹痛、果酱样血便和腊肠样肿块(多位于右上腹),右下腹触诊有空虚感。X线空气或钡剂灌肠显示空气或钡剂在结肠内受阻,梗阻端的钡剂影像呈"杯口状"或"弹簧状"阴影。早期肠套叠可试行空气灌肠复位,无效者或病期超过48小时,怀疑有肠坏死或肠穿孔者,应行手术治疗。

4.蛔虫性肠梗阻

由于蛔虫聚集成团并刺激肠管痉挛致肠腔堵塞,多见于2~10岁儿童,驱虫不当常为诱因。主要表现为阵发性脐部周围腹痛,伴呕吐,腹胀不明显。部分患者腹部可触及变形、变位的条索状团块。少数患者可并发肠扭转或肠壁坏死穿孔,蛔虫进入腹腔引起腹膜炎。单纯性蛔虫堵塞多采用非手术治疗,包括解痉挛止痛、禁食、酌情胃肠减压、输液、口服植物油驱虫等,若无效或并发肠扭转、腹膜炎时,应行手术取虫。

二、肠梗阻患者的护理

(一)护理诊断/问题

1.疼痛

与肠内容物不能正常运行或通过障碍有关。

2.体液不足

与呕吐、禁食、胃肠减压、肠腔积液有关。

3.潜在并发症

肠坏死、腹腔感染、休克。

(二)护理措施

1.非手术治疗的护理

(1)饮食:禁食,梗阻缓解12小时后可进少量流质饮食,忌甜食和牛奶;48小时后可进半流食。

(2)胃肠减压:做好相关护理。

(3)体位:生命体征稳定者可取半卧位。

(4)解痉挛、止痛:若无肠绞窄或肠麻痹,可用阿托品解除痉挛、缓解疼痛,禁用吗啡类止痛药,以免掩盖病情。

(5)输液：纠正水、电解质和酸碱失衡，记录 24 小时出入液量。

(6)防治感染和中毒：遵照医嘱应用抗生素。

(7)严密观察病情变化：出现下列情况时应考虑有绞窄性肠梗阻的可能，应及早采取手术治疗：①腹痛发作急骤，为持续性剧烈疼痛，或在阵发性加重之间仍有持续性腹痛。肠鸣音可不亢进。②早期出现休克。③呕吐早、剧烈而频繁。④腹胀不对称，腹部有局部隆起或触及有压痛的包块。⑤明显的腹膜刺激征，体温升高，脉快，白细胞计数和中性粒细胞比例增高。⑥呕吐物、胃肠减压抽出液、肛门排出物为血性或腹腔穿刺抽出血性液。⑦腹部 X 线检查可见孤立、固定的肠襻；⑧经积极非手术治疗后症状、体征无明显改善者。

2.手术前后的护理

(1)术前准备：除上述非手术护理措施外，按腹部外科常规行术前准备。

(2)术后护理：①病情观察，观察患者生命体征、腹部症状和体征的变化，伤口敷料及引流情况，及早发现术后并发症。②麻醉清醒、血压平稳后取半卧位。③禁食、胃肠减压，待排气后逐步恢复饮食。④防止感染，遵照医嘱应用抗生素。⑤鼓励患者早期活动。

（蒋文平）

第四节　直肠肛管周围脓肿的护理

直肠肛管周围脓肿是指直肠肛管周围间隙内或其周围软组织内的急性化脓性感染，并发展成为脓肿。

一、病因

大多数直肠肛管周围脓肿源于肛腺感染，少数可继发于损伤、内痔、肛裂或痔疮药物注射治疗等，溃疡性结肠炎、Crohn 病及血液病患者易并发直肠肛管周围脓肿。

二、临床表现

(一)肛门周围脓肿

以肛门周围皮下脓肿最为常见，占 40%～48%，位置多表浅，以局部症状为主，全身感染症状不明显。疼痛、肿胀和局部压痛为主要表现。疼痛为持续跳动性，可因排便、局部受压、按摩或咳嗽而疼痛加剧，坐立不安，行动不便；早期局部红肿、发硬，压痛明显，脓肿形成后则波动明显，若自行穿破皮肤，则脓液排出。

(二)坐骨肛管间隙脓肿(坐骨直肠窝脓肿)

较多见，占 20%～25%，该间隙较大，因此形成的脓肿较大且深，全身感染症状明显，患者在发病初期就可出现寒战、发热、乏力、恶心等全身表现。早期局部症状不明显，之后出现持续性胀痛并逐渐发展为明显持续性跳痛，排便或行走时疼痛加剧；有的患者可出现排尿困难，里急后重，感染初期无明显局部体征，以后出现患处红肿，双臀不对称。

(三)骨盆直肠间隙脓肿(骨盆直肠窝脓肿)

较前两者少见，此处位置深、空隙大，因此全身感染症状严重而无明显局部表现，早期即出现持续高热、寒战、头痛、疲倦等全身中毒症状；局部症状为直肠坠胀感、便意不尽等，常伴排尿困难。会阴部多无异常体征，直肠指诊可在直肠壁上触及肿块隆起，有压痛及波动感。

(四)其他

肛管括约肌间隙脓肿、直肠后间隙脓肿、高位肌间脓肿、直肠壁内脓肿(黏膜下脓肿)。由于位置较深，局部症状多不明显，主要表现为会阴、直肠坠胀感，排便时疼痛加重，患者同时有不同程度的全身感染症状。直肠触诊可扣及疼痛性肿块。

三、治疗原则及要点

(一)非手术治疗

可应用抗生素治疗，控制感染；温水坐浴；局部理疗；为缓解患者排便时疼痛，可口服缓泻剂或液状石蜡促进排便。

(二)手术治疗

主要方法是脓肿切开引流。

(1)肛门周围脓肿：在局麻下，于波动最明显处作与肛门呈放射状切口，不必填塞以保证引流通畅。

(2)坐骨肛管间隙脓肿：在腰麻或骶管麻醉下，于压痛明显处，用粗针头先做穿刺，抽出脓液后，作一平行于肛缘的弧形切口，置管或放油纱条引流，切口距离肛缘要 3～5 cm，避免损伤括约肌。

(3)骨盆直肠间隙脓肿：在腰麻或全麻下，根据脓肿位置选择切开部位，脓肿向肠腔突出，手指于直肠内可触及波动，在肛镜下行相应部位直肠壁切开引流。

四、护理评估

(一)健康史

了解患者有无肛周软组织感染、内痔、损伤、肛裂、药物注射等病史，有无血液病、溃疡性结肠炎等。

(二)身体状况

1.局部

评估脓肿位置，局部有无肿胀和压痛，评估疼痛的性质，是否因排便、局部受压、按摩或咳嗽疼痛加剧，是否有肛周瘙痒、分泌物等肛窦炎或肛腺感染的临床表现；有无排尿困难。

2.全身

患者是否出现寒战、高热、头痛、乏力、食欲缺乏、恶心等全身表现。

(三)辅助检查

评估实验室检查结果，有无白细胞计数及中性粒细胞比例增高，MRI 检查明确脓肿与括约肌的关系，有无多发脓肿。

(四)心理-社会状况

由于疾病迁延不愈，甚至形成肛瘘，为患者的生活和工作带来不便，注意评估患者心理状态变化，有无因疾病产生的情绪变化，了解其家属对患者疾病的认识程度及支持情况。

五、护理措施

(一)休息与活动

术后24小时内,卧床休息,协助并指导患者在床上翻身、活动四肢。但不宜过早下床,以免伤口疼痛、出血,24小时后可适当下床活动。

(二)饮食护理

术后1~2天以无渣或少渣流质、半流质为主,如稀粥、面条等,以减少肠蠕动,促进切口愈合。鼓励患者多饮水,摄入有助于促进排便的食物。

(三)控制感染

(1)遵医嘱应用抗生素,脓肿切开引流者,密切观察引流液的色、量、性状并记录。

(2)定时冲洗脓腔,保持引流通畅。

(3)当脓液变稀且引流量小于50 mL/d时,可考虑拔管。

(4)高热患者嘱其多饮水并给予物理降温。

(5)其他护理措施参见痔围术期护理

六、健康教育

(1)疾病相关知识:向患者讲解疾病的发病原因及相应的治疗及护理配合要点,鼓励患者养成良好的饮食及排便习惯,预防便秘;避免长时间久站或久坐;术后告知患者进行肛门括约肌舒缩运动,防止肛门括约肌松弛。

(2)直肠肛管周围脓肿主要是因肛窦腺感染引起,注意个人肛门卫生和生活习惯避免肛窦炎的发生。

(3)对未行一次性切开治疗的患者术后存在较高的肛瘘风险,一旦发生肛瘘应行二次肛瘘手术治疗。

(蒋文平)

第五节　肛门失禁的护理

肛门失禁又称大便失禁,是指因各种原因引起的肛门自制功能紊乱,以致不能随意控制排气和排便,不能辨认直肠内容物的物理性质,不能保持排便能力。它是多种复杂因素参与而引起的一种临床症状。据过外文献报道,大便失禁在老年人中的发生率高达1.5%,女性多于男性。

一、病因及发病机制

(一)先天异常

肛门闭锁、直肠发育不全、脊椎裂、脊髓膜突出等先天性疾病均可造成肛门失禁。

(二)解剖异常

医源性损伤、产科损伤(阴道分娩)、直肠肛管手术、骨盆骨折、肠道切除手术后、肛门撕裂、直肠脱垂、内痔脱出等。

(三)神经源性

各种精神及中枢、外周神经病变和直肠感觉功能改变如痴呆、脑动脉硬化、运动性共济失调、脑萎缩、精神发育迟缓；中风、脑肿瘤、脊柱损伤、多发性硬化、脊髓瘤；马尾损伤，多发性神经炎，肛门、直肠、盆腔及会阴部神经损伤、"延迟感知"综合征等疾病均能导致肛门失禁。

(四)平滑肌功能异常

放射性肠炎、炎症性肠病、直肠缺血、粪便嵌顿、糖尿病、儿童肛门失禁。

(五)骨骼肌疾病

重症肌无力、肌营养不良、硬皮病、多发性硬化等。

(六)其他

精神疾病、全身营养不良、躯体残疾、肠套叠、肠易激综合征、特发性甲状腺功能减退等。

二、临床表现

(一)症状特点

患者不能随意控制排便和排气。完全失禁时，粪便自然流出，污染内裤，睡眠时粪便排出污染被褥；肛门、会阴部经常潮湿，粪性皮炎、疼痛瘙痒、湿疹样改变。不完全失禁时，粪便干时无失禁，粪便稀时和腹泻时则不能控制。

(二)专科体征

1.视诊

(1)完全性失禁：视诊常见肛门张开呈圆形，或有畸形、缺损、瘢痕、肛门部排出粪便、肠液，肛门部皮肤可有湿疹样改变或粪性皮炎的发生。

(2)不完全失禁：肛门闭合不紧，腹泻时可在肛门部有粪便污染。

2.直肠指诊

肛门松弛，收缩肛管时括约肌及肛管直肠环收缩不明显和完全消失，如损伤引起，则肛门部可扪及瘢痕组织，不完全失禁时指诊可扪及括约肌收缩力减弱。

3.肛门镜检查

可观察肛管部有无畸形，肛管皮肤黏膜状态，肛门闭合情况。

三、辅助检查

(一)肛管直肠测压

可测定内、外括约肌及耻骨直肠肌有无异常。肛门直肠抑制反射，了解其他基础压、收缩压和直肠膨胀耐受容量。失禁患者肛管基础、收缩压降低，内括约肌反射松弛消失，直肠感觉膨胀耐受容量减少。

(二)肌电图测定

可测定括约肌功能范围，确定随意肌、不随意肌及其神经损伤恢复程度。

(三)肛管超声检查

应用肛管超声检查，能清晰显示出肛管直肠黏膜下层、内外括约肌及其周围组织结构，可协助诊断肛门失禁，观察有无括约肌受损。

四、治疗要点

(一)非手术治疗

1.提肛训练

通过提肛训练以改进外括约肌、耻骨直肠肌、肛提肌随意收缩能力,从而锻炼盆底功能。

2.电刺激治疗

常用于神经性肛门失禁。将刺激电极置于内、外括约肌和盆底肌,使之有规律收缩和感觉反馈,提高患者对大便的感受,增加直肠顺应性,调节局部反射,均可改善肛门功能。

3.生物反馈治疗

生物反馈治疗是一种有效的治疗肛门失禁的方法。生物反馈仪监测到肛周肌肉群的生物信号,并将信号以声音传递给患者,患者通过声音和图片高低形式显示进行模拟排便的动作,达到锻炼盆底肌功能的作用。生物反馈的优点是安全无痛,但需要医患双方的耐心和恒心。

(二)手术治疗

由于手术损伤或产后、外力暴力损伤括约肌致局部缺陷。先天性疾病、直肠癌术后肛管括约肌切除等则需要进行手术治疗,手术方式较多,根据情况选用。包括:肛管括约肌修补术、括约肌折叠术、肛管成形术等。

五、护理评估

(一)焦虑

与大便不受控制影响生活质量有关。

(二)自我形象紊乱

与大便失禁污染有关。

(三)粪性皮炎

与大便腐蚀肛周皮肤有关。

(四)睡眠形态紊乱

与大便失禁影响睡眠质量有关。

(五)疼痛

与术后伤口有关。

(六)潜在并发症

尿潴留、出血、伤口感染。

六、护理措施

(一)焦虑护理

(1)术前患者心理护理:与患者及家属进行沟通,向患者及家属讲解所患疾病发生的原因、治疗方法、护理要点、影响手术效果的因素、可能出现的并发症和不适,使其对肛门失禁有正确的认识,积极配合手术治疗,对术后出现的并发症有心理准备。

(2)术后做好家属宣教使其亲人陪护在身边,使患者有安全感。向患者讲解手术的过程顺利使其放心,护士在护理过程中以耐心、细心的优质服务理念贯穿整个护理工作中让患者感到安心。

(二)自我形象紊乱的护理

护士做好患者基础护理,保持肛周及会阴清洁。及时协助患者更换衣裤及病床。护理操作过程中注意保护患者隐私。

(三)粪性皮炎护理

(1)一旦患者发生粪性皮炎护士应指导患者正确清洗肛周的方法。

(2)及时更换被粪便污染的衣裤。

(3)保持肛周、会阴局部清洁干燥。需要在护理粪性皮炎时同压疮做好鉴别。

(四)睡眠形态紊乱护理

病房保持安静,定时通风,鼓励患者养成良好的睡眠习惯。向患者及家属做好沟通,使其放松心情,评估影响患者睡眠的因素,帮助其排除,并讲解良好的睡眠质量对术后恢复的重要性。

(五)疼痛护理

术后建立疼痛评分表,根据评分值采取相应的护理措施,必要时常规使用镇痛泵。给予患者心理疗法,让其分散注意力,以缓解疼痛。

(六)并发症的护理

1.尿潴留

嘱患者小便时可听流水声、热敷小腹诱导排便。

2.出血

严密观察患者伤口敷料是否有渗血渗液;严密观察患者的生命体征、脉搏、心率、呼吸、神志、体温;观察患者排便时有无带血,嘱患者勿用力排便,以免引起伤口出血。如患者伤口敷料有鲜红色血液渗出,应立即通知医师并协助医师进行止血甚至抢救处理。

3.伤口感染

每天给予伤口换药,严密观察患伤口愈合情况及有无发热等症状。

七、护理评价

患者围术期细致的护理不仅是提高患者满意度,也是提高手术成功的重要保障,通过相应的护理措施可促进患者早日康复,在治疗护理过程中,心理护理尤为重要,可帮助患者及家属减轻心理负担,减少和消除患者术后不必要的并发症,提高患者的生活质量,使患者早日回归社会。

八、健康教育

(1)嘱患者清淡饮食避免刺激辛辣等食物。

(2)指导患者正确的提肛运动。

(3)向患者讲解扩肛的目的、方法、注意事项。

(4)以多种形式的健康教育指导患者包括口头讲解、书面法、操作示范等,使患者充分掌握自我观察和自我调护的方法。

(5)对出院患者进行出院指导,并讲解随访时间,定期随访。

(6)告知患者适当活动,不可进行剧烈运动,保持肛周局部清洁干燥。

(蒋文平)

第六节 肛瘘的护理

一、概述

肛瘘是肛管或直肠与肛周皮肤相通的肉芽肿性通道,由内口、瘘管、外口三部分组成。内口常位于齿线附近,多为一个;外口在肛周皮肤上,可为一个或多个。

经久不愈或间歇性反复发作为其特点,是常见的直肠肛管疾病之一,多见于青壮年男性,可能与男性性激素靶器官之一的皮脂腺分泌旺盛相关。

(一)病因和发病机制

大部分肛瘘多因肛窦肛腺化脓性感染扩散形成直肠肛管周围脓肿,内口为感染源入口,多在齿状线上的肛窦处,外口为脓肿自行破溃或切开引流处,位于肛周皮肤上,内口与外口之间的管道为瘘管。

由于外口生长较快,脓肿常假性愈合,导致反复发作破溃或切开,形成多个外口和瘘管,使单纯性肛瘘成为复杂性肛瘘。恶性肿瘤、溃疡性结肠炎、结核、肛管外伤感染也可引起肛瘘,但较为少见。

(二)肛瘘的分类

1.按瘘管位置高低分类

(1)低位肛瘘:瘘管位于外括约肌深部以下,可分为低位单纯性肛瘘(一个瘘管)和低位复杂性肛瘘(多个瘘口和瘘管)。

(2)高位肛瘘:瘘管位于外括约肌深部以上,可分为高位单纯性肛瘘(一个瘘管)和高位复杂性肛瘘(多个瘘口和瘘管)。

2.按瘘管与括约肌的关系分类(Parks 分类)

(1)括约肌间肛瘘(图 12-3):为肛管周围脓肿导致瘘管只穿过内括约肌,是肛管周围脓肿的后遗症。外口常只有一个,距肛缘较近,为 3～5 cm,约占肛瘘的 70%。

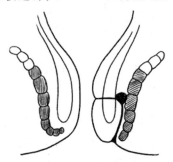

图 12-3 括约肌间肛瘘

(2)经括约肌肛瘘(图 12-4):为坐骨直肠窝脓肿的后遗症。瘘管穿过内括约肌、外括约肌浅部和深部之间,外口常有数个,并有支管互相沟通,外口距肛缘较远,约 5 cm,约占肛瘘的 25%。

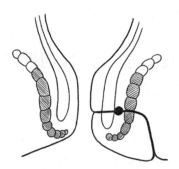

图 12-4　经括约肌肛瘘

（3）括约肌上肛瘘（图 12-5）：瘘管向上穿过肛提肌，然后向下至坐骨直肠窝而穿透皮肤。瘘管累及肛管直肠环，故治疗较困难，约占肛瘘的 4%。

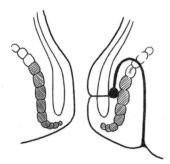

图 12-5　括约肌上肛瘘

（4）括约肌外肛瘘（图 12-6）：最少见，为骨盆直肠间隙脓肿合并坐骨直肠窝脓肿的后果。瘘管穿过肛提肌，直接与直肠相通，仅占肛瘘的 1%。

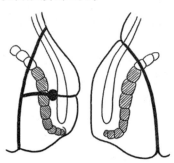

图 12-6　括约肌外肛瘘

（三）临床表现

肛瘘常有肛周脓肿自行破溃或者切开排脓病史，伤口反复不愈，形成肛瘘外口。以外口流出少量脓性、血性、黏液性分泌物为主要症状。当外口愈合，瘘管中蓄积脓液有脓肿形成时，可感到明显疼痛，同时可伴有寒战、发热、乏力等全身感染症状，脓肿穿破或切开引流后，症状即可缓解。

上述症状反复发作是肛瘘的临床特点。确定内口的位置对肛瘘诊断有重要意义。直肠指诊时触及内口有轻度压痛，有时可扪及硬结样内口及条索样瘘管。肛门镜检时可发现内口，切勿使用硬质探针自外口向内探查瘘管，易造成假性通道，应选用软质探针。经直肠腔内超声可以区分肛瘘与周围组织的关系，能分辨多数瘘管内、外口的位置。

（四）治疗

肛瘘很难自愈,易反复发作并形成直肠肛管周围脓肿,因此,大多数需手术治疗。治疗原则为将瘘管彻底切开,形成开放的创面,充分引流促进其愈合。手术操作关键则是尽量避免肛管括约肌损伤,防止肛门失禁,同时,避免肛瘘的复发。

1.瘘管切开术

将瘘管全部切开,靠肉芽组织填充伤口使其愈合,适用于低位肛瘘。

2.挂线疗法

利用橡皮筋或者有腐蚀作用的药线机械性压迫,缓慢切开肛瘘的方法。适用于距肛缘 3～5 cm 内,有内、外口的低位单纯性肛瘘或者是高位单纯性肛瘘,亦或作为复杂性肛瘘切开、切除辅助治疗。其最大优点是不会造成肛门失禁同时能引流瘘管,排出瘘管内渗液,防止急性感染发生。

此法操作简单、出血量少、能充分引流、换药方便。

3.肛瘘切除术

切开瘘管并将瘘管壁全部切除至新鲜健康组织,创面不予缝合;若创面较大,可部分缝合,部分敞开引流,使创面由内向外生长至痊愈,此法适用于低位单纯性肛瘘。

二、护理措施

（一）肛瘘伤口评估

1.局部评估

（1）准确记录肛瘘的类型、位置、大小和深度。

（2）观察伤口渗液的颜色、性质、量、气味。

（3）记录瘘管的内、外开口数。

（4）保护肛周皮肤完整性。

2.全身评估

（1）疼痛:肛周神经丰富、敏感,换药时患者均不同程度紧张,疼痛感使其不自觉躲闪,创面基底部显露不良,影响伤口的观察处理。

（2）感染:注意患者有无乏力、嗜睡、不适等症状,以及外周血白细胞、中性粒细胞数增多。

（3）活动能力受限:肛瘘术后行走、坐卧不方便,影响社交活动。

（4）心理社会因素:伤口愈合周期长,经济负担加重导致患者心理焦虑、抑郁,伤口分泌物恶臭使患者容易沮丧,间接影响伤口愈合。

（二）肛瘘伤口护理

1.清洗伤口

（1）清洗液的选择:根据渗液的颜色、性质、量、气味选择清洗液。瘘管脓液多伴有异味,可用 3％过氧化氢或碘溶液。过氧化氢是一种氧化性消毒剂,遇有机物,分解释放出新生氧,起到杀菌、除臭、去污、止血的作用,可有效控制瘘管的感染和伤口的异味。碘溶液具有广谱杀菌作用,可杀灭细菌繁殖体、芽孢、真菌,减少伤口中菌落数量。使用过氧化氢或碘溶液冲洗过的伤口,均须再用生理盐水冲洗干净,避免消毒液刺激,给伤口提供良好的生长环境。当伤口感染控制无异味时,直接选用生理盐水清洗伤口。

（2）清洗方法:正确的清洗方法有助于伤口的生长,同时便于操作者观察伤口。瘘管的清洗选择冲洗法更为合适。用 20～50 mL 注射器连接去针头的头皮针或 10～14 号吸痰管冲洗瘘管，冲洗至瘘管流出的液体清澈时视为洗净。

2.敷料的选择

(1)炎症期：以溶解坏死组织控制感染为主要目的。溶解坏死组织可选择自溶性清创，将水凝胶覆盖于伤口，如需将其注入瘘管，可先把水凝胶挤入 10 mL 注射器，再将注射器乳头对准瘘口挤入瘘管中。

瘘管中坏死组织松动可用刮匙搔刮，逐次清除，创面上松动的坏死组织可选择锐器清创，将坏死组织直接剔除。控制感染选择杀菌类或抑菌类敷料。如亲水纤维银、藻酸盐银、纳米晶体银均能有效杀菌控制感染吸收渗液；磺胺嘧啶银脂质水胶体既能杀菌又能充分引流；高渗盐敷料能抑制细菌的生长还能溶解坏死组织有效引流。

当然，一些传统敷料也有较好的治疗效果，如碘仿纱条，它对厌氧球菌、真杆菌和产气夹膜杆菌有很好的抑菌效果，用在肛瘘伤口中也能引流并抑制细菌生长。炎症期由于渗液量大，敷料更换频率较高，以每天 1 次为宜，每次换药前嘱患者先排便而后再做伤口处理。

(2)增生期：以促进肉芽生长为主，保持伤口的湿润，渗液平衡即可。可选择藻酸盐、亲水纤维、水胶体糊剂覆盖伤口。

新鲜肉芽在湿润的环境中能快速生长，偶尔有过长或水肿，可选择高渗盐敷料覆盖伤口，去除肉芽中多余的水分，也可用 95% 硝酸银烧灼过长和水肿的肉芽，上述两种方法无效时可直接锐器剔除过长或水肿的肉芽，操作前应充分和患者沟通，注意患者对疼痛的耐受能力，此期更换敷料频率为 1～2 天更换 1 次。

(3)成熟期：帮助上皮快速移行。可选择泡沫敷料、脂质水胶体和油纱类敷料，这些敷料可以有效地促进上皮的爬行，防止伤口和周围皮肤的损伤，减少患者的疼痛。此期可以用水胶体或泡沫敷料密闭伤口，让伤口保持低氧恒温状态，加速上皮生长。更换敷料为 3～5 天更换 1 次。

(三)健康指导

1.保持排便通畅

患者术后伤口疼痛惧怕排便，嘱患者在饮食中增加蔬菜、酸奶、水果及富含粗纤维食品，养成定时排便的习惯，防止便秘，排便时不要过度用力、久蹲，以免引起切口疼痛和出血。

2.加强肛周护理

患者养成定时排便的习惯，便后用清水或湿巾清洗肛门和肛周皮肤，女性患者月经期间，可选择卫生棉条。

3.疼痛

肛门、肛管周围神经丰富，肛瘘手术后创面过大，挂线太紧，创面敷料填塞过多过紧，导致术后疼痛较多见。与患者积极沟通，鼓励患者，分散其注意力，选择舒适的体位来缓解不适，必要时使用镇痛药物。

4.活动能力受限

肛瘘患者因伤口部位特殊，行走运动受限，加之渗液及伤口分泌物异味较重，影响患者的正常社交。患者应注意选择舒适宽松的衣物，污染的衣物及时更换。

5.营养支持

加强营养，保持饮食营养丰富，嘱患者忌食辛辣刺激性食物，多食纤维素较多的食物，禁烟酒。

6.心理支持

肛瘘治疗周期长,反复发作,患者焦虑紧张。护理人员详细向患者介绍肛瘘的有关知识,应根据不同患者心理变化,进行细致的思想工作。讲解成功病例,从而消除焦虑心理,增强治疗信心。

（蒋文平）

第七节　下肢静脉曲张的护理

一、疾病概述

(一)概念

下肢静脉曲张(LEVV)也称为下肢浅静脉瓣膜功能不全,是一种常见疾病,多见于从事持久体力劳动、站立工作的人员或怀孕妇女。青年时期即可发病,但一般以中、壮年发病率最高。我国 15 岁以上人群发病率约为 8.6%,45 岁以上人群发病率为 16.4%。国际上报道中一般人的发病率为 20%,女性较男性高。在工业化国家的发病率远高于发展中国家,据 Beaglehole 统计,其患病率在南威尔士为 53%,热带非洲则为 0.1%。而随着经济的发展,我国的发病率有上升的趋势。

静脉曲张对患者生活质量的影响类似于其他常见的慢性疾病如关节炎、糖尿病和心血管疾病,在法国和比利时,该病治疗的总成本占社会医疗总成本的 2.5%。TenBrook 在 2004 年报道中称,美国每年因此产生的医疗费用达数十亿。

下肢静脉曲张可分为单纯性和继发性两类,前者是指大隐静脉瓣膜关闭不全所致,而后者指继发于下肢深静脉瓣膜功能不全(DVI)或下肢深静脉血栓形成后综合征所致。

(二)相关的病理生理

下肢静脉曲张的主要血流动力学改变是主干静脉和皮肤毛细血管压力升高。主干静脉高压导致浅静脉扩张;皮肤毛细血管压力升高造成皮肤微循环障碍、毛细血管通透性增加,血液中的大分子物质渗入组织间隙并聚集、沉积在毛细血管周围,形成阻碍皮肤和皮下组织细胞摄取氧气和营养的屏障,导致皮肤色素沉着、纤维化、皮下脂肪硬化和皮肤萎缩,最后形成溃疡。

当大隐静脉瓣膜遭到破坏而关闭不全后,可影响远侧和交通瓣膜,甚至通过属支而影响小隐静脉。静脉瓣膜和静脉壁距离心脏愈远、强度愈差,承受的压力却愈高。因此,下肢静脉曲张后期的进展要比初期迅速,曲张的静脉在小腿部远比大腿部明显。

(三)病因与诱因

其病因较为复杂,常见的原因包括静脉壁薄弱或先天性瓣膜缺如、K-T 综合征、基因遗传、浅静脉压力升高等,下腔静脉阻塞等是造成该病的主要原因。

静脉壁软弱、静脉瓣膜缺陷以及浅静脉内压力持续升高是引起浅静脉曲张的主要原因。静脉瓣膜功能不全是一种常见情况,约 30% 的下肢静脉曲张患者由下肢静脉瓣膜功能不全引起。相关因素有以下几种。

1.先天因素

静脉瓣膜缺陷和静脉壁薄弱是全身支持组织薄弱的一种表现,与遗传因素有关。有些患者下肢静脉瓣膜稀少,有的甚至完全缺如,造成静脉血逆流。

2.后天因素

增加下肢血柱重力和循环血量超负荷是造成下肢静脉曲张的后天因素。任何增加血柱重力的因素,如长期站立、重体力劳动、妊娠、慢性咳嗽、习惯性便秘等,都可使静脉瓣膜承受过度的压力,逐渐松弛而关闭不全。循环血量经常超过负荷,造成压力升高,静脉扩张可导致瓣膜相对性关闭不全。

(四)临床表现

下肢浅静脉扩张迂曲,站立时患者酸胀不适和疼痛,行走或平卧位时消失。病程进展到后期,下肢皮肤因血液循环不畅而发生营养障碍,出现皮肤萎缩、脱屑、瘙痒、色素沉着、皮肤和皮下组织硬结,甚至湿疹和溃疡形成,尤其是足背、踝部、小腿下段,严重时或外伤后皮肤溃烂,经久不愈。

(五)辅助检查

1.特殊检查

(1)大隐静脉瓣膜功能试验:患者平卧,抬高下肢排空静脉,在大腿根部扎止血带阻断大隐静脉,然后让患者倒立,10秒内放开止血带,若出现自上而下的静脉充盈,提示瓣膜功能不全。若未放开止血带前,止血带下方的静脉在30秒内已充盈,则表明交通静脉瓣膜关闭不全。根据同样原理在腘窝部扎止血带,可检测小隐静脉瓣膜的功能。

(2)深静脉通畅试验:用止血带阻断大腿浅静脉主干,嘱患者连续用力踢腿或做下蹲活动10余次,随着小腿肌泵收缩迫使浅静脉向深静脉回流而排空。若在活动后浅静脉曲张更为明显、张力增高,甚至出现胀痛,提示深静脉不通畅。

(3)交通静脉瓣膜功能试验:患者仰卧,抬高下肢,在大腿根部扎上止血带,然后从足趾向上至腘窝第一根弹力绷带,再自止血带处向下,缠绕第二根弹力绷带,如果在第2根绷带之间的间隙出现静脉曲张,即意味着该处有功能不全的交通静脉。

2.影像学检查

(1)下肢静脉造影:下肢静脉造影被认为是诊断下肢静脉疾病的金标准,但是一种有创伤性的检查方法,可伴有穿刺部位血肿、远端血管栓塞、下肢缺血加重等并发症,对碘过敏试验阳性患者、孕妇、肾功能损害及行动不便者无法进行。目前无创检查技术已应用于临床,且在一定程度上有取代静脉造影的趋势。

(2)彩色多普勒超声血管成像(CDFI):此检查无创、安全、无禁忌证,而且成像直观、清晰、易于识别、结果准确,特别对于微小的和局部病变的动态观察,如瓣膜的活动、功能状态、血栓形成等更优于X线造影。

(3)磁共振血管造影(MRA):近年来MRA技术发展迅速,作为无创性检查方法已逐渐受到人们重视。MRA除无创外,尚可清晰显示动脉、静脉的走向及管径,其诊断的敏感性和特异性均较X线造影高。

(六)主要治疗原则

目前,对下肢静脉曲张的治疗方法包括保守疗法和外科干预。静脉手术的目的是缓解症状和预防并发症的发生。治疗静脉曲张是否成功取决于消除静脉的反流和功能不全。保守治疗适合于病变轻微、妊娠期及极度体弱的患者,主要是抬高患肢休息或穿着医用型弹力袜。对于单纯性静脉曲张,传统的外科治疗是大隐静脉高位结扎和剥脱术,这已经成为治疗该病的金标准。其他的方法还包括硬化剂注射疗法(CTS)、超声引导下泡沫硬化治疗法(UGFS)、射频消融(RFA)和激光治疗(EVLT)等。

二、护理评估

(一)术前评估

1.一般评估

(1)生命体征:术前评估患者的生命体征(T、R、P、BP)。

(2)患者主诉:询问患者是否存在长时间站立后小腿感觉沉重、酸胀、乏力和疼痛。

(3)相关记录:生命体征、皮肤情况。

(4)病史:如外科手术、内科疾病、药物服用等。

(5)诊断:如血管检查、实验室检查、放射性诊断。

(6)身体状况:活动性、下肢活动能力。

(7)营养状况:如肥胖。

(8)知识水平:有关下肢静脉曲张的形成及自我护理注意事项。

2.身体评估

(1)视诊:双下肢皮肤有无皮肤萎缩、紧绷、脱屑、瘙痒、色素沉着、皮肤溃疡,有无静脉明显隆起、蜿蜒成团。

(2)触诊:双下肢皮肤有无肿胀,皮肤有无硬实,皮温,检查足背动脉、胫后动脉的搏动情况。

3.心理-社会状况

患者的适应能力、经济状况、家庭支持、社交活动、个人卫生、运动量、酒癖、烟癖、药物癖等。

4.辅助检查阳性结果评估

隐静脉瓣膜功能试验阳性,出现自上而下的静脉逆向充盈,如在止血带未放开前,止血带下方的静脉在30秒内已充盈,则表明有交通静脉瓣膜关闭不全。

深静脉通畅试验阳性,活动后浅静脉曲张更为明显,张力增高,甚至有胀痛,则表明深静脉不畅。

5.根据CEAP分级对下肢静脉曲张肢体进行临床分级

0级,无可见或可触及的静脉疾病体征。

1级,有毛细血管扩张、网状静脉、踝部潮红。

2级,有静脉曲张。

3级,有水肿但没有静脉疾病引起的皮肤改变。

4级,有静脉疾病引起的皮肤改变,如色素沉着、静脉湿疹及皮肤硬化。

5级,有静脉疾病引起的皮肤改变和已愈合的溃疡。

6级,有静脉疾病引起的皮肤改变和正在发作的溃疡。

6.足踝指数评估(ABI)

测量患者休息时肱动脉压及足踝动脉压,足踝动脉压、肱动脉压,然后计算出指数。此方法被用作压力绷带或压力袜的一个指引,而并非诊断患者是否有原发性静脉或动脉血管病变。

(1)测量患者ABI用物:手提多普勒、传导性啫喱膏、血压计。

(2)测量ABI的操作步骤:向患者解释步骤;患者需平卧休息10~20分钟;置袖带于上臂,触摸肱动脉搏动;置传导性啫喱膏;开启多普勒超声,置探子45°~60°,听取血流声音;加压于血压计直至声音消失;慢慢减压于血压计直至声音重现;记录此读数;重复此步骤于另一臂记录读数;采用较高的读数作为肱动脉压;置袖带于足踝之上;置探子于胫后动脉或足背动脉,重复以上步骤并记录读数;计算 ABI(足踝动脉压或肱动脉压)。

(3)ABI 值指引,见表 12-1。

表 12-1　ABI 值指引

ABI	临床解释	压力疗法
≥1	正常	可以安全使用压力疗法
≥0.8	可能有轻微动脉血管问题	征询医师意见才可使用压力疗法
<0.8	有动脉血管病变	不建议使用压力疗法
<0.5	有严重动脉血管病变	不可使用压力疗法

注明:若 ABI 低于 0.8,应转介血管外科做进一步检查及治疗;如 ABI 太高,>1.3,可能由于动脉血管硬化所致,要再做进一步检查,不可贸然做压力疗法

(4)测量 ABI 注意点:若怀疑患者有深静脉血栓形成,不可做此检查,因为会增加患者疼痛及可能会使血栓脱离移位。患者一定要平卧以减少因流体静力压所致的误差,但有些患者因呼吸困难或关节炎而不能平卧,则应该记录下来,以便在下一次测量时做比较。血压计袖带尺寸一定要适中,若袖带太细,便不能令动脉血管完全压缩,从而导致 ABI 值增高。探子角度:45°~60°,不可将探子用力向下压,否则血管会因受压而影响血液流动,以至于难以听取声音。足部冰冷会影响血液流动,可先用衣物覆盖保暖。ABI 的读数与患者本身血压有重要关系,若患者有高血压病史,ABI 的读数会低,相反,读数会高。

7.下肢静脉曲张弹力袜治疗效果评估

压力疗法的基本概念是足踝压力高于膝部压力,故此静脉血液便可由小腿推进至心脏。一般认为足踝压力要达到 5.3 kPa(40 mmHg)才可有效减低静脉高压。压力疗法有不同方式,包括弹力性绷带、非弹力性绷带、间歇性气体力学压力疗法及压力袜。

(1)弹力性绷带:弹力性绷带能伸展至多于 140% 原有长度,当患者活动时,腓肠肌收缩,将血管压向外,当腓肠肌放松时,血管便会弹回至原位,弹力性绷带在任何时间均提供压力,故当患者休息时,压力依然存在,故活动压及休息压均高,尤其适合活动量少的患者。

(2)非弹力性绷带:非弹力性绷带也需要棉垫保护小腿及皮肤,但它的压力绷带只能伸展少许,故此形成坚实的管腔围在小腿外面,它的作用主要靠腓肠肌的收缩动作。非弹力性绷带的活动压很高,但休息压低,因此适用于活动量高的患者。

(3)间歇性气体力学压力疗法:此为一系统连接一个有拉链装置的长靴,患者将小腿及大腿放进长靴内,当泵开启时,便会有气流由足踝至大腿不停地移动,用以促进静脉血压回流及减少水肿。

(4)压力袜:压力袜同样可以帮助静脉血液回流至心脏,压力袜同样可以提供渐进式压力于小腿,英式标准的压力袜可以分为 3 级。①classⅠ:提供 1.9~2.3 kPa(14~17 mmHg),适合于轻微或早期静脉曲张患者,容易穿着但只提供轻微压力,不足以抵挡静脉压高血压。②classⅡ:提供 2.4~3.2 kPa(18~24 mmHg)压力,适合于中度或严重的静脉曲张,深静脉栓塞,可作为治疗及预防静脉性溃疡复发。③classⅢ:提供 3.3~4.7 kPa(25~35 mmHg)压力,适合于慢性严重性静脉高血压,严重的静脉曲张、淋巴液水肿,可治疗及预防静脉性溃疡复发。

压力袜的作用:①降低静脉血压高,促进血液回流至心脏。②减轻下肢水肿。③促进静脉溃疡愈合,防止复发。④在静脉曲张患者,可以延缓静脉溃疡形成。⑤防止深静脉血栓形成。⑥减轻由淋巴液引起的下肢水肿症状。

压力袜的禁忌证。①动脉性血管病变:因会阻碍动脉血流。②下肢严重水肿,过紧橡皮筋会导致溃疡形成。③心脏病患者,因大量液体会由下肢回流致心脏,增加心脏负荷,引起心室衰竭,故征询医师意见方可使用。④糖尿病或风湿性关节炎患者,因为可能会有小血管病变,压力会导致小血管闭塞,组织缺氧而死。

使用压力袜时评估患者:①患者要明白因他人本身下肢有静脉高血压,需要长期穿着压力袜来防止静脉溃疡,但压力袜并不能治疗其静脉高血压。②下肢若有严重水肿,应先用压力绷带,待水肿减退后才穿压力袜。③皮肤情况,若有皮炎、湿疹等,应先治疗。④下肢感觉迟钝,可能患者不知道是否过紧,应教会其观察足趾温度及颜色改变。⑤观察下肢及足部是否有畸形异常。⑥患者的手部活动能力,因穿弹力袜需要特别的技巧。

压力袜的评估:评估压力袜的压力度、质量、长度、尺寸和颜色。

压力袜的测量:所有患者均需要测量下肢尺寸以购买合适的压力袜,测量压力袜时间最好是早上或解除压力绷带后,因此时下肢水肿消退,故测量比较准确。测量内容包括足踝最窄周径、腓肠肌最大周径、足的长度(由大足趾最尖端部位至足跟)、小腿长度(由足跟至膝下)、若压力袜长及大腿,患者需要站立,测量由足跟至腹股沟长度,并且测量大腿最大的周径。

压力袜穿着及除去的注意事项:①压力袜的穿着及除去均需依照厂家指引以避免并发症的发生。②穿着时间因人而异,一般来说早上起来时穿着,之后才下床,直至晚上沐浴或睡眠时除去。③一般来说,压力袜需要3~6个月更换(依厂家建议),但若有破损,则应立即更换。④定期做 ABI 测量及由医护人员评估是否需要减低或加强压力度,患者不可自行改变压力度。

弹力袜的效果评价:使用医用弹力袜的患者其患肢的沉重感、酸胀感及疼痛感会消失。

健康教育:压力疗法是保守性治疗静脉性高血压的最佳疗法。应保护下肢,避免损伤,穿着适当鞋袜。指导患者腓肠肌收缩运动,以促进静脉回流。不活动时,需要抬高下肢,高于心脏水平。

(二)术后评估

(1)患者的血液循环,包括患肢远端皮肤的温度、色泽、动脉搏动、感觉等有无异常。

(2)伤口的敷料是否干洁,有无渗血、局部伤口有无红肿热痛等感染征象。能否早期离床活动及正常行走。

(3)尿管是否通畅,尿液的量、颜色、性质,有无导管相关性感染的症状。

三、护理诊断(问题)

(一)活动无耐力

与下肢静脉回流障碍有关。

(二)皮肤完整性受损

与皮肤营养障碍、慢性溃疡有关。

(三)疼痛

与术后使用弹力绷带、手术切口有关。

（四）潜在并发症

深静脉血栓形成、小腿曲张静脉破溃出血、下肢静脉溃疡。

四、主要护理措施

（一）促进下肢静脉回流，改善活动能力

1.术后

6小时内去枕平卧位，患肢抬高20°～30°，同时进行脚趾屈伸运动，方法：尽量用力使脚趾背屈、趾屈，每次1～2分钟，每天3～4次。次日晨嘱患者必须下床活动，除自行洗漱外，根据年龄和身体状况要求患者进行行走练习，每次10～30分钟，当天活动2～3次。在此期间避免静坐或静立不动，以促进静脉血液回流，预防下肢深静脉血栓。回床上休息时，继续用枕头将患肢抬高同时做足背伸屈运动，以促进静脉血回流。另外，注意保持弹力绷带适宜的松紧度，弹力绷带一般需维持两周才可以拆除。术后6小时内测生命体征每小时1次，动态监测创面敷料，观察肢体有无肿胀、疼痛，注意肢端感觉、温度和颜色的变化。

2.保持合适体位

采取良好坐姿，坐时双膝勿交叉过久，以免影响腘窝静脉回流；卧床休息时抬高患肢30°～40°，以利静脉回流。

3.避免引起腹内压和静脉压增高的因素

保持大便通畅，避免长时间站立，肥胖者应有计划进行减轻体重。

（二）疼痛护理

1.因弹力绷带加压包扎过紧而导致的下肢缺血性疼痛

此时要检查足背动脉搏动情况，观察足趾皮肤的温度和颜色，如有异常及时通知医师给予处理。

2.腹股沟切口疼痛

观察切口处敷料有无渗血，肢体有无肿胀，并及时通知医师，遵医嘱给予止痛剂。

（三）术后并发症的护理

1.下肢深静脉血栓的形成

术后重视患者的主诉，如出现下肢肿胀、疼痛应警惕深静脉血栓的形成。术后鼓励患者早期活动，用弹性绷带包扎整个肢体，有利于血液回流。有条件则可以给予低分子肝素5～7天，能有效地预防血栓的形成。

2.切口出血

术后严密观察切口敷料渗出情况及患肢包扎敷料情况，常规应用止血药1～2天。

3.切口感染

术后评估切口渗液情况，监测体温变化，如体温升高，切口疼痛，检查切口红肿应警惕切口感染的发生，保持会阴部清洁，防止切口感染。

五、护理效果评估

（1）患者的下肢的色素沉着减轻，肿胀减轻。

（2）患者的活动量逐渐增加，增加活动量无不适感。

（3）患者的疼痛得到及时缓解。

（4）未出现下肢深静脉血栓、切口出血、感染等并发症。

（蒋文平）

第八节 动脉硬化闭塞症的护理

动脉硬化闭塞症(ASO)是由于动脉内膜增厚、钙化、继发血栓形成,从而导致管腔狭窄或闭塞的一组慢性缺血性疾病。常发生于全身大、中动脉,累及腹主动脉及其远端主干动脉时,可引起下肢慢性缺血。高危因素包括吸烟、糖尿病、高血压、高脂血症、肥胖等。

ASO 严重程度按 Fontaine 法分为四期:Ⅰ期(轻微症状期),患肢怕冷、发麻、行走易疲劳;Ⅱ期(间歇性跛行期),特征性表现为活动后出现间歇性跛行;Ⅲ期(静息痛期),在安静休息下出现患肢疼痛,以夜间尤甚;Ⅳ期(溃疡和坏死期),出现趾(指)端发黑、坏疽或缺血性溃疡。

辅助检查主要包括:彩色多普勒超声、踝肱指数(ABI)、CT 血管造影(CTA)、数字减影血管造影(DSA)、MRA 等。

处理原则:非手术治疗包括禁烟、适当锻炼、避免损伤、药物治疗;手术治疗包括经皮腔内血管成形术(PTA)合并支架术、内膜剥脱术、旁路转流术等。

一、护理评估

(一)术前评估

1.健康史

(1)个人情况:患者年龄、性别,职业、居住地、饮食习惯等。

(2)既往史:有无高血压、糖尿病、冠心病、高脂血症及长期大量吸烟史,有无感染史、外伤史及碘过敏史,有无长期在湿冷环境下工作史等。

2.身体状况

(1)全身情况:精神状态、饮食、排泄、睡眠及活动情况如何。

(2)患肢情况:有无疼痛,疼痛性质与程度,皮肤颜色、温度、有无溃疡、坏疽以及足背动脉搏动情况。

(3)辅助检查:包括血常规、肝肾功能、凝血常规、彩色多普勒超声、ABI、CTA 等。

3.心理社会状况

(1)是否知晓 ASO 的病因和可能发生的不良预后。

(2)是否因长期生病和预后不良产生急躁、抱怨、焦虑或悲观情绪。

(3)医疗费用来源及承受能力,家人是否积极支持等。

(二)术后评估

(1)麻醉与手术方式,术中情况。

(2)局部伤口是否出血、渗液,引流管是否通畅等。

(3)生命体征、疼痛、食欲、睡眠、活动耐力及精神状态等。

(4)患肢缺血症状的改善情况。

(5)有无出血、远端血管栓塞、吻合口假性动脉瘤、再灌注综合征、移植血管闭塞等并发症的发生。

二、常见护理诊断/问题

(一)疼痛

与患肢严重缺血、组织坏死有关。

(二)组织完整性受损

与患肢(指/趾)局部组织缺血坏死有关。

(三)有坠床/跌倒的危险

与患肢疼痛、行动无力有关。

(四)潜在并发症

出血、远端血管栓塞、吻合口假性动脉瘤、再灌注综合征、移植血管闭塞等。

三、护理目标

(1)患者诉疼痛减轻,不因疼痛而影响情绪和睡眠。

(2)患者理解局部组织溃疡及坏死原因,学会正确保暖和患肢保护方法。

(3)患者无跌倒/坠床发生。

(4)患者未发生并发症,或并发症发生后得到及时发现与处理。

四、护理措施

(一)非手术治疗的护理

1.疼痛护理

动态评估患者疼痛情况,讲解疼痛原因及处理方法。中重度疼痛影响其食欲、睡眠及情绪状态时,应及时与医师沟通,予以相应药物止痛、镇静治疗。

2.患肢护理

(1)正确保暖:恰当的保暖措施可促进血管扩张,改善患肢血供。冬季可通过暖气、空调、地暖设施等提升房间温度,患者穿宽松保暖的鞋袜、衣服,避免肢体暴露于寒冷环境中。

注意:患肢发凉时,禁用热水袋、烤火炉加温患肢或过热的水泡脚,避免因热疗增加局部组织耗氧量而加重肢体病变程度。

(2)保护患肢:切勿赤足行走,避免外伤。

(3)保持局部清洁干燥:皮肤完整时可用温水洗脚,需先用腕部掌侧皮肤测试水温,以不烫为宜。

(4)溃疡处理:局部溃疡有渗液者,可使用 1∶5 000 高锰酸钾溶液浸泡,每次 15~20 分钟,2 次/日,浸泡后用毛巾擦干,足趾间用棉签把水吸干。

(5)患肢观察:每天观察患肢皮肤颜色、温度、组织溃疡等变化,了解缺血状况是否改善。

3.运动锻炼

对于轻、中度局部缺血期和营养障碍期的患者,鼓励长期锻炼,以促进侧支循环建立,改善患肢血供。

(1)步行锻炼:根据个体情况调整每次活动的时间和强度,以不增加患肢疼痛和劳累为宜。一般每次步行 30~60 分钟,每天2~3 次,每周至少 3 次,至少持续 12 周。

(2)Buerger 锻炼:①平卧于床上,抬高双腿 45°~60°,保持1~3 分钟(可用棉被或椅子辅助）。②坐于床沿或椅子上，双腿自然下垂，双足行背伸、跖屈活动，脚趾尽量分开做上翘和向下并拢活动，踝关节行左右旋转活动，维持 5 分钟左右。③重新平卧，双腿放平，保暖，休息 5 分钟。④抬高脚跟、脚趾运动 10 次。如此四个步骤循环锻炼，每次 30～60 分钟，每天 3～5 次，以患者不感到患肢不适为宜。

(3)体位指导：休息时头高脚低位，避免长时间站位或坐位，坐时避免双膝交叉，以防血管受压，影响血液循环。

4.药物护理

(1)原发病治疗：高血压、糖尿病、高脂血症者，需长期用药控制原发疾病，可减少下肢 ASO 患者心血管病变风险，延缓全身动脉硬化加重。用药期间同时进行血压、血糖监测，观察药物不良反应及疗效。

(2)抗血小板治疗：使用抗血小板药物(如阿司匹林、氯吡格雷)可降低 ASO 患者心肌梗死、脑卒中及血管源性死亡的风险。注意观察患者有无出血倾向。

(3)间歇性跛行治疗：西洛他唑具有抗血小板活性和舒张血管作用，前列腺素类药物有扩张血管和抗动脉粥样硬化作用，推荐用于间歇性跛行患者改善缺血症状。

5.跌倒防范

告知患者和家属有跌倒/坠床风险，卧床患者用床栏，嘱咐下肢溃疡或坏疽患者避免单独下床活动。

6.心理护理

加强医护患沟通，了解患者及家属的想法和顾虑，讲解 ASO 的病因、患者目前的疾病情况、相关的治疗保健方法，列举成功的病例，让患者参与做出最佳的诊疗决策，取得患者积极配合，增强治疗及康复信心。

(二)手术治疗的护理

1.术前护理

(1)解释：告知患者和家属手术方式、手术耗时，术中可能出现的不适反应，以及术后的注意事项；必要时训练床上排便习惯。

(2)准备：根据手术方式指导患者禁食、禁饮(局麻介入手术除外)，备皮、导尿、给药以及特殊耗材准备等。

(3)特殊用药：有高血压者，术晨应及时服用降压药，避免因紧张或手术刺激引起应激性血压升高。

2.术后护理

(1)病情观察：术后 24 小时内密切监测生命体征，注意患肢的保暖并观察患肢皮肤颜色、温度、足背动脉搏动及肢体有无肿胀情况，以评估血供恢复情况。

(2)体位与活动：①股动脉穿刺术后，保持穿刺侧、置管侧肢体平伸制动 6～8 小时，防止局部出血或置入导管打折。指导足部背伸、跖屈及踝关节活动，促进血液循环；制动期间每 2 小时可行轴线翻身，预防压疮并促进患者舒适。②未置管者：24 小时后可下床活动，但需避免下蹲、用力排便及增加腹压的动作。③四肢动脉重建术者：取平卧位，避免患肢关节过屈挤压、扭曲血管；卧床休息 2 周，自体血管移植者若愈合较好，可适当缩短卧床制动时间。

(3)伤口护理：观察穿刺处敷料有无渗液、渗血，一旦浸湿需及时更换，无菌敷料应保持24 小时以上，以保护伤口愈合，避免出血和感染。

（4）引流管护理：妥善固定引流管，保持引流通畅，观察引流液颜色、性状及每天引流量。

（5）动脉置管护理：除常规的妥善固定、局部观察外，需特别注意以下几方面。①明确置管部位：导管标志上应写明穿刺部位和置管部位，以便于指导患者采取恰当的体位，既保证导管安全又促进患者舒适。②识别导管类别：区分血管鞘和置入导管，遵医嘱从准确的通道给药。③认清三通方向：部分置入导管连接的三通接头，其指示方向与常用的静脉输液三通不同，需仔细看清三通接头上的提示，并与手术医师沟通核实。④预防血液倒流：因动脉压力较静脉高，置管更容易导致血液倒流，指导患者避免局部用力，微量注射泵给药时避免速度过慢（必要时可稀释后加大速度），更换液体时需提前做好准备，动作迅速。

（三）术后并发症的观察及处理

1.穿刺部位出血和血肿形成

（1）观察：出血和血肿是最常见的术后并发症，原因包括术中、术后抗凝溶栓药物应用、置入较大直径的动脉鞘、血管壁损伤严重、局部压迫方法不当、压迫时间过短、过早下床活动、凝血功能异常等。术后6小时内，严密观察局部情况，避免压迫移位和患者擅自活动。

（2）护理：一旦发生，须立即通知医师处理。遵医嘱调整抗凝溶栓药物、监测凝血功能，并做好患者心理护理。

2.动脉远端栓塞

（1）观察：患者是否突然出现肢体疼痛、皮肤发绀、皮温降低、远端动脉搏动减弱或消失，原有症状加重等。

（2）护理：①一旦发现疑似动脉栓塞现象，立即通知医师处理。②安慰和解释并发症原因，及时处理疼痛症状。③做好血管造影、溶栓的相关准备。

3.再灌注损伤

（1）观察：当病变血管经介入手术再通后1～2天内，闭塞段远端肢体出现红、肿、热、痛现象，严重者发生骨筋膜室综合征。需密切观察患肢皮肤颜色、周径、温度和患者主诉情况。

（2）护理：①一旦出现充血、肿痛现象，应及时通知医师，并抬高患肢20～30 cm促进回流。②局部可用硫酸镁湿敷，每天3次，以减轻肿胀。③遵医嘱使用改善微循环、抗渗出、清除自由基的药物。④出现骨筋膜室综合征时，做好切开减压手术准备。

4.吻合口假性动脉瘤

（1）观察：形成原因包括吻合口缝合不佳或张力过大、人工血管感染或材料缺陷、自体动脉脆弱等。应观察吻合口局部是否出现搏动性包块，可闻及血管杂音，伴感染时有红、肿、热、痛表现。

（2）护理：一旦明确，应及时做好手术治疗准备。

五、健康教育

（一）戒烟

吸烟是动脉硬化的主要危险因素之一，烟草中的有害物质可引起血管痉挛、血管内膜损害、脂质代谢异常等，加重或促进动脉硬化的发生发展。因此，对于吸烟的下肢 ASO 患者要严格督促其戒烟，戒烟困难者可在专业人员指导下采用替代疗法辅助。

（二）饮食

宜选择低盐、低脂、低胆固醇、高维生素、纤维素食物，避免刺激性食物和饱餐；糖尿病患者需采用低糖饮食，进餐规律；肥胖者应控制体重。

（三）自我护理与活动锻炼

指导做好患肢自我护理，坚持步行锻炼和 Buerger 锻炼。

（四）定期复查

复查时间分别为术后 1 个月、3 个月、6 个月、12 个月、24 个月，以了解疾病动态，调整用药。一旦出现肢体发凉、苍白、疼痛症状，应及时就诊。

六、护理评价

（1）患者疼痛是否得以及时控制。

（2）患者是否掌握患肢正确保暖方法。

（3）患者是否发生跌倒或坠床等不良事件。

（4）患者是否出现并发症，若并发症发生是否得到及时发现和处理。

（蒋文平）

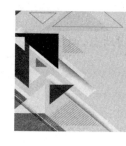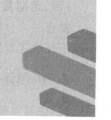

参考文献

[1] 丁汝梅.现代外科诊疗与手术技巧[M].北京:科学技术文献出版社,2020.

[2] 杜峰.新编临床实用普外科诊疗常规[M].长春:吉林科学技术出版社,2020.

[3] 樊盛军.临床常见普通外科疾病诊治[M].北京:中国人口出版社,2019.

[4] 高贵云.实用临床外科诊疗新进展[M].济南:山东大学出版社,2021.

[5] 刘小雷.实用外科疾病诊疗思维[M].北京:科学技术文献出版社,2020.

[6] 卢丙刚.外科疾病临床诊疗与麻醉[M].北京:科学技术文献出版社,2020.

[7] 马大实.新编普通外科手术实践[M].天津:天津科学技术出版社,2020.

[8] 门秀东.普通外科诊疗思维[M].天津:天津科学技术出版社,2020.

[9] 倪强.外科疾病诊疗学[M].天津:天津科学技术出版社,2020.

[10] 牛刚.普外科疾病诊治与治疗策略[M].开封:河南大学出版社,2021.

[11] 潘红.实用外科临床诊疗[M].北京:科学技术文献出版社,2020.

[12] 李文光.临床泌尿外科疾病新进展[M].开封:河南大学出版社,2021.

[13] 徐万鹏.肛肠外科疾病诊疗[M].北京:科学技术文献出版社,2020.

[14] 杨东红.临床外科疾病诊治与微创技术应用[M].北京:中国纺织出版社,2021.

[15] 于锡洋.现代临床普通外科治疗学[M].上海:上海交通大学出版社,2019.

[16] 苑文明,万勇.当代外科常见病诊疗实践[M].南昌:江西科学技术出版社,2019.

[17] 张光辉,王维杰,励新健.胸外科疾病诊疗常规[M].北京:化学工业出版社,

[18] 潘长景.泌尿外科常见疾病诊疗[M].昆明:云南科技出版社,2020.

[19] 裴成明.普通外科诊治技术与临床实践[M].长春:吉林科学技术出版社,2019.

[20] 彭浩.实用临床神经外科诊疗精粹[M].昆明:云南科技出版社,2020.

[21] 平晓春,李孝光,邢文通.临床外科与诊疗实践[M].汕头:汕头大学出版社,

[22] 高曰文.临床普通外科诊疗[M].北京:科学出版社,2020.

[23] 韩飞.普外科常见病的诊疗[M].江西:江西科学技术出版社,2019.

[24] 胡荣杭.临床胸外科疾病诊疗学[M].开封:河南大学出版社,2020.

[25] 黄秋记.常见外科疾病临床诊疗[M].长春:吉林科学技术出版社,2019.

[26] 卞志远.现代普通外科疾病规范化治疗[M].长春:吉林科学技术出版社,2019.

[27] 蔡平昌.现代泌尿外科诊疗实践[M].昆明:云南科学技术出版社,2020.

[28] 陈丑彦.普通外科诊治实践[M].长春:吉林科学技术出版社,2019.

[29] 邱兆友.外科临床诊疗规范[M].长春:吉林科学技术出版社,2020.

[30] 任晓斌.实用普外科疾病诊疗学[M].北京:中国纺织出版社,2019.

[31] 石朋.甲状腺乳腺外科诊疗实践[M].北京:科学技术文献出版社,2020.

[32] 宋枫,高峰.现代结直肠外科诊疗学[M].长春:吉林科学技术出版社,2019.

[33] 孙丕忠.普通外科诊疗实践[M].天津:天津科学技术出版社,2019.

[34] 田凯华,沈毅,矫文捷.实用肺癌外科重点和难点[M].北京:科学技术文献出版社,2021.

[35] 王志广.普通外科疾病临床诊疗新思维[M].长春:吉林科学技术出版社,2019.

[36] 王儒发,林成,岑炳奎.经肝动脉栓塞术治疗不同血供特点的肝血管瘤患者的疗效分析[J].实用癌症杂志,2020,35(8):1331-1334.

[37] 刘贤奎,孔垂泽.泌尿外科诊疗安全隐患的患者因素分析[J].现代泌尿外科杂志,2019,24(7):505-506.

[38] 林建华,池出淮,王继生,等.黄色肉芽肿性胆囊炎42例临床诊疗分析[J].中华普通外科杂志,2021,36(6):470-471.

[39] 翟文忠.普外科术后感染因素的分析及预防措施[J].中国药物与临床,2021,21(8):1324-1326.

[40] 缪琦,杜华劲,高学键,等.普外科患者复杂腹腔感染的病原菌分布及药敏分析[J].中国病原生物学杂志,2021,16(9):1064-1068.